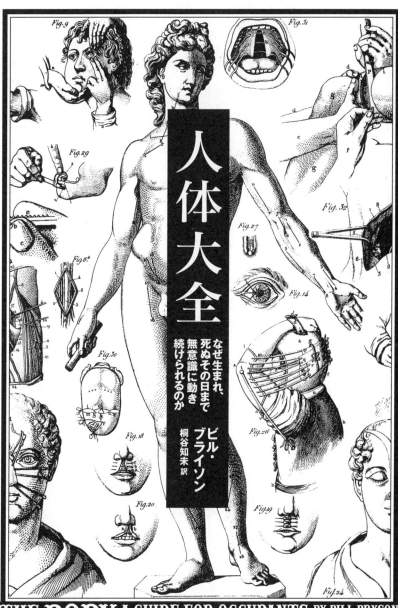

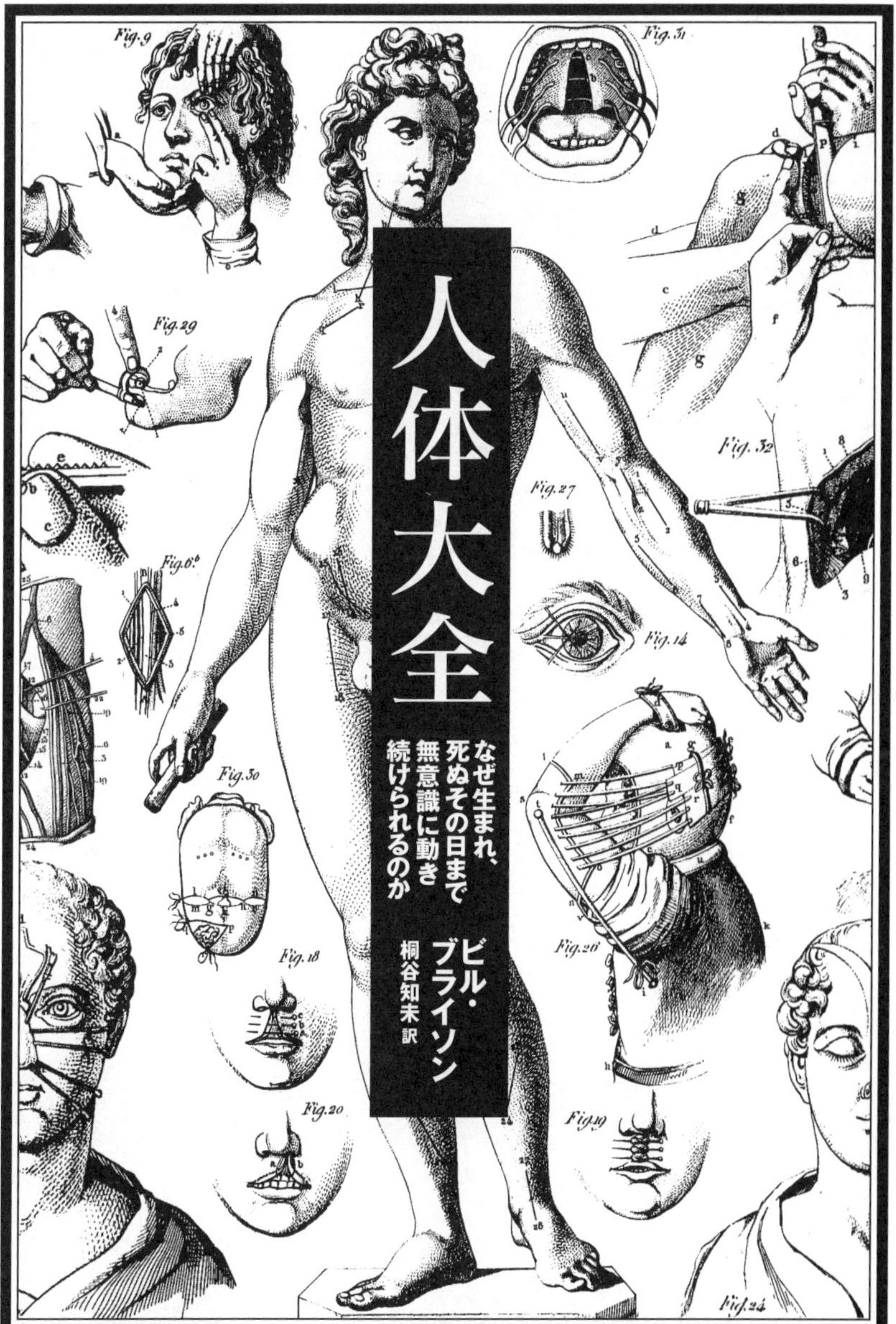

人体大全

なぜ生まれ、死ぬその日まで無意識に動き続けられるのか

ビル・ブライソン
桐谷知未 訳

THE BODY A GUIDE FOR OCCUPANTS BY BILL BRYSON

新潮社

人体大全

なぜ生まれ、死ぬその日まで無意識に動き続けられるのか　＊目次

人体大全

なぜ生まれ、死ぬその日まで無意識に動き続けられるのかロッティーへ。
きみにも、ようこそ。

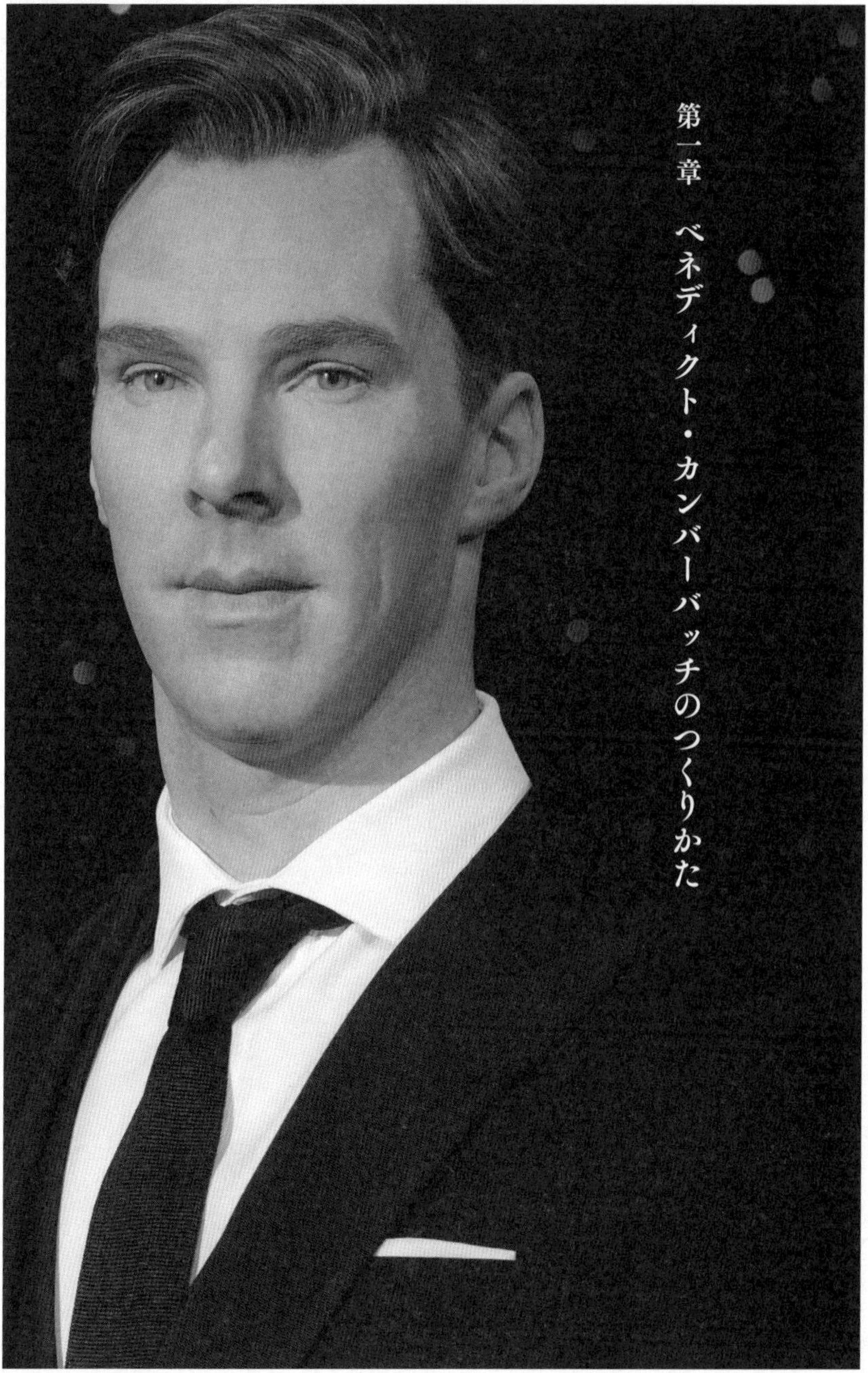

第一章　ベネディクト・カンバーバッチのつくりかた

さながら神のようだ！
――ウィリアム・シェイクスピア『ハムレット』

扉　ロンドンのマダム・タッソー館にあるB・カンバーバッチの蠟人形。

ずっと昔、わたしがアメリカで中学校に通っていたころ、生物の先生に、人体を構成している化学物質はすべて金物店で五ドルかそこらで買えると教わったことがある。正確な金額は思い出せない。二ドル九十七セントだったかもしれないし、十三ドル五十セントだったかもしれないが、一九六〇年代の貨幣価値から考えてもずいぶんと安上がりだった。たとえば自分のような猫背でにきびだらけの生き物が、ただ同然でつくれるのかと考えて愕然としたことを憶えている。

それは謙虚な気持ちを目覚めさせた輝かしい啓示だったので、長年のあいだわたしの心にとどまり続けた。疑問はひとつ、それは事実なのか？　わたしたちは本当に、そんな安物なのか？

多くの専門家（〝金曜日にデートの予定がない科学専攻の学部生〟と言い換えてもいい）が何度も、たいていは遊びとして、ヒトをつくるための材料にいくらかかるのかを計算してきた。おそらく、最近行なわれた中で最も妥当で理解しやすい試みは、二〇一三年のケンブリッジ大学サイエンス・フェスティバルの一環として、英国王立化学会（ＲＳＣ）が実施したものだろう。俳優のベネディクト・カンバーバッチをつくるのに必要なすべての元素を集めると、いくらかかるかを計算したのだ（カンバーバッチはその年のゲストディレクターで、いい具合に典型的な体格の人間だった）。

ＲＳＣの推定によると、ヒトを構築するには、ぜんぶで五十九種類の元素が必要になる。そのうち六種類——炭素、酸素、水素、窒素、カルシウム、リン——がわたしたちをつくっている成分の九十九・一パーセントを占めるが、残りの大半は少し意外なものだ。人体をつくるのにいくらかのモリブデンがなければ、あるいはバナジウムやマンガン、錫《すず》や銅がなければいけないなんて、誰が予想しただろうか？　実を言うと、そのうちいくつかの元素の必要量は桁外れにささやかなので、百万分率、場合によっては十億分率で計測される。たとえば、人体に必要なコバルト原子は、その他すべての原子九億九千九百九十九万九千九百九十九と二分の一個につきたった二十個、クロム原子の場合は三十個にすぎない。

あらゆる人間にとって最大の成分、利用できる体内の空間の六十一パーセントを満たしているのが酸素だ。人体のほぼ三分の二が無臭の気体でできているというのは、少し信じがたいように思える。わたしたちが風船のように浮いたり弾んだりしないのは、酸素がたいていは水素（人体の十パーセントを占める）と結合して水になっているからだ。そして、ビニールプールを動かそうとしたことか、びしょ濡れの服を着て歩き回ったことがある人ならばわかるだろうが、水は意外なほど重い。自然界で最軽量に近いふたつの物質、酸素と水素が結びつくと、最重量級の物質が生まれるのはやや皮肉に思えるが、それが自然というものだ。酸素と水素は、ヒトの中のかなり安価なふたつの元素でもある。人体をつくるのに必要な酸素はすべて合わせてもたった十四ドル、水素は二十六ドルを少し超えるくらいだ（ベネディクト・カンバーバッチくらいの体格だとすれば）。窒素（二・六パーセントを占める）はさらに安価で、一体につきたった四十セント。しかしそれ以外は、かなり高価になってくる。

炭素は十五キログラムほど必要で、ＲＳＣによると六万九千五百五十ドルかかる（彼らは、すべて精製された高級品しか使わない。英国王立化学会は安物でヒトをつくったりしないのだ）。必要量はずっと少ないが、カルシウムとリンとカリウムは、合わせてさらに七万三千八百ドルの負担を強いる。残りのほとんどは、単位体積当たりでさらに値が張るとはいえ、幸いにも必要なのはごく微量だ。トリウムは一グラム三千ドル以上するのだが、体の〇・〇〇〇〇〇〇一パーセントを構成するにすぎないので、一体につき三十三セントで買える。必要な錫は六セントで手に入り、ジルコニウムとニオブはそれぞれれわずか三セントで済む。あなたの〇・〇〇〇〇〇〇〇七パーセントをつくるサマリウムは、微量すぎて代金を請求するまでもないらしい。RSCの計算では、価格〇・〇〇ドルと記録されている〔訳注　RSCはポンドで計算しているが、ここでは二〇一三年夏のレート一ポンド＝一ドル五十七セントで換算〕。

体内にある五十九種類の元素のうち二十四種類は、ヒトが生きていくのに不可欠なので、一般に〝必須元素〟として知られる。あとの残りは、雑多な寄せ集めだ。明らかに有益なものもあれば、有益かもしれないがどんなふうに有益なのかまだよくわからないもの、有害でも有益でもないが、いわばつき合いで仲間に加わったもの、まったく害悪でしかないものも少数ある。たとえばカドミウムは、体内で二十三番めに多い元素で、ヒトの体積の〇・一パーセントを構成するが、恐ろしく毒性が高い。カドミウムがあるのは体が必要としたからではなく、土壌から植物に取り込まれたあと、その植物を食べたときに体に取り込まれてしまうからだ。北米に住んでいるとすれば、おそらく一日当たり約八十マイクログラムのカドミウムを摂取していて、それはどこをとってもまったく健康に役立っていない。

元素レベルで何が起こっているのかについては、これから解明されるべきことが驚くほどたくさんある。ヒトの体から、だいたいどの細胞をむしり取ってみても、その中に百万個以上のセレン原子が見つかるが、最近までそれがなんのためにそこにあるのか誰も知らなかった。現在では、セレンが二種類の重要な酵素をつくっていて、不足すると高血圧、関節炎、貧血、ある種のがん、はては精子数の減少を引き起こす可能性があることがわかっている。というわけで、体内にいくらかセレンを持つのは間違いなく得策だ（特にナッツ類や全粒粉パンや魚に多く含まれる）が、その一方で、とりすぎると回復不能なほど肝臓を害してしまうことがある。人生の多くの物事と同じように、適切なバランスを取るのは細やかさを要するわざなのだ。

RSCによれば、快く標本となってくれたベネディクト・カンバーバッチを鋳型にして新しいヒトをつくるのにかかる総費用は、端数まで正確な金額で表わすと、締めて十五万千五百七十八ドル四十六セントとなる。もちろん、これは原価だけで、製造コストと消費税を入れればもう少し値段は上がる。それでもおそらく、三十万ドルよりかなり安く、ベネディクト・カンバーバッチの複製を手に入れられそうだ。すべてを考え合わせるとさほど莫大な金額ではないが、わたしの中学校時代の先生が言ったようなほんの数ドル程度とは明らかに違う。とはいえ、二〇一二年に、アメリカのテレビ放送ネットワークPBSの長寿科学番組『ノヴァ』が、まったく同じ分析を「元素を追う」と題した回で行ない、人体の基本成分の価値を百六十八ドルと算出した。本書を読み進むうえで避けては通れない問題、つまり、人体に関するかぎり、往々にして細部が驚くほど不確かだという問題がよくわかる例だ。

しかし、もちろん、そんなことはたいして重要ではない。いくら払おうが、どれほど苦心して材料を組み立てようが、ゼロからヒトをつくることはできない。現役からでも鬼籍からでも、とびきり頭脳明晰な人たち全員を呼び集めて、完璧なる人類の知恵を授け、一致協力してもらっても、ベネディクト・カンバーバッチの分身はおろか、たったひとつの生きた細胞さえつくることはできない。

それは紛れもなく、人体に関して最も驚嘆すべきことだろう。つまり、わたしたちはひと盛りの土の中に見つかるのと同じ、不活性の化学成分の集まりにすぎないということだ。以前に別の本で書いたことだが、繰り返して言う価値はあると思う。あなたをつくる元素たちの非凡なところは、ただ一点、あなたをつくっているというその事実にある。それこそが、生命の奇跡だ。

あなたがあなたでいられる理由

わたしたちは温かく揺れるこの肉体の中で時を過ごすが、ほとんどそれを当たり前のことと考えている。脾臓がおおよそでもどのへんにあるのか、どんな働きをしているかを知っている人が、どのくらいいるだろうか？　腱と靭帯の違いは？　リンパ節は何をしている？　一日に何回まばたきしていると思う？　五百回？　千回？　もちろん、見当もつかないだろう。なんと、一日に一万四千回まばたきしている。あまりに回数が多いので、ヒトの目は、起きているあいだでも一日につき二十三分間は閉じていることになる。けれど、そのことを考える必要はない。ヒトの体は、いついかなる時でも文字どおり計測不能な数の仕事――クアドリリオン（10^{15}）、ノニリオン（10^{30}）、クウィンデシリオン（10^{48}）、ビギンティリオン（10^{63}）にものぼるほど（これらは実際の測定単位だ）、とにかくいくつかの数字については想像を絶するほど膨大な仕事――を請け負っているからだ。そしてそれは、まったく気づかないうちに行なわれている。

この文を読み始めてから一秒ほどで、早くも体は百万個の赤血球をつくり終えた。それらはすでに血管を駆け巡って全身に行き渡り、あなたを生かし続けている。それぞれの赤血球が十五万回ぐるぐると走り回り、繰り返し細胞に酸素を運び、その後傷んで使い物にならなくなると、他の細胞の前に出頭して、ひとえにあなたの有利になるよう静かに死んでいく。

ヒトをつくるには、合計で七千𥝱《じょ》個（七〇〇〇〇〇〇〇〇〇〇〇〇〇〇〇〇〇〇〇〇〇〇〇〇〇〇〇〇、七オクティリオン［10^{27}］）の原子が必要になる。なぜその七千𥝱個の原子たちが、あなたでありたいという切実な願望をいだくのかは誰にもわからない。原子は意識のない粒子にすぎず、それ自体はなんの考えも意思も持たない。それでもどういうわけか、この世に生きているあいだ、原子たちはあなたの元気を保ち、あなたをあなたでいさせて、姿形を整え、人生と呼ばれるたぐいまれな、この上なく快適な状態を楽しむのに必要な、無数のありとあらゆるシステムや構造をつくり、維持し続けるだろう。

それは、あなたが思うよりずっとたいへんな仕事だ。中身を広げると、ヒトは実はとても巨大だ。肺を平らに伸ばせばテニスコート一面を覆えるし、肺の中の気道はロンドンからモスクワにまで届く。

すべての血管をつなげば、その長さは地球二周半にもなる。何より注目すべき部分は、DNA（デオキシリボ核酸）だ。ほぼすべての細胞に一メートルのDNAが詰め込まれているうえに、あまりにもたくさんの細胞があるので、もし体内のあらゆるDNAで一本の細いひもをつくったとすれば、それは百五十億キロメートル、冥王星のずっと先まで達するだろう。考えてみてほしい。自分の中に、太陽系を超えていくほどのものがある。あなたはまさに文字どおりの意味で、宇宙規模の存在なのだ。

しかし、人体の原子たちはただの構成要素であって、それ自体は生きていない。生命が具体的に何をもって始まるのかを判断するのはなかなかむずかしい。生命の基本単位は細胞だ。それについては誰もが同意している。細胞は忙しい物質たちでいっぱいだ——リボソーム、タンパク質、DNA、RNA、ミトコンドリア、その他たくさんの微細で謎めいた物質——が、どれもそれ自体は〝生きている〟とはいえない。細胞そのものは、ただの区画だ。セル、つまり一種の小部屋としてその物質たちを収め、どの部屋もそれ自体では生きていない。しかしどういうわけか、こういう物質すべてをひとつに集めると、生命が生まれる。それは、科学では説明のつかない部分だ。なんとなく、いつまでも謎のままであってほしいような気もする。

おそらく最も注目すべき点は、指揮者がいないことだ。細胞の各成分は他の成分からの信号に反応し、すべてが遊園地のゴーカートのようにぶつかったり押し合ったりしているが、それでもなぜかあらゆる無作為な動きが、細胞内だけでなく全身で円滑な協調行動になる。細胞は、ヒトの内なる宇宙のさまざまな部分にある他の細胞と連絡を取り合っている。

細胞の中心となるのが核だ。そこには細胞のDNAがある。先ほど触れたように、一メートルの長さがあり、極小と呼ぶにふさわしい空間に詰め込まれている。そんなに長いDNAが細胞核の中に収まるのは、みごとなほど薄いからだ。最も細い人毛と同じ幅にするには、DNA鎖を二百億本並べる必要がある。体のあらゆる細胞（厳密に言えば、核を持つあらゆる細胞）に、DNAがふた組ずつ入っている。だから、冥王星の先まで伸ばせるだけの長さがあるのだ。

DNAは、ただひとつの目的のために存在する。つまり、さらに多くのDNAをつくること。ヒトのDNAは、平たく言えば、ヒトをつくるための〝マニュアル〟だ。生物の授業はともかく、きっと数え切れないほどのテレビ番組で見て憶えていると思うが、DNA分子は二本のひもから成り、横木でつながれて、二重らせんと呼ばれるあの有名なねじれたはしごの形をしている。ひと組のDNAは染色体という複数の部位に分けられ、その中にさらに短い遺伝子と呼ばれる個々の単位がある。ひと組のDNAの遺伝情報をすべて合わせたものがゲノムだ。

DNAは、きわめて安定している。何万年も存続できるほどだ。今日ではそのおかげで、はるか昔の人類のことが解き明かされるようになった。おそらく、あなたが今所有しているものは何ひとつ——手紙も、宝石も、貴重な先祖伝来の家宝も——今から千年後には存在していないだろうが、あなたのDNAは、誰かがわざわざ探す気になりさえすれば、まだそのあたりにあって、回収できるだろう。DNAは、並外れた精確さで情報を伝達する。十億文字につき約一文字しか、コピーを間違えない。それでも、細胞分裂一回につき約三つのエラー、つまり「突然変異」が起こることになる。突然変異のほとんどは体にとって無視できるものだが、ほんのときたま、持続的な影響を残す。それが「進化」だ。

ゲノムのあらゆる成分は、ただひとつの目的を持っている。あなたの存在を保ち続けることだ。体に備わっている遺伝子が悠久の昔から受け継がれ、ひょっとしたら——とにかく今のところは——永遠に続いていくかもしれないと考えると、少しばかり謙虚な気持ちにならないだろうか。あなたはいずれ死んで消え去るだろうが、遺伝子は、あなたとその子孫が子どもを生み続けるかぎり、ずっとずっと生きていく。そして、生命が生まれて以来、三十億年のあいだ一度たりとも、あなたを終点とする血筋が途絶えなかったというのは、間違いなく驚嘆に値する。あなたがここにいるのは、先祖たちがひとり残らず、殺されるか何かの理由で生殖のプロセスから弾き出されることなく、遺伝子材料を新しい世代にうまく受け渡してきたからだ。すばらしい成功の連鎖といえるだろう。

遺伝子が具体的に何をしているのかというと、タンパク質をつくるための指令を出している。体内で役立つ物質のほとんどはタンパク質だ。そのいくつかは化学変化を促す機能を持ち、「酵素」として知られる。別のいくつかは化学的メッセージを伝える働きをし、「ホルモン」として知られる。さらに別のいくつかは病原体を攻撃する役割を務め、「抗体」と呼ばれる。体内で最大のタンパク質はタイチンと呼ばれ、筋肉の弾性を制御する一助を担っている。その化学名は十八万九千八百十九文字の長さがあり、辞書は化学名を認めていないものの、英語で最も長い単語になる。ヒトの体内に何種類のタンパク質があるのかは誰も知らないが、数十万から百万余りの範囲だろうと推定されている。

遺伝学のパラドックスは、わたしたちがそれぞれ大きく異なっているのに、遺伝的にはほとんど同一だという点にある。すべての人間はDNAの九十九・九パーセントまでがまったく同じだが、そっくりな人はふたりといない。わたしのDNAとあなたのDNAは三百万から四百万カ所で異なっていて、それは全体からすればごく一部だが、大きな違いをもたらすにはじゅうぶんなのだ。さらにヒトは、体内におよそ百個の個人的な突然変異を持つ。両親のどちらかにもらったどの遺伝子にも合致しない、自分だけの一連の遺伝的指令。

何をしているのかほとんどわからないヒトゲノム

すべてが細部にわたってどう働いているのかは、まだほとんど謎のままだ。ヒトゲノムのうち、タンパク質をコード（遺伝暗号で指定）しているのは二パーセントのみで、つまり、はっきりと実質的な働きを持っているのはその二パーセントだけといえる。残りがいったい何をしているのかはわかっていない。その多くは、肌のそばかすのように、ただそこにあるらしい。いくつかは、まったく意味不明だ。Ａｌｕ配列と呼ばれる特定の短い配列は、ヒトゲノムのあちこちで百万回以上反復され、重要なタンパク質をコードする遺伝子の真ん中に含まれることもある。どう見てもまったくのでたらめだが、ヒトの遺伝物質の十パーセントを構成している。謎めいた部分は、しばらくのあいだ「ジャンクＤＮＡ」と呼ばれていたが、現在ではもう少し上品に、「ダークＤＮＡ」と呼ばれる。何をしているのかも、なぜそこにあるのかもわからないという意味だ。一部は遺伝子の調節に関わっているが、残りの大半は解明されていない。

体はよく機械にたとえられるが、機械よりはるかに優れている。体は、（たいていは）定期修理や予備部品の取りつけなしで何十年ものあいだ一日二十四時間働き、水といくらかの有機化合物で稼働し、柔らかでそれなりに美しく、可動性と順応性を大いに発揮し、熱心に生殖に励み、冗談を言い、誰かに愛情を感じ、赤い夕日と涼しいそよ風をしみじみと味わう。そのどれかを実行できる機械がいくつあるだろうか？　疑問の余地はない。あなたは本物の奇跡なのだ。しかし、一応指摘しておくと、ミミズにも同じことがいえる。

では、わたしたちは存在の栄光をどうやって祝福しているか？　ふむ、ほとんどの人は最小限の運動をして、最大限に食べるというやりかたのようだ。自分がどれだけの数のジャンクフードを口に放り込んできたか、人生のどれだけの時間を煌々《こうこう》と光る画面の前に陣取って半植物状態で寝そべりながら過ごしてきたかを考えてみてほしい。なのに体は寛容で、なんらかの奇跡的な方法でわたしたちの面倒を見て、口から押し込まれる種々雑多な食べ物から栄養を抽出し、たいていはかなり高い水準で、何十年ものあいだ好調を保ってくれる。生活習慣による〝自殺〟には、長い時間がかかる。

ほとんど何から何まで間違ったことをしても、体はあなたを維持し、保存してくれる。たいていの人は、なんらかの形でそれを証明している。喫煙者の六人に五人は、肺がんにならない。心臓発作の最有力候補であっても、結局そのほとんどは心臓発作を起こさない。毎日、あなたの細胞の一個から五個が、がん化していると推定されるが、免疫系がそれをとらえて殺してくれる。考えてみてほしい。一週間に二、三十回、一年で優に千回以上、現代で最も手強い病気にかかっているのに、そのつど、体に助けられているのだ。もちろんごくたまに、がんはもっと深刻な何かに発達し、命を奪う可能性もあるが、全般的に見ればがんの発生はまれだ。体内のほとんどの細胞は何事もなく何十億回、何百億回も複製されている。がんはよくある死因かもしれないが、人生のよくある出来事ではない。

　わたしたちの体は、ほぼ休みなく、ほぼ完璧な協力態勢で働いてくれる、三十七兆二千億個の細胞から成る宇宙だ。[1]たいていの場合、完璧ではないことを示すしるしは、痛みや消化不良の苦しみ、奇妙なあざや吹き出物くらいしかない。命取りとなるものは何千種類もあるが——世界保健機関が編纂した『疾病及び関連保健問題の国際統計分類』によると、八千余り——ひとつを除けばそのすべてから逃れられるのだ。ほとんどの人にとっては、悪い話ではない。

　確かに、わたしたちの体は決して完璧ではない。ヒトは顎を小さく進化させすぎたので、与えられたすべての歯を生やせずに親知らずの埋伏《まいふく》を起こすし、骨盤を小さくしすぎたから、耐えがたい痛みなしでは子どもを世に送り出せなくなった。おまけに、絶望的なほど腰痛になりやすい。器官のほとんどは自己修復できない。小型の魚類であるゼブラフィッシュは、心臓を損傷すると、新しい組織が生えてくる。あなたが心臓を損傷したら、いやはや、それはお気の毒、である。ほぼすべての動物は体内でビタミンCをつくれるが、ヒトはつくれない。産生過程の大部分を担っていながら、どういうわけか、最終段階のたったひとつの酵素が産生できないのだ。

　人生の奇跡は、わたしたちがいくつかの弱点を与えられたことではなく、それに打ち負かされずにきたことだろう。自分の遺伝子が、ほとんどの期間ヒトですらなかった先祖から伝えられたものであることを忘れないでほしい。彼らの一部は魚だった。さらに多くは小さく毛むくじゃらで、地面に掘った穴に住んでいた。そういう生き物たちから、あなたはボディープランを受け継いできた。あなたは、三十億年にわたる進化が微調整を積み重ねた、その賜物なのだ。もし、みんなであっさり新規蒔《ま》き直しを図って、ホモ・サピエンス特有の必要性に合わせて設計した体に取り替えられるなら、今よりずっとうまくやれるだろう。膝や腰を壊さずに直立歩行し、窒息する危険を冒さずにものを飲み込み、まるで自動販売機のように楽々と赤ん坊を産めるようになるかもしれない。しかし、ヒトはそんなふうにはつくられなかった。わたしたちは、温かく浅い海を漂う単細胞の小さな塊《かたまり》として旅を始め、歴史を歩んできた。それ以降の何もかもが、長々と続く興味深いアクシデント、とはいえ、かなりすばらしいアクシデントでもあった。そのことを、これから本書ではっきりさせていきたいと思う。

（1）この数字はもちろん、知識に基づく推測だ。ヒト細胞にはさまざまな種類と大きさと密度があり、その数は文字どおり数え切れない。三十七兆二千億個という数字は、イタリアのボローニャ大学のエヴァ・ビアンコニが率いるヨーロッパの科学者チームによって、二〇一三年に算出され、《人体生物学紀要》に発表された。

第二章　わたしたちは毎日皮膚を脱ぎ捨てている

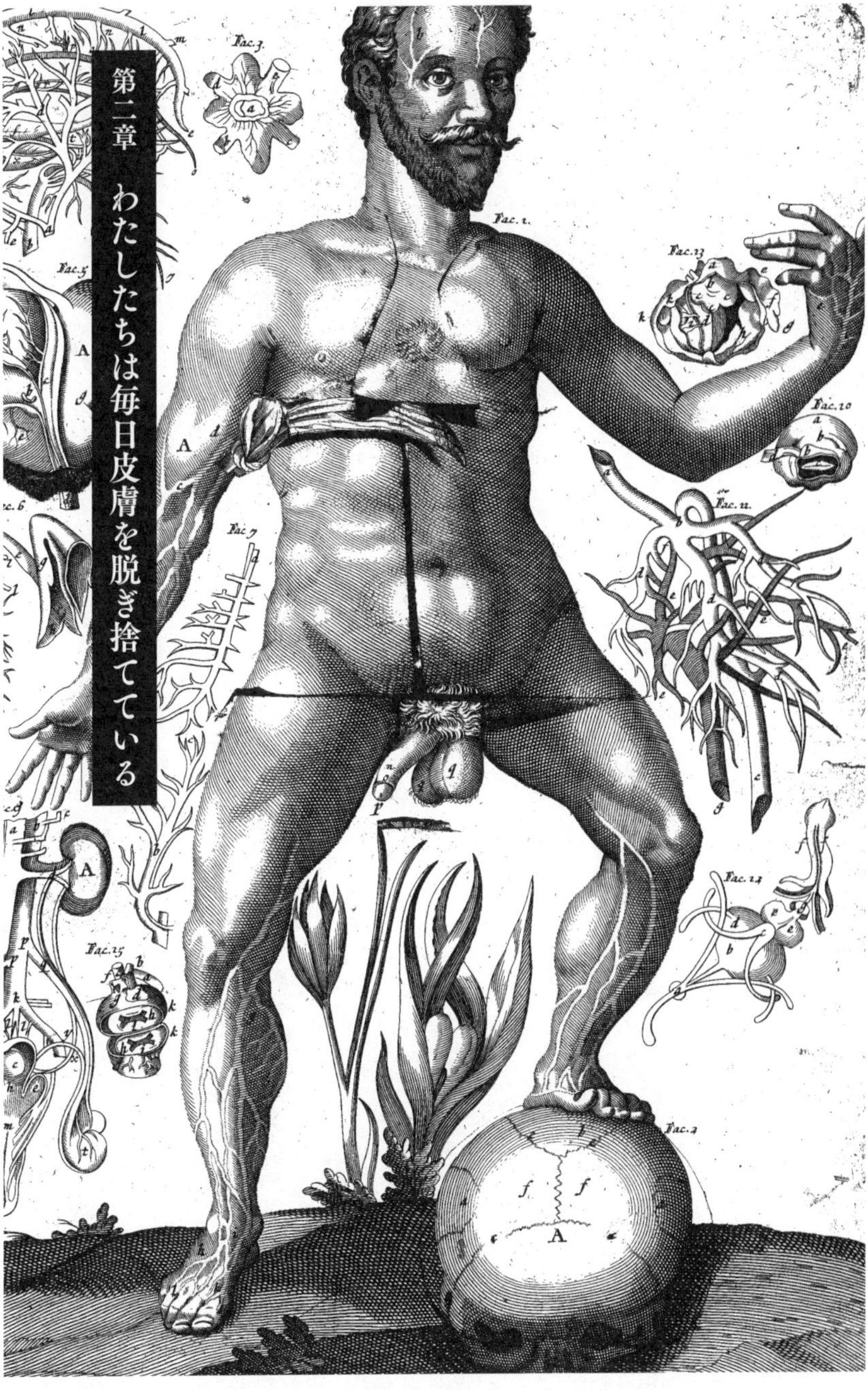

美しさは皮一重にすぎないけれど、醜さは骨の髄まで達する。
――ドロシー・パーカー

扉　ドイツの医師ヨハン・レムリンの著書『小宇宙の調査あるいは男と女の身体解剖』（*A Survey of the Microcosme or the Anatomie of the Bodies of Man and Woman*、1675年）の挿絵。メトロポリタン美術館蔵。

皮膚は最高の「センサー」である

考えてみると意外かもしれないが、皮膚は人体で最も大きく、おそらく最も融通の利く器官だ。皮膚は、中身を中身として保ち、悪いものは締め出す。打撃を和らげる。触覚によって、快感と温かさと痛み、その他わたしたちを活気づけるほとんどありとあらゆるものをもたらす。日光から保護するためのメラニンをつくる。酷使されれば自ら修復する。ヒトを可能なかぎり美しく見せる。命を守ってくれる。

皮膚の正式名は、皮膚系統《キューティニアス・システム》という。大きさは約二平方メートル、総計すると、皮膚の重さは四キログラムから七キログラムの範囲だろう。ただし当然、背の高さや、臀部《でんぶ》や腹部でどのくらい伸びる必要があるかによって、大きく異なる。まぶたの皮膚が一番薄く（厚さわずか〇・三ミリ）、手のつけ根と踵《かかと》が最も厚い。心臓や腎臓と違って、皮膚は故障しない。「わたしたちの継ぎ目ははち切れないし、自然発生的に漏れを生じることもありません」。皮膚全般の第一人者で、ペンシルヴェニア州立大学人類学教授のニーナ・ジャブロンスキーは言う。

皮膚は、「真皮」と呼ばれる内層と、外側の「表皮」から成る。表皮の最も外側の表面は「角質層」と呼ばれ、すべて死んだ細胞でできている。ヒトを美しく見せるすべてが死んでいるという事実には、奇妙な感慨を覚える。体が空気に触れる部分については、わたしたちはみんな死体なのだ。その外皮の細胞は、毎月入れ替わる。わたしたちはほとんど気にもせずに皮膚を大量に脱ぎ捨てている。一分におよそ二万五千片、一時間に百万片以上。ほこりをかぶった棚を指でなぞれば、かつての自分のかけらをかき分けて進むことになる。静かに、無慈悲に、わたしたちは塵になっていく。

皮膚片は、正確には鱗屑《りんせつ》（squame 鱗《うろこ》という意味）と呼ばれる。ひとりひとりが、一年に約〇・五キロの塵を振りまきながら歩いている。掃除機のごみパックの中身を燃やしたら、主たる臭気は紛れもなく髪の毛を燃やしたような焦げた匂いだろう。皮膚と髪はほとんど同じ物質、ケラチンでできているからだ。

表皮の下には、もっと実り豊かな真皮があり、そこには皮膚の活動システムのすべてがある。血液、リンパ管、神経線維、毛根、汗と皮脂を貯蔵する分泌腺。その下に、厳密には皮膚の一部ではないものの、脂肪が蓄えられている「皮下組織」がある。皮膚系統には属していないかもしれないが、エネルギーを貯蔵し、断熱材として働き、皮膚とその下の体を付着させているので、体にとっては重要な一部だ。

皮膚に全部でいくつの穴があいているのか、誰もはっきりとは知らないが、あなたはすさまじいほど穴だらけといえるだろう。たいていの推定値では、およそ二百万から五百万個の毛包と、おそらくその二倍の汗腺があるとされる。毛包は、ふたつの役目を持つ。毛を生やすこと、そして皮脂腺から皮脂を分泌することだ。皮脂は汗と混じり合って、表面に脂質層をつくる。そのおかげで皮膚はしなやかに保たれ、たくさんの外来微生物を寄せつけずにいられる。ときどき、死んだ皮膚の小さな栓で毛穴が塞がれて、皮脂が乾燥し、毛穴の黒ずみと言われる状態になる。さらに、毛包が細菌に感染して炎症を起こすと、にきびとして知られる思春期の敵が現われる。若者がにきびに悩まされるのは、単に彼らの皮脂腺が――すべての腺と同じく――きわめて活発だからだ。症状が慢性的になった結果が痤瘡《ざそう》（acne）で、これは語源がかなり不明確な言葉だ。「称賛すべき優れた功績」を意味するギリシャ語の acme に関連があるらしいが、顔じゅうにできたにきびの形容には、どう考えてもふさわしくない。ふたつの言葉がなぜ結びついたのかはさっぱりわからない。その用語が初めて英語に登場したのは、一七四三年、イギリスの医学辞典の中だった。

さらに真皮には、文字どおり世界との接触を保つさまざまな受容器官が詰め込まれている。そよ風が軽く頬を撫でたとしたら、「マイスナー小体」[2]という受容器官がそれを教えてくれる。熱い皿に手を触れたとしたら、「ルフィニ小体」が悲鳴をあげる。「メルケル細胞」は一定の圧力に、「パチニ小体」は振動に反応する。

マイスナー小体は、みんなのお気に入りだ。軽い接触を検出し、性感帯のほか、感度の高い領域にとりわけ豊富に存在する。指先、唇、舌、クリトリス、ペニス、などなど。一八五二年にこの受容器官を発見した功績が認められているドイツの解剖学者、ゲオルク・マイスナーの名にちなんで命名された。ただし、同僚のルドルフ・ヴァーグナーは、本当の発見者は自分だと主張した。ふたりの男はこの件で仲違いし、科学においてはどんなに小さなことでも対立の立派な理由になるという実例を示した。

これらの受容器官はすべて、あなたに世界を感じさせるためにきわめて繊細に微調整されている。パチニ小体は、まったく動いていないも同然の、わずか〇・〇〇〇一ミリメートルほどのかすかな動きを検出できる。しかも、振動を分析する際、その物質に触れる必要さえない。デイヴィッド・J・リンデンが『触れることの科学』で指摘したように、シャベルで地面を掘るとき、手はシャベルにしか触れていなくても、地面が砂利なのか柔らかい土なのかがわかる。不思議なことに、ヒトは湿気に対する受容器官を何も持ってない。熱センサーだけが頼りなので、濡れた場所に座っても、濡れているのか、ただ冷たいだけなのかうまく判断できない。

女性は男性より指の触覚感度がずっと優れているが、もしかすると、単に女性は手が小さく、センサーのネットワークの密度が高いからかもしれない。触覚にはおもしろい面がある。脳は何かをどう感じるかだけではなく、どう感じるべきかも伝える。だからこそ、恋人の愛撫はすばらしく感じられても、他人に同じように触れられると気持ち悪かったり、おぞましく感じたりする。自分をくすぐるのがむずかしいのも、同じ理由からだ。

皮膚と人種差別

本書の執筆中に経験した最も印象深く思いがけない出来事のひとつは、ノッティンガム大学医学部の解剖室で、教授兼外科医のベン・オリヴィエが（彼についてはのちほどもっと詳しくお話しする）死体の腕から厚さ約一ミリメートルの皮膚をほんの少し切開してめくり上げたときのことだった。それはとても薄く、透き通るほどだった。オリヴィエは言った。「ここに、肌の色のすべてがある。これが、人種というもののすべてなんだ――この薄っぺらい表皮が」。

その後間もなく、ペンシルヴェニア州立大学の研究室でニーナ・ジャブロンスキーに会ったとき、わたしはそのことを話した。ジャブロンスキーは、力強くうなずいて同意した。「わたしたちを構成するこんなに小さな一面が、ここまで重視されているのは異常なことです」と教授は言った。「肌の色は日光に対する反応にすぎないというのに、人は、まるでそれが人格の決定因子であるかのように見なします。生物学的には、人種などというものはそもそも存在しないのです。肌の色、顔立ち、髪質、骨格などに関わるどれひとつとして、人間の決定的な特質ではありません。なのに、どれほど多くの人が歴史を通じて、肌の色を理由に奴隷にされたり、憎まれたり、リンチで殺されたり、基本的人権を奪われたりしてきたことでしょう」。

銀髪を短く切った長身の上品な女性であるジャブロンスキーは、ペンシルヴェニア州立大学構内の人類学棟四階にあるとても整然とした研究室で働いているが、皮膚に興味を持ったのは、三十年近く前、パースの西オーストラリア大学に所属する若き霊長類学者および純古生物学者だったころのことだ。霊長類の皮膚色とヒトの皮膚色の違いについての講義を準備しているとき、その題材の情報が驚くほど少ないことに気づき、生涯の研究テーマとなるものに取りかかった。「小さな、たわいないプロジェクトとして始まったものが、わたしの職業人生の大きな一部を占めるようになりました」とジャブロンスキー。二〇〇六年には、高く評価された『皮膚の自然史（*Skin: A Natural History*）』を書き上げ、その六年後には『ありのままの姿――皮膚色の生物学的および社会的意味（*Living Color: The Biological and Social Meaning of Skin Color*）』を上梓した。

皮膚色は、想像以上に科学的に複雑であることがわかった。「哺乳類の色素沈着には、百二十個を超える遺伝子が関わっています」とジャブロンスキーは言う。「だから、すべてを解明するのは本当にむずかしいんです」。今のところ言えるのは、こういうことだ。皮膚はさまざまな色素によって色がつく。中でも群を抜いて最も重要なのは、正式には「ユーメラニン」と呼ばれるが、一般には「メラニン」として知られる分子だ。生物最古の分子のひとつであり、生物界の至るところで見られる。皮膚に色をつけているだけではない。鳥の羽根に色を与え、魚には質感と鱗の輝きを、イカには墨の紫がかった黒をもたらしている。果物が茶色く変色することにも関係がある。ヒトについては、肌だけではなく髪にも色をつけている。メラニンの生成は、年を取るにつれて大幅に低下する。だから年配の人たちは白髪になりやすいのだ。

「メラニンは、すばらしい自然の日焼け止めです」とジャブロンスキー。「メラノサイトと呼ばれる細胞内で生成されます。わたしたちの誰もが、人種に関係なく、同じ数のメラノサイトを持っています。違いは、生成されるメラニンの量にあるのです」。メラニンはまだら状に日光に反応することが多く、そばかすをつくる。専門用語では雀卵斑《じゃくらんはん》という。

皮膚色は、いわゆる「収斂《しゅうれん》進化」の典型例だ。つまり、複数の場所での進化に、似通った結果が見られる。たとえば、スリランカとポリネシアの人々がどちらも淡褐色の肌をしているのは、直接なんらかの遺伝的なつながりがあるからではなく、居住地域の環境に対処するために独自に進化したからだ。以前は色素脱失が起こるまでに、ことによると一〜二万年かかるのではないかと考えられていたが、現在はゲノム学のおかげで、もっとずっと短期間で生じることがわかっている。おそらくほんの二、三千年ほどだろう。そのうえ、繰り返し起こったこともわかっている。淡い色の皮膚——ジャブロンスキーによれば、〝色素脱失した皮膚〟——は、地球上に少なくとも三回現われた。ヒトが誇るさまざまな美しい色合いは、絶えず変化しているひとつの過程なのだ。ジャブロンスキーは、こう表現する。「わたしたちは常に、ヒトの進化における現在進行形の実験の只中にいるのです」。

淡い色の肌は、人類が移動して農業が起こった結果生まれたのではないかと言われてきた。その説によれば、狩猟採集民は魚や獲物の肉からビタミンDをたくさんとっていたが、人々が主として北部地域に移動して農耕を始めたときに、その摂取量が急激に減少した。結果として、ビタミンDをより多く合成するために、淡い色の肌を持つことがきわめて有利に働いた。

ビタミンDは、健康にとって不可欠といえる。強い骨と歯をつくるのに役立ち、免疫機能を高め、がんと闘い、心臓を保護する。よいことずくめだ。摂取する方法には、食物からと、日光からのふたつがある。問題は、太陽の紫外線を浴びすぎると細胞のDNAが損傷し、皮膚がんになる可能性があることだ。適切な量をとるには、微妙なバランスに気をつけなくてはならない。人類は、さまざまに緯度が異なる地域で日光の強度に合わせて多様な肌の色合いを進化させ、試練に立ち向かってきた。人体が環境の変化に適応する過程は、「表現型の可塑性《かそせい》」として知られる。わたしたちは、しょっちゅう皮膚色を変えている。たとえば、明るい太陽のもとで、ほどよくまたはひどく日焼けしたときや、恥ずかしさに顔をほてらせたときもそうだ。ひどく日焼けした皮膚が赤くなるのは、焼けた部分の毛細血管が充血するからで、触れると肌がひりひりする。ひどい日焼けの正式名は「紅斑」という。妊娠中の女性は、メラニンの生成が増えるので、乳首や乳輪に黒ずみが現われることがよくあり、ときには腹部や顔などの他の部位にも見られる。「肝斑《かんぱん》」と呼ばれるものだが、その目的はわかっていない。ヒトが怒ったときに顔がほてるのは、少し矛盾しているように思える。体が戦闘態勢を整えるとき、たいていは本当に必要な場所——たとえば筋肉——へ血流が向かうはずで、はっきりした生理学的利点がないのに、なぜ顔に血液が送られるのかはいまだに謎のままだ。ジャブロンスキーが挙げたひとつの可能性としては、なんらかの形で血圧を調節するのに役立っているのかもしれない。あるいは単に、敵を後退させるため、本気で怒っていることを示すシグナルの役割を果たしているのかもしれない。

とにかく、人々がひとつの場所にとどまるか、ゆっくり移動していたときは、皮膚色のゆるやかな進化はうまくいっていたが、あちこちに移動するようになった多くの現代人は、日差しの強さと皮膚の色合いがまったく適合しない場所で暮らしている。北欧やカナダのような地域では、どんなに皮膚の色が薄かろうと、冬の時期には弱まる日光から健康を保つのにじゅうぶんなビタミンDを抽出できないので、食物から摂取しなくてはならず、ほとんどの人が不足しがちになる。それも当然だろう。食物だけでビタミンDの必要量を満たすには、毎日卵を十五個またはスイスチーズを三キログラム近く食べなくてはならないからだ。もしくは、より食欲をそそるとはいえないまでも、より無理のない形でなら、タラ肝油をテーブルスプーンに半分飲んでもいい。アメリカでは、牛乳にビタミンDが添加されているが、それでも成人が一日に必要とする量の三分の一しか満たせない。その結果、世界のおよそ五十パーセントの人々は、一年のうち少なくとも一時期はビタミンDが不足していると推定される。北部地域では、九十パーセント近くになることもある。

人々は淡い色の皮膚を進化させるにつれ、淡い色の目や髪も発達させた。しかし、それはほんの最近のことだ。淡い色の目と髪は、およそ六千年前にバルト海の周辺で進化した。なぜなのかはよくわからない。髪と目の色はビタミンD代謝には影響しないし、他のどんな生理学的な働きにも関わっていないので、実益はないように思える。仮説では、そういう形質が部族の標識として選択されたか、人々がその色合いを魅力的と見なしたからだといわれる。もし青か緑の目をしているのなら、それは他の人より虹彩にその色を多く持っているからではなく、単に持っている色の数が少ないからだ。他の色素が不足すると、目は自然に青や緑になる。

皮膚の色はもっと長期間――少なくとも六万年――にわたって変化してきたが、それは単純なプロセスではなかった。「色素脱失した人々もいれば、ふたたび色素を獲得した人々もいました」とジャブロンスキーは言う。「新たな土地に移動して何度も肌の色合いを変えた人々もいれば、まったく変えなかった人々もいます」。

たとえば南アフリカの先住民は、居住地の緯度から推測されるよりも淡い色の皮膚をしている。進化論的に言えば、新参者だからだ。「彼らはかなり短期間で熱帯地方に到達でき、いくらかの衣類を含むたくさんの装備を持っていました」とジャブロンスキーは教えてくれた。「つまり、結果としてそれが進化を阻んだのです」。南アフリカのコイサン族については、説明がもっとむずかしくなる。彼らはずっと昔から砂漠の太陽のもとで暮らし、一度も遠距離を移動していないのに、環境から推測されるより五十パーセント淡い色の皮膚をしている。薄い色の皮膚になる遺伝子変異は、外来者によっておよそ二千年前に持ち込まれたらしい。その謎めいた外来者が何者なのかはわかっていない。

近年、古代生物のDNA分析技術が発展したおかげで、次々と新しい発見があり、そのどれもが驚きに満ちている。中には不可解なものもあれば、論議を呼ぶものもある。二〇一八年初めに、ユニヴァーシティ・カレッジ・ロンドンと英国自然史博物館の科学者たちは、DNA分析を使って、「チェダーマン」と呼ばれる古代ブリトン人が、〝褐色から黒色〟の肌をしていたと発表して世界を驚かせた（実際の報告は、七十六パーセントの確率で濃い色の肌をしていたという内容だった）。しかも、どうやら青い目をしていたらしい。チェダーマンは、およそ一万年前、最後の氷河期が終わったあと、ブリテン島に戻った最初の人々のひとりだった。彼の先祖たちは三万年間、淡い色の肌を進化させるのにじゅうぶんすぎるほど長くヨーロッパにいたので、もしチェダーマンが実際に濃い色の肌をしていたのなら、本当に驚くべきことといえるだろう。しかし、別の専門家によれば、そのDNAはひどく劣化していたし、色素沈着の遺伝学についての理解はあまりにも不確かで、チェダーマンの皮膚や目の色についてなんらかの結論を出すことはできないという。どちらにしても、わたしたちにはまだ学ぶべきことがたくさんあるのだ。「皮膚に関しては、多くの点で、まだごく初歩の段階にいるのです」とジャブロンスキーは言った。

皮膚には、毛があるものとないものの二種類がある。毛がない皮膚は「無毛」(glabrous)と呼ばれ、それほど多くはない。実際に毛がない部分は、唇と乳首と生殖器、そして手のひらと足の裏だけだ。体の残りの部分は、頭に生えているような、「終毛」と呼ばれる目立つ毛か、「軟毛」と呼ばれる、子どもの頬に見られるような柔らかい毛のどちらかに覆われている。わたしたちは実のところ、親戚の類人猿たちと同じくらい毛深い。ただ、ヒトの毛はずっと細くて薄いというだけだ。ヒトには合わせて五百万本の毛が生えていると推定されるが、その数字は年齢や環境によって異なり、どちらにしても推測にすぎない。

毛は哺乳類に特有のものだ。その下にある皮膚と同じく、多くの役割を果たしている。温かさとクッション性と偽装の手段を与え、紫外線から体を保護し、集団のメンバーが互いに怒りや性的な興奮などのシグナルを送れるようにしてくれる。しかし、これらの特徴のいくつかは、無毛状態に近いとあまりうまく働かない。すべての哺乳類は、寒さを感じると、毛包周囲の筋肉が収縮し、鳥肌と呼ばれる状態になる。毛皮で覆われた哺乳類の場合、それが毛と皮膚のあいだに熱を閉じ込める貴重な空気の層をつくるが、ヒトの場合、生理学的な利点はまったくなく、単に他の動物と比べてわたしたちがいかに薄毛であるかを思い出させるだけだ。また、鳥肌は哺乳類の毛を逆立てる（動物たちをより大きく、獰猛《どうもう》に見せる）。だから恐怖や興奮を感じると鳥肌が立つのだが、もちろんこれも、ヒトではあまりうまく働かない。

ヒトの毛について、昔から変わらない最大の疑問がふたつある。わたしたちはいつ実質的に無毛になったのか、そしてなぜ数カ所にだけ目立つ毛を維持したのか？　最初の疑問については、毛と皮膚は化石記録に保存されないので、いつヒトが毛を失ったのかを特定することはできないが、遺伝学研究から、濃い色の色素沈着は百二十万〜百七十万年前にさかのぼることがわかっている。濃い色の肌は、毛皮に覆われていれば必要なかったはずなので、毛を失った時期を強く示唆しているといえるだろう。なぜ体の数カ所に毛を維持しているのかは、頭についてはかなり明白だが、ほかの場所についてはあまりはっきりしない。頭髪は、寒いときにはよい断熱材、暑いときにはよい遮熱材として機能する。ニーナ・ジャブロンスキーによれば、カールのきつい髪は「髪の表面と頭皮のあいだにある空間の厚みが増して空気が吹き抜けられるので」最も効率的だという。頭髪が維持されているもうひとつの、同じくらい重要な理由は、はるか昔から誘惑の道具となってきたことだ。

陰毛と腋毛は、もっと事情が込み入っている。腋毛が人間の存在を高めている点は、なかなか思いつけない。一説によれば、陰毛や腋毛は性的な匂い、つまりフェロモンを（理屈の上では）閉じ込める、あるいは拡散させるのに使われているのだという。この説にはひとつ問題があって、それはヒトにはフェロモンがないらしいということだ。二〇一七年にオーストラリアの研究者たちが《王立協会オープン・サイエンス》誌に発表した研究では、ヒトフェロモンはおそらく存在せず、あったとしても性的に相手を引きつける検出可能な役割は何も果たしていないと結論づけられた。もうひとつの仮説は、陰毛や腋毛がその下にある皮膚の擦傷を防いでいるというものだが、特に皮膚炎に悩まされることなく全身の毛を取り除いている人はたくさんいる。有力と思われる説は、陰毛や腋毛が誇示のため、つまり性的な成熟を知らせるためにあるというものだ。

体じゅうのあらゆる毛には成長周期があり、成長期と休止期に分かれている。顔の毛の周期はふつう四週間だが、頭髪は六、七年ほども持ちこたえることがある。腋毛は約半年、すね毛は二カ月ほど持つらしい。毛は一日に〇・三ミリ伸びるが、その成長速度は年齢や健康状態、季節によっても変わる。切ったり剃ったりワックスで剝がしたりして除毛しても、毛根で起こっていることにはなんの影響もない。わたしたちは生涯に、毛を約八メートル成長させるが、すべての毛はどこかの時点で抜け落ちるから、およそ一メートルを超えて伸びる毛は一本もない。毛周期は少しずつずれているので、たいていは毛が抜け落ちてもあまり気にする人はいない。

指紋の「万人不同性」の発見

一九〇二年十月、パリ警察は、第八区の凱旋門から数百メートルほどの高級住宅街、フォーブル・サントノレ通り一五七番地のアパートメントから通報を受けた。男性が殺され、数点の美術品が盗まれたのだ。犯人は明らかな手がかりを何も残さなかったが、幸いにも刑事たちは、犯罪者の特定ならお手の物であるアルフォンス・ベルティヨンに頼ることができた。

ベルティヨンは、個人識別のシステムを発明し、それを人体測定法と名づけたが、発明者に感心した人々はそれを「ベルティヨン法」と呼ぶようになった。このシステムは、「マグショット」という概念を導入した。現在でも広く見られる、逮捕された人物全員を正面と側面の顔写真で記録する慣習だ。しかし、ベルティヨンが際立っていたのはその計測の入念さだった。対象は、奇異なほど具体的な十一種類の特徴——座高、左小指の長さ、頰の幅など——を計測された。ベルティヨンがそういう特徴を選んだのは、年齢とともに変化しない部分だからだ。このシステムは、犯罪者に有罪を宣告するためではなく、常習犯を捕らえるために開発された。フランスは再犯者に重い判決を下していたので（デヴィルズ島などの遠い高温多湿の植民地に追放することも多かった）、多くの犯罪者は身元を偽ってなんとか初犯で通そうとした。ベルティヨンのシステムは、そういう者たちを識別するために設計され、とてもうまく機能した。施行された最初の年、ベルティヨンは二百四十一人の嘘つきの正体を暴いた。

指紋法は実のところ、ベルティヨンのシステムの付随的な部分にすぎなかったが、ベルティヨンがフォーブル・サントノレ通り一五七番地で窓枠にひとつの指紋を見つけて、アンリ＝レオン・シェフエールという人物を殺人犯と突き止めたときには、フランスだけでなく世界じゅうで大きな反響を呼んだ。瞬く間に、指紋法は至るところで犯罪捜査の基本ツールとなった。

同じ模様がふたつとない、指紋の万人不同性は、西欧では十九世紀にチェコの解剖学者ヤン・プルキニェによって初めて確立された。とはいえ、中国は千年以上前に同じ発見をしていたし、何世紀ものあいだ、日本の焼物師は自分の陶器に指を押し当てて目印をつけてから焼いていた。チャールズ・ダーウィンのいとこ、フランシス・ゴールトンは、ベルティヨンがその考えを思いつく何年も前に、指紋を使って犯罪者を捕らえてはどうかと進言していた。日本に派遣されたスコットランドの宣教師、ヘンリー・フォールズも同じ提案をした。ベルティヨンは、指紋を使って殺人犯を捕らえた初めての人物でさえなかった――それは十年前、アルゼンチンで実現していた――が、功績を認められたのはベルティヨンだった。

いったいどんな進化の命令によって、ヒトの指先に渦巻がつくられたのだろう？　その答えは、誰にもわからない。ヒトの体は、謎に満ちた宇宙なのだ。その外面と内面で起こることの大部分は、よくわからない理由で起こる。きっとたいていは、理由などないのだろう。そもそも、進化とは偶発的な過程だ。同じ指紋がふたつとないという考えは、実のところ推測にすぎない。あなたの指紋と一致する指紋を絶対に誰も持っていないとは言い切れない。言えるのは、まだぴったり一致するふた組の指紋を誰も見つけていないということだけだ。

指紋の正式名称は、「皮膚紋理」という。ヒトの指紋をつくっている細かい起伏は、「皮膚小稜」だ。タイヤの溝が道路での牽引摩擦力を向上させるように、ものをしっかりつかむのに役立つと考えられるが、実際にそれを証明した人はいない。指紋の渦巻が水気を切れやすくするとか、指の肌を伸びやすくしなやかにするとか、ひょっとすると感度を高めるのではないかと論じる人もいるが、これらもただの推測にすぎない。同じく、長く風呂に浸かりすぎるとなぜ指にしわが寄るのかをきちんと説明できた人もいない。よく耳にする説明は、しわが寄ると水気が切れやすくなり、ものをつかむ力が向上するからというものだ。しかし、その説明はあまり筋が通っていない。ものをしっかりつかむ最も差し迫った必要がある人は、たった今水に落ちた人であって、しばらく水の中にいた人ではないはずだ。

ごくごくまれに、生まれつきまったく指紋がない、先天性指紋欠如疾患という病気を持つ人がいる。そういう人たちは、通常より少しだけ汗腺も少ない。これは汗腺と指紋の遺伝的な関連を示しているように思えるが、どんな関連なのかはまだ解明されていない。

わたしたちの体は生きた「エアコン」

皮膚に関わる特徴の中では、指紋は率直に言って取るに足りない存在だ。汗腺のほうが、はるかに重要だろう。思ってもみなかっただろうが、汗をかくことは、ヒトであることの欠かせない一部となっている。ニーナ・ジャブロンスキーによれば、「今日ある姿にヒトをつくったのは、昔ながらの地味で見栄えのしない汗なのだ」。チンパンジーはわたしたちの約半分しか汗腺を持っていないので、ヒトほどすばやく熱を放散できない。ほとんどの四足動物は浅く速い呼吸で熱を冷ますが、走り続けながら同時に荒い息をつくことは、特に暑い気候の中にいる毛皮に覆われた動物にとっては両立しづらい。わたしたちがやっているように、むき出しに近い皮膚に水状液を染み出させれば、それが蒸発するときに体が冷えるので、ずっとうまくいく。さながら生きたエアコンのようだ。ジャブロンスキーはこう書いている。「体毛のほとんどを失い、エクリン腺から汗をかいて体の余分な熱を放散する能力を得たおかげで、ヒトの最も温度に敏感な器官である脳の飛躍的な拡大が可能になった」。つまり、汗はあなたを賢くするのに役立ったのだと教授は言う。

休んでいるときでさえ、見えなくてもヒトは絶えず汗をかいているが、さらに激しい活動をしたり、過酷な環境に身を置いたりすれば、水分が急速に失われていく。ピーター・スタークの『ラスト・ブレス――死ぬための技術』によれば、体重七十キロの男性の体には、四十リットル強の水が含まれている。座って呼吸する以外何もしなければ、汗と呼吸と尿を合わせて、一日に約一・五リットルの水を失う。しかし、もし活発に動けば、失われる速度は一時間に一・五リットルに跳ね上がる。そうなると、みるみる危険が増していく。たとえば炎天下で歩くなど、きびしい環境では、一日に十〜十二リットルの水分が汗でたやすく流れ出てしまうこともある。暑い日には、常に水分補給が必要なのも当然だ。

それ以上失わないようにするか補うかしなければ、人は水分をほんの三〜五リットルほど失っただけで頭痛や倦怠感を覚え始める。補給せずに六〜七リットル失うと、精神的機能障害を起こす可能性がある（脱水状態になったハイカーが登山道を外れて荒野に迷い込むのはそのせいだ）。体重七十キロの男性が十リットルを大きく超える量を失えば、ショック状態に陥って死ぬだろう。第二次世界大戦中、科学者たちは兵士が水を飲まずにどのくらい砂漠を歩けるかを研究し（出発時にはじゅうぶんに水分補給したと仮定して）、摂氏二十八度の暑さで七十二キロメートル、三十八度の暑さで二十四キロメートル、四十九度の暑さではわずか十一キロメートルと結論づけた。

ヒトの汗の九十九・五パーセントは水だ。残りの約半分が塩で、あとの半分が他の化学物質。塩は汗全体のほんの一部にすぎないが、暑いときには一日に十二グラム（茶さじ三杯）ほども失うことがある。ここまで大量の塩分を失うのは危険なので、水だけでなく塩も補給することが重要だ。

発汗は、アドレナリンの放出によって活発になる。だからストレスを受けると汗が吹き出るのだ。体の他の部位と違って、手のひらは身体活動や熱に対する反応では汗をかかず、ストレスだけに反応する。嘘発見器テストで測定されるのが、そういう精神性発汗だ。

汗腺には、「エクリン」と「アポクリン」の二種類がある。エクリン腺はずっと数が多く、蒸し暑い日にシャツを湿らせるような水っぽい汗をつくる。アポクリン腺はそのほとんどが股間と腋の下（専門用語では腋窩《えきか》）に集中していて、もっと濃い、べとつく汗をつくる。

強烈な足の臭いは、足のエクリン汗――正確には、細菌による足の汗の化学分解――によって生じる。実は、汗自体は無臭だ。臭いをつくるには、細菌が必要になる。汗の臭いの原因であるふたつの化学物質、「イソ吉草酸《きっそうさん》」と「メタンジオール」は、何種類かのチーズの細菌作用でもつくられている。しばしば足とチーズがとてもよく似た匂いになるのは、そういうわけだ。

皮膚微生物という便利な同居人

皮膚微生物は、きわめて個人的なものだ。体の表面に棲む微生物たちは、どんな石鹼や洗濯洗剤を使うか、木綿とウールのどちらを好んで着るか、仕事の前後どちらにシャワーを浴びるかなどによって驚くほど大きく変化する。微生物たちの中には、永住者もいる。一週間か一カ月仮住まいをしてから、流浪の民のように静かに消える者もいる。

皮膚には、一平方センチ当たり約十万個の微生物がいて、そう簡単には撲滅されない。ある研究によると、皮膚に棲む細菌の数は、入浴したりシャワーを浴びたりすると、体の奥まった場所から追い出されるので、かえって増える。たとえあなたが念入りに体を清潔にしようと努めても、完璧にするのはなかなかむずかしい。医者が診察のあと手をきちんと清潔にするには、石鹸と水で少なくともまる一分、徹底的に洗う必要がある。実際問題として、たくさんの患者を診なくてはならない医者には、ほとんど達成不可能な基準だ。これが、毎年およそ二百万人のアメリカ人が病院で重い感染症をうつされてしまう大きな理由のひとつになっている（そのうち九万人が死に至る）。アメリカの外科医アトゥール・ガワンデはこう書いた。「いちばんたいへんなのは、わたしと同じような臨床医に、感染症を着実に予防するたったひとつのこと、つまり手洗いをさせることだ」。

二〇〇七年のニューヨーク大学の研究では、たいていの人の皮膚には約二百種の微生物がいるが、個人によって持っている種が大幅に異なることがわかった。検査された全員に共通して見られたのは、たったの四種類だったという。これまた広く報じられたノースカロライナ州立大学の研究者たちによる〝へその生物多様性プロジェクト〟では、無作為に選んだ六十人のアメリカ人のへそを綿棒でぬぐい、そこにどんな微生物が潜んでいるかを観察した。その結果、二千三百六十八種の細菌が見つかり、そのうち千四百五十八種は科学界にとって未知の存在だった（つまり、各へそに平均で二十四・三個の新発見の微生物がいる）。ひとり当たりの種の数は、二十九個から百七個と差があった。ある被験者は、日本の外では一度も記録されていない微生物を持っていた――行ったこともない国だというのに。

抗菌石鹸の問題は、皮膚にいる悪い細菌だけでなくよい細菌まで殺してしまうことだ。手の除菌ローションにも同じことがいえる。二〇一六年、アメリカ食品医薬品局（ＦＤＡ）は、メーカーが長期の安全性を立証していないことを理由に、抗菌石鹸に一般的に使用されている十九種類の成分を使用禁止にした。

皮膚に住んでいるのは、微生物だけではない。たった今も、あなたの頭（脂っぽい表面ならどこでもだが、(どこよりも頭)の野原で食事を楽しんでいるのは、ニキビダニと呼ばれる小さなダニだ。ありがたいことに、概して悪さはせず、目にも見えない。ある研究によると、ニキビダニは遠い昔からヒトとともに生きてきたので、彼らのDNAを使って何十万年も前のわたしたちの先祖の移動をたどることができるという。彼らの規模では、ヒトの皮膚は巨大なボウル一杯の硬いコーンフレークのようなものだ。目を閉じて想像力を働かせてみると、彼らがバリバリと音を立てて食べる音が聞こえてきそうな気がする。

もうひとつ、皮膚が必ずしも明らかではない理由でよく襲われるのが、痒《かゆ》みだ。多くの痒みには簡単に説明がつくが(虫刺され、発疹、イラクサとの遭遇)、まったく説明がつかない痒みも数え切れないほどある。このくだりを読んだあなたは、わたしが話題にしただけで、つい先ほどまでまったく痒くなかったいろいろな部分を掻きたい気持ちに駆られたかもしれない。なぜヒトは痒みに関して暗示にかかりやすいのか、そもそもなぜ明らかな刺激物がないのに痒くなるのかさえ、よくわかっていない。脳には痒みに割り当てられた部位がひとつもないので、神経学的な研究がほとんど不可能になっている。

痒み(症状を表わす医学用語では「掻痒症《そうよう》」)はおもに、皮膚の外層と、数カ所の湿った前衛地——目、喉、鼻、肛門などに限られている。ほかにどんなところが痒みに悩まされようと、脾臓が痒くなることは絶対にない。痒みの研究によると、痒みを和らげる効果が最も長く続くのは背中を掻いたときだが、最も気持ちがいいのは足首を掻いたときだそうだ。慢性的な痒みは、さまざまな病気とともに起こる——脳腫瘍、脳卒中、自己免疫疾患、薬の副作用、ほかにもたくさんある。最も苛立たしい症状のひとつは錯覚による痒みで、手足の切断に伴って現われることが多く、和らげようのない不断の痒みで気の毒な患者を悩ませる。しかしおそらく、鎮めようのない痒みの最も常軌を逸した例は、マサチューセッツ州に住む〝M〟として知られる三十代後半の女性患者だろう。女性は帯状疱疹を発症したあと、前頭部に耐えがたい痒みを覚えた。その痒みが気も狂わんばかりになり、女性は皮膚を掻き壊して、直径約四センチの一片の頭皮を完全に剝がしてしまったというのだ。薬は役に立たなかった。寝ているあいだに、その部分をとりわけ猛烈に掻いた。とうとうある朝目覚めると、顔に脳脊髄液が垂れかかっていることに気づいた。頭蓋骨を突き抜けて、自分の脳まで掻いていたのだ。十年以上がたった現在、女性は自分の体に重大な損傷を与えることなく痒みに対処できるようになったそうだが、痒みは決して消えないという。何より不可解なのは、そこの皮膚の神経線維をほとんどすべて破壊してしまったのに、気も狂わんばかりの痒みは続いていることだ。

ともあれ、外表面に関わる謎の中で、年を取るにつれて髪が薄くなる奇妙な傾向ほど、わたしたちをひどく悩ませるものは、おそらくほかにないだろう。頭には約十万〜十五万の毛包があるが、すべての毛包がすべての人々に対して必ずしも平等に働いていないのは明らかだ。毎日平均で五十〜百本の頭髪が抜けるが、ときどき次の髪が生えてこないことがある。約六十パーセントの男性が、五十歳までにかなり禿げてくる。男性の五人にひとりは、三十歳までにそういう状態に至る。その過程については ほとんど解明されていないが、わかっているのは、年を取るにつれてジヒドロテストステロンと呼ばれるホルモンがやや不調になりがちで、頭の毛包の働きを停止させるとともに、鼻孔や耳の予備的な毛包に突然ありがた迷惑な活気を与えるということだ。禿げを治すひとつの方法に、去勢がある。

一部の人がいとも簡単になくしてしまうことを考えると皮肉だが、毛は腐敗しにくく、墓の中で何千年も保たれることがわかっている。

たぶん、この現象を最も前向きにとらえる方法は、中年になったら体のどこかの部分をあきらめなければならないとすれば、毛包がいけにえの第一候補でもしかたがないと自分に言い聞かせることだ。

結局のところ、禿げで死んだ人はいないのだから。

(2) 〝小さな体〟という意味のラテン語に由来する小体(corpuscle)は、解剖学的な見地からすると、ややあいまいな用語だ。たとえば血球(blood corpuscle)のように結合していない浮遊性細胞を表わすこともあれば、マイスナー小体(Meissner's corpuscle)のように独立して働く細胞塊を表わすこともある。

第三章　微生物との「甘い生活」

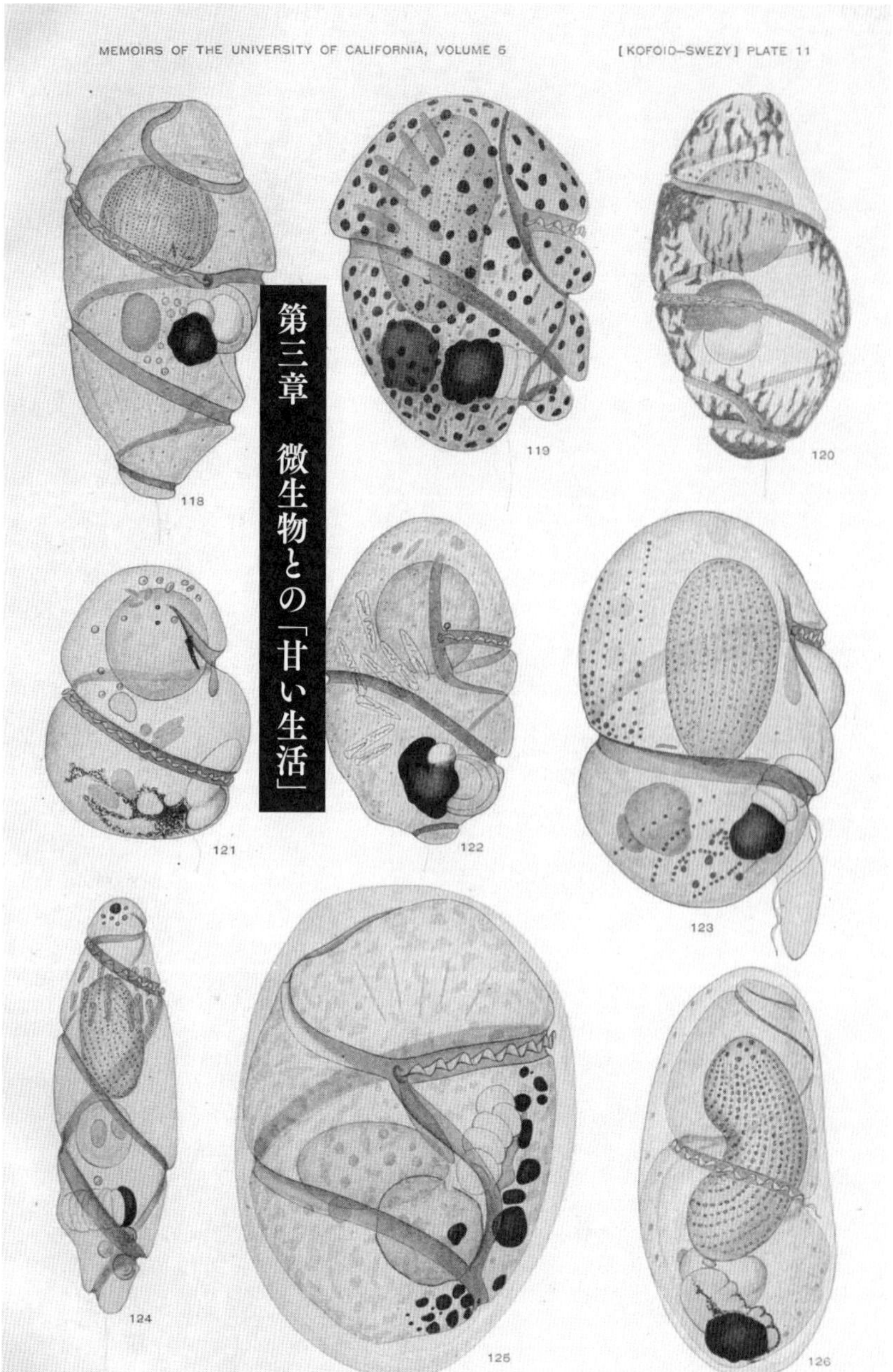

わたしたちはペニシリンの物語の結末を見ているのではありません。
おそらく、物語はまだ始まったばかりなのです。
——アレクサンダー・フレミング（ノーベル賞受賞スピーチ、一九四五年十二月）

扉　チャールズ・アトウッド＝コフォイドとオリーヴ・スウェズィーの共著
『自由に生きる無防備な渦鞭毛藻』（*The free-living unarmored dinoflagellata*、1921年）の挿絵。

人の九割は細菌？

深く息を吸ってみてほしい。生命の源である豊かな酸素で肺が満たされているような気がするだろう。実を言うと、そうでもない。あなたが吸っている空気の八十パーセントは、窒素だ。大気中で最も豊富な元素で、わたしたちの存在にとって欠かせないものだが、他の元素と相互作用はしない。息を吸うと、空気中の窒素は肺に入るが、まるでぼんやりした買い物客が間違った店に迷い込んだときのように、そのまままっすぐ外へ出ていく。窒素をヒトに役立つようにするには、もっと社交的な形、たとえばアンモニアなどに変換する必要がある。その仕事をしてくれるのが細菌だ。彼らの助けがなければ、わたしたちは死んでしまう。それどころか、存在することさえなかっただろう。今こそ、自分の体に棲《す》んでいる微生物たちにお礼を言うべき時だ。

あなたは何兆、何十兆もの小さな生き物の住まいであり、彼らは驚くほど多くの点で役立ってくれている。あなたが自分では利用できない食物を分解してエネルギーの約十パーセントを供給し、その過程でビタミンB_1やB_{12}などの有益な栄養素を抽出する。スタンフォード大学で栄養学研究の指導教官を務めるクリストファー・ガードナーによると、ヒトは二十種類の消化酵素を生成し、それは動物界ではなかなか立派な数字だが、細菌は一万種類、つまり五百倍多く生成する。「彼らがいなければ、わたしたちははるかに栄養状態の悪い人生を送っていただろう」とガードナーは言う。

ひとつひとつは限りなく小さく、彼らの命ははかない。平均的な細菌の重さは一ドル札の重さの約一兆分の一で、命の長さはほんの二十分ほどだ。しかし、集合的に見ると、まさに侮りがたい存在感がある。あなたが一生のうちに手に入れられる遺伝子は、持って生まれたものだけだ。もっといい遺伝子をどこかから買ってきたり、新品に取り替えたりすることはできない。しかし細菌は、まるでポケモンカードのように、互いに遺伝子を交換できるし、死んだご近所さんからDNAを拾うこともできる。「遺伝子の水平伝播《でんぱ》」として知られるその機能のおかげで、自然や科学研究にどんな目に遭わされようと適応できる能力が、飛躍的に高まる。しかも細菌のDNAはあまり正確に校正されないので、しょっちゅう突然変異が起こり、ますます遺伝的な適応力が向上する。

ヒトは、変化の速度については細菌に遠く及ばない。大腸菌は一日に七十二回増殖できる。つまり、わたしたちが全人類史にわたって築き上げてきたのと同じ数の新世代を、三日でつくれるということだ。理論上では、たった一個の細菌の親が、二日以内で地球の重さより重い子孫の集団を生み出せる。三日で、その子孫は観測可能な宇宙の質量を超えることになる。そんなことは決して起こりえないが、わたしたちの周囲にはすでに、想像を絶するほど多数の細菌がいる。もし地球上のすべての微生物をひとつの山に、他の動物すべてをもうひとつの山に積み上げたとしたら、微生物の山は動物の山の二十五倍大きくなるだろう。

だから、勘違いしてはいけない。ここは微生物の惑星なのだ。わたしたちは彼らの気まぐれのおかげで、ここにいる。微生物たちにとって、ヒトはまったく必要ない。ヒトのほうは、彼らがいなければその日のうちに死んでしまうだろう。

わたしたちの内や外や周囲にいる微生物については、驚くほど解明が進んでいない。ほとんどが実験室では育たないので、研究がひどくむずかしいからだ。ひとついえるのは、今そこに座っているあなたは、およそ四万種の細菌にとっての〝わが家〟だということ。これまでに見つかっている細菌は、鼻孔で九百種、両頰の内側で八百種超、おとなりの歯肉で千三百種、消化管では三万六千種にもなる。

そしてその数字は、新たな発見があるたびに次々と更新されていくに違いない。二〇一九年初めに、ケンブリッジ近くのウェルカム・サンガー研究所で、たった二十名を対象に行なわれた研究では、存在すらまったく知られていなかった百五の新種の腸内微生物が見つかった。人によって厳密な数には開きがあり、個人の体内でも幼少期か高齢期かによって時とともに変わるうえに、どこで誰といっしょに眠っているか、抗生物質を服用しているか、太っているか痩せているかによっても変わってくる（痩せている人は、太っている人より腸内微生物が多い。貪欲な微生物を持つことが、痩せている理由の少なくとも一端を担っているのかもしれない）。もちろんこれは、種の数にすぎない。個々の微生物について言えば、その数は想像をはるかに超え、数えようがない。兆の単位だ。あなたの体に棲んでいる微生物の山を合計すると、およそ一・四キログラムで、ほぼ脳と同じくらいの重さになる。最近では、体内の微生物叢《そう》を器官のひとつと定義する研究者もいる。

長年のあいだ、一般に、誰もがヒト細胞の十倍もの細菌細胞を持っていると言われてきた。自信ありげに聞こえるその数字は、一九七二年に書かれた推測にすぎない論文から出てきたことがわかっている。二〇一六年には、イスラエルとカナダの研究者たちがもっと慎重な評価を行ない、各人が約三十兆個のヒト細胞と、三十兆から五十兆個の細菌細胞（健康状態や食事など、たくさんの要因に左右される）を持つという結論に達した。つまり、両者の数はほぼ同等らしい。ただし、ヒト細胞の八十五パーセントは赤血球で、通常の細胞機構（核やミトコンドリアなど）を何も持たず、実際には単なるヘモグロビンの容れ物なので、本物の細胞とはいえないことも憶えておくべきだろう。別の考えかたによれば、細菌細胞はとても小さいが、ヒト細胞はそれに比較すると巨大なので、膨大さに関して、そしてもちろん機能の複雑さに関しても、ヒト細胞のほうが疑いの余地なく大きな意味を持つ。その一方で、遺伝学的に見れば、ヒトの中には自分の遺伝子が約二万個しかないが、おそらく細菌の遺伝子は二千万個ほどもあるので、その視点からすると、あなたのおよそ九十九パーセントは細菌で、あなた自身はほんの一パーセントでしかないともいえる。

ヒトの体に棲む微生物群は、驚くほど個人差が大きい。あなたもわたしも数千種の細菌を体内に持っているが、共通の細菌はごく一部にすぎないだろう。どうやら微生物は、凄腕のハウスキーパーらしい。セックスをすると、あなたとパートナーは否応なくたくさんの微生物や他の有機物を交換する。ある研究によると、情熱的なキスだけでも、ひとつの口からもうひとつの口へ、最大十億個の細菌と、いっしょに約〇・七ミリグラムのタンパク質、〇・四五ミリグラムの塩、〇・七ミリグラムの脂肪、〇・二ミリグラムの〝種々雑多な有機化合物〟（すなわち食べ物のかけら）が移動するという。[3] しかしパーティーが終わるとすぐさま、両参加者の寄生微生物は猛烈な大掃除のようなものを始め、たった一日かそこらで双方の微生物プロファイルはほぼ完全に、舌を絡み合わせる前の状態に戻る。ときおりなんらかの病原体がこっそりすり抜け、そのせいでヘルペスになったり風邪を引いたりするが、それは例外だ。

幸い、ほとんどの微生物はわたしたちとはなんの関係もない。体内でおとなしく暮らしている微生物も数種類いて、それらは「片利共生生物」と呼ばれる。わたしたちの具合を悪くするのは、ごく一部にすぎない。同定されている百万種類ほどの微生物のうち、ヒトの病気の原因となることが知られているのは、たった千四百十五種類だ。全体から見ると、とても少ない。そうは言っても、体調を悪くする方法としてはずいぶん多いし、その千四百十五種類の小さな情け容赦ない存在は、合計すると、地球上のあらゆる死因の三分の一を占めている。

あなたの個人的な微生物のレパートリーには、細菌だけでなく、真菌、ウイルス、原生生物（アメーバ、藻類、原虫など）、古細菌も含まれる。古細菌はずっと、単なる細菌の一種と考えられていたが、実際にはまったく別の系統に属している。とても単純で核を持たないという点で細菌によく似ているが、既知の病気をひとつも引き起こさないという、ヒトにとっての大きな利点がある。メタンなどの形を取ったちょっとしたガスを出すだけだ。

これらすべての微生物は、来歴や遺伝的特徴について共通点がほとんどないことを心に留めておいてほしい。彼らを結びつけているのは、小ささだけなのだ。彼らすべてにとって、あなたは人間ではなく、ひとつの世界を成している。振動は激しいけれど、広々としたすばらしく豊かな生態系で、便利な可動性を備え、しかも、くしゃみをしたり、動物を撫でたり、実際に必要とされるほど念入りに手を洗わなかったりといった、彼らにとってとても都合のいい世界というわけだ。

三万年眠り続けたウイルス

イギリスのノーベル賞受賞者ピーター・メダワーの不朽の言葉によると、ウイルスとは「タンパク質に包まれた悪い知らせ」だ。実際には、多くのウイルスは少なくともヒトにとっては、悪い知らせでもなんでもない。ウイルスは少し風変わりで、生きているとはいえないが、決して死んではいない。生体細胞の外では、ただの不活性な物質だ。食事も呼吸もせず、ほとんど何もしない。移動の手段も持たない。自力では前進せず、ヒッチハイクするだけだ。わたしたちは外へ出て、彼らを集めてこなくてはならない。ドアノブや握手を介して、あるいは空気といっしょに吸い込むこともある。ほとんどの場合、ウイルスは一片の塵のごとく不活発だが、生きた細胞の中に入れると、突然活気に満ちた存在になり、どんな生き物にも負けないほど猛烈な勢いで増殖する。

細菌と同じく、ウイルスは途方もない繁栄を誇っている。ヘルペスウイルスは何億年も前から存在し、ありとあらゆる動物を感染させてきた——なんと牡蠣までも。また、彼らは恐ろしく小さい。細菌よりずっと小さく、あまりにも小さいので従来の顕微鏡では見えない。テニスボールの大きさに拡大したとすれば、同じ縮尺のヒトは身長八百キロメートルになる。細菌はビーチボールくらいの大きさだろう。

ごく小さな微生物を表わす現代的な意味でウイルスという言葉が使われ始めたのは、つい最近の一九〇〇年、オランダの植物学者マルティヌス・ベイエリンクがタバコの研究中に、この植物が細菌より小さい謎の感染因子に影響を受けやすいことに気づいたときだった。最初、ベイエリンクはその謎の因子を contagium vivum fluidum（生命を持った感染性の液体）と呼んだが、その後、ラテン語で〝毒〟を意味するウイルス（virus）に変えた。ベイエリンクはウイルス学の父であるにもかかわらず、生前にはその発見の重要性が認められなかったので、資格はじゅうぶんにあったはずだが、ノーベル賞を受賞することはなかった。

ピーター・メダワーの引用が示すとおり、以前は、あらゆるウイルスが病気を引き起こすと考えられていたが、現在では、ほとんどのウイルスは細菌細胞にのみ感染し、ヒトにはまったく影響を及ぼさないことがわかっている。存在が推定される何十万種類ものウイルスのうち、哺乳類に感染することが知られているのはたった五百八十六種類で、そのうちヒトに影響を及ぼすのは二百六十三種類だけだ。

他の大部分の非病原性ウイルスについては、ほとんど何もわかっていない。病気を引き起こすウイルスばかりが研究されがちだからだ。一九八六年、ニューヨーク州立大学ストーニーブルック校の学生、リタ・プロクターは、海水中のウイルスを調べてみようと決めた。それは、あきれるほどもの好きな研究ととらえられた。おそらく下水の排水管や何かから持ち込まれたいくつかの一過性のウイルス以外、海洋にはウイルスはいないというのが一般的な理解だったからだ。そういうわけで、プロクターが、平均的な海水一リットル当たりに最大一千億個のウイルスが含まれていることを発見したのは、ちょっとした驚きだった。もっと最近の例では、サンディエゴ州立大学の生物学者デーナ・ウィルナーが、健康な人間の肺で見つかるウイルスの数を調べた。肺も、ウイルスがあまり多く潜んでいるとは考えられていない場所だった。ウィルナーは、平均的な人の肺に百七十四種のウイルスがいて、そのうち九十パーセントが新種であることを突き止めた。現在では、最近まで予測さえしていなかったほど、地球がウイルスに満ちあふれていることがわかってきた。ウイルス学者ドロシー・H・クローフォードによると、海洋ウイルスだけでも、縦に並べると、一千万光年という想像を絶するほどの距離に達する。

ウイルスは、ただただじっと好機をうかがっている。その最も並外れた例が現われたのは、二〇一四年、フランスのチームが新種のウイルス、ピソウイルス・シベリクムをシベリアで発見したときだった。そのウイルスは三万年間、永久凍土層に閉じ込められていたにもかかわらず、アメーバの中に注入されると、若者のごとく元気いっぱいに活動し始めた。幸いにも、ピソウイルス・シベリクムはヒトには感染しないことが証明されたが、ほかにどんなウイルスが、どこで発見されるのを待ち構えているか、誰にもわかりはしない。ウイルスの辛抱強さがわかるもっと身近な例は、水痘帯状ヘルペスウイルスで見られる。これはふつう、子どものころに水痘を引き起こすウイルスだが、そのあと半世紀以上も不活性のまま神経細胞の中に居座り、年寄りを侮辱するかのような、恐ろしく痛い帯状疱疹となって吹き出してくる。痛みを伴う胴部の発疹と説明されることが多いが、実のところ、帯状疱疹は体表面のほとんどどこにでも出現する。わたしの友人は左目に発症し、人生最悪の経験だと言っていた（ちなみに、この病名は屋根板とはなんの関係もない。疾患としての shingles という言葉は、一種の〝帯〟を意味するラテン語の cingulus に由来し、屋根ふき材としての言葉は、〝段のついた瓦〟という意味のラテン語 scindula から来ている。英語で同じ綴りになったのは偶然にすぎない）〔訳注　英語の shingles には帯状疱疹のほかに屋根板という意味もある〕。

歓迎すべからざるウイルスとの最もありふれた遭遇は、「普通感冒」（風邪）だ。体が冷えると風邪を引きやすくなることは、誰でも知っている（だから風邪《コールド》と呼ばれるのだ）が、科学的にはなぜなのか、いや、それを言うなら、本当にそうなのかさえ証明できていない。確かに風邪は、夏よりも冬に多く見られるが、それは単に冬になると屋内で過ごす時間が増え、他の人の漏出物や呼気にさらされることが多いからかもしれない。普通感冒はひとつの病気というよりは、多数のウイルスが引き起こす一群の症状で、中でも最も悪質なのがライノウイルスだ。これだけでも百種類ある。要するに、風邪の引きかたはたくさんあり、そのせいで、すべてを予防できるじゅうぶんな免疫を獲得できないのだ。

イギリスは何年ものあいだ、ウィルトシャーで〝普通感冒ユニット〟と呼ばれる研究施設を運営していたが、一九八九年、治療法が見つからないまま施設は閉鎖された。とはいえ、そこではいくつか興味深い実験が行なわれた。そのひとつでは、ひとりの有志が鼻孔に、鼻水が出るのと同じ速度で薄い液体が漏れる装置を取りつけられた。次に被験者は、カクテルパーティーに参加しているつもりで他の有志たちと交流した。誰にも知らされていなかったが、液体には紫外線のもとでしか見えない染料が混ぜてあった。しばらくの歓談のあと、紫外線のスイッチを入れると、参加者たちはその染料が至るところで見つかることに愕然とした。参加者全員の両手と頭と上半身、グラス、ドアノブ、ソファーのクッション、ナッツのボウル、何もかもだ。平均的な成人は一時間に十六回自分の顔に触れるので、一回触れるごとに病原体を模した液体が、鼻からスナックのボウル、何も知らない第三者、ドアノブ、さらには何も知らない第四者などへ次々と移っていき、ついにはほとんどすべての人やものが、偽の鼻水のキラキラした輝きを帯びるようになった。アリゾナ大学での同様の研究では、オフィスビルの金属のドアノブを〝感染〟させたところ、たった四時間ほどで、〝ウイルス〟がビル全体に広がり、社員の半数以上を感染させ、コピー機やコーヒーメーカーなどほぼすべての共有機器にも現われたことがわかった。現実世界では、そういう蔓延が最大三日続くこともある。意外にも、病原体を広げる効果が最も低いのは（また別の研究によると）キスだという。首尾よく風邪ウイルスに感染していたウィスコンシン大学の有志たちのあいだでは、キスにはほぼまったく効果がないことが証明された。くしゃみや咳も、大したことはない。風邪ウイルスをうつす唯一の本当に確実な方法は、体に触れることだ。

ボストンの地下鉄の調査によると、金属製のポールは微生物にとってかなり不利な環境だという。微生物が繁栄しているのは、座席に張られた生地の中と、プラスチックの吊り輪の表面だ。どうやら病原体をうつすのに最も効果的な方法は、紙幣と鼻汁の組み合わせらしい。スイスの研究では、インフルエンザウイルスは、小さな鼻くその粒といっしょにいられれば、紙幣の上で二週間半も生き延びられることがわかった。鼻くそなしでも、ほとんどの風邪ウイルスは紙幣の上で二、三時間は生き延びられる。

ほかにも二種類、わたしたちの中によく潜んでいる微生物として、「真菌」と「原生生物」がある。真菌は長年のあいだ科学的にやや不可解な存在で、少しばかり奇妙な植物と分類されていた。実のところ、細胞レベルでは、真菌はまったく植物とは似ていない。光合成をしないので、葉緑素を持っておらず、緑色もしていない。実際には、植物より動物と近い関係にある。一九五九年になってようやく、真菌はまったく別の生物と認識され、それ自体の界を与えられた。基本的にふたつのグループ、糸状菌《しじょうきん》と酵母に分けられる。全般的に見て、真菌はわたしたちには干渉しない。ヒトに影響を及ぼすのは数百万種のうち約三百種のみで、真菌症として知られるそのほとんどは、完全に具合を悪くさせるわけではなく、たとえば水虫などのように、軽い不快感や炎症を引き起こすだけだ。しかし、いくつかはそれよりだいぶ悪質で、悪質な真菌の数は増えつつある。

口腔カンジダ症の原因となる真菌、カンジダ・アルビカンスは、一九五〇年代には口内と生殖器だけに見られたが、現在ではときどき、体の深部に侵入し、果物のカビのように、心臓やその他の器官で増殖することがある。また、クリプトコッカス・ガッティは数十年間、カナダのブリティッシュコロンビア州で、たいてい樹上やその周辺の土壌に存在することが知られていたが、ヒトに害を及ぼすことはなかった。その後一九九九年に突然毒性を持つようになり、カナダ西部とアメリカ合衆国のあちこちに住む人々に、肺や脳の重い感染症を引き起こした。この病気は誤診されることが多いうえに、意外にも、おもな発生地域のひとつであるカリフォルニア州では報告義務がないので、正確な患者の数を把握するのは不可能だが、一九九九年以降、北米西部で三百例超が確認され、患者の約三分の一が死亡している。

比較的きちんと報告されているのは、一般には渓谷熱として知られるコクシジオイデス症の患者数だ。ほぼすべてがカリフォルニア州、アリゾナ州、ネヴァダ州で発生し、年間約一万〜一万五千人の人々を感染させ、約二百人を死亡させるが、肺炎と混同されやすいので、おそらく実際の数字はもっと大きいだろう。その真菌は土壌の中にいて、地震や砂塵嵐などで土壌が攪乱されるたびに症例数は増える。合計すると、真菌は全世界で毎年約百万人の死亡原因になっていると考えられるので、取るに足りない存在とは言いがたい。

最後に、原生生物。原生生物とは、見たところ植物ではなく、動物でも真菌でもない何かで、ほかのどこにも属さないあらゆる生命体のために用意されたグループだ。もともと十九世紀には、すべての単細胞生物は原生動物と呼ばれていた。すべては近縁種だと推測されていたが、そのうち、細菌と古細菌が異なる界に属することが明らかになった。原生生物は広大なグループで、そこにはアメーバ、ゾウリムシ、珪藻《けいそう》類、粘菌類、その他多くが含まれる。生物学の分野で働く人を除けば、ほとんど誰にも知られていない。ヒトの健康という観点からすると、最も注目すべき原生生物は、プラスモジウム属のうちの数種だ。凶悪な小さい生物で、蚊を介してヒトにうつり、マラリアを引き起こす。また、原生生物はトキソプラズマ症、ジアルジア症、クリプトスポリジウム症の原因にもなる。

要するに、わたしたちのまわりじゅうに呆気にとられるほど多数の微生物がいて、よきにつけ悪しきにつけヒトにどんな影響を及ぼすのかについては、ようやく解明が始まったばかりということだ。その最も印象深い実例が現われたのは、一九九二年、イギリス北部ウエスト・ヨークシャーのブラッドフォードの古い工場町で、政府の微生物学者ティモシー・ローバサムが肺炎の大流行の感染源を突き止めるために現場へ送り込まれたときだった。ローバサムは、ある貯水塔から取った水の試料の中に、誰も見たことがない微生物を発見した。特に細菌に似た性質があったからではなく、別の何かであるはずがないという理由で、とりあえず新しい細菌と見なすことにし、ほかにいい名前を思いつかず〝ブラッドフォード球菌〟と名づけた。本人はまったく気づいていなかったが、ローバサムはこのとき、微生物学の世界を変えたのだった。

ローバサムは六年間、冷凍庫に試料を保管したあと、早期退職するときに同僚にそれを送った。最終的に、試料はフランスで働くイギリス人生化学者、リチャード・バートルズの手に渡った。バートルズは、ブラッドフォード球菌が細菌ではなくウイルスであることに気づいた——が、それはウイルスの条件を満たすどんな定義にも当てはまらなかった。まず第一に、既知のどのウイルスより、並外れて——百倍以上——大きかった。たいていのウイルスは十個ほどしか遺伝子を持たないが、それは千個以上も持っていた。ウイルスは生き物とは見なされないが、それの遺伝コードには、創造の瞬間以来あらゆる生き物の中に見られる六十二文字の配列(4)があったことから、そのウイルスがほぼ間違いなく生きているだけでなく、地球上の何にも劣らないほど大昔から存在することがわかった。

バートルズはその新しいウイルスを、「細菌に擬態している(microbe-mimicking)」ことからミミウイルスと名づけた。バートルズと同僚たちはこの発見を論文にまとめたが、あまりに突飛すぎて、最初はどこの雑誌も掲載してくれなかった。一九九〇年代後半に、貯水塔は取り壊され、あの奇妙な古代のウイルスはそれとともに失われたようだった。

しかし、それ以降、ほかにもさらに巨大なウイルスのコロニーが発見された。二〇一三年、エクス＝マルセイユ大学（バートルズがミミウイルスの特性を明らかにしたとき所属していた機関）のジャン＝ミシェル・クラヴリーが率いるフランスの研究者チームは、新たな巨大ウイルスを発見し、パンドラウイルスと名づけた。このウイルスは二千五百個もの遺伝子を持ち、その九十パーセントは自然界のどこにも見つかっていない。その後、研究者たちは第三のグループ、ピソウイルスを発見した。これはさらに大きく、少なくとも同じくらい奇妙なウイルスだった。本書の執筆時点で、すでに五つのグループの巨大ウイルスが確認され、それらすべては地球上のどんなものとも異なるだけでなく、互いに大きく異なってもいる。こういう奇妙で異質な生体粒子は、細菌、古細菌、わたしたちのような複雑な生物も含む真核生物に加えて、生物の第四のドメイン（領域）が存在する証拠だと論じられている。微生物についての解明は、本当に始まったばかりなのだ。

抗菌薬の登場

近代になっても、微生物のように小さい何かがヒトに重大な害を及ぼしうるという考えは、明らかにばかげたことと見なされていた。ドイツの微生物学者ロベルト・コッホが一八八四年に、コレラはもっぱら桿菌《かんきん》によって引き起こされると報告したところ、著名だが疑り深い衛生学者マックス・フォン・ペッテンコーファーがその考えに猛烈に腹を立て、コッホが間違っていることを証明するために、ガラス瓶に入れた桿菌を飲み干すという派手なショーを行なった。ペッテンコーファーがそれで深刻な病気になって根拠に乏しい反論を取り消したなら、ずっとよい逸話になっただろうが、実際にはまったく病気にならなかった。ときには、そういうことも起こる。現在では、ペッテンコーファーは若いころにコレラにかかったことがあり、なんらかの残余免疫を持っていたのだろうと考えられている。

実はペッテンコーファーの門下生ふたりもコレラ・エキスを飲み、どちらもひどい病気を発症したのだが、そのことはあまり広く公表されなかった。とにかく、この出来事のせいで、いわゆる細菌説が一般に受け入れられるのがさらに遅れることになった。ある意味では、コレラやその他多くの一般的な病気の原因が何かということは、それほど大きな問題ではなかった。どちらにしても、治療法がまったくなかったからだ[5]。

　ペニシリンの登場以前に存在した特効薬に最も近いものは、一九一〇年にドイツの免疫学者パウル・エールリヒが開発したサルバルサンだったが、その薬はごく少数の病気、主として梅毒にしか効かないうえに、多くの欠点があった。まず第一に、それは砒素《ひそ》からつくられるので毒性があり、治療には、およそ五百ミリリットルの溶液を患者の腕に週一回、五十週以上にわたって注射する必要があった。きちんと正確に投与しないと、溶液が筋肉に染み出して痛みを引き起こし、ときには手足の切断を必要とするような重い副作用が生じることもあった。サルバルサンを安全に投与できる医師は注目を集めた。皮肉にも、最も高く評価されていたひとりが、アレクサンダー・フレミングだった。

　フレミングが偶然ペニシリンを発見した物語はあちらこちらで語られているが、まったく同じ話はふたつとないほどさまざまなバリエーションがあるようだ。発見の初めての詳細な報告は、一九四四年まで発表されなかった。報告で説明されている出来事が起こってから十五年以上たっていたので、そのときまでにはすでに細部があいまいになりつつあったが、できるだけうまくまとめてみると、物語は次のようになるらしい。一九二八年、ロンドンのセント・メアリー病院の医学研究者アレクサンダー・フレミングが、休日に仕事を離れているとき、アオカビ属のカビ胞子がいくつか研究室に流れ込み、放置されていたペトリ皿に着地した。偶然の出来事が重なったおかげで——フレミングは休暇を取る前にペトリ皿をきちんと片づけず、その夏の天候はいつになく涼しく（つまり胞子にとっては快適で）、フレミングは成長の遅いカビが活動できるほど長時間にわたって研究室を離れていたのでた。

——戻ってくると、ペトリ皿で培養していた細菌の増殖が、はっきりと阻害されていることがわかっ

よく、ペトリ皿に着地した真菌はまれな種類だったと書かれることがあり、その発見が奇跡であったかのように思わせるが、どうやらそれはジャーナリストのつくり話らしい。実際には、そのカビはアオカビことペニシリウム・ノタタム（現在ではペニシリウム・クリソゲナムと呼ばれる）といって、ロンドンではとてもありふれているので、数個の胞子がフレミングの研究室に流れ込んで寒天の上に収まったのは、たいして劇的な事態ではなかった。フレミングが発見の活用を怠り、何年もたったあとで他の者たちがようやくその発見を役立つ医薬品に変えたという話も、よく耳にするようになった。少なくとも、それは狭量な解釈だ。まず、フレミングがカビの重要性に気づいたことは称賛に値する。注意力の劣る科学者なら、単純にまるごと捨てていたかもしれない。しかも、発見について律儀に報告し、しかるべき学術誌にそれが持つ抗菌作用の意味について述べさえした。また、発見を利用可能な薬に変える努力もいくらか行なったが、それは——のちに他の者たちが気づいたとおり——技術的にむずかしい仕事だったし、追究すべきもっと差し迫った研究課題があったので、あまり固執してはいなかった。フレミングがそのころすでに高名で多忙な科学者だったことは見逃されがちだ。一九二三年には、唾液や粘液や涙に含まれる抗菌性の酵素で、侵入病原体に対する体の防御の最前線として働くリゾチームを発見し、当時もその性質の追究に心を奪われていた。ときどき言われるのとは違って、フレミングは愚かでも行き当たりばったりでもなかった。

一九三〇年代前半、ドイツの研究者たちはサルファ剤と呼ばれる一群の抗菌薬をつくったが、それらは必ずしもうまく働かず、重い副作用を起こすことが多かった。オックスフォード大学では、オーストラリア生まれのハワード・フローリーが率いる生化学者のチームが、もっと効果的な別の薬を探し始め、その過程でフレミングのペニシリンの論文を再発見した。オックスフォード大学の主任研究

員は、エルンスト・チェーンという名前の風変わりなドイツからの亡命者だった。不気味なほどアルバート・アインシュタインに似ているが（もじゃもじゃの口ひげに至るまで）、はるかにむずかしい気質をしていた。チェーンはベルリンの裕福なユダヤ人家庭で育ったが、アドルフ・ヒトラーの台頭で、イギリスに移住した。多くの分野で才能に恵まれ、科学の道を選ぶまでは、コンサートピアニストとして身を立てようと考えていた。しかし同時に、チェーンは厄介な男だった。かっとしやすいたちで、少し被害妄想的な傾向があった。とはいえ、一九三〇年代にユダヤ人が被害妄想的になったとしても、それは大目に見てしかるべきだろう。研究室で毒に冒されるのを病的に恐れていたので、何かを発見する人間になるとは思えなかった。しかし、おびえながらも努力を続け、自分でも驚いたことに、ペニシリンがマウスの体内の病原体を殺すだけでなく、明らかな副作用を起こさないことを発見した。チームは完璧な薬を見つけた。付随的な被害をもたらさずに、標的を壊滅させられる薬だ。問題は、フレミングも気づいていたように、臨床で役立つ量のペニシリンをつくるのがきわめてむずかしいことだった。

フローリーの指示のもと、オックスフォード大学は、カビを培養してそこから微量のペニシリンを根気よく抽出するために、かなりの量の研究資源を振り向けた。一九四一年の初めまでには、アルバート・アレクサンダーという名の警察官に薬の臨床試験を行なうのにじゅうぶんなだけの量が手に入っていた。この警察官は、抗生物質ができる前はヒトがどれほど感染症に対して無防備だったかを、悲劇的な形で示す最適な実例といえた。庭でバラを剪定《せんてい》していたアレクサンダーは、棘《とげ》で顔を引っかいてしまった。そして掻き傷から感染症を起こし、それは広がっていった。アレクサンダーは片目を失い、すでに譫妄《せんもう》状態になって死にかけていた。ペニシリンの効果は奇跡のようだった。二日のうちに、アレクサンダーは起き上がれるようになり、ほとんど正常に戻ったかに見えた。しかし、薬の供給はあっという間に途絶えた。切羽詰まった科学者たちは、アレクサンダーの尿を濾過《ろか》して可能なかぎり掻き集めたものを再注入したが、四日後には供給が尽きてしまった。気の毒なアレクサンダーは病気をぶり返し、死亡した。

イギリスは第二次世界大戦に没頭していたが、アメリカはまだ参戦していなかったので、大量のペニシリンをつくるための探究の場は、イリノイ州ピオリアにあるアメリカ政府研究施設へと移った。連合軍側の世界じゅうの科学者やその他の利害関係者が、内密に土壌やカビの試料を差し出すように依頼された。数百人が応じたが、彼らが送ったものはどれも使えそうにないことがわかった。そして試験が始まって二年が過ぎたころ、ピオリアの研究助手メアリー・ハントが、地元の食料品店でカンタロープメロンを買ってきた。「きれいな金色のカビ」が生えていた、とのちにハントは回想した。そのカビは、これまでに試験したどれよりも、二百倍強力であることがわかった。メアリー・ハントが買い物をした店の名前と場所は今では忘れられ、歴史に残るカンタロープメロン自体も保存されなかった。カビをこそぎ取ったあと、スタッフが切り分けておいしくいただいてしまったのだ。しかし、カビは生き続けた。その日以来つくられたペニシリンはすべて、たったひとつの無作為に選んだカンタロープメロンを根源としている。

一年もたたないうちに、アメリカの製薬会社はひと月に一千億単位のペニシリンを製造していた。イギリスの発見者たちは、アメリカ人が製造方法の特許を取得したこと、つまり自らの発見を利用するのに使用料を払う必要が生じたことを知って、悔しい思いをした。

アレクサンダー・フレミングは、あの偶然の発見から二十年近くが過ぎた大戦末期に、ようやくペニシリンの父として有名になり、それ以降は目覚ましいばかりに名を馳せた。世界じゅうからありとあらゆる種類の百八十九もの賞を授与され、月のクレーターにまでその名が冠せられた。一九四五年、フレミングはエルンスト・チェーン、ハワード・フローリーとともに、ノーベル生理学・医学賞を受賞した。フローリーとチェーンが、受けるにふさわしい世間からの称賛を受けることは決してなかった。ひとつには、フレミングに比べてあまり社交的ではなかったから、またひとつには、偶然の発見という物語のほうが、粘り強い応用の物語よりいい新聞種になったからだ。チェーンはノーベル賞を共同受賞したものの、フローリーが自分の功績をじゅうぶんに認めていないと確信するようになり、もともと細かったふたりの友情の糸は断ち切れてしまった。

早くも一九四五年に、フレミングはノーベル賞の受賞スピーチで、抗生物質をむやみに使えば、細菌がたやすく耐性を発達させるだろうと警告した。これほど先見の明に満ちたノーベル賞スピーチはめったにない。

抗生物質と細菌の終わりなき死闘

あらゆる種類の細菌を退治するというペニシリンのすばらしい長所は、いちばんの弱点でもある。細菌を抗生物質にさらせばさらすほど、細菌が耐性を発達させる機会がますます増える。抗生物質治療を一回受ければ、結局のところ、最も耐性のある細菌が残ることになる。広範囲の細菌を攻撃することで、たくさんの防御作用を刺激するからだ。それと同時に、必要のない付随的な被害も与える。抗生物質は、手榴弾と同じくらい取り扱いに注意を要する。悪い細菌とともに、よい細菌も死滅させてしまうからだ。よい細菌のいくつかは二度と回復せず、わたしたちに一生にわたる不利益をもたらすことが明らかになってきている。

欧米諸国のほとんどの人は、成人に達するまでに五回から二十回の抗生物質治療を受ける。恐れられているのは、その影響が蓄積し、世代を経るにつれて受け渡される微生物の数が減っていく可能性があることだ。アメリカの科学者マイケル・キンチは、誰よりもその問題を強く実感している。二〇一二年、コネティカット州のイェール大学分子発見センターの所長を務めているとき、キンチの十二歳の息子グラントが、ひどい腹痛を起こした。「夏期キャンプの初日で、息子はいくつかカップケーキを食べました」と、キンチは当時を思い出して語った。「だからわたしたちは最初、単に興奮と食べすぎが重なった結果だろうと考えていました。しかし、症状はどんどん悪くなっていきました」。グラントはとうとうイェール大学ニューヘイヴン病院に入院し、そこでは恐ろしいことが続けざまに発生した。グラントは虫垂破裂を起こし、腸管微生物が腹部に入り込んで、腹膜炎を生じていることがわかった。次に、感染は敗血症に進展した。つまり、血液にまで広がり、体のどこへ向かってもおかしくない状態だった。ぞっとしたことに、グラントが与えられた四種類の抗生物質は、襲いかかる細菌にまったく効果がなかった。

「本当に衝撃的でした」とキンチは話す。「生まれてからたった一度、耳の感染症で抗生物質治療を受けただけの子どもなのに、抗生物質に耐性のある腸内細菌を持っていたのです。起こってはならないことが起こっていました」。幸いなことに、別の二種類の抗生物質が効いて、グラントは命を取りとめた。

「息子は幸運でした」とキンチ。「体内の細菌が、使用される抗生物質の三分の二どころか、すべてに耐性を持つようになる日は、急速に迫ってきています。そのときは、本当に厄介な事態になるでしょう」。

現在キンチは、セントルイスのワシントン大学ビジネス・リサーチ・イノベーション・センターの所長を務めている。かつて廃墟だったが、現在ではおしゃれに改装された元電話工場がオフィスだ。大学が実施している近隣救済プロジェクトの一環だという。「昔は、セントルイスでいちばんコカインを手に入れやすい場所だったんですよ」と、少しだけ皮肉っぽい自慢を匂わせて言う。キンチは中年に差しかかった陽気な男性で、起業家精神を育てるためにワシントン大学に送り込まれたが、現在でも製薬産業の将来と新たな抗生物質の出どころには熱烈な関心を寄せ続けている。二〇一六年には、その問題について警告を発した著書『変化への処方箋――薬品開発の迫りくる危機（*A Prescription for Change: The Looming Crisis in Drug Development*）』を書いた。

キンチはこう話す。「一九五〇年代から一九九〇年代にかけて、アメリカでは毎年およそ三種類の抗生物質が導入されてきました。現在では、新たな抗生物質がおよそ二年に一種類出ています。抗生物質の撤退率――もはや効果がないか、時代遅れになったため――は、新規導入率の二倍です。その明らかな結果として、細菌感染を治療するために常備された医薬品の蓄えがどんどん少なくなっています。止まる気配はありません」。

この状況をさらに悪くしているのは、わたしたちの抗生物質の使いかたの多くが完全に常軌を逸していることだ。アメリカで毎年書かれる四千万枚にのぼる抗生物質の処方箋のうち、四分の三近くは抗生物質では治せない病気を対象にしている。ハーヴァード大学医学部教授ジェフリー・リンダーによると、ガイドラインにははっきり役立たないと書いてあるにもかかわらず、急性気管支炎の七十パーセントに抗生物質が処方されている。

さらに驚くべきことに、アメリカでは抗生物質の八十パーセントが、おもに太らせるために家畜に与えられている。果樹栽培業者も、作物の細菌感染を食い止めるために抗生物質を使うことがある。結果として、たいていのアメリカ人は、そうとは気づかずに食物（オーガニックと表示されている食品の一部も含む）から間接的に抗生物質を摂取している。スウェーデンは一九八六年に、抗生物質の農業利用を禁じた。一九九九年には、欧州連合がそれに続いた。アメリカ食品医薬品局は、一九七七年に家畜を太らせる目的で抗生物質を使うことを禁じる命令を出したが、農業関係者と彼らを支援する族議員からの激しい抗議を受けて、それを撤回した。

一九四五年、アレクサンダー・フレミングがノーベル賞を受賞した年には、肺炎球菌性肺炎の典型的な症例は、ペニシリン四万単位で撃退できた。現在では耐性が高まっているので、同じ結果を得るのに、何日にもわたって一日当たり二千万単位以上が必要になる。いくつかの病気には、今やペニシリンはまったく効かない。結果として、感染症での死亡率は上がっていて、約四十年前のレベルに戻っている。

まじめな話、細菌は軽く扱ってはならないものだ。着実に耐性を高めていくだけでなく、少しばかり大げさな表現ではあるが、〝スーパー耐性菌〟として広く知られる恐ろしい新種の病原体に進化していく。黄色ブドウ球菌は、ヒトの皮膚や鼻孔の中にいる細菌だ。ふつうはなんの悪さもしないが、日和見性があり、免疫機能が低下するとこっそり体内に入り込んで大混乱を引き起こす。一九五〇年代にはペニシリンに対する耐性を発達させたが、幸いなことに、メチシリンという別の抗生物質が利用可能になり、黄色ブドウ球菌感染症は阻止された。しかし、メチシリンの導入からわずか二年後、ロンドン近郊のギルフォードにあるロイヤル・サリー・カウンティ病院で、患者ふたりがメチシリンに反応しない黄色ブドウ球菌感染症を発症した。黄色ブドウ球菌はほぼひと晩で、薬剤耐性を持つ新たな形態に進化していた。新しい菌株《きんかぶ》は、「メチシリン耐性黄色ブドウ球菌」、略してMRSAと名づけられた。この細菌は二年足らずのうちに、ヨーロッパ本土に広がっていた。そしてほどなく、アメリカ合衆国に飛び火した。

今日、MRSAとその同類は、世界じゅうで年間七十万人の命を奪っている。最近まで、バンコマイシンという薬がMRSAに有効だったが、現在ではその薬に対する耐性が現われ始めた。それに加えて、恐るべきカルバペネム耐性腸内細菌（CRE）感染症にも向き合わなくてはならない。投与されるほとんどあらゆる薬品に耐性がある細菌だ。CREは、感染者全体の約半数を死に至らしめている。幸いにも、これまでのところ、通常なら健康な人には感染しない。しかし、感染し始めたら気をつけなくてはならない。

ところが、問題が大きくなるにつれ、製薬産業は新しい抗生物質をつくる試みから撤退しつつある。

「製薬会社にとって、高くつきすぎるのです」とキンチ。「一九五〇年代には、現在の貨幣価値に換算すると十億ドル相当で九十種類の薬が開発できました。今日では、同じ金額で、平均するとたった三分の一の薬しか開発できません。医薬特許は二十年しか存続しませんが、それは臨床試験期間を含みます。メーカーはたいてい、独占的な特許権保護を五年ほどしか受けられません」。結果として、世界の製薬会社上位十八社のうち二社を除くすべてが、新しい抗生物質の開発を断念した。人々が抗生物質を服用するのは、せいぜい一、二週間だ。ほぼ恒常的に服用する可能性があるコレステロール低下薬スタチンや、抗うつ薬の開発に焦点を合わせるほうがずっといい。「分別ある会社はもう、次の抗生物質は開発しないでしょう」とキンチは言う。

必ずしも絶望的な状況ではないが、対策は行なわなければならない。抗菌薬耐性は、現在の拡散速度からすると、三十年以内に、年間に一千万例の——現在のがんによる死者数より多い——防げるはずの死亡原因となり、現在の貨幣価値でおそらく百兆ドルの損失を招くと予測されている。

ほとんど誰もが同意するのは、もっと的を絞った治療薬が必要であることだ。興味深いひとつの可能性として、細菌の伝達経路を分断するという方法がある。細菌は、定足数《クオラム》として知られるじゅうぶんな数が集合して実りある行動ができるようになるまでは、決して攻撃を仕掛けない。そこで、定足数を感知する薬をつくって、すべての細菌を殺すことなく、ただその数を永続的に閾値《いきち》、つまり攻撃を誘発する定足数未満に保つという発想だ。

もうひとつの可能性として、バクテリオファージというある種のウイルスに協力を求めて、わたしたちのために有害な細菌を追跡して殺してもらう方法がある。バクテリオファージ——略してファージと呼ばれることが多い——は、ほとんどの人にはあまりなじみがないが、地球上で最も豊富に存在する生体粒子だ。わたしたちを含む地球上のほぼすべての表面は、ファージに覆われている。彼らは、ひとつのことをすばらしくうまく実行する。それぞれが特定の細菌を標的にするのだ。つまり、臨床医は、厄介な病原体を識別し、それを殺すための適切なファージを選ばなくてはならない。かなり費用と時間のかかるやりかただが、細菌が耐性を発達させるのはずっと困難になるだろう。

確かなのは、なんらかの手段を講じなければならないということだ。「わたしたちは、抗生物質の危機を迫りくるものとして語りがちです」とキンチ。「しかし、まったく違います。それは今そこにある危機なのです。わたしの息子が示したように、問題はすでに身近にあります――そして状況は悪化していくでしょう」。

また、ある医師はこう話した。「感染症の危険が高すぎて、人工股関節置換術などの日常的な手術ができなくなる可能性について考えているところです」。

バラの棘による引っかき傷でふたたび人が死ぬ日は、そう遠くないかもしれない。

---

(3) オックスフォード大学のアンナ・マチン博士によると、人は誰かとキスをしているとき、免疫反応に関連する組織適合遺伝子の見本を取っているのだという。その瞬間には第一に考えてはいないかもしれないが、要するに、相手が免疫の観点から見てよいパートナーになるかどうかを試験しているのだ。

(4) 念のために書いておくと、GTGCCAGCAGCCGCGGTAATTCAGCTCCAATAGCGTATATTAAAGTTGCTGCAGTTAAAAAG。

(5) コッホの数々の発見はもちろんとても有名だし、称賛されるのも当然のことだ。しかしよく見逃されるのは、小さな付随的な貢献が科学の進歩にどれほどの変化をもたらしうるかということで、コッホの生産的な研究室ほどそれをよく表わしている例はほかになかった。研究室では、さまざまな細菌の試料を次から次へと培養していたが、それが大きな場所を取るようになり、交差汚染の絶え間ない危険性が高まった。しかし幸運にも、コッホには、ユリウス・リヒャルト・ペトリという名の研究助手がいた。保護用の蓋がついた浅い皿を発明し、それに名前を残した人物だ。ペトリ皿はほとんど場所を取らず、無菌で一定した環境をつくり、交差汚染の危険を効果的に取り除いた。しかしそれだけでなく、新しい生育培地も必要だった。多様なゼラチンが試されたが、すべて不満足なものだとわかった。そんなとき、別のある若手研究者のアメリカ生まれの妻、ファニー・ヘッセが、寒天を試してはどうかと提案した。ファニーは祖母から、寒天を使ってゼリーをつくる方法を学んでいた。アメリカの夏の暑さにも溶けなかったからだ。寒天は研究目的でも完璧に機能した。このふたつの展開がなければ、コッホは画期的な発見をするのに何年も長くかかったか、あるいは成功すらしなかったかもしれない。

第四章　脳はあなたそのものである

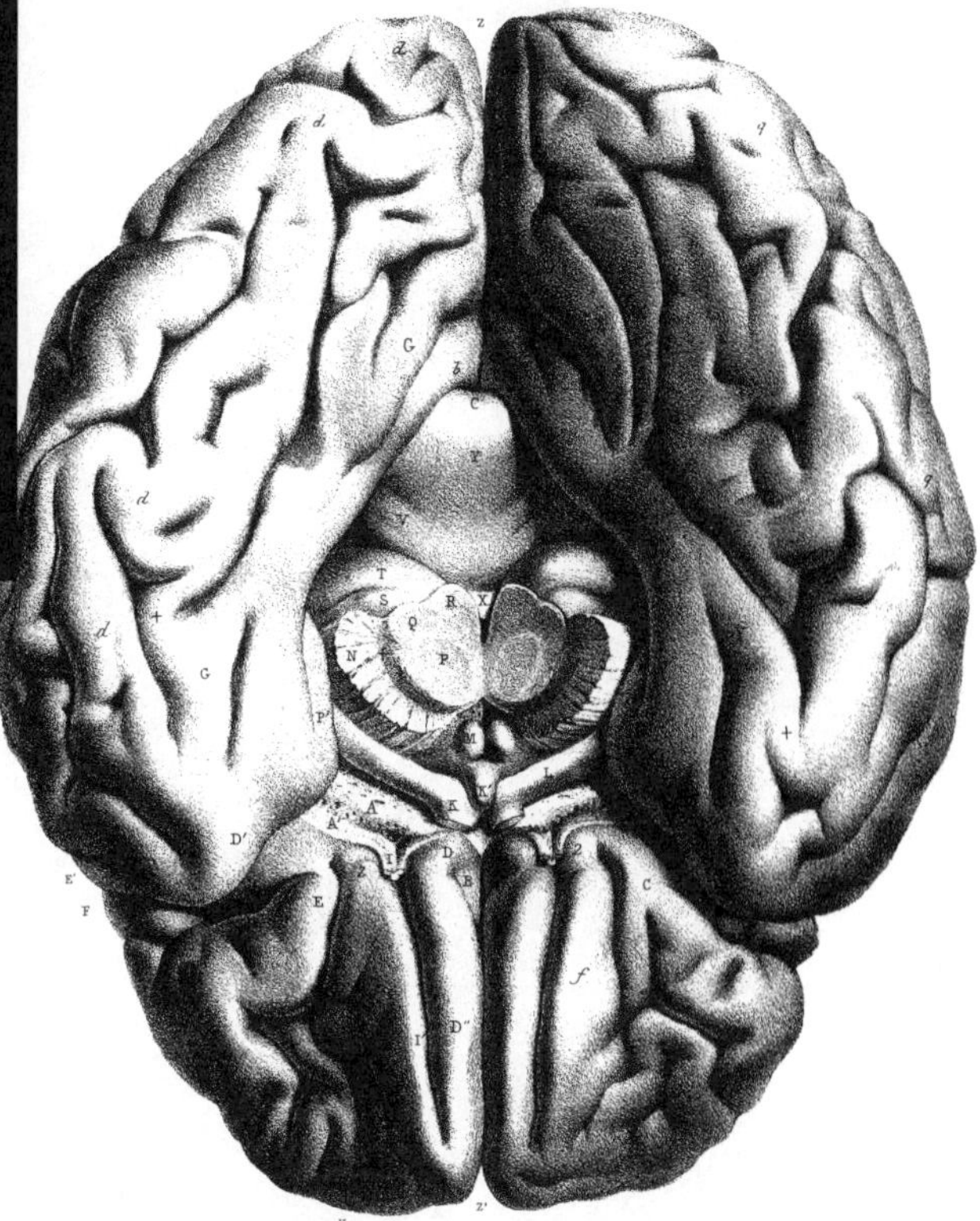

脳は空よりも広い、
なぜなら、ふたつを並べてごらん、
脳には空が入るだろう
やすやすと、あなたもいっしょに。
——エミリー・ディキンソン

扉　フランスの神経学者アシル＝ルイ・フォヴィーユの著書
『解剖学・生理学・病理学大全』
（*Traité complet de l'anatomie, de la physiologie, et de la pathologie du système nerveux*、1844年）の挿絵

脳はあなたのすべてである

宇宙でいちばんすばらしいものは、あなたの頭の中にある。宇宙空間を隅から隅まで旅して回ったとしても、あなたの耳と耳のあいだに収まっている一・三キログラムのぶよぶよした塊ほど、並外れていて複雑で高機能なものは、きっとどこにも見つからないだろう。

紛れもない驚異の物体にしては、ヒトの脳はいかにも魅力に乏しい。なにしろ、その七十五～八十パーセントは水で、残りはほぼ同量の脂肪とタンパク質でできている。そういう三つのありふれた物質が協力し合って、わたしたちに思考や記憶や視覚や審美的な鑑賞力やその他もろもろを与えてくれるというのは、なかなか驚くべきことだ。もし自分の脳を頭蓋骨の中から持ち上げてみたとしたら、あまりにも柔らかくて、おそらくびっくりするだろう。脳の硬さは、豆腐や柔らかいバターや少し固めすぎたブラマンジェなど、さまざまにたとえられてきた。

脳には重大なパラドックスがある。世界について知っているすべてのことは、世界を直接見たことのない器官によってもたらされている。脳は、地下牢に閉じ込められた囚人のように、ひっそりとした暗がりに存在する。脳自体には痛覚受容体はなく、文字どおり無感覚だ。温かい太陽の光も、柔らかいそよ風もまったく感じていない。脳にとって、世界はモールス信号のトンツー音のような、単なる電気パルスの流れだ。そして、その淡々としたおもしろみのない情報から、あなたのために、生き生きとして立体的で官能を刺激する宇宙をつくっている――そう、文字どおりの意味で、つくっている。あなたの脳こそが、あなただ。その他すべては、配管や足場にすぎない。

ただ静かに座って、まったく何もしていなくても、脳は三十秒のあいだにハッブル宇宙望遠鏡が三十年かかって処理してきたより多くの情報を激しくやり取りしている。一立方ミリメートル――砂ひと粒くらいの大きさ――の大脳皮質一片に、二千テラバイトの情報を蓄えておける。これまでにつくられたあらゆる映画を、予告編を含めてすべて、あるいは本書を約十二億冊保存できるほどだ(6)。ヒトの脳は合計で二百エクサバイト〔訳注 一エクサバイトは百京バイト、十の十八乗〕ほどの情報、《ネイチャー・ニューロサイエンス》誌によると「今日の世界の全デジタルコンテンツ」にほぼ匹敵する量を蓄えられると推定されている。それが宇宙でいちばんすばらしいものでないとしたら、奇跡のような別の何かは、きっとまだ見つかっていないのだろう。

脳はよく、貪欲な器官として描かれる。体重の二パーセントを占めるにすぎないのに、エネルギーの二十パーセントを使っているからだ。新生児の場合は、六十五パーセントにもなる。ひとつにはそれが理由で――発達中の脳がくたくたにさせるので――赤ん坊は眠ってばかりいて、必要なときの予備エネルギーとして使えるようにたくさんの体脂肪をつけている。筋肉は脳より多くのエネルギー――約四分の一――を使っているが、体内で占める割合が大きい。物質の単位当たりでは、脳はわたしたちの器官の中で、群を抜いて最も燃料を食う器官だ。しかし同時に、すばらしく効率的でもある。脳は、一日約四百キロカロリーのエネルギーしか必要としない。ブルーベリーマフィン一個でとれる程度のカロリーだ。マフィン一個で二十四時間ノートパソコンを動かして、どのくらい仕事がはかどるか考えてみるといい。

体の他の部分とは違って、何をしていようと、脳は一定の速度でその四百キロカロリーを消費する。懸命に何かを考えても、痩せるわけではない。それどころか、まったくよい効果はないらしい。カリフォルニア大学アーヴァイン校の学者リチャード・ハイアは陽電子放出断層撮影（PET）スキャナーを使って、最も懸命に働いているときの脳が、たいてい最も生産性が低いことを発見した。最も能率的な脳は、すばやく問題を解決してから、一種の待機モードに入れる脳だという。

これほど高い能力があるにもかかわらず、ヒトの脳には何ひとつ、独自の特徴はない。犬やハムスターとまったく同じ構成要素――ニューロン、軸索、神経節、その他――を使っている。クジラやゾウはわたしたちよりずっと大きな脳を持っているが、もちろん彼らは体もずっと大きい。しかしネズミだって、体がヒトのサイズに拡大されれば、脳もヒトと同じくらいの大きさになるし、多くの鳥はヒトを上回るだろう。また、ヒトの脳は、わたしたちが長いあいだ思い込んでいたよりやや威厳が薄れてしまったことがわかっている。何年ものあいだ、脳には一千億個の神経細胞、つまりニューロンがあるとされてきたが、二〇一五年にブラジルの神経科学者スザーナ・エルクラーノ＝アウゼルが慎重に分析したところ、その数は八百六十億個ほどであることがわかった――かなり大幅な降格だ。

ふつうは密度の高い球形をしている他の細胞とは違って、ニューロンは細長いひも状で、電気信号を一方からもう一方へ伝えやすくなっている。ニューロンの主要なひもを、軸索と呼ぶ。その末端は、樹状突起と呼ばれる四十万本にもなる枝のような延長部分に分かれている。神経細胞の末端同士のあいだにある小さな空間は、シナプスと呼ばれる。それぞれのニューロンが何千個もの他のニューロンとつながって、何兆、何十兆にも及ぶ結合をつくっている。神経科学者デイヴィッド・イーグルマンの言葉を借りれば、「たった一立方センチメートルの脳組織の中に、銀河系に存在する星々と同じくらいの数」の結合がある。わたしたちの知性は、これまで考えられていたのとは違って、ニューロンの数ではなく、そういう複雑なシナプスの絡み合いの中にあるのだ。

間違いなく、わたしたちの脳の最も不思議で並外れているところは、その能力の大部分がいかに不必要かということだ。この地球上で生き延びるために、作曲をしたり、哲学にふけったりする能力は必要ない。四足動物を出し抜くことさえできればいいのだ。だとしたらなぜ、切実に必要とされていない知的能力を得るために、これほど多くのエネルギーを費やし、危険を冒してきたのか？　それは、脳が教えてはくれない、脳に関わる多くの謎のひとつだ。

最も複雑な器官として、当然ながら脳には体のどの部位よりたくさんの際立った特徴や標識があるが、基本的には三つの部分に分かれる。文字どおり、そして比喩的にも頂点にあるのは大脳で、頭蓋《とうがい》冠《かん》のほとんどを占めており、通常わたしたちが〝脳〟について考えるときに思い浮かべる部分がここだ。大脳（cerebrum　ラテン語の〝脳〟に由来）は、あらゆる高次機能の中枢といえる。ふたつの半球に分かれ、それぞれがおもに体の片側に関わっているが、よくわからない理由から大部分の配線は交差しているので、大脳の右側が体の左側、大脳の左側が体の右側を制御する。ふたつの半球は脳梁（corpus callosum　ラテン語で〝頑丈な材料〟または〝硬化した体〟の意味）と呼ばれる線維束でつながれている。脳は、脳溝と呼ばれる深い溝と脳回と呼ばれる隆起でしわが寄っていて、そのおかげでさらに広い表面積を獲得している。溝と隆起の正確なパターンは、各個人に特有——指紋と同じくらい特有——のものだが、それが知性や気質、その他の個人を特徴づけている何かと関連しているのかどうかは不明だ。

大脳の各半球は、さらに四つの脳葉——前頭葉、頭頂葉、側頭葉、後頭葉——に分かれ、それぞれが大まかに一定の機能を専門としている。頭頂葉は、手触りや温度などの感覚入力をつかさどる。後頭葉は視覚情報を処理し、側頭葉はおもに聴覚情報をつかさどるが、視覚情報の処理を助けてもいる。何年か前に、顔パッチとして知られる側頭葉の六つの領域が、人の顔を見ると興奮状態になることが発見されたが、わたしの顔のどの部分があなたのパッチを興奮させるのかは、まだ判然としないらしい。前頭葉は、脳の高次機能——論理的思考、事前の考慮、問題解決、感情の制御、などなど——の中枢だ。部分的に人の個性、わたしたちがどんな人間かを決定してもいる。皮肉なことに、イギリスの神経学者オリヴァー・サックスがかつて指摘したとおり、前頭葉は、脳の中で最も解明が遅れている部位だった。「わたし自身が医学生だったころでさえ、前頭葉は〝沈黙野〟と呼ばれていた」と、二〇〇一年にサックスは書いた。機能がないと考えられていたからではなく、機能がはっきりした形で現われないからだ。

大脳の下、頭の真後ろのうなじあたりに位置するのが、小脳（cerebellum ラテン語で〝小さい脳〟の意味）だ。小脳は頭蓋腔の十パーセントを占めるにすぎないが、脳のニューロンの半分以上を持つ。たくさんのニューロンを持っているのは、猛烈に思考をするからではなく、平衡と複雑な動きを制御するために多数の配線を必要とするからだ。

脳の底部で、エレベーターのシャフトのように下へ伸びて脳から脊椎、その先の体までをつないでいるのが、脳の最も古い部分である脳幹だ。わたしたちが生きるうえでの基本的な活動、たとえば睡眠、呼吸、心臓の継続的な拍動などの中枢を担う。脳幹はあまり世間の注目を集めないが、わたしたちの存在の中心を成すので、イギリスでは脳幹死が人間の死の基準となっている。

ほかにもたくさんの小さな構造物が、フルーツケーキの中のナッツのように脳の中に散在している。視床下部《ししょうかぶ》、扁桃体《へんとうたい》、海馬《かいば》、終脳、透明中隔、手綱交連、嗅内皮質、その他十種類余り。これらはまとめて大脳辺縁系（limbic system 〝辺縁〟を意味するラテン語の limbus に由来）と呼ばれている。どこかに変調を来さないかぎり、どの部位の名前も耳にしないで一生を過ごすのは簡単そうだ。たとえば基底核は運動や言語や思考に重要な役割を果たしているが、ここが注目を集めるのは通常、変性を生じてパーキンソン病の原因となったときだけだ。

目立たず控えめな大きさにもかかわらず、辺縁系の構造物は、記憶や食欲、感情、眠気、覚醒などの基本過程の制御と調節を行ない、感覚情報を処理することで、わたしたちが幸福を感じるうえでの基本的な役割を果たしている。〝辺縁系〟という概念は、一九五二年にアメリカの神経科学者ポール・D・マクリーンが創案したが、それらの部位が一貫した体系を形成しているという発想に、今日の神経科学者全員が同意しているわけではない。それらはたくさんのまったく異なる部位であって、思考ではなく体の機能に関わっているという事実にしかつながりはないと考える人も多い。

辺縁系で最も重要な構成要素は、視床下部（hypothalamus）と呼ばれる小さな動力室で、実際にはまったく構造物ではなく、神経細胞の束に近い。この名前は、それが何をしているかではなく、どこにあるかを描写している。つまり視床（thalamus）の下だ（thalamusは〝内部の部屋〟という意味で、感覚情報の中継局のような働きをする脳の重要な部分だ——もちろん、脳に重要でない部分などない——が、辺縁系の構成要素ではない）。視床下部は、奇妙なほど慎ましやかだ。ピーナッツほどの大きさで、ほんの三グラムしかないものの、体の最も重要な化学作用の大半を制御している。性機能を調節し、飢えと乾きを制御し、血中の糖分と塩分を監視し、いつ睡眠が必要かを決める。人がどのくらいの速度で老化するかにさえ関与しているらしい。人間としてあなたが成功するか失敗するかの大部分が、頭の真ん中にあるこの小さなものにかかっている。

海馬（hippocampus）は、記憶を蓄えるうえで中心的な働きをする（名前は、ギリシャ神話に登場する半馬半魚のヒッポカンポスに形状が似ていることに由来）。扁桃体（amygdala ギリシャ語で〝アーモンド〟の意味）は、激しくストレスの強い感情、たとえば恐れ、怒り、不安、あらゆる種類の恐怖症などの制御に従事している。扁桃体が破壊されている人は文字どおり恐れを知らず、他者の恐れにさえ気づけないことが多い。扁桃体は眠っているあいだに特に活発に成長するので、夢が不穏な展開になりがちなのはそのせいかもしれない。あなたの悪夢はもしかすると、単に扁桃体がストレスを発散した結果かもしれない。

脳ほどあてにならないものはない

脳がどれほど徹底的に、どれほど長年にわたって研究されてきたかを考えると、いかに初歩的なことさえ解明されていないか、少なくとも広く合意が得られていないかに驚かされる。たとえば、意識とは具体的にどういうものか？　あるいは、思考とは具体的にどういうものか？　瓶の中にとらえたり、顕微鏡のスライドガラスに塗りつけたりできなくても、思考は明らかに、現実にある確かなものだ。思考することは、わたしたちにとって最も重要で輝かしい能力だが、生理学上の深い意味で、思考とはなんなのかを本当には理解していない。

だいたい同じことが、記憶にもいえる。記憶がどのように組み立てられ、どこにどんなふうに保存されるのかについては多くのことがわかっているが、なぜ残る記憶と残らない記憶があるのかはわからない。どう見ても、実際の価値や有用性にはほとんど関係がなさそうだ。わたしは一九六四年のセントルイス・カーディナルズの先発出場選手をすべて憶えている——一九六四年以降のわたしにとってはまったく重要ではなかったし、その当時もたいして役立ちはしなかった——が、自分の携帯電話の番号や、大きな駐車場に駐めたときの車の位置や、妻にスーパーマーケットで買ってくるように言われた三つのものの三番めや、その他ものすごくたくさんの、間違いなく一九六四年のカーディナルズの先発メンバーよりも差し迫った必要のあることを忘れてしまう（ちなみに選手名を書いておくと、ティム・マッカーヴァー、ビル・ホワイト、フリアン・ハビエル、ディック・グロート、ケン・ボイヤー、ルー・ブロック、カート・フラッド、マイク・シャノンとなる）。

というわけで、これから学ぶべきことは山のようにあり、多くのことは永遠に解明されないかもしれない。しかし、わかっている物事のいくつかは、とにかく、わかっていない物事と同じくらいすばらしい。たとえば、この目に見えるもの――いや、もう少し正確に言うと、脳が見るよう命じているものについて考えてみよう。

今ここで、まわりを見回してほしい。両目が毎秒一千億の信号を脳に送り込んでいる。しかしそれは、物語の一面にすぎない。あなたが何かを〝見る〟とき、視神経から伝わるのは、その情報のわずか十パーセントほどだ。脳の他の部分は、その信号を分解して、顔を識別し、動きを解釈し、危険を特定する必要がある。言い換えれば、見ることの最大の部分は視覚映像を受け取ることではなく、その意味を理解することなのだ。

視覚入力があるたびに、わずかだがそれとわかるだけの時間――約二百ミリ秒、つまり五分の一秒――をかけて、情報が視神経を通って脳に伝わり、処理と解釈が行なわれる。五分の一秒は、すばやい対応が必要なときにはささいな時間とはいえない――たとえば、迫りくる車をよけるときや、頭への一撃から逃げるとき。このわずかな遅れにうまく対応できるよう、脳は実にすばらしい手助けをしてくれる。絶えず今から五分の一秒後に世界がどうなるかを予測し、それを現在として提示するのだ。つまり、今この瞬間も、わたしたちはありのままの世界を見てはおらず、ほんのわずかだけ未来にあるはずの世界を見ている。言い換えれば、わたしたちはまだ存在していない世界を生きながら、一生を送るのだ。

脳はあなたのために、たくさんの方法で嘘をつく。音と光は、かなり異なる速度で届く。頭上を飛行機が通り過ぎる音がして顔を上げるときに、いつも経験している現象だ。空のどこかから音が聞こえるのだが、飛行機は別のどこかで静かに移動している。もっと身近な周囲の世界では、たいてい脳が差異を調整して、すべての刺激が同時に届いているように感じさせる。

同様に、脳は五感を形成するすべての要素をつくり上げている。光の粒子である光子に色がなく、音波に音がなく、匂いの分子に匂いがないというのは、奇妙でにわかには信じがたいが、厳然たる真実だ。イギリスの医師で作家のジェームズ・レ・ファニュは、こう語った。「わたしたちは、木々の緑や空の青さが、あいた窓から流れ込むかのごとく目から入ってくることにたとえようのない感銘を受けるわけだが、実際には、網膜に衝突する光の粒子は無色で、同じく鼓膜に衝突する音波は無音、匂いの分子は無臭だ。それらはみんな、目に見えず重さもない、空間を移動する原子より小さい粒子なのだ」。人生の豊かさはすべて、頭の中でつくられる。見えているものは実際の姿でなく、そういう姿だと脳が教えているものであり、ふたつはまったく別のものだ。一個の石鹼を思い浮かべてほしい。石鹼の泡は、石鹼自体がどんな色でも常に白く見えると気づいたことはあるだろうか？　濡らしてこすると石鹼が色を変えるわけではない。分子的には、もとのままだ。ただ、泡が光を異なる方法で反射しているにすぎない。砂浜に打ち寄せる波も同じだし――エメラルドグリーンの水、白い泡――ほかにもそういう現象はたくさんある。それは色が固定した現実ではなく、知覚による認識だからだ。

あなたもたぶん、これまでになんらかの錯覚テストを試したことがあるだろう。たとえば、赤い正方形を十五秒か二十秒くらいじっと見たあと、視線を白紙に移すと、少しのあいだ紙の上に青緑色のぼんやりした正方形が見える、といったテストだ。この残像は、目の光受容体の一部を特別に集中して働かせ、疲労させた結果だが、ここで問題なのは、その青緑色はそこになく、あなたの想像の中にだけ存在するということだ。本質的に、それがあらゆる色の真実といえる。

また、脳は混沌の中にパターンを見つけ、秩序をつくり出すのが並外れて得意だ。それを示す、よく知られた二枚のだまし絵を取り上げてみよう。

次ページの右の図は、ほとんどの人にはでたらめな黒い斑点にしか見えない。ところが、絵の中にダルメシアンがいると指摘されると、不意にほとんど全員の脳が欠落した輪郭を補い始め、全体の構

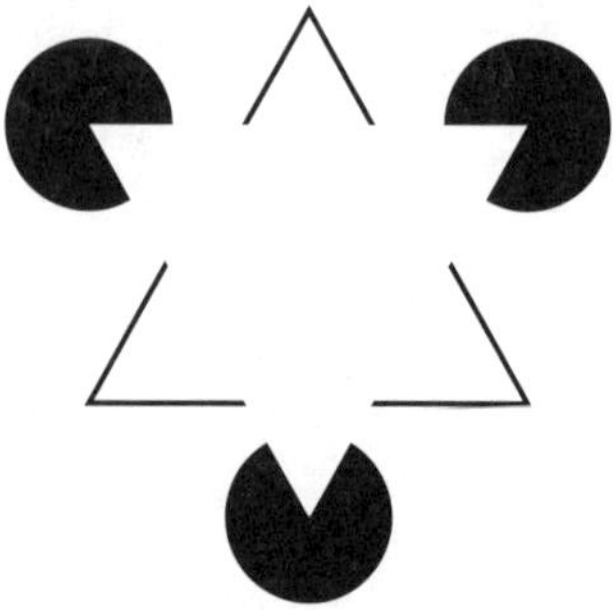

カニッツァの三角形

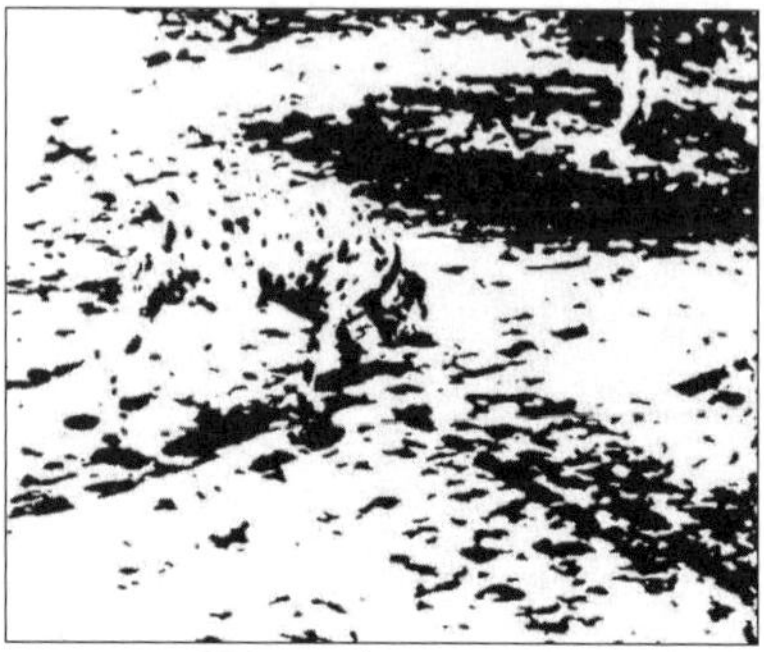

隠されたダルメシアン犬

成を意味のあるものにする。このだまし絵は一九六〇年代からあるが、最初に誰がつくったのか、誰も記録に残していないようだ。二枚めのだまし絵には、きちんといわれがある。一九五五年にイタリアの心理学者ガエタノ・カニッツァがつくったことから、「カニッツァの三角形」と呼ばれる。もちろん、実際には絵の中に三角形は存在しない。あなたの脳がそこに置いただけなのだ。

脳がこういうことをするのは、できるかぎりあらゆる方法であなたを助けるよう設計されているからだ。しかし逆説的に言えば、脳は驚くほど当てにならない。数年前、カリフォルニア大学アーヴァイン校の心理学者エリザベス・ロフタスは、暗示によって人々の頭に完全に偽りの記憶を植えつけられることを明らかにした。幼いころデパートやショッピングモールで迷子になってひどいショックを受けたとか、ディズニーランドでバッグス・バニーに抱き締められたことがあるとか（そもそもバッグス・バニーはディズニーのキャラクターではないので、ディズニーランドにいるはずはない）。ロフタスが人々に、まるで熱気球に乗っているかのように加工された子どものころの写真を見せると、被験者は多くの場合、突然その経験を思い出し、興奮気味に詳しい話をし始めた。誰ひとり、そんな経験はしていないにもかかわらず。

あなたは今、自分はそんなに暗示にかかりやすくないと思ったかもしれないし、それはおそらく本当だろう——そこまでだまされやすいのは約三分の一の人だけだ——が、この上なく印象深い出来事でさえ、誰もがときどき完全に記憶違いをすることが、別の形でも証明されている。二〇〇一年、ニューヨークのワールドトレードセンターでの九・一一同時多発テロ事件の直後、イリノイ大学の心理学者たちは、七百人の人々から、事件を知ったとき自分がどこにいて何をしていたかについて、詳しく話を聞いた。一年後、心理学者たちは同じ人たちに同じ質問をし、半分近くの人がかなり大幅に矛盾した話をしていることを見出した。事件を知ったとき別の場所にいたことになっていたり、実際にはラジオで聞いたのにテレビで見たと信じていたり、その他いろいろだった。しかし、自分の回想が変化したことには気づいていなかった（わたし自身は、当時住んでいたニューハンプシャー州の家で、子どもふたりといっしょにテレビで事件のライブ映像を見ていたことをありありと思い出せるのだが、あとになって子どものひとりは当時イギリスにいたことを知った）。

記憶の保存は特異なプロセスで、奇妙なほど支離滅裂だ。脳はそれぞれの記憶を部品ごと——名前、顔、場所、情況、手触りはどうだったか、生きていたか死んでいたかまで——に分け、その部品をさまざまな場所に送り、全体がふたたび必要になると、呼び戻して組み立てる。ふと浮かんだひとつの考えや追想が、脳全体に散らばった百万個以上のニューロンを発火させる。しかも、こういう記憶の断片が時とともに脳内を動き回り、なぜだかはまったくわからないが、大脳皮質のひとつの場所から別の場所へ移動する。記憶の細部がごちゃまぜになってしまうのも無理はない。

要するに、記憶はファイリング・キャビネットに収めた書類のように固定された永久の記録ではない。もっとずっと漠然としていて、移ろいやすいものなのだ。エリザベス・ロフタスは、二〇一三年のインタビューでこう語った。「少しウィキペディアのページに似ています。あなたはそこに入っていって書き換えることができるし、ほかの人も同じように書き換えられます」[7]。

「宣言記憶」と「手続き記憶」

記憶はさまざまに異なる方法で分類され、専門家によって使う用語も違うようだ。最も頻繁に引用される分類方法は、持続時間では長期記憶、短期記憶、作業記憶とし、種類では手続き記憶、概念記憶、意味記憶、宣言記憶、潜在記憶、自伝的記憶、感覚記憶としている。しかし基本的に、記憶には主として「宣言記憶」と「手続き記憶」というふたつの形がある。「宣言記憶」とは、言葉で言い表わせるような記憶のことをいう。首都の名前、自分の誕生日、〝眼科医（ophthalmologist）〟の綴り、その他、事実として知っていること。「手続き記憶」とは、知っていて理解しているが、簡単には言葉で言い表わせない記憶のことをいう。泳ぎかた、運転のしかた、オレンジの剝きかた、色の区別などなど。

「作業記憶」は、短期記憶と長期記憶が結びつくところだ。数学の問題を解くように指示されたとしよう。その問題は「短期記憶」にとどまる——今から何カ月も先まで問題を憶えている必要はないのだから——が、計算をするのに必要な技能は、「長期記憶」に保管されている。

また、便利な分類方法として、自然に思い出せる「想起記憶」——一般常識問題を解くときに知っているようなこと——と、内容については少しあいまいだが文脈なら思い出せる「認識記憶」を区別することもある。認識記憶というものがあるとすれば、なぜ多くの人が本の内容を思い出すことには苦労するのに、その本を読んだ場所や、表紙の色やデザインなど、どうでもいいことなら思い出せるのかに説明がつく。実際、認識記憶が便利なのは、不必要な細部で脳を散らかすことなく、その記憶がふたたび必要になったらどこでその細部を見つければいいかを思い出させてくれるからだ。

短期記憶は本当に短い——住所や電話番号などをほんの三十秒ほど憶えておくだけだ（三十秒以上

何かを憶えていられるとしたら、厳密にはそれはもう短期記憶ではなく、長期記憶になる）。ほとんどの人の短期記憶は、あまり優秀とはいえない。ランダムな単語や数字の場合、ほんのいっとき以上きちんと憶えていられるのはせいぜい六個だ。

その一方で、努力すれば、記憶力を鍛えて途方もない離れわざを演じることもできる。アメリカでは毎年〝全米記憶力選手権〟が開催され、そこでは実に驚異的なわざが披露されている。ある優勝者は、三十分間眺めただけで、四千百四十個のランダムな数字を憶えることができた。別の優勝者は、同じ時間で、ランダムにシャッフルした二十七組のトランプの順番どおりに思い出すことができた。人間のまた別の優勝者は、ひと組のトランプの順番を三十二秒間眺めただけで憶えることができた。人間の頭脳の最も意義深い使いかたではないかもしれないが、確かにそのすばらしい能力と融通性を実証してはいる。ちなみに、優勝者のほとんどは、取り立てて知能が高いわけではない。ただ記憶力を鍛えて並外れたことをやりたいという意欲があるだけだ。

以前は、あらゆる経験は記憶として脳のどこかに保存されているが、そのほとんどは、即時想起の力が及ばないところへしまい込まれてしまうと考えられていた。その考えはおもに、神経外科医ワイルダー・ペンフィールドが一九三〇年代から一九五〇年代にカナダで行なった一連の実験から導き出された。モントリオール神経学研究所で手術を行なっているとき、ペンフィールドは、探針で患者の脳に触れると、しばしば強烈な感覚が呼び起こされることを発見した。子どものころに嗅いだ懐かしい匂い、すばらしい幸福感、ときにはごく幼いころの忘れていた場面を思い出すこともあった。こういう事実から、脳はどんなに些細なことであっても、意識を伴う人生のあらゆる出来事を記録し保存しているという結論に行き着いた。しかし現在では、ほとんどの場合、刺激が記憶の感覚を与えているだけで、患者が経験したのは、思い出した出来事というより、幻覚に近いものだったと考えられている。

けれども、わたしたちが簡単に思い出せるものよりはるかに多くの記憶を保持しているのは、確かな事実だ。幼いころに住んでいた近隣についてはあまり思い出せないかもしれないが、そこに戻って歩き回れば、何年ものあいだ頭に浮かびもしなかった取るに足りない細部まで、ほぼ確実に思い出すだろう。じゅうぶんな時間と刺激があれば、おそらく誰もが、自分の中にどれほど多くのものがしまい込まれているかを知って驚くだろう。

脳と人格は関係があるか

記憶について人類に多くの知識をもたらしてくれた人物は、皮肉なことに、自身が記憶をほとんど持てなかった男性だった。ヘンリー・モレゾンはコネティカット州在住の、愛想がよく端正な顔立ちをした二十七歳の若者で、てんかんの深刻な発作に苦しんでいた。一九五三年、カナダのワイルダー・ペンフィールドの成果に鼓舞されたウィリアム・スコヴィルという名の外科医が、モレゾンの頭にドリルで穴をあけ、脳の両側にある海馬の半分と、扁桃体の大部分を取り除いた。この処置で、発作は大幅に軽減された(とはいえ完全には消えなかった)が、患者は新しい記憶を形成できなくなるという悲劇的な代償を支払うことになった。前向性健忘として知られる症状だ。モレゾンは、遠い過去の出来事は思い出せたが、新しい記憶を形成する能力のほとんどすべてを失った。部屋を出ていった誰かは、すぐに忘れられてしまう。何年ものあいだほぼ毎日モレゾンを診察していた精神科医でさえ、ドアから入ってくるたび、彼にとっては初対面の人になるのだった。モレゾンは鏡の中の自分を常に認識できたが、自分がどれほど年を取ったかに気づいてぎょっとすることがよくあった。ときおり、不思議なことに、ごくわずかな記憶なら保持できることもあった。ジョン・グレンが宇宙飛行士であること、リー・ハーヴェイ・オズワルドが暗殺者であることを思い出せたし(とはいえオズワルドが誰を暗殺したのかは思い出せなかった）、引っ越したときには新居の住所と間取りを憶えられた。しかしそれ以外については、自分では決して理解できない永遠の現在に閉じ込められていた。哀れなヘンリー・モレゾンの苦境は、海馬が記憶の蓄積に中心的な役割を担っていることを初めて科学的に示唆する事例になった。しかし、科学者たちがモレゾンから学んだのは、記憶がどう働いているかより、どう働いているかを理解するのがいかにむずかしいかということだった。

脳の最も驚くべき特徴は間違いなく、その高次のプロセスすべて——考えること、見ること、聞くことなどなど——が、まさに表面である、厚さ四ミリの大脳皮質で起こっていることだろう。この領域を初めて地図にしたのは、ドイツの神経学者コルビニアン・ブロードマン（一八六八〜一九一八年）だった。ブロードマンは、現代の神経科学者の中で屈指の業績を上げたにもかかわらず、ほとんど評価されていない人物だ。一九〇九年、ブロードマンはベルリンの研究所で働きながら、たいへんな手間をかけて大脳皮質の四十七カ所の異なる領域を確認していった。それ以来、この地図はブロードマン領野として知られている。「神経科学の歴史の中で、一枚の図がこれほど大きな影響を与えたことはめったにない」と、一世紀のちに、カール・ジルスとカトリン・アムンツは、《ネイチャー・ニューロサイエンス》誌に書いている。

ブロードマンは痛ましいほど内気だったので、重要な仕事をしていたにもかかわらず何度も昇進を見送られ、何年ものあいだ、能力にふさわしい研究職を得るのに苦労した。第一次世界大戦が勃発すると、その職業人生はさらに脇道へそれてしまい、チュービンゲンの精神病院の職に送り出された。一九一七年、四十八歳になってようやく、運が向いてきた。ミュンヘンの研究所で、局所解剖学部の長という重要な仕事に就くことができたのだ。やっとのことで、結婚して子どもを持つための経済的な安定を得たブロードマンは、その両方をてきぱきと実行した。しかし、初めて知った平穏な生活は、一年も続かなかった。一九一八年の夏、結婚して十一カ月半、子どもが生まれて二カ月半がたち、まさに幸せの絶頂にいるとき、ブロードマンは突然の感染症にかかり、五日のうちに死亡した。四十九歳だった。

ブロードマンが地図に描いた領域、大脳皮質とは、脳の名高い「灰白質《かいはくしつ》」のことだ。その下には、ずっと容積の大きい「白質」がある。この名前がついたのは、ニューロンが「ミエリン鞘《しょう》」と呼ばれる白っぽい脂肪質の絶縁体に包まれているからだ。ミエリン鞘は、信号が伝わる速度を大幅に上げる働きをする。白質も灰白質も、誤解を招きかねない名前だ。生きている灰白質は、灰色というよりうっすらとしたピンク色をしている。血流がなくなり、防腐剤が加えられて初めて、はっきりと灰色になる。白質も死後の特性を表わしている。保存の過程で、神経線維を包むミエリン鞘が明るい白に変わるからだ。

ところで、ヒトが脳の十パーセントしか使っていないという説はつくり話だ。どこからその説が出てきたのかは誰にもわからないが、真実ではないし、真実に近くもない。必ずしも賢く使っていないかもしれないが、あなたは何かにつけ、脳全体を利用している。

脳は、完全に形成されるまでに長い時間がかかる。ティーンエイジャーの脳の配線は、約八十パーセントしか完成していない(ティーンエイジャーの親にとっては大した驚きでもないかもしれないが)。脳の成長のほとんどは最初の二年で起こり、九十五パーセントは十歳までに完了するものの、シナプスは、二十代半ばか後半になるまで完全には配線されない。つまり、ティーンエイジ時代は、実質的には大人になっても続くのだ。そのあいだ、当人はほぼ間違いなく、年上の人たちより衝動的で思慮の浅い行動をとるだろうし、アルコールの影響を受けやすくもある。「ティーンエイジャーの脳は、単に走行距離の短い大人の脳というわけではない」と、二〇〇八年、神経学教授フランシス・E・ジェンセンは《ハーヴァード・マガジン》誌で語った。それはむしろ、まったく違う種類の脳なのだ。「側坐核」と呼ばれる、喜びに関連している前脳部は、十代のころ最も大きく成長する。同時に体が、喜びを伝える神経伝達物質ドーパミンを、この先二度とないほど大量につくる。だから、ティーンエイジャーのときにいだく感覚は、人生のどの時期よりも強烈なのだ。しかし同時に、喜びの追求は、ティーンエイジャーという職業につきものの危険だといえる。ティーンエイジャーの死亡原因の第一位は事故だ。そして事故原因の第一位は、要するに他のティーンエイジャーといっしょにいることだ。たとえば、車の中にふたり以上のティーンエイジャーがいると、事故の危険性は四百パーセント上昇する。

ニューロンのことは誰でも知っているが、グリアまたは膠《こう》細胞とも呼ばれるもうひとつの主要な脳細胞に詳しい人はあまり多くない。ニューロンより十倍も数が多いことを考えると、少し奇妙な気がする。グリア（glia　〝にかわ〟または〝パテ〟という意味）は、脳内のニューロンと中枢神経系を支える細胞だ。長いあいだ、あまり重要ではないと見なされていた。その役割はおもに、ニューロンを物理的に支えることとか、解剖学者たちの説によると細胞外基質を与えることだと考えられていた。しかし現在では、グリアは、ミエリン鞘の生成から老廃物の除去まで、たくさんの重要な化学作用に関与していることがわかっている。

脳が新しいニューロンをつくれるかどうかをめぐっては、かなり意見が割れている。モーラ・ボルドリーニ率いるコロンビア大学のチームは、二〇一八年初めに、脳の海馬が少なくともいくらかの新しいニューロンを確かにつくっていると発表したが、カリフォルニア大学サンフランシスコ校のチームはまったく逆の結論に達した。困難なのは、脳内のニューロンが新しいのか古いのかを知る確かな方法がないことだ。そして、もしいくらか新しいニューロンがつくれたとしても、全般的な老化、ましてや脳卒中やアルツハイマー病によって失われるものをとうてい補えないことは疑う余地がないだろう。つまり、いかなる観点から見ても、幼いころを過ぎれば、この先持てる脳細胞はすべてそろっていると考えていい。

プラス面を挙げると、脳はかなり深刻な欠損があっても埋め合わせができる。ジェームズ・レ・ファニュが著書『なぜわたしたちは存在するのか（*Why Us?*）』で引用した症例では、平均的な知能を持つある中年男性の脳をスキャンした医師たちは、頭蓋骨内の三分の二の空間が、明らかに幼少のころからあったと思われる巨大な良性の嚢腫《のうしゅ》で塞がれていることを発見して驚いた。前頭葉すべてと、頭頂葉と側頭葉の一部が失われていた。要するに、脳の残り三分の一が、失われた三分の二の義務と機能を肩代わりして、あまりにうまくそれをこなしていたので、本人も周囲の人も、かなりの欠損があったことにまったく気づかなかったというのだ。

こういう驚異に満ちているにもかかわらず、脳は不思議なほどおとなしい器官だ。心臓は鼓動し、肺は膨らんだりしぼんだりし、腸は静かに波打ったりゴロゴロ鳴ったりするが、脳はただブラマンジェのようにそこにいて、何も表に出さない。外から構造を見ただけでは、脳が高次な思考の道具であることはまったくわからない。カリフォルニア大学バークリー校の教授ジョン・R・サールは、かつてこう言った。「血液を全身に送り出す生体装置を設計するとしたら、心臓のようなものを思いつくかもしれないが、意識を生み出す装置を設計するとしたら、いったい誰が一千億個のニューロンを思いつくだろう？」。

だから、脳の機能についての理解がなかなか進まず、遺漏だらけなのも驚くには当たらない。初期の神経科学における重要な（そして最もよく話題になる、と言っておくべきだろう）出来事のひとつは、一八四八年にヴァーモント州の田舎で起こった。フィニアス・ゲージという名の若い鉄道建設者が岩にダイナマイトを詰め込んでいたところ、それが予定より早く爆発してしまい、長さ一メートルほどの鉄の突き棒がゲージの左頬を貫き、頭頂部から飛び出して、約五十メートル向こうの地面にガチャンと落ちた。棒は、直径およそ二・五センチの脳の中心部を完全に取り去った。奇跡的にもゲージは命を取りとめ、意識さえ失わなかったようだが、左目を失ったうえに、人格がすっかり変わってしまった。以前は楽天的で人気者だったが、事故後は気むずかしく理屈っぽくなり、下品な言葉遣いで感情を爆発させるようになった。「もはやゲージではなくなってしまった」と、ある古い友人は悲しげに語った。前頭葉を損傷した人によく起こるように、ゲージは自分の症状をまったく認識せず、自分が変わってしまったことを理解していなかった。身を落ち着けることができなくなり、ニューイングランドから南アメリカ、さらにサンフランシスコへとさすらい、その地で痙攣に苦しめられたのち、三十六歳で死亡した。

ゲージの不運は、脳への物理的損傷で人格が変容することがある初めての証拠となったが、その後数十年で、腫瘍によって前頭葉の一部が破壊されたり押されたりすると、患者がときおり奇妙なほど穏やかで落ち着いた性格になることも発見された。一八八〇年代、スイスの医師ゴットリープ・ブルクハルトは、一連の手術で、ある精神障害の女性の脳から十八グラム分を取り除き、その過程で患者を（本人いわく）「危険で興奮しやすい気の触れた人間から、おとなしい気の触れた人間に」変えた。ブルクハルトはさらに五人の患者にその手術を試したが、三人が死亡し、ふたりがてんかんを発症したので実験を中止した。五十年後、ポルトガルでリスボン大学の神経学科教授エガス・モニスがもう一度実験を行なうことに決め、統合失調症患者の前頭葉を試験的に切断して、彼らの悩める魂が静まるかどうかを観察し始めた。これが前頭葉切断術《ロボトミー》の発明だった（当時は、特にイギリスでは白質切断術《ルーコトミー》と呼ばれていたが）。

モニスは、科学の扱いかたの悪い見本を、ほぼ完璧に実演してみせた。どんな損傷を招くか、どんな結果になるかをまったく考えないまま、手術に取りかかった。予備的な動物実験も行なわなかった。

細心の注意を払って患者を選択することもなく、手術後も結果をきちんと観察しなかった。実のところ、どの手術も自身では行なわず、若手に任せて監督した——そして成功すれば自分の功績にした。しかし、その手術は、ある程度まで成功を収めた。ロボトミーを受けた患者は全般的に暴力性が和らいでおとなしくなったが、決まって回復不能なほど大きく人格を損なわれることになった。嘆かわしい臨床基準に基づく欠陥だらけの処置にもかかわらず、モニスは世界じゅうで大いに尊敬され、一九四九年には最高の栄誉であるノーベル賞を受賞した。

アメリカでは、ウォルター・ジャクソン・フリーマンという名の医師が、モニスの処置を耳にして、最も熱心な追随者になった。およそ四十年間にわたって、フリーマンは国じゅうを旅して、目の前に連れてこられたほとんどすべての患者にロボトミーを施した。ある巡業では、十二日間で二百二十五人の患者にロボトミーを行なった。患者の中には、四歳の幼い子どももいた。恐怖症を持つ人、そのへんの通りから連れてきた酔っぱらい、同性愛行為で有罪となった人——要するに、当時精神的・社会的に異常と見なされた兆候を持つほとんどあらゆる種類の人を手術した。フリーマンの手術はとてもすばやく残酷だったので、他の医師たちはしりごみした。フリーマンは、ふつうの家庭用のアイスピックを眼窩《がんか》から脳まで挿入し、ハンマーで叩いて頭蓋骨を貫通させてから、勢いよく掻き回して神経連絡を切断した。息子に宛てた手紙の中で、手術について軽い調子でこう説明している。

わたしは（中略）患者を電気ショックで気絶させ、彼らが〝麻酔〟下にいるうちに、眼球とまぶたのあいだからアイスピックを突き刺し、眼窩上壁から脳の前頭葉まで通したあと、それを左右に揺り動かして、横方向に切断した。ふたりの患者では脳の両側に対して行ない、もうひとりの患者では片側にのみ行なって、目の周囲にひどいあざができた一例以外、なんの合併症も起こらなかった。のちに問題が生じるかもしれないが、実に簡単なものだ。確かに、不快な眺めではあるだろうが。

いやはや、まったく。その処置はあまりに荒っぽかったので、ニューヨーク大学から来た経験豊かな神経科医が、フリーマンの手術の見学中に失神した。しかし、手術はあっという間に終わった。患者はたいてい、一時間以内に帰ることができた。このすばやさと簡単さが、医学界の多くの人を感服させたのだ。フリーマンは、恐ろしく気軽なやりかたをした。手袋や手術マスクなどは着けず、たいていは普段着で行なった。この方法では切開による傷はできないが、それは、どんな知的能力が破壊されるかまったく確かめもせず、やみくもに手術しているということでもあった。アイスピックは脳外科手術用に設計されていなかったので、ときどき患者の頭の中で折れてしまい、それで患者が死ななかった場合には手術で取り出さなくてはならなかった。最後には、フリーマンは手術用の特殊な器具を考案したが、それは要するに、もっと頑丈なただのアイスピックだった。

おそらく最も信じがたいのは、フリーマンが手術資格を持たない神経科医だったことだろう。その事実は、他の多くの医師をぞっとさせた。フリーマンの被験者のうち約三分の二は、その処置でなんの恩恵も受けなかったか、さらに悪化した。二パーセントは死亡した。最も悪名高い失敗例は、のちの大統領の妹、ローズマリー・ケネディだった。一九四一年、二十三歳のローズマリーは快活で魅力的な女性だったが、我が強く、気分が変わりやすい傾向があった。いくらか学習困難もあったが、ときどき報じられるほど深刻でもなければ、日常生活に支障をきたしていたわけでもなかったようだ。娘の強情さに苛立っていたローズマリーの父親は、妻に相談もせず、フリーマンにロボトミー手術を行なわせた。ロボトミーは事実上、ローズマリーを破滅させた。その後の六十四年間、アメリカ中西部の介護施設で暮らし、口も利けず、失禁状態になり、人格を奪われてしまった。愛情深い母親でさえ、二十年間も娘のもとを訪れなかった。

フリーマンやその同類たちが人間の残骸のようなものを次々に生み出していることが明らかになるにつれ、徐々にその処置は廃れていった。しかも、効果的な向精神薬が開発されつつあった。フリーマンは七十代になるまでロボトミーを施術し続け、ようやく一九六七年に引退した。しかしフリーマンらがあとに残した影響は、その後何年も続いた。ちょっとした経験談をお話ししよう。一九七〇年代前半、わたしはロンドン郊外にある精神科病院で二年間働いたことがあった。そこの一病棟は、大部分が一九四〇年代と五〇年代にロボトミーを受けた人たちで占められていた。彼らはほぼ例外なく、従順で生気のない抜け殻だった。(8)

脳が傷つくとどうなるか

脳は、ヒトの最も傷つきやすい器官のひとつだ。皮肉なことに、脳が保護用の頭蓋骨にぴったり包まれているというまさにその事実が、感染症で腫れたときや、出血などで液体が加わり、その行き場がないときに損傷を受けやすくしている。結果として脳圧迫が起こると、命に関わることもある。また脳は、自動車事故や転倒で突発的な暴力を受けると頭蓋骨にぶつかって、たやすく損傷する。脳の外側の膜である髄膜内の脳脊髄液の薄い層がいくらかはクッションの役割を果たしているが、ほんの少しだけだ。対側損傷として知られるこの損傷は、衝撃が加わった部分の反対側に現われる。保護してくれる(あるいはこの場合はそれほど保護してはくれない)覆いに、脳が衝突するからだ。こういう損傷は、とりわけ接触型のスポーツでよく見られる。損傷が深刻だったり度重なったりした場合、慢性外傷性脳症(CTE)として知られる変性脳疾患を引き起こすことがある。ある推定によると、アメリカのナショナル・フットボール・リーグを引退した選手の二十～四十五パーセントは、ある程度のCTEを患っているというが、その病気は元ラグビー選手や、オーストラリアン・フットボール選手、さらには競技中に日常的にヘディングしているサッカー選手のあいだでもめずらしくないと考えられる。

接触型のスポーツだけでなく、脳は内部の急性発作によって傷つくことも多い。脳卒中とてんかんは、人間特有の弱点といえる。他の哺乳類のほとんどはまったく脳卒中にはならないし、なる動物のあいだでもまれな病気だ。しかしヒトの場合は、世界保健機関（WHO）によると、世界の主要な死因の第二位になっている。なぜそうなるのかはちょっとした謎だ。ダニエル・リーバーマンが『人体600万年史──科学が明かす進化・健康・疾病』で述べているように、わたしたちは脳への優れた血液供給によって脳卒中のリスクを最小限にしているはずなのだが、それでも脳卒中になる。

てんかんも同様に長年の謎だが、歴史的に患者が人目から遠ざけられ悪魔扱いされてきたというさらなる重荷を背負っている。二十世紀になっても、医学の権威までが、てんかんには感染性があると広く信じていた。てんかん発作を起こしている人を見るだけで、別の人の発作が誘発されるというのだ。てんかん患者は往々にして、精神障害者として扱われ、施設に監禁された。つい最近の一九五六年まで、アメリカの十七の州ではてんかん患者の結婚が法律で禁止され、十八の州ではてんかん患者が強制不妊手術を受けさせられることがあった。一九八〇年になってようやく、こういう法律はすべて廃止された。イギリスでは、てんかんは一九七〇年まで、婚姻無効の理由として法令集に載ったままだった。カナダの神経学者ラジェンドラ・ケールは数年前、《ブリティッシュ・メディカル・ジャーナル》誌にこう書いた。「てんかんの歴史は、四千年にわたる無知と迷信と不名誉に続く、百年にわたる知と迷信と不名誉に要約できる」。

てんかんは実はひとつの病気ではなく、束の間の意識喪失から持続性痙攣にまで及ぶ症状の集まりのことで、すべては脳内のニューロンの異常な発火によって引き起こされる。病気や頭部の外傷によって起こることもあるが、引き金となる明らかな症状がなく、ただ出し抜けに突然の恐ろしい発作が起こることもかなり多い。現代の医薬は、何百万人もの患者の発作を大幅に減らすか取り除くかしているが、約二十パーセントのてんかん患者は薬物治療にうまく反応しない。毎年、約千人にひとりのてんかん患者は、痙攣中かその直後に、〝てんかん患者の予期せぬ突然死〟(SUDEP)と呼ばれる症状で死亡する。コリン・グラントが『焦げた匂いがするとき――てんかんの物語(*A Smell of Burning: The Story of Epilepsy*)』で指摘しているように、「誰にもその原因はわからない。ただ心臓が止まってしまうのだ」(さらに、毎年千人にひとりのてんかん患者が、不運な状況で意識を失って悲劇的な死を遂げる。たとえば入浴中や、転倒して頭をひどく打つなど)。

脳がすばらしい場所でありながら、気が滅入るような場所でもあるというのは、避けがたい事実だ。神経障害を伴う興味深く奇妙な症候群や病気が、ほぼ無限に存在するらしい。たとえばアントン症候群は、盲目になってもそれを信じようとしない病気だ。リドック症候群の場合、患者は動いているものしか見えない。カプグラ症候群では、患者は親しい人たちを偽物だと確信するようになる。クリューヴァー・ビューシー症候群を発症した患者は、見境なく食べたい、性交渉したいという衝動をいだくようになる(そして当然ながら、最愛の人たちを困惑させる)。おそらく中でもいちばん奇妙なのがコタール妄想で、患者は自分が死んでいると信じ込み、決して考えを変えない。

脳については、何もかもが単純さとはほど遠い。意識不明という概念でさえ、ことは複雑だ。睡眠や麻酔や脳震盪のほか、昏睡(目を閉じて完全に意識がない状態)、植物状態(目はあいているが意識がない状態)、ごくわずかに意識がある状態(ときどき正気に戻るが、たいていは混乱しているか意識がない状態)に陥ることもある。閉じ込め症候群は、また別だ。完全に目覚めているが、体が麻痺していて、多くの場合まばたきでしか意思の疎通ができない状態をいう。

生きながらわずかな意識しかない、あるいはもっと悪い状態にある人がどのくらいいるかは誰にもわからないが、二〇一四年に《ネイチャー・ニューロサイエンス》誌が指摘したところによれば、その数は世界でおそらく何十万人にものぼる。一九九七年、当時ケンブリッジ大学で働く若き神経科学者だったエイドリアン・オーウェンは、植物状態と考えられている人たちの一部は、実は完全に目覚めているが、その事実を誰にも伝える力がないのだということを発見した。

オーウェンは著書『生存する意識――植物状態の患者と対話する』の中で、転倒によって深刻な頭部外傷を負い、何年も病院のベッドで寝たきりになっていたエイミーという名の患者の症例について検討している。研究者たちが機能的MRIスキャナーを使って慎重にこの女性の神経反応を観察し、一連の質問をしたところ、完全に意識があることが確認できた。「彼女はあらゆる会話を聞き、あらゆる訪問者を認識し、自分にかわって下されるあらゆる決定にしっかり耳を傾けていた」。しかし、筋肉を動かせず――目をあけることも、痒いところを掻くことも、願望を表現することもできなかった。オーウェンの考えでは、持続的植物状態と考えられている人の十五～二十パーセント程度は、実際には完全に目覚めているという。現在でも、脳が働いているかどうかを知る唯一の確かな方法は、本人がそう言っているかどうかなのだ。

おそらく、ヒトの脳について何より意外なのは、今日の脳が一万～一万二千年前よりかなり小さくなっていることだろう。平均的な脳は明らかに、当時の千五百立方センチメートルから、今の千三百五十立方センチメートルへと縮んでいる。脳からテニスボールひとつ分をすくい取ったくらいに相当する。この差を説明するのは簡単ではない。サイズの縮小は、まるでわたしたちが国際条約によって脳を減らすことに同意したかのように、世界じゅうで同時に起こっているからだ。一般的には、ヒトの脳が単にいっそう効率的になって、より狭い空間により多くの機能を詰め込めるようになったからだと推測されている。つまり、携帯電話が洗練されていくにつれて、サイズが縮んでいくようなものだ。しかし、わたしたちの頭がだんだん鈍くなっているわけではないと証明できる人はいない。

ほぼ同じ期間に、頭蓋骨も薄くなっている。それについても、きちんと説明できる人はいない。単に、さほど荒々しく活発なライフスタイルではなくなったので、かつてのように頭蓋骨を頑丈にする必要がなくなったのかもしれない。それとも、単にわたしたちは、もうかつてのわたしたちではないのかもしれない。

はっとさせるようなその考えをじっくり思案しながら、頭の残りの部分を見てみよう。

(6) これらの計算の一部については、ダラム大学コンピューターサイエンス学部の研究所所長、マグナス・ボードウィッチ博士にたいへんお世話になった。

(7) もうひとつ、偽の記憶の驚くべき実例が、カナダのある大学での実験で示された。六十人の有志の学生が、思春期に窃盗や暴行を含む罪を犯して逮捕されたという非難に向き合わされた。実際にはそんなことは何ひとつ起こらなかったにもかかわらず、親切だが巧妙なインタビュアーとの三回の面談を終えると、学生の七十パーセントがその偽の事件について罪を認め、有罪を示すような真に迫った情報をつけ加えることも多かった。まったく虚偽の事件なのに、心から信じてしまったのだ。

(8) 二〇〇一年版『オックスフォード・コンパニオン——人体のすべて（*Oxford Companion to the Body*）』の、間違いなく最も問題ある見出し語の説明にはこうある。「多くの人にとって〝ロボトミー〟という用語は、脳を破壊されるか、大幅に損なわれて、よくても人格や感情をなくした植物状態に置かれている精神障害者のイメージを想起させる。それは決して真実ではなく……」。いや、真実だった。

第五章　頭のなかの不思議な世界

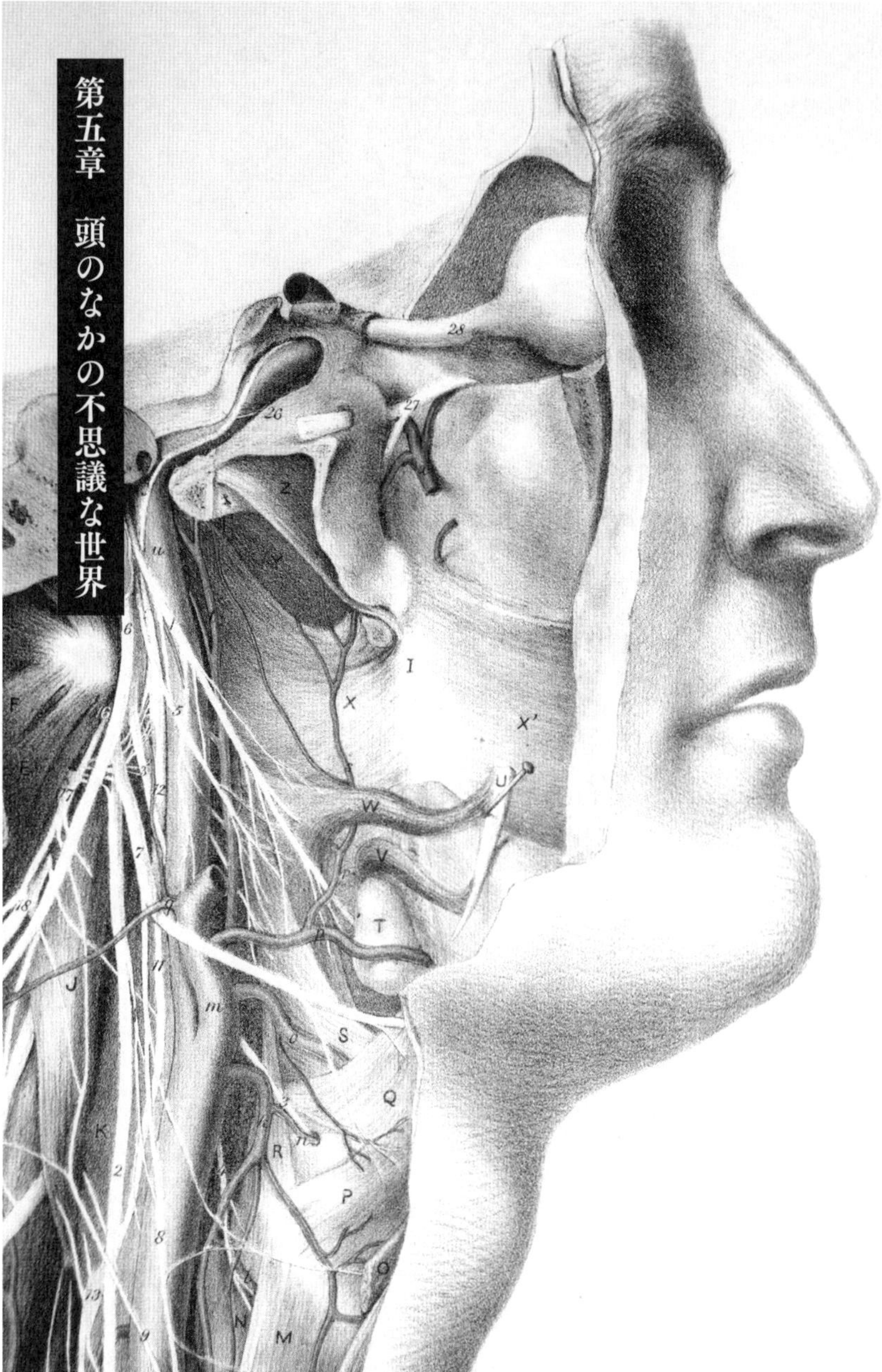

これは単なる思いつきではなく、一瞬のひらめきだった。
その頭蓋骨を目にして、わたしは唐突に見たように思った、
燃え立つ空の下に広がる平原のごとく照らし出された、
犯罪に走りやすい性質という問題を。
――チェーザレ・ロンブローゾ

扉　イギリスの解剖学者ジョージ・ヴァイナー・エリスの著書『解剖図』（*Illustrations of dissections*、1867年）の挿絵

頭がなければ生きられないことは誰でも知っているが、厳密にはどのくらいなら生きていられるかという疑問は、十八世紀後半に大きな注目を集めた。フランス革命によって、その疑問を検証するのにぴったりな切り落としたばかりの頭が探究心の強い人々に安定供給されたので、調査には適した時期だった。

切り落とされた頭にはまだいくらか酸素化された血液があるだろうから、意識消失は瞬時ではないかもしれない。どのくらい脳が働いていられるかの推定値は、二秒から七秒までのばらつきがあった。そしてこれは、すぱっときれいにはねた場合を想定していたが、決していつもそんなふうにはいかなかった。たとえ特別に研ぎ澄ました斧を熟練者が振るって何度か激しく打っても、頭は簡単には外れない。フランシス・ラーソンが魅惑的な斬首の歴史を綴った著書『首切りの歴史』で示したところによると、スコットランド女王メアリーは、その頭が籠に落ちるまで、三回思い切り打たれる必要があったが、女王の首はどちらかと言えばほっそりしていた。

さまざまな処刑を見物した多くの人が、切り落としたばかりの頭に意識がある証拠を目撃したと言い張った。一七九三年に過激派の指導者ジャン＝ポール・マラーを殺害したかどで断頭台に送られたシャルロット・コルデーは、喝采する群衆に向かって死刑執行人がその頭部を掲げると、憤怒と怨念のこもった目つきをしたと伝えられた。ラーソンによれば、ほかにも、まばたきしたり、まるで何か言おうとするかのように、唇を動かしたりした者もいたという。テリアという男は、体から切り離されてからおよそ十五分後に、話し手のほうに目を向けたとされた。しかし、そのうちどのくらいが反射や、再話による誇張なのかは誰にもわからない。一八〇三年には、ドイツの研究者ふたりが、その問題にいくらか科学的な精密さをもたらそうとした。彼らは頭が落ちたとたんに飛びつき、「わたしの声が聞こえるか?」と叫んで、意識の兆候がないかすぐさま調べた。反応した者はおらず、意識消失は即時的なことか、少なくとも計測不能なほどすばやく起こると調査者たちは結論づけた。

世界最大の「頭蓋骨コレクション」

体の部位の中で、頭ほど、見当違いの注目を集めたり、科学的な理解を得にくいことが示されたりした部位はほかにない。特に十九世紀は、その点で黄金時代のようなものだった。この時期には、ふたつのはっきり異なる、しかしよく混同される分野、骨相学と頭蓋計測学の隆盛が見られた。骨相学は、頭蓋骨の隆起を知能や性格の特性と関連づける慣習で、昔からたいして重要ではない研究だった。頭蓋計測学者は、ほぼ例外なく骨相学を〝いかれた科学〟として退ける一方で、自らも別の戯言を世間に広めていた。頭蓋計測学は、頭と脳の体積と形状と構造の、もっと正確で包括的な計測に焦点を合わせていたが、はっきり言って、同じくらいばかげた結論を追い求めていた(9)。

現在では忘れられているが、かつてとても有名だった史上最高の頭蓋愛好家は、イギリス中部地方に住む医師、バーナード・デイヴィス(一八〇一~八一年)だった。デイヴィスは一八四〇年代に頭蓋計測学に心を奪われ、あっという間に世界最高の権威になった。そして重厚なタイトルの著書を次々と世に送り出した。たとえば、『西大西洋諸島の特定集団の住人に見られる特異な頭蓋(*The Peculiar Crania of the Inhabitants of Certain Groups of Islands in the Western Pacific*)』や、『さまざまな人種における脳の重量について(*On the Weight of the Brain in Different Races of Man*)』などだ。著書は驚くほど評判がよかった。『土着の人種に見られる骨癒合を生じた頭蓋について（*On Synostotic Crania Among Aboriginal Races of Man*）』は、十五版を重ねた。大作『英国の頭蓋（*Crania Britannica*）』は二巻本で出版され、三十一版に達した。

デイヴィスはとても高名になったので、ベネズエラ大統領を含む世界じゅうの人々が、彼の研究のために自分の頭蓋骨を残した。デイヴィスはいつしか、世界最大の頭蓋骨のコレクションを築いていた。ぜんぶで千五百四十個、世界じゅうの他の研究施設が持つ頭蓋骨すべてを合わせた数より多かった。

デイヴィスは、コレクションを増やすためならほとんど手段を選ばなかった。タスマニア先住民の頭蓋骨が欲しくなると、コレクション用に精選するため、先住民保護官のジョージ・ロビンソンに手紙を書いた。そのころには先住民の墓を暴くのは犯罪行為になっていたので、デイヴィスはロビンソンに、疑いを招かないやりかたで、タスマニア先住民の頭蓋骨を取り出して手ごろな代用物に取り替える方法について、細かい指示を与えた。どうやら試みは成功したらしく、ほどなくコレクションにはタスマニア人の頭蓋骨十六個と、全身骨格一体が加わった。

デイヴィスの根本的な野望は、黒い肌の人間が白い肌の人間とは別につくられたと証明することにあった。人の知能と倫理基準は頭蓋骨の曲線と開口部に克明に書き込まれていて、それだけが人種と階級を決定づけていると信じて疑わなかったからだ。「頭部に特異性」がある人々は「犯罪者ではないが危険な白痴」として扱うべきだと論じた。一八七八年、デイヴィスは七十七歳で、五十歳年下の女性と結婚した。妻の頭蓋がどんな形をしていたのかはわからない。

ヨーロッパのお偉方たちによる、他のあらゆる人種が劣っていることを証明したいということの衝動は、世界じゅうにではないにせよ、かなり広まっていた。イギリスでは一八六六年、高名な医師、ジョン・ラングドン・ヘイドン・ダウン（一八二八～九六年）が、今ではダウン症候群として知られている病気を、「白痴の人種分類の観察（Observations on an Ethnic Classification of Idiots）」という論文で初めて描た。

写したが、ダウンはこの病気を〝蒙古症《もうこ》〟、患者を〝蒙古白痴〟と呼んだ。人種的に劣ったアジア系へ先天的に退行した症状だと信じていたからだ。ダウンは白痴を人種と結びついた資質と考え、誰にも疑問を呈されはしなかったらしい。〝マレー〟と〝ネグロイド〟も、劣った人種として列挙していた。

そのころイタリアでは、国で最も高名な生理学者、チェーザレ・ロンブローゾ（一八三五〜一九〇九年）が、犯罪人類学と呼ばれる、これまた似たような理論を展開していた。ロンブローゾの考えによれば、犯罪者というのは進化における先祖返りで、さまざまな解剖学的特徴に犯罪者としての本性が現われている――額の傾斜、耳たぶは丸いかスペード形か、はては足指のあいだの広さに至るまで（足指のあいだが広い人はサルに近いのだとロンブローゾは説明した）。その主張に科学的妥当性は少しもなかったが、ロンブローゾは広く尊敬を集めていたし、現在でも現代犯罪学の父と称されることがないではない。当時はしばしば、〝鑑定人〟と呼ばれた。スティーヴン・ジェイ・グールドの『人間の測りまちがい』で取り上げられたある事例では、女性を殺したのはふたりの男のどちらなのか判断するよう依頼された。ロンブローゾは、当たり前のごとく一方の男の有罪を宣言した。その男が「巨大な顎と前頭洞と頬骨、薄い上唇、特大の切歯、異常に大きい頭、左利きに伴う触覚の鈍感さ」を持つというのが理由だった。その大半の意味するところは誰にもわからず、その哀れな男に不利な実際の証拠は何もなかったが、かまいはしない。男は有罪を宣告された。

しかし、頭蓋計測学の最も有力な、思いもかけない実践者は、フランスの偉大な解剖学者ピエール・ポール・ブローカ（一八二四〜八〇年）だった。ブローカがすばらしい科学者であることは間違いなかった。一八六一年、何年ものあいだ〝タン〟という音節を果てしなく繰り返す以外は話すことができなかった脳卒中患者の遺体を解剖していた際、脳の言語中枢が前頭葉にあることを発見した。脳のひとつの領域を、特定の行動と結びつけた初の人物だ。言語中枢は今でもブローカ野と呼ばれ、ブローカが発見した障害はブローカ失語と名づけられている（患者は言われたことを理解できるが、まったく無意味な音声か、ときには「なるほど」とか「おやまあ」などの決まり文句でしか答えられない）。

ところがブローカは、性格特性についてはあまり目敏くなかった。どれだけ反証がそろっていても、女性と犯罪者と黒い肌の外国人は、白人男性より小さく回転の鈍い脳を持っていると信じていた。これに反する証拠を何度示されても、その論には不備があるに違いないという理由で無視した。同じように、ドイツ人の脳がフランス人の脳と比べて平均で百グラム重かったことを示すドイツの研究を信じようとしなかった。ブローカは、フランス人の被験者が試験時にきわめて高齢だったので脳が縮んでいたのだと論じて、この不都合な差異を説明しようとした。「老齢が脳にもたらす衰退の度合いはきわめて変動しやすい」とブローカは主張した。また、処刑された犯罪者がなぜときどき大きな脳を持っているのかを説明するのにも窮し、彼らの脳は絞首刑の圧迫によって人為的に鬱血したのだと結論づけた。ブローカの死後、その脳が計測され、平均より小さいことがわかったのは、本人にとって最大の屈辱だっただろう。

人間の頭の研究をようやくまっとうな科学的根拠のあるものにした人物は、ほかならぬ偉大なチャールズ・ダーウィンだった。一八七二年、『種の起源』を出版して十三年後、ダーウィンはもうひとつの記念碑的な作品『人及び動物の表情について』を生み出した。顔の表情を合理的に偏見なく観察したこの本は、理路整然としているだけでなく、ある種の表情が万人に共通するらしいことを観察している点でも革命的だった。これは、おそらく今日のわたしたちが想像するよりもずっと大胆な発言だった。人種に関係なく、すべての人々が共通の遺産を受け継いでいるというダーウィンの信念を明確に示しているからだ。一八七二年には、それはきわめて革命的な考えだった。

ダーウィンが気づいたのは、すべての赤ん坊が本能的に知っていること——ヒトの顔はとても表現力が豊かで、即座に相手の心をとらえるということだ。わたしたちがいったいいくつの表情をつくれるのかについては専門家のあいだでも意見が分かれているが——推定は四千百から一万までさまざま——大きな数であることは間違いない[10]。体の総筋肉量のかなりの部分を占める四十以上の筋肉が、顔の表情に関わっている。生まれたばかりの赤ん坊は、ほかのどんな形より、顔を、さらには顔の基礎パターンを好むといわれる。脳の全領域が、顔を認識することだけに集中する。わたしたちは、たとえ常に意識しているわけではなくても、雰囲気や表情のごく微妙な変化にこの上なく敏感だ。ダニエル・マクニールが著書『顔（*The Face*）』で引用した実験では、男性が二枚の女性の写真を見せられた。一方の瞳孔をほんの少し拡大した以外、あらゆる点で同じ写真だ。はっきり認識できないほどわずかな変更だが、被験者は例外なく瞳孔が大きい女性のほうを魅力的に感じた。けれども、理由はうまく説明できなかった。

一九六〇年代、ダーウィンが『人及び動物の表情について』を書いて一世紀近くたったころ、カリフォルニア大学サンフランシスコ校の心理学教授ポール・エクマンは、欧米の習慣をまったく知らないニューギニアの遠隔地の部族民を調査して、顔の表情に普遍性があるのかどうか検証することにした。エクマンは、六つの表情が世界共通であるという結論に達した。恐れ、怒り、驚き、喜び、嫌悪、悲しみ。何より普遍的な表情が微笑みだそうで、それはなかなかすてきなことに思える。わたしたちが知っている社会はひとつ残らず、微笑みに対して同じような反応を示すということだ。本物の微笑みはほんの束の間の現象で、〇・七秒から四秒ほどしか続かない。だから逆に、笑顔をずっと保たれると不気味に見えてくるのだ。本物の微笑みは、装うことができない唯一の表情だという。フランスの解剖学者G＝B・デュシェンヌ・ド・ブローニュは、早くも一八六二年に、自然に現われる本物の微笑みには両目の眼輪筋の収縮が関わっていて、その筋肉の独立制御はできないことを発見した。唇を笑みの形にすることはできても、偽りの喜びで目を輝かせることはできないのだ。

ポール・エクマンによると、ヒトはみんな〝微表情〟を駆使しているという。もっと一般的な、制御された表情が伝えていることとは無関係に、四分の一秒ほどの一瞬の表情で、内に秘めた真実の感情をあらわにする。エクマンによると、ほとんどの人はその赤裸々な表情を見逃しているが、仕事仲間や愛する人が本当は何を考えているかを知りたいなら、その表情の見分けかたを学べるそうだ。

霊長類の基準からすると、ヒトの頭部はとても奇妙な形状をしている。平らな顔、高い額、突き出た鼻。人間特有の目鼻の配置には、ほぼ間違いなくいくつもの要因が絡んでいる。たとえば、直立姿勢、大きめの脳、食事とライフスタイル、持続的に走れるようにつくられた体（呼吸のしかたに影響する）、伴侶について魅力的だと思う条件（たとえば、えくぼなど、発情したゴリラなら見てもなんとも思わないもの）。

わたしたちの存在にとっていかに顔が重要であるかを考えると驚きだが、顔についてはいまだに謎の部分がとても多い。たとえば、眉毛を見てみよう。わたしたちに先立つヒト科の多くの種はみんな突出した眉弓《びきゅう》を持っていたが、ホモ・サピエンスはそれを捨てて、よく動く小さな眉を選んだ。理由はよくわからない。一説によると、眉は汗が目に入らないようにするためにあるらしいが、眉が本当にうまくやってのけるのは、感情を伝えることだ。片方の眉を吊り上げるだけで、「信じられないな」から「気をつけたほうがいいよ」、「セックスしない？」まで、何種類のメッセージを送れるか考えてみてほしい。『モナ・リザ』が謎めいて見える理由のひとつは、眉毛がないからだ。ある興味深い実験では、被験者たちが、デジタル加工された有名人のふた組の写真を見せられた。一方の写真は眉が削除され、もう一方は両目が取り除かれている。驚いたことに、圧倒的な差で、被験者たちは目よりも眉のない有名人を識別するほうをむずかしく感じた。

まつげの存在理由も同じくらい不明確だ。まつげが目の周囲の気流をわずかに変化させて、ほこりの微粉を追い払い、小さな微粒子が目に入るのを防いでいるという証拠もないではないが、おそらくいちばんの利点は顔におもしろみと魅力を加えることだろう。一般的に、まつげの長い人は短い人より魅力的と見なされる。

さらに異例なのが鼻だ。哺乳類のあいだでは、丸みのある突き出た鼻ではなく、鼻面《はなづら》を持つのが通常となっている。ハーヴァード大学の人類進化生物学教授ダニエル・リーバーマンによると、ヒトの外鼻と入り組んだ副鼻腔は、効率的な呼吸と、長距離走でのオーバーヒート防止に役立つよう進化したという。それは明らかに、わたしたちに適した仕様なのだろう。ヒトとその祖先は、およそ二百万年のあいだ、ずっと突き出た鼻を備えているのだから。

最も不可解なのが顎先だ。顎先はヒトに特有の部位で、なぜわたしたちがその部位を持っているのかは誰にもわからない。何か頭部にとって構造上の利点があるわけでもないらしいので、もしかすると単純に、人は形のよい顎先をすてきだと思うのかもしれない。リーバーマンは、めずらしく気軽な調子でこう書いている。「この最後の仮説を検証するのはとりわけむずかしいが、読者のみなさんもしかるべき実験を考えてみてほしい」。わたしたちは確かに、〝軟弱なおぼっちゃん《チンレス・ワンダー》〟〔訳注　chinless wonder は「顎の引っ込んだできそこない」といった意味で、良家の息子をばかにした表現〕のうわさをしたり、ほかにも、後退した顎を人格や知性の欠陥と結びつけたりする。

誰もが形のいい鼻やきれいな目を称賛するが、顔の造作の大部分が持つ本当の目的は、感覚を通じて世界を解釈する手助けをすることだ。感覚と言えば、決まって五感とされるのは不思議に思える。ヒトにはそれよりずっと多くの感覚が備わっているからだ。平衡感覚、加減速の感覚、空間での体の位置を知る感覚（固有感覚と呼ばれる）、時間経過の感覚、食欲の感覚。体内には、自分がどこにいてどうしているのかを教えてくれるシステムが、ぜんぶ合わせると（数えかたにもよるが）三十三種類ほどもある。

味覚については次章で口内を探索するときに触れるつもりだが、ここでは頭部が担う最もなじみ深い三つの感覚を見てみよう。視覚、聴覚、嗅覚だ。

「見える」という奇跡

言うまでもないが、目はすばらしいものだ。大脳皮質全体の約三分の一は、視覚と関連している。ヴィクトリア女王時代の人々は、目の複雑さに驚異の念をいだいていたので、よくそれを、生命が知性ある偉大な存在によって設計された証拠として言及した。目が選ばれたのは意外なことだった。なぜなら、実を言うと、目はむしろ逆――文字どおり、前後逆につくられているからだ。光を検出する杆体《かんたい》と錐体《すいたい》は後方にあるが、それらに酸素を供給し続ける血管は前方にある。そこには血管や神経線維や他の付随的な老廃物があり、目はそれらすべてを通してものを見なくてはならない。通常、脳があらゆる干渉を取り消してくれることになっているが、いつもうまくいくとはかぎらない。晴れた日の明るい青空に目を向けたとき、白い小さな光が一瞬の流れ星のように現われては消えるのを見たことはないだろうか。驚くべきことに、見えているのは、自分の白血球が網膜前面の毛細血管の中を移動する様子だ。白血球は（赤血球に比べて）大きいので、ときどき狭い毛細血管の中で一瞬だけ滞留することがあり、それが見えるというわけだ。こういう現象を、正式な名称では「シェーラーのブルーフィールド内視現象」と呼ぶ（二十世紀前半のドイツの眼科医リヒャルト・シェーラーにちなむ）が、一般にはもっと詩的な、「青空の妖精」という名で知られている。明るい青空を背景にすると特にはっきり見えるわけは、白血球が青い光を吸収しないからだ。飛蚊症《ひぶんしょう》もそれと似た現象といえる。目のゼリー状の硝子体液《しょうしたいえき》内に微細な線維の塊ができ、網膜に影を落とす。飛蚊症は年齢を重ねた人にはよくあることで、たいてい害はないが、網膜裂傷を示す場合もある。正式名称はムスカイボリタンテス(muscae volitantes〝飛んでいる虫〟)というので、誰かに自慢したい人は憶えておくといい。

ヒトの眼球を手にのせてみたら、その大きさに驚くかもしれない。眼窩に収まっているときには、約六分の一しか見えていないからだ。目はゲルで満たされた袋のような感触だが、実際にゲル状の物質、前述の硝子体液(vitreous humour)で満たされているのだから、それも当然だろう(解剖学では、〝humour《ユーモア》〟は、もちろん笑いを引き起こす能力のことではなく、体液や体内の半流動体を表わす)。

さすが複雑な器官だけあって、目にはたくさんの部品がついている。広く名前が知られているものもあれば(虹彩、角膜、網膜)、あまり知られていないものもある(中心窩、脈絡膜、強膜)が、基本的にはカメラと同じだ。前方の部品——水晶体と角膜——が、通過する像をとらえ、目の後壁——網膜——に投射する。光受容体がそれを電気信号に変え、視神経を介して脳に伝える。

視覚の構造の中で、ちょっぴり時間を割いて感謝を捧げるにふさわしい部分があるとすれば、それは角膜だ。このささやかなドーム形のゴーグルは、目を周囲の攻撃から守るだけでなく、眼球のピント合わせという作業の三分の二を担っている。水晶体は、手柄をひとり占めしているように思えるが、ピント合わせには約三分の一しか関わっていない。角膜は、驚くほど印象が薄い存在だ。角膜を取り出して指先にのせてみたとしても(とてもしっくり収まることだろう)、まったく大したものには見えない。しかし、体のどの部分もたいてい同じだが、じっくり観察してみると、そこには驚異的な複雑さがある。五層から成り——角膜上皮、ボーマン膜、角膜実質、デスメ膜、角膜内皮——厚さ〇・五ミリ少々の空間に薄く重なり合っている。透明でなくてはならないので、血液供給はごく控えめ——いや、ないに等しい。

ほとんどの光受容体がある部分——実際に見るという仕事を担っている部分——は、中心窩と呼ばれる(fovea〝浅い穴〟を意味するラテン語に由来。中心窩にはわずかなくぼみがある)[11]。これほど重要な部分が、ほぼ誰にも知られていないのは興味深い。

これらすべてを（まさに文字どおりの意味で）よどみなく働かせ続けるために、絶えず涙がつくられている。涙のおかげで、まぶたがいつも滑らかに動くだけでなく、眼球表面の小さな凹凸がならされ、ピントの合った視力が得られる。また、抗菌性の化学物質が含まれていて、ほとんどの病原体をうまく防いでいる。涙には三種類ある。基本的な涙、反射的な涙、そして感情的な涙だ。基本的な涙は、潤滑剤の役割をする機能的なものだ。反射的な涙は、煙や切ったタマネギなどによって目がひりひりしたときに出てくる。そして感情的な涙は、説明するまでもないが、他に類を見ないものでもある。わかっているかぎりでは、感情によって涙を流す生き物はヒトだけらしい。なぜわたしたちが泣くのかは、人生の多くの謎のひとつだ。大泣きしても、生理学上の利点は何もない。しかも少し奇妙なのは、激しい悲しみを表わすこの行為が、無上の喜びや静かな陶酔や大きな誇らしさ、その他ほとんどどんな強い感情の状態にでも誘発されることだ。

涙の生成には、目の周囲にある数え切れないほどの小さな腺が関わっている。たとえば、クラウゼ腺、ヴォルフリング腺、モル腺、ツァイス腺、さらにはまぶたに五十近くあるマイボーム腺。ヒトは合計で、一日に百五十～三百グラムほどの涙をつくっている。涙は、両目の端の小さなふっくらした隆起（涙乳頭と呼ばれる）にある涙点という穴から鼻腔内に排出される。感情の高まりで泣くと、涙点が液体を鼻腔へ排出し切れないので、あふれて頬を伝い落ちる。

虹彩は、目に色を与えている部分だ。ふたつの筋肉から成り、カメラの絞りのように、瞳孔の開口を調整し、必要に応じて光を入れたり締め出したりしている。表面的には、虹彩は瞳孔を囲むきれいな輪に見えるが、ダニエル・マクニールによれば、間近で調べてみると、実際には「多種多様な斑点やくさび形やスポーク形」から成っていて、そのパターンはひとりひとり異なる。だから、現在では検問所で虹彩認識装置を使って身元を確認することが増えているのだ。

白目は、正式には強膜（ギリシャ語の〝強い〟に由来）として知られる。わたしたちの強膜は、霊長類の中でも独特だ。白目があるおかげで、他者の視線をかなり正確に読み取ることができるうえに、黙ったままで意思の疎通ができる。眼球をわずかに動かすだけで、たとえば、レストランで同席者の目を、近くのテーブルに着いた誰かに向けさせることも可能だ。

わたしたちの目には、視覚のための二種類の光受容体がある。薄暗い環境でものを見るのを助けるが、色はつけてくれない「杆体」と、光が明るいときに働き、世界を青、緑、赤の三色に分ける「錐体」だ。いわゆる色覚異常の人はたいてい、三種類ある錐体のひとつが欠けているので、一部の色しか見えない。まったく錐体を持たない人は色を識別できず、一色覚（achromatopsia）と呼ばれる。問題になるのは、患者の世界にめりはりがないことではなく、明るい光をまぶしく感じすぎて、日光のもとで何も見えなくなってしまうことだ。わたしたちはかつて夜行性だったので、祖先は色に対する鋭敏さをいくらか捨てて――つまり、杆体のために錐体を犠牲にして――より高い暗視能力を獲得した。かなり後に、霊長類は赤やオレンジを見る能力をふたたび進化させ、熟した果実を見つけるのがうまくなったが、今でもヒトが持つ色の受容体は三種類だけで、それに比べて鳥や魚や爬虫類は四種類持っている。ほぼすべての非哺乳類が、わたしたちより視覚的に豊かな世界を生きているという事実を思うと、謙虚な気持ちになれる。

その一方で、わたしたちは手持ちのものをなかなかうまく利用している。さまざまな計算方法によると、ヒトの目はおよそ二百万から七百五十万の色を見分けられるという。最少の推定値でもかなりの数だ。

あなたの視野は驚くほどこぢんまりとしている。腕を伸ばして親指の爪を見てみよう。どの瞬間でも、完全に焦点を合わせられるのは、そのくらいの面積だ。しかし、目は絶えずすばやく動いて、毎秒四枚のスナップを撮っているので、もっと広い領域が見えているような気がするのだ。そういう目の動きは急速眼球運動《サッケード》と呼ばれ（乱暴に引っぱるという意味のフランス語に由来）、あなたは毎日、まったく意識もせずに約二十五万回もその動きを行なっている（まわりの人たちが行なっていることにも気づかない）。

また、神経線維はまとまって後方のひとつの経路を通って目から出ていき、その部分は光を感知できないので、視野の中央から約十五度ずれた場所に盲点ができる。視神経はなかなか頑丈で、鉛筆くらいの太さがあり、かなり大きな視覚空間が失われていることになる。簡単な方法を使って、この盲点を確認できる。まず、左目を閉じて、右目でまっすぐ前を見る。次に、右手の指を一本立てて、できるだけ顔から遠ざける。しっかり前を見たまま、ゆっくり指を視野の端から端まで動かす。どこかの時点で、まるで奇跡のように、指先がふっと消えてなくなる。おめでとう。あなたは自分の盲点を発見した。

普段は脳が継続的に空白を補正してくれるので、盲点に気づくことはない。その過程は知覚的補完と呼ばれる。知っておいて損はないのは、盲点がただの点よりずっと大きいことだ。それは視野のかなりの部分を占める。なんとも驚くべきことに、あなたが〝見ている〟あらゆるものの大きな一部は、実際には想像したものなのだ。ヴィクトリア女王時代の自然主義者たちはときどきこれを、神の恩恵のさらなる証として挙げたが、なぜ神がそもそもわたしたちに欠陥のある目をお与えになったのかをじっくり考えてみることはなかったようだ。

ヘッドホンの使い過ぎにご注意を

聴覚もまた、ひどく過小評価されている奇跡のひとつだ。もしも三本の小さな骨と、いくらかの筋肉と靱帯の束、一枚の繊細な膜、いくつかの神経細胞を与えられたとしたら、それらの材料を使って、ほぼ完璧な忠実度で、ありとあらゆる聴覚経験が得られる装置をつくれるだろうか。親密なささやき、交響曲の豪華さ、木の葉を打つ雨のぱらぱらという心安らぐ響き、となりの部屋の蛇口から落ちる水の滴り。九百ドルのヘッドホンを耳に着け、豊かで甘美な音に驚嘆するとき、その高価な機器がやっているのは、あなたの耳が無料で与えてくれる聴覚経験にそこそこ近いものを伝えているだけであることを忘れないでほしい。

耳は三つの部分から成る。いちばん外側の、顔の横にある、わたしたちが耳と呼ぶ部分は、正式には耳介という（pinna や不思議に思えるが、〝ひれ〟または〝羽根〟を意味するラテン語に由来）。一見したところ、耳介は仕事に適した設計ではないように思える。エンジニアがゼロから設計するなら、もっと大きく硬いもの――たとえばパラボラアンテナに近いもの――をつくり、絶対にその上に髪を垂らしたりはさせないだろう。しかし実のところ、わたしたちの外耳の厚く柔らかい螺旋《らせん》は、通過音をとらえる仕事を驚くほどうまくこなす――しかもそれだけではなく、その音がどこから発せられ、注意を要するかどうかを立体的に把握するのも得意だ。だから、カクテルパーティーで誰かが部屋を横切りながらあなたのうわさをしているのが聞こえるだけでなく、振り返って不気味なほどの正確さで話し手を特定することもできる。あなたの祖先が果てしなく長い年月のあいだ、猛獣の獲物として過ごした末に、その能力を授けてくれた。

どんな外耳も同じように機能するものの、ひとりひとりの耳は独特の形につくられ、指紋と同じくらい明確に持ち主の区別がつくらしい。イギリスの動物学者デズモンド・モリスによると、ヨーロッパ人の三分の二は側頭部から離れて垂れ下がった分離型の耳たぶ〔訳注　いわゆる福耳〕をしていて、三分の一は側頭部となだらかにつながった密着型の耳たぶ〔訳注　いわゆる平耳〕をしている。耳たぶがつながっているか垂れ下がっているかで、聴覚やその他の何かに影響することはまったくない。

耳介の奥の通路、外耳道は、鼓膜と呼ばれるぴんと張った頑丈な組織で行き止まりになる。ここが外耳と中耳の境界だ。鼓膜の小さな振動が、三つまとめて耳小骨、個々では槌骨《つちこつ》、砧骨《きぬたこつ》、鐙骨《あぶみこつ》（それらの道具になんとなく形が似ているから）と呼ばれる体内で最も小さな三つの骨に伝えられる。耳小骨は、進化が往々にして〝間に合わせ〟のものであることを示す完璧な実例だ。遠い祖先の体内では顎骨だったものが、ほんの少しずつ移動して、わたしたちの内耳の新しい位置に収まった。三つの骨は、人体の歴史の大半で、聴覚とはなんの関係もなかった。

耳小骨は音を増幅し、蝸牛《かぎゅう》を通じて内耳へ伝えるために存在する。蝸牛はその名のとおりカタツムリのような形状で、不動毛と呼ばれる二千七百本の繊細な毛のような線維で満たされている。音波がそこを通り抜けると、不動毛が海草のように揺れる。次に脳がすべての信号をまとめて、たった今聞こえたのが何かを把握する。すべてはこの上なくささやかな規模で行なわれるが——蝸牛はヒマワリの種ほどの大きさしかなく、耳小骨の三つの骨はシャツのボタンの上に収まる程度——信じられないほどうまく働く。原子一個分の幅より小さく鼓膜を動かす圧力波でも、耳小骨を作動させ、音として脳に届くだろう。その機能は、まったく文句のつけようがない。音響科学者のマイク・ゴールドスミスはこう言った。「もっと静かな音まで聞こえるとしたら、わたしたちは絶え間ない騒音の世界を生きることになるだろう。まわりじゅうにある空気の分子のランダムな動きまで聞こえてしまうからだ。わたしたちの聴覚は、本当にこれ以上ないほど優れている」。最も静かな音から最もやかましい音まで、ヒトが感知できる振幅範囲は約一兆倍に及ぶ。

ひどくやかましい音による損傷から身を守るために、音響反射と呼ばれるものが備わっている。耐えがたいほど激しい音を感知したとたん、筋肉が鐙骨を蝸牛からすばやく引き離して、実質的に回路を断ち、その後何秒かはその状態を保つ。だから、大音響のあとには耳が聞こえなくなるのだ。残念ながら、この仕組みは完璧とはいえない。あらゆる反射と同じように、すばやくはあるが瞬時ではなく、筋肉が収縮するのに三分の一秒ほどかかるので、その時点までにはかなりの損傷を受けていることがある。

わたしたちの耳は、静かな世界のためにつくられている。進化は、ヒトが耳にプラスチックの丸いものを突っ込んで、小さな鼓膜全域を百デシベルの美しい旋律の轟音にさらすなどとは予測していなかった。不動毛は、どちらにしても年を取るにつれて摩耗していき、悲しいことに再生はしない。損傷してしまった不動毛の機能は、永遠に失われたままになる。そこに特に理由はない。鳥類では、不動毛はなんの問題もなくふたたび伸びてくる。ただ、ヒトではそれが起こらないだけだ。高周波用の不動毛は前方に、低周波用の不動毛は奥にある。つまり、高周波から低周波までのあらゆる音波が高周波用の不動毛を通ることになり、この交通の激しさのせいで、より早く摩耗してしまう。

さまざまな音の力と強さと大きさを測定するため、一九二〇年代の音響科学者たちは、デシベルという概念を考案した。この用語は、英国郵便公社の技師長だった（当時は電話網も管理していたので、音増幅に興味があった）サー・トマス・フォーチュン・パーヴィス大佐がつくった。デシベルは対数で表わされる。つまり数値は通常の意味で数学的に増えるのではなく、倍率で増えていく。だから、十デシベルの音ふたつを合計しても二十デシベルにはならず、十三デシベルになる。音量は六デシベルごとに二倍になるので、九十六デシベルの騒音は九十デシベルの騒音よりちょっとうるさいのではなく、二倍うるさい。騒音の苦痛閾は約百二十デシベルで、百五十デシベルを超える騒音では鼓膜が破れる可能性がある。比較のために書いておくと、図書館や田舎道のような静かな場所は約三十デシベル、いびきは六十〜八十デシベル、近くで轟《とどろ》く本当にやかましい雷鳴は百二十デシベル、離陸時のジェットエンジンの気流にさらされて立っていれば百五十デシベルになるだろう。

また耳は、平衡感覚を保つ役割も果たしている。半規管と、連携したふたつの小さな嚢から成る耳石器という、小さいけれど精巧な一連の器官のおかげだ。これらはまとめて「前庭系」と呼ばれる。前庭系は、ジャイロスコープが飛行機に対してやっていることを、きわめて小型化された形ですべてやっている。前庭系の管には、アルコール水準器の中の気泡に少し似た働きをするゲルが入っている。ゲルの左右または上下の動きが、どちらの方向に移動しているかを脳に伝える（だから、視覚的な手がかりがなくても、エレベーターで上と下のどちらに向かっているかがわかる）。メリーゴーラウンドから飛び降りるとくらくらする理由は、頭が止まってもゲルが動き続けているので、体が一時的に混乱しているからだ。年を取るにつれてゲルが濃くなり、以前ほど勢いよく動かなくなる。年を取ると足元が不安定になりやすいのは（そして、動いているものから飛び降りるなどもってのほかとされるのは）、そのせいもある。平衡感覚の喪失が長引いたり深刻だったりすると、脳はそれをどうとらえればいいかわからず、中毒と解釈する。だから平衡感覚を失うと、たいてい吐き気がするのだ。

ときどき意識に割り込んでくるもうひとつの耳の部分は、耳管（エウスタキオ管）だ。中耳と鼻腔をつなぐ空気の逃げ道のようなものを形成している。乗っている飛行機が着陸態勢に入ったときなど、急激に高度が変わるときに耳に覚えるあの不快感は、誰でも知っているだろう。これは、頭の中の気圧が外の気圧変化に追いつけないせいで起こる。口と鼻を閉じたまま息んで耳抜きをする方法は、ヴァルサルヴァ法として知られる。十七世紀のイタリアの解剖学者アントニオ・マリア・ヴァルサルヴァにちなんで名づけられた。偶然ではなく、エウスタキオ管という名前をつけたのもヴァルサルヴァで、同業の先人バルトロメオ・エウスタキの名を取った。あなたもきっと母親に言われたことがあるだろうが、あまり強く鼻をかみすぎてはいけない。そのせいで鼓膜が破れることがあるからだ。

嗅覚は私的な感覚

嗅覚は、ほとんど誰もが、もしどれかひとつを捨てなくてはならないとしたら捨てると言う感覚だ。ある調査によると、三十歳未満の半数は、気に入りの電子機器を手放すより嗅覚を犠牲にすると答えた。それはちょっとばかげているよ、と意見せずに済むことを願うばかりだ。実のところ嗅覚は、ほとんどの人が認識しているよりも、幸福や満足感にとってはるかに重要な役割を果たしている。

フィラデルフィアのモネル化学感覚研究所では、ありがたいことにあまり競争相手もいないので、匂いというものを理解することに努力が傾けられている。ペンシルヴェニア大学のキャンパスのとなりにある味気ない煉瓦造りの建物に配置されたモネルは、味覚と嗅覚という複雑だが軽視されている感覚を専門に扱う世界最大の研究機関だ。

「嗅覚は、いわば孤立無援の研究分野です」。二〇一六年の秋にわたしが訪ねたとき、ゲーリー・ボーシャンは言った。ボーシャンは、白い顎ひげをきちんと整えた、親切で口調の柔らかい男性で、研究所の名誉会長を務めている。「視覚と聴覚をテーマにした論文の数は、毎年何万本にもなります」とボーシャン。「嗅覚の論文は、多くて数百本です。研究資金についても同じで、嗅覚と比べると、聴覚と視覚への資金提供は少なくとも十倍になります」。

結果として、嗅覚については、その具体的な働きを含め、まだわからないことがたくさんある。鼻をひくつかせたり、息を吸ったりすると空気中の匂い分子が鼻腔に流れ込み、嗅上皮と接触する。およそ三百五十〜四百種類の匂い受容体を持つ神経細胞から成る部分だ。適切な種類の分子が適切な種類の受容体を活性化させると、脳に信号が送られ、匂いと解釈される。どのくらい正確にそれが行なわれているかが、議論の的になっている。多くの専門家は、錠に差し込まれた鍵のように、匂い分子が受容体に適合すると考えている。この説の問題は、化学的に異なる形状の分子でも同じ匂いがする場合もあれば、ほぼ一致する形状でも異なる匂いがする場合もあり、形状に基づく単純な説明では足りないと思われることだ。そこで、それに対抗する、もう少し複雑な説がある。受容体が「共振」と呼ばれるものによって活性化されるという説だ。要するに、受容体は分子の形状ではなく、振動のしかたによって刺激されるのかもしれない。

科学者ではないわたしたちにとっては、結果は同じなのでどちらでもかまいはしない。重要なのは、匂いが複雑で分析しにくいことだ。芳香分子は通常、一種類だけでなく複数の匂い受容体を活性化させる。ピアニストが和音を弾くのに似ているが、広大な鍵盤が必要になる。たとえばバナナには三百種類の揮発性物質、つまり芳香中の活性分子が含まれている。トマトには四百種類、コーヒーには六百種類以上だ。これらがどんなふうに、どの程度、芳香に関わっているのかを解明するのはたやすいことではない。最も単純なレベルでさえ、結果は直感とまったく相容れないことが多い。イソ酪酸エチルの果物に似た匂いと、エチルマルトールのキャラメルのような香りと、アリル-α-イオノンのスミレの香りを組み合わせると、パイナップルの匂いになる。三つの主要な成分とはぜんぜん違う匂いだ。また、化学物質には、まったく構造が異なるのに同じ匂いがするものもあるが、なぜそうなるのかはやはり誰にもわからない。焦げたアーモンドの匂いは、ヒトの鼻がどう感知するか以外に何も共通点がない七十五種類の化学物質の組み合わせでつくれる。このようにあまりにも複雑なので、すべてを理解するための研究はまだ始まったばかりと言っていいだろう。たとえば甘草《かんぞう》の匂いが解読されたのは、つい最近の二〇一六年だ。これから読み解かなければならないありふれた匂いが、まだまだたくさんある。

何十年ものあいだ、ヒトはおよそ一万種類の匂いを嗅ぎ分けられるということで広く意見が一致していたが、ふと誰かがその主張の起源を調べてみたところ、最初に論じたのははるか昔の一九二七年、ボストンのふたりの化学エンジニアで、単にそう推測しただけだったことがわかった。二〇一四年、パリのピエール・マリー・キュリー大学とニューヨークのロックフェラー大学の研究者たちは、《サイエンス》誌に、実際にはヒトはそれよりはるかに多く——少なくとも一兆種類か、もしかするとそれ以上の匂いを感知できると報告した。すぐさま、同分野の他の科学者たちが、その研究で使われた統計的手法に疑問を投げかけた。「その主張には根拠がない」と、カリフォルニア工科大学の生物科学教授、マーカス・マイスターはきっぱり言った。

ヒトの嗅覚について興味深く重要な点は、基本的な五感の中で、視床下部が介在しない唯一の感覚であることだ。わたしたちが何かの匂いを嗅ぐと、理由はわからないが、その情報はまっすぐ嗅覚皮質に向かう。嗅覚皮質は、記憶が形成される海馬に近い場所にあるので、一部の神経科学者は、なぜある種の匂いが記憶を呼び起こすとても強い力を持つのかをこれで説明できると考えている。

匂いは確かに、きわめて私的な経験だ。「嗅覚の最も驚くべき側面は、わたしたち全員が、違う形で世界の匂いを感じていることだと思います」とボーシャンは言った。「わたしたちはみんな、三百五十から四百種類の匂い受容体を持っていますが、全員に共通するのはたったの半分ほどです。つまり、わたしたちは同じ匂いを嗅いではいないのです」。

ボーシャンは机のほうに手を伸ばし、小瓶を取り出してふたを外してから、わたしに手渡して匂いを嗅がせた。なんの匂いも嗅ぎ取れなかった。

「アンドロステロンというホルモンです」とボーシャンが説明した。「約三分の一の人々は、あなたのように、匂いを嗅ぎ取れません。三分の一は尿のような匂いを感じ、あとの三分の一は白檀《びゃくだん》の匂いを感じ取ります」。笑みを広げる。「何かの匂いが心地よいのか、不快なのか、それとも単に無臭なのかで合意すらできない人が三人いるとすれば、匂いの科学がいかに複雑かがわかってくるでしょう」。

たいていの人は自分で思うよりも、匂いの感知を得意としている。カリフォルニア大学バークリー校の研究者たちは、興味深い実験として、広大な草原にチョコレートの香りを振りまき、有志たちに、猟犬のように四つん這いになって地面に鼻を近づけ、匂いの跡をたどってみるよう求めた。驚いたことに、約三分の二の有志たちはかなりの正確さで匂いをたどることができた。実験で使用された十五種類の匂いのうち五種類で、人はなんと犬の能力をしのいでいた。何枚かのTシャツを渡されて匂いを嗅ぎ、その中から配偶者の着ていたTシャツをほぼ特定できることが示された実験結果もある。赤ん坊と母親も、同じくらい巧みに匂いで互いを特定できる。要するに、嗅覚はわたしたちが認識しているよりずっと重要なのだ。

嗅覚の完全な喪失は嗅覚脱失として知られ、部分的な喪失は嗅覚減退と呼ばれる。世界人口のおよそ二～五パーセントはそのどちらかを患っている。これはきわめて高い割合だ。特に不運な少数の人々は、異嗅症に苦しんでいる。これは何もかもが糞便のような匂いに感じられる病気で、誰に聞いても想像どおりの恐ろしさらしい。モネル研究所では、嗅覚喪失を〝見えない障害〟と呼ぶ。

「味覚を失う人はめったにいません」とボーシャンは言う。「味覚は三つの異なる神経に支えられているので、バックアップがかなりたくさんあるのです。嗅覚ははるかに脆弱です」。嗅覚喪失のおもな原因は、インフルエンザや副鼻腔炎などの感染症だが、頭部打撲や神経変性疾患によって起こることもある。アルツハイマー病の初期症状のひとつが、嗅覚喪失だ。頭部外傷によって嗅覚を失った人の九十パーセントは、一生取り戻せない。感染症で失った人の場合は、やや少ない約七十パーセントが永久に嗅覚を失う。

「嗅覚を失った人はたいてい、自分の人生からどれほど多くの喜びが奪われたかに気づいて愕然とします」とボーシャン。「わたしたちは匂いを拠りどころにして世界を解釈していますが、同じくらい重要なのは、そこから喜びを得ているということなのです」。

これは特に食べ物について言えることで、そのきわめて重要なテーマについては、次の一章を割く必要があるだろう。

（9）頭蓋計測学は、頭蓋学（craniology）と呼ばれることもある。その場合は、現代のれっきとした同名の分野とは区別する必要がある。現代の頭蓋学は、古代の人々の解剖学的差異を研究するために人類学者や古生物学者に利用されるだけでなく、発見された頭蓋骨の年齢、性別、人種を特定するために法医学者にも利用されている。

（10）とはいえもちろん、どの数字もほとんど抽象的なものに違いない。いったいどうやって表情千十三番を、千十二番や千十四番と区別するのだろう？　そういう違いは、どれもごく微小なはずだ。基本的ないくつかの表情さえ、ほとんど区別はできない。恐れと驚きはふつう、その感情を誘発した前後関係がわからなければ見分けられない。

（11）ちなみに、視力20／20〔訳注　日本の視力検査では一・〇に相当〕とは、二十フィート〔訳注　約六メートル〕の距離から、適度に視力のよい人たちに見えるものが、あなたにも同じ程度見えるというだけの意味だ。視力が完璧なわけではない。

第六章　あなたの「入り口」は大忙し

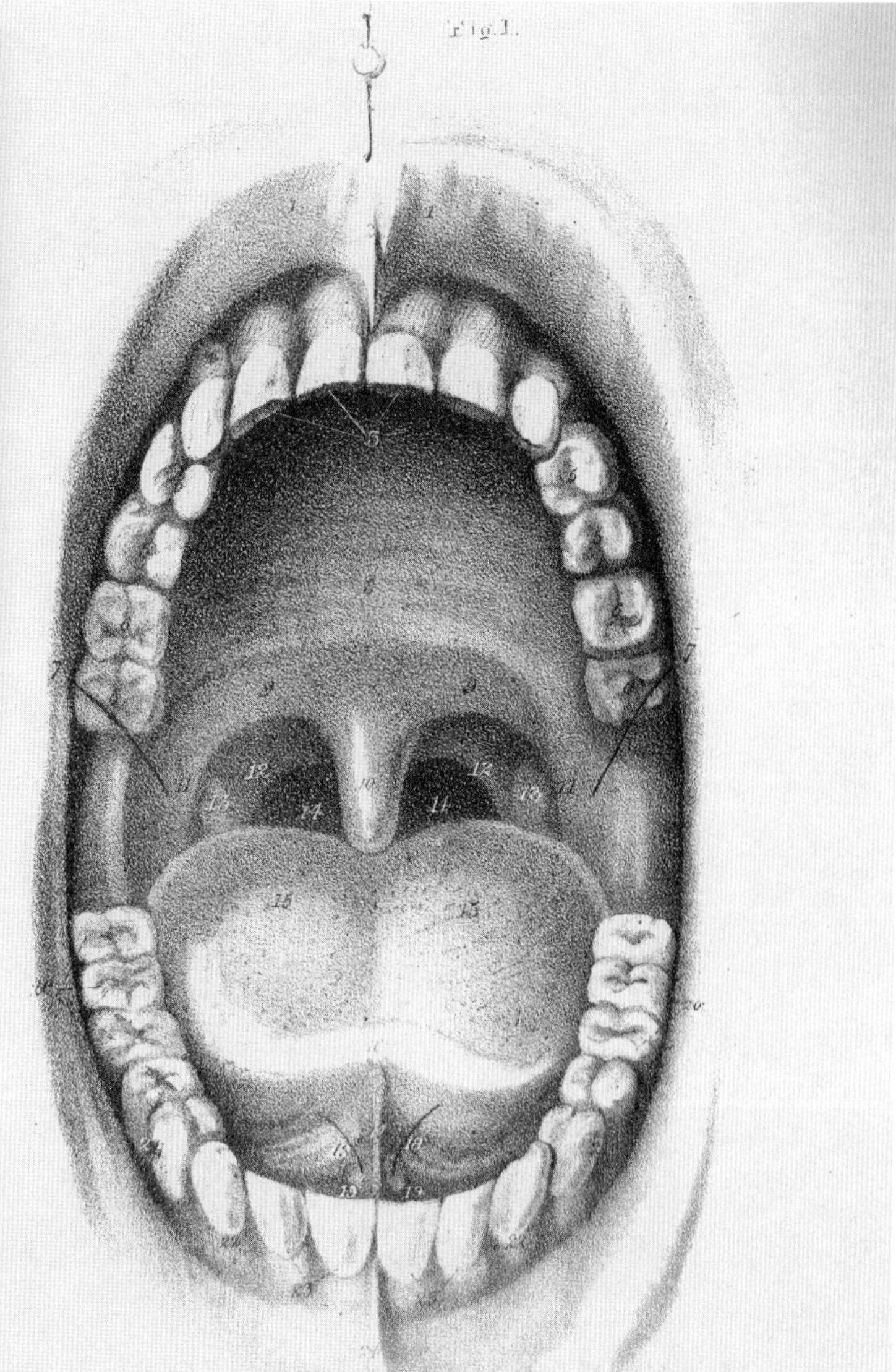

長生きしたいなら、食事を減らしなさい。
——ベンジャミン・フランクリン

扉　アイルランドの解剖学者ジョーンズ・クアンらの
著書『人体の内臓』（*The Viscera of the human body*、1840年）の挿絵

一八四三年の春、偉大な技師イザムバード・キングダム・ブルネルはめずらしく仕事を休み――当時、それまで設計された中で最大規模かつ最大限に技師の技量が試される蒸気船、〈グレート・ブリテン〉号を建造中だった――手品で子どもたちを喜ばせる予定だった。ところが、物事はあまり計画どおりに進まなかった。手品の途中で、ブルネルは舌の裏に隠していた半ポンド金貨をうっかり飲み込んでしまった。ブルネルが驚きの表情を浮かべ、続いて金貨が喉を滑り落ちて気管の基部につかえるのを感じ、うろたえ、ちょっとしたパニックの面持ちになっただろうことは、なんとなく想像できる。それほどひどい痛みはなかったが、不快で落ち着かない気分だった。少しでも金貨が位置を変えれば、窒息するかもしれないとわかっていたからだ。

次の数日間、ブルネル、友人と同僚、家族と医師団は、背中を強く叩いたり、両足首を持って高く持ち上げたり（小柄だったので簡単に持ち上げられた）、勢いよく揺さぶったりといった、誰でも思いつくような治療法を何もかも試したが、どれもうまくいかなかった。ブルネルは工学技術による解決策を探り、さかさまにぶら下がれる機械装置を設計して、大きな弧を描きながら揺れ、その動きと重力によって金貨が飛び出てくれることを期待した。それもうまくいかなかった。

ブルネルの苦境は、国じゅうの話題になった。国内のあらゆる地域、そして国外からも助言が殺到したが、どの方法を試しても失敗に終わった。ついに、高名な医師サー・ベンジャミン・ブロディーが、気管切開術という危険で不快な処置を試すことにした。麻酔の助けも借りず――イギリスでの初の麻酔使用はまだ三年先のことだった――ブロディーはブルネルの喉を切開し、長い鉗子《かんし》を気道に差し込んで金貨を摘出しようとしたが、ブルネルが呼吸できずに激しく咳き込んだので、試みを断念するしかなかった。

結局、五月十六日、苦難が始まって六週間余りが過ぎたころ、ブルネルはもう一度自分のスイング装置に体を結びつけ、作動させた。ほとんどすぐさま、金貨は飛び出し、床に転がった。

その直後、高名な歴史家トマス・バビントン・マコーリーは、ペルメル街の〈アセニーアム・クラブ〉に飛び込み、「出たぞ！」とだけ叫んだが、誰もがすぐになんのことかわかったという。ブルネルは事故による後遺症もなくその後の人生を過ごし、知られているかぎりでは、二度と金貨を口に入れなかった。

ここでこんな話をしたのは、指摘するまでもないが、口が危険な場所であることをはっきりさせておきたかったからだ。わたしたちは、ほかのどんな哺乳類より窒息死しやすい。いや、むしろ窒息するようにつくられていると言ってもいいくらいなのだ。どう考えても、身に備えて一生を送るには奇妙な特性だ――気管に金貨を詰まらせるなんてことがあろうとなかろうと。

「食べる」と「話す」と「呼吸する」を同時に行なう場所

口の中をのぞいてみると、そこで見つかる大部分はおなじみのものだ――舌、歯、歯肉、口蓋垂《こうがいすい》（のどひこ）と呼ばれる不思議な小さい突起が鎮座する奥の暗い穴。しかし、いわば舞台裏には、ほとんどの人が聞いたこともない、とても重要な器官がものすごくたくさんある。たとえば、口蓋舌筋、オトガイ舌骨筋、喉頭蓋谷《こうとうがいこく》、口蓋帆挙筋《はんきょきん》。頭部の他のあらゆる部分と同じく、口は複雑さと謎に満ちた王国なのだ。

扁桃を例に取ってみよう。誰にとってもなじみがあるが、それがいったいどんな働きをしているのかを、どれだけの人が知っているだろう？　実は、扁桃がどんな働きをしているのかは誰も知らない。それは、喉の奥の両側で見張りに立つふたつのふっくらした小山だ。咽頭扁桃《アデノイド》も同類だが、鼻腔内の見えない場所に潜んでいる。どちらも免疫系の一部だが、あまり際立った一部ではないと言っておくべきだろう。咽頭扁桃は思春期には縮んでほとんどなくなってしまうことが多く、咽頭扁桃と扁桃のどちらも、全般的な健康状態にさしたる影響なく取り除くことができる。[12]扁桃は、ドイツの解剖学者ハインリヒ・ヴィルヘルム・ゴットフリート・フォン・ワルダイエル゠ハルツ（一八三六～一九二一年）に由来する「ワルダイエル扁桃輪」という、いくぶん大きな構造の一部を成している。ワルダイエル゠ハルツは、一八八八年に「染色体」、一八九一年に「ニューロン」という言葉をつくったことのほうがよく知られている。解剖学者として、体のありとあらゆる部位に関わった。中でも特筆すべきなのは、一八七〇年という時代に、女性が、完全に形成され準備の整った卵子をすべて持って生まれてくるという仮説を初めて主張した人物であることだ。

飲み込むことを解剖学者の言葉で「嚥下《えんげ》」といい、わたしたちはこれをかなり頻繁に――一日に約二千回、平均すると三十秒に一回やっている。飲み込むことは、あなたが思うより、慎重を要する作業だ。飲み込むとき、食べ物はただ重力によって胃の中へ落ちていくのではなく、筋肉の収縮によって押し下げられる。だから、もしそうしたいなら、逆立ちして食べたり飲んだりすることもできる。食べ物のかけらを唇から胃へ運ぶだけのために、合わせて最大五十の筋肉が働いている。筋肉は、あなたが消化器系に何を送り込もうと、間違った方向へ進んでブルネルの金貨のように気道につかえることがないよう、注意深く正確な順番を守らなければならない。

ヒトの嚥下が複雑なのはおもに、ほかの霊長類に比べて喉頭が喉の低い位置にあるからだ。わたしたちの祖先が二足歩行になったとき、直立姿勢に合わせるため、首は長くまっすぐになり、他の類人猿のように頭蓋骨の後方寄りではなく、すぐ下の中央寄りの位置に移動した。偶然ながら、これらの変化のおかげでわたしたちの言語能力は向上することになったが、ダニエル・リーバーマンの言葉を借りれば「気管閉塞」の危険性も高まった。哺乳類の中ではめずらしく、ヒトは空気と食物を同じ通路から送り込む。喉の跳ね上げ戸のような働きをする喉頭蓋という小さな構造物だけが、わたしたちと大惨事を隔てている。喉頭蓋は、呼吸をするときには開き、飲み込むときには閉じて、食物をひとつの方向、空気を別の方向へ送るが、ときどき間違えて、悲惨な結果になることもある。

じっくり考えてみると、なかなかすごいことではないだろうか。席に着いて晩餐会を思いきり楽しむことができ――食べたり、話したり、笑ったり、呼吸したり、ワインを飲んだり――そのあいだ、鼻咽頭《びいんとう》の守護者たちにすべてを二方向の適切な場所に送ってもらいながら、一瞬もそのことを気にしなくていい。みごとなものだ。しかも、それだけではない。仕事や学校の通学区域やケールの値段について おしゃべりしているあいだ、脳は食べているものの味や鮮度だけでなく、大きさや質感も注意深く監視している。だから、大きくて〝湿った〟丸いもの（たとえば牡蠣やアイスクリームの塊）を飲み込むことは許しても、小さく乾いた鋭利なもの、たとえばナッツや種など、すんなり喉を通りにくいものの場合は、もっとていねいに噛むことを要求する。

そのあいだあなたは、この重要な過程を手伝うどころか、ただ赤ワインをさらに喉に流し込んで、自分のあらゆる内部器官を不安定にし、脳の機能を阻害している。体を辛抱強い僕《しもべ》と呼ぶだけでは、とても足りないことがわかるだろう。

必要とされる正確さと、一生のあいだにそのシステムが稼働する回数を考えると、わたしたちがもっと頻繁に窒息しないのが不思議なほどだ。公的な情報源によると、毎年アメリカでは約五千人、イギリスではおよそ二百人が食物を喉に詰まらせて窒息死している。奇妙なのは、人口に合わせて補正しても、アメリカ人がイギリス人より食事中に五倍も窒息しやすいと数字が示していることだ。

アメリカの友人たちがどれほど食事に情熱を注いでいるかを考慮しても、差が大きすぎる。おそらく、多くの窒息死が心臓発作と誤診されている可能性のほうが高い。アメリカでは、そのことに気づいたフロリダ州の検屍官ロバート・ハウゲンが何年も前に、レストランで心臓麻痺を起こして死亡したとされた人々の死因を調べ、それほど苦労せずに、実際には窒息死した人を九人見つけた。《ジャーナル・オブ・ジ・アメリカン・メディカル・アソシエーション》誌の記事で、ハウゲンは、窒息死が一般に考えられていたよりはるかに多く起こっていたと論じた。最も控えめな推定値を使っても、窒息は今日のアメリカにおける事故死の中で、四番めに多い死因となっている。

窒息の危機に対するよく知られた解決策はハイムリック法で、一九七〇年代にこの方法を発明したニューヨークの外科医、ヘンリー・ジューダ・ハイムリック（一九二〇〜二〇一六年）にちなんでそう名づけられた。ハイムリック法は、窒息しかけた人を後ろから抱きかかえて、へそのすぐ上を何度か強く圧迫し、瓶からコルクを抜くように詰まったものを押し出す方法だ（公式には、この空気の噴出はbechic blastとして知られる）。

ヘンリー・ハイムリックはなかなか演出上手な人物だった。この応急処置と自分自身を、これでもかと宣伝した。ジョニー・カーソンとともに『ザ・トゥナイト・ショー』に出演し、ポスターやTシャツを売り、全米で大小の団体に向け講演して回った。自分の手法がロナルド・レーガンやシェール、ニューヨーク市長のエド・コッチ、その他数十万人の命を救ったと自慢した。身近な人たちには、必ずしも人気があったわけではなかった。かつての同僚からは「嘘つきで泥棒」と呼ばれ、自身の息子のひとりからは「五十年に及ぶ広範囲の詐欺」を働いてきたと非難された。ハイムリックは、マラリア療法と呼ばれる治療法を擁護したことでひどく評判を損なった。がんやライム病やＡＩＤＳを治せると信じて、患者を意図的に軽いマラリアに感染させる方法だ。この治療法に対するハイムリックの主張は、まともな科学ではまったく支持されていない。ハイムリックが恥ずべき存在になったせいもあり、二〇〇六年、米国赤十字社は〝ハイムリック法〟という用語を使うのをやめ、〝腹部突き上げ法〟と呼び始めた。
ハイムリックは二〇一六年に九十六歳で亡くなった。死の直前、彼は老人ホームで、自身の応急処置法を使って女性の命を救った。本人がそれを使った機会は、生涯でその一度きりだった。あるいは、そうではないのかもしれない。のちに、別の機会に別の誰かの命を救ったと主張していたことが明らかになった。どうやらハイムリックは、詰まった食べ物の塊だけでなく、真実も巧みに操作していたようだ。

史上最高の窒息の権威は、ほぼ間違いなく、シュヴァリエ・キホーテ・ジャクソン（一八六五〜一九五八年）という華麗な名前を持つ、気むずかしいアメリカの医師だろう。ジャクソンは（胸部外科学会からは）〝気管支食道鏡検査の父〟と呼ばれ、確かにそのとおりの人物だった。もっとも、競争相手がそれほど多くなかったとも言っておくべきだろう。彼の専門は——というより、彼が取り憑かれていたのは——飲み込まれた、あるいは吸い込まれた異物だった。七十五年近く続いたキャリアを通じて、ジャクソンはそういう異物を摘出するための器具の設計と、方法の改良を専門に行なった。そしてその過程で、うっかり摂取された物品二千三百七十四個から成る壮大なコレクションを築き上げた。今日、〝シュヴァリエ・ジャクソン異物コレクション〟は、ペンシルヴェニア州のフィラデルフィア医科大学ムター博物館の地下にある飾り棚に収められている。それぞれの物品は、飲み込んだ人の年齢と性別、物品の種類、それが気管、喉頭、食道、気管支、胃、胸腔、その他のどこにつかえていたか、致命的だったか否か、どんな手段で除去されたかによって、細かく分類されている。事故だったにしても、わけのわからない意図があったにしても、人々が喉に送り込んだ風変わりな品々のコレクションとしては、おそらく世界最大だろう。ジャクソンが生者と死者の喉から摘出した物品の中には、腕時計、ロザリオビーズつきの十字架、小型双眼鏡、小さな南京錠、おもちゃのトランペット、標準サイズの焼き串、ラジエーターのキー、数本のスプーン、ポーカーチップ、(もしかするとほんの少し皮肉なことに)〝わたしに幸運を〟と書かれたメダルなどがあった。

ジャクソンは誰に聞いても、冷ややかで友人のいない男だったが、心の奥にいくらか優しさを秘めていたらしい。自伝にこんな記録を残している。あるとき、子どもの喉から「灰色の塊――おそらく食物か、あるいは壊死組織か」を取り除いた。それがつかえていたせいで、女の子は数日間何も飲み込めずにいたので、助手がその子にコップ一杯の水を手渡した。女の子は用心深く口をつけ、飲み込むことができたので、今度は多めにもうひと口飲んだ。「そして、看護婦の手にそっとコップを返してから、わたしの手を取り、キスをした」。ジャクソンは生涯でただ一度、心が動かされた出来事を書き留めておいたのだった。

ジャクソンは七十五年間精力的に働いて、何百人もの命を救い、ほかの者たちがさらに数え切れないほどの人を救えるように、訓練を行なった。患者と同僚に対してもう少しだけ愛想よくしていれば、きっと今の世でもっと知られていただろう。

バスタブ二百杯分の唾液

口が、湿ってぬらぬらと光るほら穴であることを見落とす人はいない。それは口じゅうに十二の唾液腺が散在しているからだ。典型的な成人は、一日に約一・五リットル弱の唾液を分泌する。ある計算によると、わたしたちは生涯に約三万リットルの唾液を分泌するという(深いバスタブ二百杯分ほどに相当する)。

唾液は、ほとんど完全に水だ。他の成分は〇・五パーセントのみだが、そのわずかな部分に役立つ酵素――化学反応を促進するタンパク質――がたくさん含まれている。特に、アミラーゼとプチアリンは、炭水化物の糖質がまだ口の中にあるあいだに分解し始める。パンやジャガイモのようなでんぷん質の食物を普段より少し長く噛んでいると、すぐに甘みに気づくだろう。わたしたちにとって不運なのは、口中の細菌も甘いものを好むことだ。細菌は分解された糖質を貪《むさぼ》って代わりに酸を排出し、歯に穴をあけて虫歯にする。その他の酵素、とりわけリゾチーム――アレクサンダー・フレミングがペニシリンと遭遇する前に発見した酵素――は、たくさんの侵入病原体を攻撃するが、残念ながら、虫歯の原因になる細菌とは戦ってくれない。わたしたちは、たくさんの厄介事を引き起こす細菌を殺せないだけでなく、積極的に育てているという、やや奇妙な立場にある。

つい最近、唾液にはオピオルフィンと呼ばれる強力な鎮痛成分も含まれていることが発見された。モルヒネの六倍の効果があるが、ごく少量しか入っていないので、年がら年じゅうハイになることもなければ、舌を火傷したり頬を噛んだりしたときに無痛でいられるほどでもない。とても希薄なので、そもそもなぜそこにあるのか誰にもわからない。控えめすぎて、二〇〇六年になるまでその存在すら知られていなかったのだ。

睡眠中は、ほとんど唾液はつくられない。だから、そのあいだに細菌が増殖して、起きると口の中がねばついたりする。寝る前に歯磨きをするのが有効なのも、それが理由だ。いっしょに眠る細菌の数を減らせる。なぜ誰も朝一番に自分にキスをしたがらないのだろうといぶかったことがあるなら、それはおそらく、あなたの呼気に百五十種類もの化合物が含まれているせいだろう。誰もが望むような、さわやかなミントの香りがする物質ばかりではない。朝の口をねばつかせているものの中には、メチルメルカプタン（古いキャベツによく似た臭い）、硫化水素（腐った卵みたいな臭い）、硫化ジメチル（ぬるぬるした海藻の臭い）、ジメチルアミンとトリメチルアミン（腐った魚の臭い）、そして読んで字のごとしのカダベリン〔訳注　cadaverine〝死体のような〟を意味する cadaverous に由来〕がある。

ペンシルヴェニア大学歯科医学部教授ジョゼフ・アップルトンは、一九二〇年代に口中の細菌コロニーを初めて研究した人物であり、微生物の観点から言えば、ヒトの舌と歯と歯肉は別々の大陸のようなもので、それぞれが独自の微生物のコロニーを持っていることを発見した。歯の露出した部分に棲みついた細菌コロニーと、歯肉線の下のコロニーにさえ違いがある。ヒトの口中には、これまでに合計で約千種の細菌が発見されている。とはいえ、あなたの口の中にいる細菌は二百種程度に収まりそうだ。

口は微生物にとって温かく迎えてくれる家であるだけでなく、どこかへ移動したい者には絶好の停留所にもなる。サウスカロライナ州のクレムソン大学に所属する食品科学教授ポール・ドーソンは、人々が水のボトルを共有したり、トルティーヤチップスをサルサソースに〝二度漬け〟したりして細菌を自分の体から別の場所に広げる過程を研究し、ちょっとしたキャリアを築いた。「誕生日ケーキのろうそくを吹き消すことに伴う細菌の移動」という研究で、ドーソンのチームは、ろうそくを吹き消すことでケーキを覆う細菌の数が最大千四百パーセント増えることを示した。かなり恐ろしげに聞こえるが、おそらく実際には、日常生活でさまざまな細菌にさらされる機会に比べてそれほどひどいわけでもないのだろう。世の中にはたくさんの微生物が漂い、あらゆるものの表面で人知れずうごめいている。あなたが口に入れる多くのものや、あなたが触れるほとんどのものも同様だ。

味覚受容体は口内以外にも存在する

最もなじみ深い口の部品は、もちろん歯と舌だ。わたしたちの歯はたぐいまれな進化の産物であり、なかなか融通性に富んでもいる。歯には三種類ある。ブレード(先が鋭い)、カスプ(スペード形)、そしてベイスンまたはフォッサ(他ふたつの中間の形)だ。歯の外側はエナメル質でできている。人体で最も硬い物質だが、それはとても薄い層で、損傷すると元には戻らない。だから、虫歯になったら歯医者に行かなくてはならないのだ。エナメル質の下には、象牙質と呼ばれる別の石化組織の層があり、これはもっと厚くて再生もできる。すべての中心には、神経と血管が収まった柔らかい歯髄がある。歯はとても硬いので、〝既製の化石〟と呼ばれてきた。体の大部分が塵になるか消え去るかしたとき、あなたの存在を示す地球上の最後の痕跡は、化石化した臼歯かもしれない。

　ヒトはかなり強く嚙むことができる。嚙む力はニュートンという単位で計測され（アイザック・ニュートンの獰猛な嚙み癖、ではなく運動の第二法則に敬意を表した命名）、平均的な成人男性なら、四百ニュートンほどの力が出せる。これはかなりの強さだが、その五倍も力強く嚙めるオランウータンには遠く及ばない。それでも、たとえば角氷をどれほど簡単に嚙み砕けるか（歯ではなく手で握りつぶせるか試してみるといい）、顎の五つの筋肉がどれほど小さな空間に収まっているかを考えると、ヒトの咀嚼《そしゃく》力はなかなか優れていると評価していいだろう。

　舌は筋肉だが、ほかのどの筋肉ともまったく違う。ひとつには、この上なく敏感であることが挙げられる。食物の中に入っていてはならないもの、たとえば卵の殻の小さなかけらや砂粒などをどれほど巧みに拾い出せるか、そして言葉を発音したり食物を味わったりといった生命活動にいかに深く関わっているかを考えてみてほしい。ものを食べるとき、舌はカクテルパーティーの気ぜわしい主催者のようにすばやく動き回り、ひと口ずつ味と形を確かめて、食道へ送り込む準備を整える。誰でも知っているように、舌は味蕾《みらい》に覆われている。味覚受容体細胞の塊で、乳頭と呼ばれる舌の上の突起に分布している。乳頭には三種類の形がある。有郭《ゆうかく》乳頭（丸形）、茸状《じじょう》乳頭（きのこ形）、そして葉状《ようじょう》乳頭（葉形）だ。体内で有数の再生能力が高い細胞で、十日ごとに入れ替わる。

　長年のあいだ、教科書までが舌の味覚地図を載せていて、決まった領域がそれぞれの基本味を感じるとされていた。甘味は舌の先、酸味は舌の縁、苦味は舌の奥。実のところそれは誤った説で、広まってしまったきっかけは、一九四二年、ハーヴァード大学の心理学者だったエドウィン・G・ボーリングという人物が、その四十年前にドイツの研究者が執筆した論文を誤読して書いた教科書にまでさかのぼる。わたしたちはぜんぶで一万個の味蕾を持ち、そのほとんどは、ちょうど真ん中あたりの何もない場所を除いて舌全体に分布している。味蕾はほかに口蓋と喉の奥にも見られ、飲んだ薬が喉を下りていくとき苦味を感じるのはそのせいだと言われている。

口内だけでなく、消化管と喉にも味覚受容体が備わっているが（腐ったものや毒物の識別を助けるため）、脳と接続する方法は舌の味覚受容体とは異なる。そこにはもっともな理由がある。胃が味わっているものを、舌で味わうように感じたくはないだろう。味覚受容体は、心臓や肺、精巣にまで見られる。いったいそこで何をしているのかは誰にもわからない。インスリン分泌を調節するよう膵臓《すいぞう》に信号を送ってもいるので、そこにつながっているのかもしれない。

一般に、味覚受容体はふたつのきわめて実用的な目的のために進化したとされる。エネルギー成分が豊富な食物（甘く熟した果実など）を見つけるため、そして危険な食物を避けるためだ。しかし、どちらの役割も、常にうまく果たされているとは言いがたい。イギリスの偉大な探検家ジェームズ・クック船長は、一七七四年、太平洋への二度めの大航海で、身をもってそれを実証した。乗組員のひとりが、誰も見たことのない肉厚の魚をつかまえた。それは調理され、船長とふたりの航海士に堂々と供されたが、三人はすでに食事をとったあとだったので、味見をしただけで、残りは翌日のために取っておくことにした。それはとても幸運なことだった。夜中に、三人全員の「両手両足がとてつもない脱力感と痺れに襲われた」からだ。クックは数時間ほとんど麻痺状態になり、鉛筆さえ持ち上げられなかった。男たちは胃を空にするために嘔吐剤を与えられ、幸運にも一命を取りとめた。三人が味見したのは、フグだった。フグにはテトロドトキシンという、青酸カリの千倍も強力な毒が含まれている。

きわめて危険な毒性があるにもかかわらず、フグは日本ではよく知られた珍味だ。フグの調理は特別な訓練を受けた数少ない料理人に任される仕事で、調理前に魚の肝臓と腸と皮を注意深く取り除かなくてはならない。そこに毒がとりわけ多く含まれているからだ〔訳注 フグの種類によって毒のある部分は多少異なる〕。一九七五年、有名な歌舞伎役者だった坂東三津五郎が、止められたにもかかわらずフグの肝を四皿分平らげて、四時間後に不幸にも窒息死したというのはよく知られた話だ。今日でも、年間ひとりほどがフグの毒で死亡している。

フグのむずかしいところは、害が明らかになるまでには手の施しようがなくなっていることだ。ベラドンナや多様なキノコなど、その他さまざまな種類の有毒物にも同じことがいえる。二〇〇八年、広く報じられた事例では、イギリスの作家ニコラス・エヴァンズと家族三人が、スコットランドでの休暇中、有毒なキノコ、トガリドクフウセンタケをよく似た無害なおいしいヤマドリタケと見間違えて、命に関わるほどの重症に陥った。その影響は恐ろしいものだった。エヴァンズは腎移植を受けなくてはならず、同行者三人も長期的な損傷に苦しめられた。それなのに、味が前もって危険を警告してくれることはいっさいなかった。つまり、わたしたちの推定上の防御は、防御というよりはただの推定にずっと近い。


ヒトは約一万個の味覚受容体を持っているが、実は口の中には痛覚その他の体性感覚の受容体がさらに数多くある。そういう受容体が舌の上に並んで存在するので、わたしたちはたまに取り違える。トウガラシを〝ホット〟と表現すると、意外にも正確な事実を語っていることになる。脳は実際に、それを火傷と解釈しているからだ。コロラド大学のジョシュア・テュークスベリーはこう述べた。「トウガラシは、三百三十五度のバーナーに触れたときに活性化するのと同じニューロンを刺激する。

つまり脳は、舌がコンロで焼かれていると警告しているのだ」。同様に、メントールは煙草の熱い煙に混じっていても冷たいと感知される。

あらゆるトウガラシの活性成分は、カプサイシンと呼ばれる化学物質だ。カプサイシンを摂取すると体がエンドルフィンを放出し――なぜなのかはさっぱりわからないが――じんわりと熱い喜びを覚える。しかしあらゆる熱さと同様、それは急速に不快になり、次に耐えがたいほどになる。

トウガラシの辛さは、スコヴィルと呼ばれる単位で計測される。アメリカの実直な薬剤師ウィルバー・スコヴィル（一八六五〜一九四二年）の名から取られたものだが、本人は辛い料理にまったく興味を示さず、生涯に一度も本物のスパイシーな料理を味わったことはなかったようだ。スコヴィルは、職業人生の大半をマサチューセッツ薬科大学で学生を指導し、「グリセリン坐剤についてのいくつかの所見」などと題した学術論文を量産して過ごしていたが、一九〇七年、四十二歳のときにどうやら高給に惹かれてデトロイトに引っ越し、大手製薬会社パーク・デイヴィス社に就職した。そこでの仕事のひとつは、〝ヒート〟という一般流通していた筋肉痛用の軟膏の製造を監督することだった。患部に塗ると熱く感じるヒートの成分は、食品に使われるのと同じトウガラシに由来していた。ところが、トウガラシの辛味成分は入荷ロットごとに大きく異なるので、どのくらい配合すべきかを判断する確実な方法がなかった。そこでスコヴィルは、「スコヴィル味覚検査」と呼ばれるものを考案した。あらゆるトウガラシの辛さを計測する科学的な方法だった。現在でも使われている基準だ。

ベルペッパー（パプリカ、ピーマン）は、スコヴィル値五十〜百になるだろう。ハラペーニョは通常、二千五百から五千の範囲と測定される。今日では、多くの人がわざわざ極限の辛さを感じさせてくれるトウガラシを求める。本書の執筆時点での記録保持トウガラシはキャロライナ・リーパーで、スコヴィル値二百二十万と測定された。モロッコ原産のトウダイグサ属植物の一種、ハッカクキリン――園芸にも用いられる無害なユーフォルビアの近縁種――は、スコヴィル値百六十億と測定されている。

激辛トウガラシは食用には役立たないが——どんな人間の限界も超えているから——同じくカプサイシンを原料とする催涙スプレーの製造に利用できそうだ[13]。

カプサイシンは血圧を下げ、炎症を抑え、がんにかかりにくくし、ほかにもさまざまな面でたいていの人の健康に役立つと報告されてきた。《ブリティッシュ・メディカル・ジャーナル》誌で報告されたある研究では、カプサイシンをたくさん摂取した中国の成人は、あまり食で冒険しない人に比べて、死因を問わず、死亡する確率が十四パーセント低かった。しかし、こういう〝発見〟によくあるとおり、辛い食べ物をたくさん食べた被験者の生存率が十四パーセント高かったのは、単なる偶然かもしれない。

ちなみに、痛覚受容体は口の中だけでなく、目や肛門や膣にもある。だから辛い食べ物は、ときどきそういう部分にも不快感を引き起こす。

「うま味」の発見

味覚について言えば、わたしたちの舌が識別できるのは、おなじみの甘味《かんみ》、塩味《えんみ》、酸味、苦味、うま味（umami 風味のよさを意味する日本語）しかない。一部の専門家は、金属、水、脂肪、そしてこく味という〝芳醇さ〟あるいは〝濃厚さ〟を意味するもうひとつの日本の概念に割り当てられた特別な味覚受容体もあると考えているが、広く認められているのは五つの基本味の受容体だけだ。

欧米では、うま味という概念はいまだに少し異国的に感じられる。その味は何世紀も前から知られていたものの、実は日本でも比較的新しい用語だ。出汁《だし》と呼ばれる、海藻と乾燥させた魚を煮出した汁から生まれる味で、他の食物に加えるとさらに美味になって、筆舌に尽くしがたいが、とても特徴的な風味が醸し出される。一九〇〇年代初め、東京の化学者、池田菊苗は、その風味の源を突き止めて合成してみることにした。一九〇九年、池田は、風味の源がアミノ酸のひとつの化学物質グルタミン酸塩であることを特定したという短い論文を、東京のある学術誌に発表した。そしてその風味を、〃おいしさの素〃という意味の「うま味」と名づけた。

池田の発見は、日本の外ではほとんど注目を集めなかった。うま味という言葉は、一九六三年に一編の学術論文に現われるまで、英語ではどこにも記録されていない。知名度の高い出版物に最初に現われたのは、一九七九年、《ニュー・サイエンティスト》誌でのことだった。うま味の味覚受容体が欧米の研究者たちに確認されたのち、二〇〇二年に、池田の論文がようやく英語に翻訳された。しかし日本では、池田は化学者としてよりむしろ、のちに大企業となる味の素の共同創立者として有名になった。取得した特許を利用して、今ではグルタミン酸ナトリウム（MSG）として広く知られているうま味調味料をつくるために創立した会社だ。現在、味の素はグローバル企業に成長し、全世界のMSGの約三分の一を製造している。

MSGは、欧米では一九六八年以降、散々な目に遭わされてきた。当時、《ニューイングランド・ジャーナル・オブ・メディシン》誌に、ある医師からの手紙――論文や研究ではなく、単なる手紙――が掲載された。そこには、中華料理店で食事をするとたまに具合が悪くなることがあり、料理に加えられたMSGが原因ではないかと疑っていると書かれていた。その手紙につけられた見出しは、〃中華料理店症候群〃で、この小さな始まりから、大勢の人のあいだでMSGは一種の毒だという考えが定着した。しかし実際には、そんなことはない。MSGは、たとえばトマトなど、たくさんの食品の中に自然に存在し、正常な量を摂取した場合に悪影響が現われた例はまったく見つからなかった。オーレ・G・モウリットセンとクラフス・ストルベクの興味深い研究書『うま味――第五の味の秘密を解き明かす（*Umami: Unlocking the Secrets of the Fifth Taste*）』によると、「MSGは、史上最も徹底的な調査を受けてきた食品添加物」であり、それを糾弾しうるなんらかの根拠を発見した科学者はひとりもいないにもかかわらず、欧米では頭痛や軽度の不調の原因という評判が衰えず、いつまでも消えそうにない。

舌とその味蕾は、基本的な食感と食物の性質を教えてくれるだけだが——柔らかいか、滑らかか、甘いか苦いか、などなど——すべてを完全に味わうには、他の感覚にも頼る必要がある。当然のように誰もがしていることだが、食べ物の味について話すとき、たいていは言葉の使いかたが間違っている。食事のときわたしたちが味わっているのは風味で、味に匂いが加わったものだ(14)。

匂いは、風味全体の少なくとも七十パーセントを占めると言われ、もしかすると九十パーセントにもなるかもしれない。わたしたちはあまりよく考えずに、これを直感的に理解している。誰かにヨーグルトの瓶を渡されて、「これはイチゴ味?」ときかれたら、あなたはふつう、口に入れずに匂いを嗅ぐだろう。それは、イチゴ味が実際には口で感知される味ではなく、鼻で感知される匂いだからだ。

食事をするとき、ほとんどの香りは前鼻腔経路と呼ばれる鼻孔からではなく、後鼻腔経路として知られる鼻腔の裏側から届く。味覚の弱点を知る簡単な方法として、目を閉じて鼻をつまみ、ボウルに入れた風味つきのゼリービーンズを手探りで選んで食べてみてほしい。甘さにはすぐに気づくだろうが、ほぼ確実に、風味はわからないだろう。しかし目をあけて鼻孔を広げれば、特定の果物の風味がすぐさまはっきりしてくる。

さらには音までが、食物をどれほどおいしく感じるかに大きく影響する。ヘッドホンでさまざまな種類のパリパリという音を聞きながら、いくつかのボウルに分けられたポテトチップスを味見した人たちは必ず、どのチップスもまったく同じものなのに、音がくっきりと大きいときのほうが新鮮でおいしいと評価する。

風味に関しては、わたしたちがいかにだまされやすいかを示すたくさんの実験が行なわれてきた。ボルドー大学で実施された目隠し味覚テストでは、ワイン醸造学部の学生たちが、赤ワインと白ワインが入っているように見えるふたつのグラスを渡された。ワインは実際には同じもので、一方だけ香りも風味もない着色料で深紅に色づけされていた。学生たちは例外なく、ふたつのワインをまったく質が違うものと見なした。彼らが若く経験不足だからでも、無知だからでもない。ワインの見た目のせいでまったく異なる予測へ導かれ、その強い影響が、それぞれのグラスからひと口飲んだときの印象を変えてしまったのだ。まったく同様に、オレンジ風味の飲み物を赤く着色すると、チェリー味を感じずにはいられない。

実は、匂いと風味は完全にわたしたちの頭の中でつくられているものだ。なんでもいいからおいしいものを想像してみてほしい――たとえば、オーブンから取り出したばかりのしっとりした濃厚で温かいチョコレートブラウニー。ひと口かじって、ビロードのような滑らかさ、頭をいっぱいにするチョコレートの酔わせるような甘い香りを味わう。さてここで、そういう風味や香りが、実際にはまったく存在しないという事実を考えてみよう。口の中に実際にあるのは、食感と化学物質だけだ。脳が、それらの無臭で風味のない分子を読み取って、あなたを喜ばせるために活気づけている。ブラウニーは、いわば楽譜だ。脳がそれを交響曲にする。ほかのさまざまな物事と同じく、あなたが経験しているのは、経験することを自分の脳が許可した世界にすぎない。

チンパンジーには不可能で、わたしたちにしかできないこと

言うまでもなく、わたしたちが口と喉を使って行なっているすばらしいことがもうひとつある。意味を持った音を発することだ。複雑な音を生み出して共有する能力は、ヒトという存在の大きな奇跡のひとつであり、他のあらゆる生物とヒトを何よりも大きく隔てている特徴だろう。

ダニエル・リーバーマンによれば、言語とその発達は「おそらくヒトの進化についてのどんな主題

より広く議論されてきた」。地球上でだいたいいつごろ言語が生まれたのか、それがホモサピエンスだけの偉業なのか、それともネアンデルタール人やホモ・エレクトスのような旧人類も熟達していた技能だったのか、誰にもわからない。リーバーマンは、ネアンデルタール人がその大きな脳と数々の道具からして複雑な言語を操っていた可能性が高いと考えているが、その仮説を証明することはできない。

言語を扱うには、ちょうどよい量の調節された空気を小刻みに吐き出すために、それに適した長さと張りと配置を持つ小さな筋肉、靭帯、骨、軟骨が、絶妙に調和している必要があるのは確かだ。舌と歯と唇も、喉からの微風を受けてそれを微妙な音素に変えられるだけの敏捷《びんしょう》さを備えていなくてはならない。しかもこれらすべてを、飲み込んだり息を吸ったりすることと並行して実行する必要がある。控えめに言っても、かなりむずかしい注文だ。わたしたちが言葉を話せるのは、大きな脳だけでなく、人体構造のみごとな配置のおかげでもある。チンパンジーが話せない理由のひとつは、複雑な音を形成するために舌と唇で微妙な形をつくる能力が欠けているかららしい。

すべては、ヒトが二足歩行に移行したとき、新たな姿勢に合わせるために進化の過程で上半身が設計し直されて偶然起こったことなのかもしれないし、こういう特徴のいくつかはゆるやかに少しずつ、進化の知恵によって選択されたのかもしれないが、肝心なのは、わたしたちが複雑な思考と独自の発話ができる声道を操れるだけの大きな脳を持つに至ったということだ。

喉頭はおおむね、各辺が約三十ミリから四十ミリの箱形をしている。その中と周囲には九本の軟骨、六本の筋肉、一般には声帯として知られているが、より正確には声帯襞《ひだ》と呼ばれる二本の靭帯を含む靭帯一式がある。[15] そこから空気が押し出されると、声帯襞がパタパタとはためいて（強い風に翻る旗のように、と表現される）、多様な音を生み出す。それが、同時に働く舌と歯と唇によって洗練されて、発話と呼ばれる、驚くほど雄弁に情報を伝える呼気になる。その過程には呼吸、発音、構音の三段階がある。呼吸は単純に声帯靱帯から空気を押し出すこと、発音はその空気を音に変える過程、そして構音は音を調整して発話にすることだ。発話がどんなにすばらしいか実感したいなら、歌を歌ってみるといい——『かねがなる』などの童謡でじゅうぶんだ——人間の声がどれほどたやすく豊かなメロディーをつくれるかに気づくだろう。実はあなたの喉は、水門であり風洞であるとともに、楽器でもあるのだ。

その複雑さを思えば、うまく使いこなせない人がいても不思議ではない。吃音《きつおん》は、比較的よく見られる障害の中でも、とりわけ当人がつらい思いをするうえに、ほとんど実態が解明されていない。成人の一パーセント、子どもの四パーセントが発症する。理由は不明だが、患者の八十パーセントは男性だ。右利きより左利きの人に多く見られ、特に右で文字を書くよう矯正された人に多い。吃音者の中には、高名な人物も多数いる。たとえば、アリストテレス、ウェルギリウス、チャールズ・ダーウィン、ルイス・キャロル、ウィンストン・チャーチル（若いころ）、ヘンリー・ジェームズ、ジョン・アップダイク、マリリン・モンロー、そして二〇一〇年の映画『英国王のスピーチ』でコリン・ファースが共感を込めて演じたイギリス王ジョージ六世。

何が吃音を引き起こすのか、なぜさまざまな患者がひとつの文章のさまざまな位置で、さまざまな文字や単語につかえるのかは誰にもわからない。患者の多くは、言葉を歌にしたり、外国語を話したり、ひとりごとを言ったりするときには吃音が奇跡のように消える。大多数の人は、十代までには症状から回復する（だから子どもの患者の割合が大人よりもずっと高いのだ）。女性は男性より症状が消えやすいらしい。

吃音の確実な治療法はない。十九世紀のドイツ屈指の卓越した外科医ヨハン・ディーフェンバッハは、吃音を筋肉の病気にほかならないと考え、患者の舌の筋肉を部分的に切断すれば治せると思い込んだ。その処置にはまったく効果がなかったにもかかわらず、一時期ヨーロッパやアメリカの至るところで広く模倣されることになった。手術を受けた人全員がひどく苦しみ、多くが死亡した。ありがたいことに、今日ではほとんどの患者が、言語療法と気長で思いやりのある治療で大いに助けられている。

次章から、喉を離れて体の奥へ下りていく前に、あらゆるものが暗闇に包まれ始める場所、人体最大の穴の出発点で見張りに立っている奇妙な小さいぽってりした付属器官について少し考えてみよう。あの小さな、永遠の謎である口蓋垂（uvula）のことだ（ちなみに、この名前はラテン語の〝小さなブドウ〟に由来する。別にブドウには似ていないのだが）。

長いあいだ、それがなんのためにあるのか誰にもわからなかった。今も完全には解明されていないが、どうやら口の泥除けのような役目を持っているらしい。食物を喉の奥へ導き、鼻孔から遠ざける（たとえば食事中に咳をしたときなど）。また、何かと有益な唾液をつくる手助けをし、催吐反射を引き起こす役割も担っているようだ。さらに、言語能力にもなんらかの役割を果たしている可能性がある。ただしこの推論は、ヒトが口蓋垂を持つ唯一の哺乳類で、言葉を話す唯一の哺乳類であるという事実に基づいているにすぎない。口蓋垂を切除した人々が声門音〔訳注　声帯と声帯のあいだで閉鎖や隙間をつくって調音される子音〕の制御をいくらか失い、以前より歌が下手になったという自覚をときどき報告することは事実だ。睡眠時に口蓋垂がパタパタと揺れるのは、いびきの大きな原因のひとつらしく、口蓋垂が取り除かれる理由になることが多いが、口蓋垂切除が行なわれるのはきわめてまれだ。圧倒的大多数の人にとって、一生のあいだに口蓋垂が注目を集める機会はまずない。

ひとことで言えば、口蓋垂は不思議な存在だ。人体最大の開口部のちょうど真ん中、後戻りできない地点に位置するにしては、奇妙なほど重要度が低い。口蓋垂をなくすことはきっと一生ないだろうし、もしなくしたとしてもたいして問題ではないとわかっていることには、二重の意味でおかしな安心感があるような気がする。

(12) 注目に値するかもしれない情報を挙げておくと、二〇一一年、ストックホルムのカロリンスカ研究所の研究者が調査したところ、若いころ扁桃を除去した人は、その後の人生で心臓発作を起こす確率が四十四パーセント高かった。もちろん、ふたつの出来事が偶然の相関を見せただけかもしれないが、確証はないながらも用心のため扁桃は残しておくほうがいいことが示された。同じ研究で、虫垂を温存していた人は、中年になってから心臓発作を起こす確率が三十三パーセント低いことがわかった。

(13) カプサイシンが自然に存在するのは、トウガラシが小型哺乳類に食べられて種を歯で潰されないように、防御としてそれを進化させたからだ。ただし鳥はカプサイシンを味わうことなく種を丸ごと飲み込むので、熟したトウガラシの種を好きなだけ食べられる。そして飛び去って、肥料になる小さな白い塊に種を包んで排泄し、新たな場所に広げてくれる。鳥と種の双方にとって、都合のいい取り決めだ。

(14) そういう言葉の使いかたがされるのは英語だけではない。少なくともほかに十の言語で、〝味〟と〝風味〟は同義で使われている。

(15) ごく厳密に言えば、声帯襞は二本の声帯靱帯、関連の筋肉と膜から成る。

第七章　ひたむきで慎み深い心臓

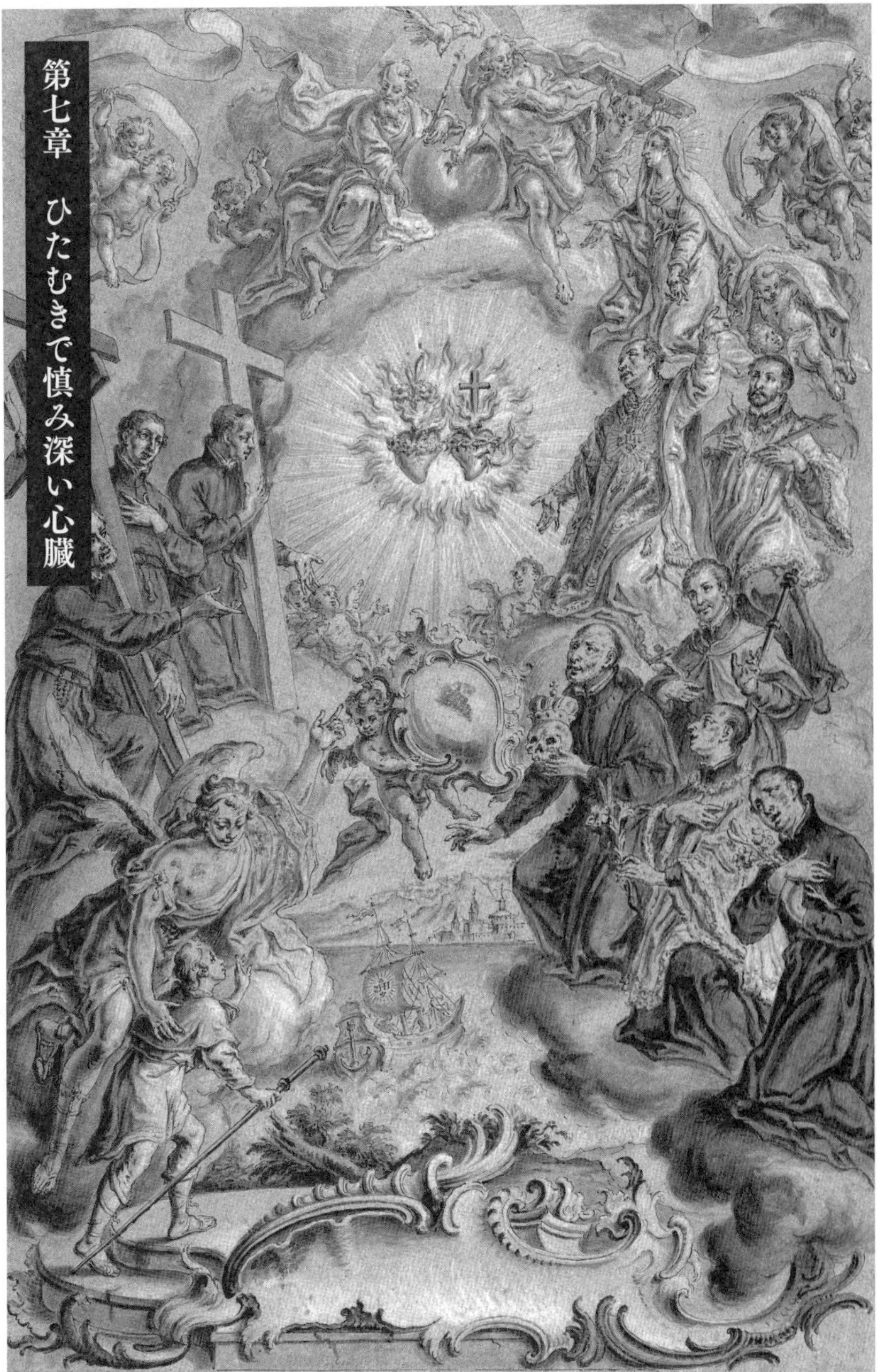

止まった。

――イギリスの外科医・解剖学者ジョゼフ・ヘンリー・グリーン（一七九一～一八六三年）が自分の脈をとりながら最後に発した言葉

扉　イエスとマリアの心臓を囲む聖人たちを描いた18世紀の写本の挿絵。
ヴィトゥス・フェリックス・リグル画。メトロポリタン美術館蔵。

体内でもっとも「ひたむき」な器官

心臓は、わたしたちの体の中で、最も誤解されている器官だ。まず第一に、バレンタインデーや、木の幹に刻みつけた恋人たちのイニシャルや何かに関連したあの伝統的な記号とは、まったく似ていない（ハートマークは十四世紀初期のイタリア北部の絵画にどこからともなく初めて登場したが、きっかけがなんだったのかは誰にもわからない）。それに、愛国心を示す場面で右手を当てる場所に心臓はない。そこよりもっと中央寄りに位置している。中でもいちばん不思議なのはおそらく、心《ハート》の底から誰かを愛していると言ったり、捨てられて心《ハート》が引き裂かれたと告白するとき、心臓を人間の感情の座と見立てていることだろう。誤解しないでほしい。心臓はすばらしい器官で、称賛と感謝にじゅうぶん値するが、わたしたちの精神的な安定には少しも寄与していないというだけだ。

それは、よいことといえる。心臓には、よそ見をしている暇はない。体内で最もひたむきな器官なのだ。ただひとつの仕事に専念し、それをみごとにこなしている。つまり、拍動すること。一秒に一回よりわずかに多く、一日に約十万回、生涯に三十五億回も、規則的に律動し、血液を体じゅうに送り出している。しかも、それはかなりの圧力を伴う。大動脈が切断されれば、血液が三メートルの高さまで噴出するほどの力強い動きだ。

ここまでのたゆまぬ仕事ぶりを見せながら、ほとんどの心臓がかなり長持ちするのは奇跡ではないだろうか。毎時間、心臓はおよそ二百六十リットルの血液を放出する。つまり、一日に六千二百四十リットルだ。おそらく一年にあなたが車に入れるガソリンの量より多くの血液が、一日で体に送り出されている。心臓は、最も遠い四肢の先端にまで血液が届くよう押し出す必要があるだけでなく、ふたたび戻ってくる手助けもしなくてはならない。立っていれば、心臓は足のおよそ百二十センチ上に位置するので、帰り道では大きな重力に打ち勝つ必要がある。グレープフルーツ大のポンプにどのくらいの圧力を加えれば、液体を管の中で百二十センチ上昇させられるか考えてみてほしい。それを約一秒に一回、二十四時間ぶっ通しで、絶え間なく何十年も繰り返すとしたら、ちょっと疲れた気がするのではないだろうか。計算によると（いったいどうやって計算したのかはさっぱりわからないが）、ヒトの心臓は、一生のあいだに一トンの物体を空中に二百四十キロメートルの高さまで持ち上げるだけの仕事量をこなしている。本当に驚異的な器官だ。あなたの恋愛活動になど構っていられないのも当然だろう。

それにもかかわらず、心臓は驚くほど慎み深い。重さは三百グラムほどで、四つの簡素な部屋に分かれている。ふたつの心房と、ふたつの心室だ。血液は心房（atrium　ラテン語で〝中庭〟の意味）から入り、心室（venticle ラテン語で〝部屋〟の意味）から出ていく。心臓は、実はひとつではなくふたつのポンプだ。肺に血液を送るポンプと、体じゅうに血液を送り出すポンプがある。ふたつの拍出量は、すべての生命活動を適切に維持するため、毎回バランスが取れていなければならない。心臓から送り出される血液のうち十五パーセントは脳が利用しているが、実は最大量である二十パーセントもの血液が腎臓へ向かう。体をめぐる血液の旅は、完了までに約五十秒かかる。不思議なことに、心臓の四つの部屋を通る血液は、心臓自体のためには何もしていない。心臓をはぐくむ酸素は、他の器官に酸素が届くのとまったく同じ方法で、冠動脈を通じて到着する。

心拍のふたつの段階は、収縮期（心臓が収縮して血液が体に押し出されるとき）と、拡張期（心臓が弛緩して血液が充満するとき）として知られる。このふたつの差が、血圧になる。血圧のふたつの数値――たとえば百二十／八十――は単純に、心拍ごとに血管が経験する最高血圧と最低血圧を測定したものだ。ひとつめの大きいほうの数値が収縮期圧、ふたつめが拡張期圧だ。数値は、血圧計の目盛りで何ミリの水銀が押し上げられるかで測定される。

体のあらゆる部分に絶え間なく必要な量の血液を供給し続けるのは、むずかしい仕事だ。立ち上がるたびに、一リットル弱の血液が下へ流れようとするので、体はどうにかして重力による下向きの力に打ち勝たなくてはならない。そのために、血管には血液が逆に流れるのを止める弁があり、脚の筋肉が収縮するときにポンプの役目を果たして、血液が下半身から心臓へ戻るのを助けている。しかし収縮するためには、動く必要がある。だから、定期的に立ち上がって動き回ることが重要なのだ。体はこの課題を、おおむねとてもうまくこなしている。「健康な人では、肩と足首の血圧の差は二十パーセント未満です」と、あるときノッティンガム大学医学部の解剖学講師シオバーン・ラウナはわたしに言った。「体のみごとな采配には、本当に驚かされます」。

ここから推測できるだろうが、血圧は固定した数値ではなく、体の部分によって異なり、全身においても一日を通じて変化する。日中の活動的になるとき（あるいは活動的にならざるをえないとき）に最も高くなる傾向があり、夜には下がって、深夜に最も低くなる。心臓発作は真夜中に起こりやすいことが昔から知られていて、夜間の血圧の変化がなんらかの形で引き金になっているのかもしれないと考える専門家もいる。

血圧の初期研究の多くは、十八世紀初頭、ロンドン近郊のミドルセックスのテディントンに住む英国国教会副牧師、スティーヴン・ヘールズが実施した身の毛のよだつような一連の動物実験によって行なわれた。ある実験でヘールズは、年老いた馬を縛りつけ、真鍮《しんちゅう》のカニューレを使って頸動脈に長さ三メートルのガラス管を取りつけた。次に動脈を開き、徐々に弱っていく脈拍ごとに血液が管の中でどこまで上昇するかを計測した。ヘールズは、生理学的な知識を追求するうえでかなりの数の無力な動物を殺し、それについてきびしく非難された——とりわけ、近隣に住んでいた詩人のアレクサンダー・ポープは、その問題に声高に意見した——が、科学界では数々の業績を称賛された。こうしてヘールズは、科学を進歩させると同時に科学に悪名を与え、二重の意味で有名になった。動物愛好家には罵られたが、王立協会にはまさに最高の栄誉であるコプリー・メダルを授与され、およそ一世紀のあいだ、ヘールズの著書『血液静力学（*Haemastaticks*）』は動物とヒトの血圧に関する決定版だった。

二十世紀になっても、多くの医学の権威が、高血圧は活発な血流のしるしなのでよいことだと考えていた。もちろん現在では、慢性的な高血圧は心臓発作や脳卒中の危険性を大幅に高めることがわかっている。とはいえ、どこまでを高血圧とすべきかについては、まだはっきりとした答えが出ていない。長いあいだ、百四十／九十という数値が一般に高血圧の基準値と考えられていたが、二〇一七年、アメリカ心臓協会は、突然その数値を百三十／八十に下げ、ほぼ全国民を驚かせた。その小さな変更の影響で、四十五歳までの男性では三倍、女性では二倍の数の人々が高血圧ということになり、六十五歳を超える人はほぼ全員が危険領域に引き上げられた。アメリカの成人のほぼ半数——一億三百万人——は、血圧の新しい基準値を超えていることになり、かつての七千二百万人から大幅に増えた。少なくとも五千万人のアメリカ人は、この状態に対する適切な治療を受けていないと考えられる。

心臓の健康は、現代医学の成功物語のひとつだ。心臓病による死亡率は、一九五〇年には人口十万人につき約六百人だったが、今日では十万人につきたった百六十八人にまで下がった。つい最近の二〇〇〇年でも、まだ十万人当たり二百五十七・六人だった。しかし、心臓病が主要な死因であることに変わりはない。アメリカだけで、八千万人以上が心血管疾患にかかり、国が負担する治療費は年間三千億ドルに達している。

心臓はさまざまな理由で不調になる。電気インパルスがうまく発生しないせいで、拍動が一瞬止まることもあれば、往々にして過剰に拍動することもある。自分では気づかずに、一日にそういう動悸が一万回も生じる人もいる。不整脈に絶え間なく悩まされる人もいる。心拍リズムが遅すぎる状態を徐脈、速すぎる状態を頻脈と呼ぶ。

心臓発作と心停止は、ほとんどの人が混同しているが、実際にはまったく別物だ。心臓発作は、冠動脈閉塞のせいで、酸素を含んだ血液が心筋に届かなくなったときに起こる。心臓発作は突然起こることが多いが——だから発作と呼ばれる——他の心不全はたいてい（必ずではないが）もっとゆっくり進行する。閉塞の下流に位置する心筋が酸素を奪われると、たいていはおよそ六十分以内に壊死《えし》し始める。こうして失われた心筋は、どれも元に戻ることは永久にない。ヒトよりもっと単純な生物——たとえばゼブラフィッシュ——が損傷した心臓組織を再生できることを考えると、少し腹立たしく思える。なぜ進化がわたしたちにその便利な機能を与えてくれなかったのかは、人体をめぐるたくさんの不可解な物事のひとつだ。

心停止は、たいていは電気信号の不具合によって心臓の拍動が完全に止まったときに起こる。心臓の拍動が止まると、脳が酸欠状態になって瞬く間に意識を失い、すぐさま治療を施さなければ、ほどなく死に至る。心臓発作は心停止につながることが多いが、心臓発作にならなくても心停止を起こすことがある。ふたつは異なる治療を必要とするので、どちらなのかを見分けることが医学的に重要だが、患者に見分けさせるのは少し非現実的かもしれない。

あらゆる心不全は、無慈悲なほど密やかに忍び寄ってくる。患者の約四分の一にとって、心臓疾患があると知った最初の（そしてさらに不幸なことに、最後の）機会は、致命的な心臓発作を起こしたときだ。同じくらい恐ろしいことに、初めての心臓発作全例（致命的でもそうでなくても）の半数以上は、とても健康で、明らかな危険が認識されていなかった人に見られる。喫煙も過剰な飲酒もせず、極度の肥満や慢性的な高血圧でもなく、コレステロール値が高いわけでもないのに、心臓発作を起こしてしまう。実直な生活を送っていても心臓疾患から逃れられる保証はなく、ただ病気にならない可能性が高まるだけなのだ。

どうやら、ふたつとして同じ心臓発作はないらしい。女性と男性では、発作の起こりかたが異なる。女性は男性より腹痛や吐き気を覚えることが多いので、疾患が誤診されやすい。そのせいもあって、五十代半ば以前に心臓発作を起こした女性は、男性より二倍死亡率が高くなっている。心臓発作を起こす女性は、一般に推測されているより多い。イギリスでは毎年二万八千人の女性が致命的な心臓発作に見舞われていて、乳がんによる死亡者の約二倍の人数が、心臓病で死亡している。

破滅的な心不全を起こす寸前に、突然の恐ろしい死の予感に襲われる人もいる。この症状はかなりよく見られるので、医学上の呼称もある。死切迫感（angor animi）、ラテン語で〝魂の苦悶〟という意味だ。幸運な少数の患者には（致命的な出来事に幸運を結びつけられるとすればだが）、瞬く間に死が訪れるので、痛みを感じる暇もないようだ。わたし自身の父が、一九八六年のある晩ベッドに入り、二度と目覚めなかった。聞いたかぎりでは、父は痛みも苦しみもなく、それどころか気づきもしないうちに亡くなったらしい。理由は不明だが、東南アジアのモン族の人々は、特に夜間突然死症候群と呼ばれる病気を発症しやすい。患者の心臓は、眠っているあいだにぴたりと動きを止めてしまう。解剖では必ずと言っていいほど、心臓が正常で健康に見えることが示される。

肥大型心筋症は、運動選手を競技場で突然死させる病気だ。心室の一方が異常なほど（そしてたいていは発見されないまま）肥厚するせいで起こり、アメリカでは四十五歳未満の人々のうち年間一万一千人がこの病気で突然死している。

心臓には、ほかのほとんどの器官よりも、固有の名前を持つ病気が多く、当たり前だが、そのすべては悪い知らせだ。あなたが、冠攣縮性狭心症《かんれんしゅくせい》、川崎病、エプスタイン奇形、アイゼンメンゲル症候群、たこつぼ心筋症、その他数え切れないほどの病気に一生かからずに済んだなら、間違いなく自分を幸運と考えていい。

心臓病は、今ではとてもありふれた病気なので、おもに現代になってから注目され始めたのだと聞くと、少し驚かされる。一九四〇年代になるまで、医療は、ジフテリアや腸チフス、結核などの感染症の克服に焦点を合わせていた。それらの多くの病気が一掃されて初めて、わたしたちが心血管疾患という別の形の流行病を抱え込んでおり、それが増大しつつあることが明らかになった。人々の意識が高まるきっかけとなった出来事は、フランクリン・デラノ・ローズヴェルトの死だったようだ。一九四五年の初め、ローズヴェルトの血圧は三百／百九十まで急上昇し、それは元気のしるしではなく、まったくその逆だった。その後間もなく六十三歳で死亡すると、人々は突然、心臓病が社会に蔓延する深刻な問題になっていること、そしてなんらかの対処をすべき時であることに気づいたようだった。

その結果行なわれたのが、マサチューセッツ州フレーミングハムの町での〝フレーミングハム心臓研究〟だった。一九四八年秋に始まったこの研究では、五千人の地元の成人が募集され、以後の人生が注意深く追跡された。研究は、ほぼ完全に白人で構成されていたことで批判されたが（不備はその後修正された）、少なくとも女性は含まれていた。当時としてはめずらしいほど賢明な判断だった。女性は心臓疾患でひどく苦しむことはないと考えられていたのだから、なおさらだ。研究は当初から、心臓疾患にかかる人とかからない人を分ける要因の発見を目的としていた。フレーミングハム研究のおかげで、心臓病のおもな危険因子のほとんどが、特定あるいは確認された。糖尿病、喫煙、肥満、偏った食事、慢性的な怠惰、などなど。しかも、「危険因子」という用語は、フレーミングハムでつくられたと言われている。

開胸手術の歴史

二十世紀は〝心臓の世紀〟だったと見なしてもいいかもしれない。これほどめまぐるしい速度で画期的な技術的進歩を遂げた医学分野は、ほかにないからだ。わたしたちは一世代で、鼓動する心臓にかろうじて触れられる段階から、日常的に手術できる段階まで達した。あらゆる複雑で危険な医療処置と同じく、その技術を完成させ、すべてを可能にするための器具を考案するには、多くの人々が何年もかけて辛抱強く研究しなくてはならなかった。常軌を逸した向こう見ずな方法で、我が身を危険にさらす研究者もいた。ヴェルナー・フォルスマンの例を見てみよう。一九二九年、ベルリン近郊の病院で働く、医師免許を取ったばかりの若い医師だったフォルスマンは、カテーテルを使って心臓に直接触れられるかどうか知りたくなった。どんな結果になるのかまったくわからないまま、フォルスマンは自分の腕の動脈にカテーテルを挿入し、慎重に肩のほうへ押し上げてから、胸部へ進め、ついには心臓まで届かせたが、異物が侵入しても心臓が止まることはなかったので安堵した。それから、自分がやったことの記録を残す必要があると気づき、病院の別の階にある放射線科まで歩いていって、自分のX線写真を撮影し、心臓に収まっているカテーテルの、おぼろげながらも驚異的な画像を手に入れた。フォルスマンの手法はやがて、心臓手術に革命を起こすことになるのだが、マイナーな雑誌に発表したせいで、当時はまったくと言っていいほど注目を集めなかった。

フォルスマンは、なかなか好感の持てる人物だったらしい。ただし、ナチ党と、ドイツの民族純化をめざしたユダヤ人粛清の背後にいた組織、国家社会主義ドイツ医師同盟の初期からの熱心な支持者だった。ホロコーストのあいだ、個人的な悪事にどのくらい携わったのか完全には明らかになっていないが、少なくとも哲学的な見地からすれば卑しむべき人間だ。戦後は報復から逃れるためもあって、シュヴァルツヴァルトの小さな町で家庭医として働いた。ニューヨークのコロンビア大学に所属するふたりの研究者、ディッキンソン・リチャーズとアンドレ・クルナンがいなければ、広い世界ではすっかり忘れ去られていたかもしれない。ふたりの研究はフォルスマンの最初の画期的発見に直接依拠するものだったので、彼らはフォルスマンを見つけ出し、心臓学への彼の貢献を公表した。一九五六年、三人全員が、ノーベル生理学・医学賞を授与された。

人間としてフォルスマンよりはるかに高潔で、同じくらい我慢強く不快な実験を行なったのは、ペンシルヴェニア大学の外科医ジョン・H・ギボンだ。一九三〇年代前半、ギボンは、開胸手術を可能にするため、人工的に血液を酸素化できる機械をつくろうと、長く根気のいる研究を始めた。体内深部の血管が拡張・収縮する能力を試験するため、ギボンは自分の直腸に温度計を差し入れ、口から胃まで管を挿入してから、冷水を流し込み、体内の温度を計ってその効果を調べた。二十年に及ぶ改良と冷水を飲み込む果敢な実験の末、一九五三年、ギボンはフィラデルフィアのジェファーソン医科大学病院で、世界初の人工心肺装置を披露し、それを使った手術で、手の施しようがない状態だった十八歳の女性の心臓にあいた穴を塞ぐことに成功した。ギボンの努力のおかげで、女性はその後三十年間生き延びた。

しかし不幸にも、続く患者四人が死亡したので、ギボンはその機械の使用を断念した。次いで、ミネアポリスの外科医ウォルトン・リレヘイが、テクノロジーと手術手技の両方の改良を担うことになった。リレヘイは、交差循環法と呼ばれる精巧な技術を導入した。患者を一時的なドナー（たいていは近親者）とつなぎ、手術中、その人の血液を患者の体に循環させるのだ。この方法はとてもうまくいったので、リレヘイは〝開胸手術の父〟として広く知られるようになり、多くの称賛と金銭的な成功を手にした。しかし残念なことに、やはり私生活まで清廉潔白というわけにはいかなかった。一九七三年、リレヘイは五件の脱税と大量の帳簿改竄《かいざん》で有罪判決を受けた。しかも、慈善寄付による課税控除を受けるため売春婦に百ドル支払ったと主張していた。

開胸手術によって、外科医はこれまで手が出せなかった多くの欠陥を修正できるようになったが、きちんと拍動しない心臓の問題は解決できなかった。これには、現在ではペースメーカーとして広く知られる装置が必要だった。一九五八年、ストックホルムのカロリンスカ研究所の外科医オーケ・セニングと共同研究していたスウェーデンの技術者ルネ・エルムクヴィストは、自宅のキッチンテーブルで、ひと組の心臓ペースメーカーの試作品をつくった。初の装置は、アルネ・ラーソンという四十三歳の患者（彼自身も技術者だった）の胸部に挿入された。ラーソンは、ウイルス感染が原因の心臓不整脈で瀕死状態にあった。装置はほんの数時間で止まってしまった。バックアップが挿入され、それは三年持ちこたえたが、ひっきりなしに故障したうえに、数時間ごとに充電しなくてはならなかった。テクノロジーが進歩するにつれ、ラーソンは次々と新しいペースメーカーを装着され、その後四十三年間生き延びた。二〇〇二年に八十六歳で死亡したときには、二十六台めのペースメーカーをつけていて、手術を担当したセニングや同僚のエルムクヴィストより長生きしていた。最初のペースメーカーは、煙草の箱くらいの大きさだった。今日の装置は一ポンド硬貨ほどで、最長で十年の耐久性がある。

冠動脈バイパス術という、患者の脚から健常な静脈の一部を切除してそれを移植し、病変した冠動脈を迂回して血流を調節する手法は、一九六七年、オハイオ州にあるクリーヴランド・クリニックのルネ・ファバローロによって考案された。ファバローロの物語は、感動的であり、悲劇的でもある。アルゼンチンの貧しい家庭に育ったファバローロは、家族の中で初めて高等教育を受けることになった。医師の資格を取ると、貧しい人々に囲まれて働きながら十二年を過ごし、それから自分の技術を磨くため、一九六〇年代にアメリカ合衆国へ渡った。クリーヴランド・クリニックでは、最初は研修生にすぎなかったが、ほどなく心臓手術に熟練していることを証明し、一九六七年にはバイパス術を発明した。比較的簡単だが創意に富んだ方法で、これはすばらしくうまくいった。ファバローロの最初の患者はひどく重症で階段を一階分のぼれないほどだったが、完全に回復して、その後三十年間生き延びた。ファバローロは財を成して著名になり、医師としての経歴が終わりに近づくころには、故郷のアルゼンチンに戻ることにした。心臓外来兼教育病院を建て、医師を養成し、支払いができるかどうかにかかわらず恵まれない人々を治療できる場所をつくるためだ。ファバローロはそのすべてを実現したが、アルゼンチンのきびしい経済状態のせいで、病院は財政難に陥った。苦境から抜け出す方法を見つけられず、二〇〇〇年、ファバローロは自ら命を絶った。

医師らの大きな夢は心臓を移植することだったが、多くの場所では、克服できそうにない法律面での障害にぶつかっていた。人の死は、心臓が特定の時間止まったままになるまで宣告できないが、その状況では、心臓を移植に使うことはほぼ確実にできなくなる。拍動している心臓を取り出せば、持ち主が他のあらゆる点でどれほど死に近づいていようと、殺人で起訴される危険があった。その法律が適用されない場所が、南アフリカだった。一九六七年、ちょうどルネ・ファバローロがクリーヴランドでバイパス術を完成させていたころ、ケープタウンの外科医クリスチャン・バーナードは、自動車事故で致命傷を負った若い女性の心臓を、ルイス・ウォシュカンスキーという名の五十四歳の男性の胸に移植して、世界じゅうからずっと多くの関心を集めていた。これは医学の飛躍的進歩として絶賛されたが、実際にウォシュカンスキーが生き延びることができたのはわずか十八日間だけだった。ふたりめの移植患者、フィリップ・ブレイバーグという名の引退した歯医者に対する手術では、かなり幸運に恵まれ、患者は十九カ月間生き延びた[16]。

バーナードの手術以降、他の国も、脳死を回復不能な死亡状態の新たな基準と定義し始め、ほどなく心臓移植は至るところで行なわれるようになったが、結果はたいてい思わしくなかった。いちばんの問題は、拒絶反応に対処するための信頼性の高い免疫抑制薬がないことだった。アザチオプリンという薬がうまく効くこともあったが、あまり当てにはできなかった。ところが一九六九年、スイスの製薬会社サンドの社員、H・P・フレイが、ノルウェーで休暇を過ごすあいだに土壌試料を集め、サンド社の研究室に持ち帰った。会社は、新たな抗生物質候補が見つかることを期待して、旅行に出かけたらそうするようにと社員に命じていたのだ。フレイの試料には、トリポクラディウム・インフラトゥムという真菌が含まれていて、効果的な抗菌特性はないものの、免疫反応の抑制に優れていることがわかった――それこそが、臓器移植を可能にするのに必要なものだった。サンドはフレイの小さなひと袋の土と、その後ウィスコンシン州で見つかった同様の試料を、シクロスポリン（アメリカではサイクロスポリン Cyclosporine、その他の場所ではシクロスポリン Cyclosporin）という飛ぶように売れる薬に変えた。この新薬といくつかの関連の技術的進歩のおかげで、一九八〇年代前半には、心臓移植は八十パーセントの成功率を達成していた。十五年でここまでの成果を上げたのは驚くべきことだ。今日では、世界で毎年およそ四千から五千例の心臓移植が行なわれ、平均生存期間は十五年まで延びた。これまでのところ、移植患者の最長生存記録は、イギリス人のジョン・マッカファティで、二〇一六年に七十三歳で死亡するまで三十三年間、移植心臓とともに生きた。

ところで、脳死は、最初に考えられていたほど単純ではないことが判明した。現在では、体の他の部位すべてが機能停止しても、脳のいくつかの周辺部が生き続けている可能性があることがわかってきた。本書の執筆時点で、アメリカではその問題が、ある若い女性をめぐる長い訴訟の中心的な争点となっている。女性は二〇一三年に脳死を宣告されたが、その後も月経があった。脳の主要な部位にほかならない視床下部の機能を必要とする現象だ。女性の両親は、脳の一部でも機能していれば、脳死を宣告されるのはおかしいと主張している。

すべての始まりとなった男、クリスチャン・バーナードについて言えば、成功によって少しのぼせ上がってしまったようだ。世界を旅して、映画スター（特にソフィア・ローレンやジーナ・ロロブリジーダ）とつき合い、彼をよく知る人の言葉によると、「世界屈指のとびっきりの女たらし」になった。さらに評判を損なったのは、ほぼ確実に偽物とわかっていたはずのさまざまな化粧品を、若返りの効果があると宣伝して財を成したことだ。バーナードは二〇〇一年、キプロスで愉快に過ごしているとき、心臓発作を起こして七十八歳で死亡した。その名がかつての栄光を取り戻すことは、二度となかった。

驚いたことに、これほどの医療の進歩があっても、心臓病で死ぬ確率は、一九〇〇年に生きていた場合よりも今日のほうが七十パーセントも高い。ひとつには、昔は心臓病にかかる前に他の病気で死んでいたから、またひとつには、百年前の人は夕方の五、六時間を、テレビの前で大きなスプーンとアイスクリームの容器を抱えて過ごしたりしなかったからだ。心臓病は、欧米諸国で群を抜いて第一位の死亡原因になっている。免疫学者マイケル・キンチによれば、「心臓病は毎年、がんとインフルエンザと肺炎と事故を合わせた数とほぼ同じ数のアメリカ人を死なせている。アメリカ人の三人にひとりは心臓病で死亡し、毎年百五十万人以上が心臓発作や脳卒中を起こしている」。

一部の専門家によると、今日では、過少治療と同じくらい過剰治療が問題になっているという。狭心症（あるいは胸痛）の治療法としてのバルーン血管形成術が、その代表例らしい。[17] 血管形成術では、冠動脈の狭窄部でバルーンを膨らませて血管を拡張してから、ステントという管状の足場のようなものをその場に残して、血管を恒久的に開いておく。手術は緊急時には確かに命を救うし、待機的処置としても人気が高いことがわかっている。二〇〇〇年までには、アメリカで毎年百万例の予防的な血管形成術が実施されるようになったが、それが命を救っているという根拠はまったくない。ようやく臨床試験が行なわれたとき、その結果は衝撃的なものだった。《ニューイングランド・ジャーナル・オブ・メディシン》誌によると、アメリカで行なわれた緊急を要さない血管形成術千例のうち、患者ふたりは手術中に死亡、二十八人は処置が引き起こした心臓発作に見舞われ、六十〜九十人は健康が〝一時的に〟改善し、約八百人には利益も害もなかった（もちろん、費用や、時間の浪費や、この場合いくつもあった手術による悪影響への不安を数に入れなければだが）。

それにもかかわらず、血管形成術は現在でもすこぶる人気だ。二〇一三年、元アメリカ大統領ジョージ・W・ブッシュは、体調良好で心臓病の兆候もなかったというのに、六十七歳で血管形成術を受けた。外科医はあまり同業者を公的に批判しないものだが、クリーヴランド・クリニックの心臓科長スティーヴ・ニッセン医師は容赦なかった。「これはまさしく、アメリカ最悪の医療だ」とニッセンは言った。「わたしたちがこれほどの時間を医療に費やしながら、大した成果が得られない理由のひとつがここにある」。

血液は何をやっているのか

ご想像どおり、どのくらい血液を持っているかは、体の大きさによって異なる。生まれたばかりの赤ちゃんはほんの〇・三リットルほどだが、成人男性は五リットル近くにもなる。あなたがその物質で満たされているのは確かだ。どこだろうと皮膚をチクリと刺すと、血が出てくる。そのささやかな体の中には、およそ十万キロメートルの血管が(ほとんどは細かい毛細血管という形で)あるので、体のどんな部分も新鮮なヘモグロビンからそれほど遠く離れることはない。ヘモグロビンとは、体じゅうに酸素を運ぶ分子のことだ。

わたしたちはみんな、血液が細胞に酸素を運んでいることを知っている――人体について誰もが知っているらしい数少ない事実のひとつだ――が、血液はほかにもたくさんのことをやっている。ホルモンや他の重要な化学物質を運搬し、老廃物を運び去り、病原体を追跡して殺し、いちばん必要な場所に酸素が送られているかを確かめ、感情を伝え(恥ずかしさに頬をほてらせたり、怒りに顔を赤くしたりするとき)、体温調節を助け、男性器の勃起の微妙な圧力まで操作している。ひとことで言えば、複雑な物質なのだ。ある推定値によると、血液一滴の中に、四千種類の分子が含まれているらしい。だから、医者はあんなに血液検査が好きなのだ。血液には、情報がぎっしり詰まっている。

血液の入った試験管を遠心分離機で回すと、四つの層に分かれる。赤血球、白血球、血小板、そして血漿《けっしょう》だ。最もたくさんあるのが血漿で、血液の容積の半分余りを構成する。その九十パーセント以上は水で、いくらかの塩と脂肪と他の化学物質がその中で浮遊している。しかし、血漿を取るに足りないものと片づけてはいけない。それどころか、とても重要なものだ。抗体、凝固因子、その他の構成要素を分離し、濃縮すれば、自己免疫疾患や血友病の治療に利用できる。それは大きなビジネスになっていて、アメリカでは血漿の販売があらゆる商品輸出の一・六パーセントを占め、航空機の売上を超えている。

　赤血球は二番めに多い成分で、血液の全容積の約四十四パーセントを構成する。赤血球は、ひとつの仕事に専念するよう精巧に設計されている。つまり、酸素を届けることだ。とても小さいが、あり余るほど豊富にある。ティースプーン一杯のヒトの血液には、約二百五十億個の赤血球が含まれている。その二百五十億個のそれぞれに、二十五万個のヘモグロビン分子が入っている。酸素が進んで結合したがるタンパク質だ。赤血球は両凹《りょうおう》形をしていて――つまり、円盤状だが両側の真ん中がへこんでいて――できるだけ大きな表面積が得られるようになっている。最大限まで能率を高めるため、従来の細胞のほとんどあらゆる構成要素、たとえばDNAやRNA、ミトコンドリア、ゴルジ体、酵素もひとつ残らず捨ててしまった。一個の完全な赤血球は、ほぼすべてヘモグロビンから成る。要するに、輸送用コンテナだ。赤血球のパラドックスとして特筆すべきなのは、体じゅうのあらゆる細胞に酸素を運んでいるのに、自らは酸素を使わないということだ。必要なエネルギーは、ブドウ糖からとる。

　ヘモグロビンには、ひとつ奇妙で危険な癖がある。酸素より、やたらと一酸化炭素を好むのだ。一酸化炭素が存在すれば、ヘモグロビンはラッシュアワーの電車が乗客を詰め込むようにそれを詰め込み、酸素をホームに置き去りにする。だから、人は一酸化炭素中毒で死ぬ（アメリカでは、年間の一酸化炭素中毒死亡者のうち約四百三十人が不慮の事故で、ほぼ同数が自殺）。

　ひとつひとつの赤血球は、約四カ月生きる。押し合いへし合いしながら忙しく働いて暮らしていることを考えれば、なかなか大したものだろう。それぞれが約十五万回も体を巡り、百五十キロメートル余り走行したあと、ついにはぼろぼろになって動けなくなる。そしてスカベンジャー細胞に回収され、脾臓に送られて処分される。あなたは毎日、約一千億個の赤血球を廃棄している。それが、便を茶色くしているおもな成分だ（同じ過程の副産物であるビリルビンが、尿を金色に輝かせ、消えかかったあざをうっすら黄色くさせる）(18)。

白血球は、感染症を撃退するのに不可欠な存在だ。あまりに重要なので、免疫系がテーマの第十二章で別に取り上げる。今のところは、赤い相棒よりずっと数が少ないということを知っていればいいだろう。赤血球は、白血球より七百倍も数が多い。白血球は、全体の一パーセントにも満たないのだ。

血液カルテットの最後のメンバー、血小板も、血液の容積の一パーセント未満を占めるにすぎない。血小板は、解剖学者たちにとって長年の謎だった。一八四一年に、イギリスの解剖学者ジョージ・ガリヴァーによって初めて顕微鏡下で観察されたが、名前をつけられきちんと理解されたのは、一九一〇年、ボストンのマサチューセッツ総合病院の一流病理学者ジェームズ・ホーマー・ライトが、その主要な役割は凝固にあると推測してからだった。凝固は、一筋縄ではいかない仕事だ。血液は必要に応じて即座に凝固できるよう常に備えていなければならないが、不必要に凝固してもいけない。出血が始まるとすぐに、何百万もの血小板が傷の周囲に群がってきて、同じくらい膨大な数のタンパク質と結合し、フィブリンと呼ばれる物質を沈着させる。これが、血小板とともに塊になって栓をつくる。間違いを避けるため、この過程には十二段階ものフェイルセーフ機構が組み込まれている。凝固は主動脈では働かない。血流があまりにも激しいからだ。血塊ができても、すべて押し流されてしまうだろう。だから、大量出血はまず止血帯で圧迫して止めなくてはならない。重度の出血に見舞われると、体はできるかぎり重要な器官への血流を保って、筋肉や表面組織などの二次的な遠隔地は後回しにする。だからひどく出血している患者は死人のように青ざめ、触れると冷たく感じられる。血小板は約一週間しか生きていないので、絶えず補充される必要がある。そしてここ十年ほどのあいだに、血小板は、凝固過程をつかさどっているだけではないことが発見された。免疫応答と組織再生でも重要な役割を担っていたのだ。

ずいぶん長いあいだ、血液の目的については、とにかく生命にとって不可欠であるという以外、ほとんど何もわかっていなかった。尊敬に値するが、思い違いも多かったギリシャの医師ガレノス（一二九～二一〇年）の時代にまでさかのぼる有力な説では、血液は肝臓で絶え間なくつくられ、すぐさま体に使い果たされると考えられた。たぶん学校の授業で習ったのを思い出しただろうが、イギリスの医師ウィリアム・ハーヴェイ（一五七八～一六五七年）が、血液は果てしなく消費されているのではなく、閉じたシステムの中で循環しているのだと気づいた。画期的な著書『動物の心臓ならびに血液の運動に関する解剖学的研究』で、ハーヴェイは、心臓と循環系の働きのあらゆる細部を、おおむね今日の人々が理解できる言葉で概説した。わたしが小学生だったころ、これは決まって、世界を変えた発見の瞬間のひとつとして紹介された。しかし実のところ、ハーヴェイの時代には、この説はほとんど例外なく笑いものにされ、否定された。日記作家ジョン・オーブリーの言葉を借りれば、ハーヴェイの同業者はほぼ全員、彼を〝頭のいかれたやつ〟と考えていた。ハーヴェイは患者のほとんどから見捨てられ、失意のうちに亡くなった。

当時は呼吸のメカニズムが理解されていなかったので、ハーヴェイは血液がなんの役に立っているのか、なぜ循環しているのか説明できなかった。批判的な人たちがすぐさま指摘したとおり、そのふたつはかなり明白な欠陥だった。そのうえガレノス派は、体にはふたつの異なる動脈系があると信じていた。血液が鮮紅色をした動脈系と、もっと鈍い色をした動脈系だ。現在では、肺から出ていく血液はたっぷり酸素を含んでいるので輝く深紅色で、肺に戻ってくる血液は酸素を使い果たしているので少し鈍い色になることがわかっている。ハーヴェイは、どうして閉じたシステムの血液循環が異なるふたつの色になるのか説明できなかった。それが、ハーヴェイの説を嘲笑するもうひとつの理由になった。

　呼吸の秘密は、ハーヴェイの死後間もなく、もうひとりのイギリス人リチャード・ローワーによって推論された。血液が心臓に戻ってくるとき色が鈍くなるのは、ローワーが〝硝石の精〟〔訳注　窒素化合物である硝酸のこと〕と呼んでいたもの、実際には酸素を手放しているせいであることに気づいたのだ（酸素が発見されるのは次の世紀のことだ）。だから血液は、窒素化合物を絶えず獲得して放出するために循環しているとローワーは推測した。歴史に名を刻んでもおかしくないほどの、すばらしい洞察だった。ところが現在、ローワーは血液のもうひとつの側面とともに記憶されている。一六六〇年代、ローワーは輸血で命を救える可能性に興味を持ち始めた高名な科学者のひとりでもあり、身の毛のよだつような一連の実験に関わるようになった。一六六七年十一月、ロンドンの王立協会で「かなり大勢の知的な人々」から成る観客を前に、どんな結果になるのかまったくわからないまま、ローワーは生きたヒツジの血液を約三百ミリリットル、アーサー・コーガという名の気のいい有志の腕に輸血した。そしてローワーとコーガと名高い見物人全員が、興奮した面持ちで何分も座ったまま、何が起こるのか成り行きを見守った。幸いにも、何も起こらなかった。出席者のひとりの報告によれば、コーガはその後、「元気で浮かれた様子で、カナリーワインを一、二杯飲み、パイプ煙草を一服した」。

　二週間後、再度実験が行なわれ、今回も悪影響は見られなかった。これは本当に驚きだ。ふつう異物が大量に血流に導入されると、受け手はショック状態に陥る。コーガがなぜ悲惨な経験を免れたのかは謎だ。不幸なことに、この結果を知ってヨーロッパじゅうの科学者たちが大胆になり、自ら輸血実験を実施し始めた。それは超現実とまでは言えなくても、ますます独創的な傾向を帯びていった。有志の人々は、家畜化されたあらゆる種の動物の血液だけでなく、牛乳、ワイン、ビール、こともあろうに水銀まで注入された。そしてたいていは、痛ましいほど悶え苦しみ、唖然とするほど非情な死を遂げた。すぐさま輸血実験は禁止されるか一時停止されるかし、約一世紀半のあいだは忌避された。

続いて、奇妙なことが起こった。科学界の他の分野が啓蒙時代として知られるあふれんばかりの発見と洞察を享受し始めていた時期に、医学はいわば暗黒時代に入ってしまった。十八世紀から十九世紀半ば過ぎまでの医者たちが執着していた数々の治療法以上に、的外れで逆効果の治療法はほかに見当たらないほどだ。デイヴィッド・ウートンが『悪質な医療――ヒポクラテス以来医師が及ぼしてきた害（*Bad Medicine: Doctors Doing Harm Since Hippocrates*）』で書いているように、「一八六五年まで、医療は、あからさまに有害か、そうでなければほぼ完全に効果がなかった」。

ジョージ・ワシントンの不運な死について考えてみよう。一七九九年十二月、アメリカ初代大統領を退いて間もなく、ワシントンはヴァージニア州にある私有の農園マウントヴァーノンを視察するため、荒天の中、馬に乗って長い一日を過ごした。思ったより帰宅が遅くなり、濡れた服を着たまま晩餐の席に着いた。その晩、喉頭炎を発症。ほどなく、ものを飲み込むのもつらくなり、呼吸が苦しげになってきた。

三人の医師が呼ばれた。慌ただしい診察ののち、医師団はワシントンの腕の静脈から五百ミリリットル強、パイントグラスほぼ一杯分の血液を抜き取った。しかし、病状は悪化しただけだったので、悪い体液《ユーモア》を排出するため、喉にカンタリス――〝スパニッシュフライ〟として一般に知られるツチハンミョウ科の甲虫の粉末――の湿布を施した。おまけに、嘔吐を促す薬も与えた。どれひとつとして目に見える効果を示さなかったので、さらに三回瀉血《しゃけつ》が行なわれた。二日のうちに、合計で体内の約四十パーセントの血液が抜き取られた。

「死ぬのは苦しいものだ」と、ワシントンは悪気のない医師団に容赦なく血を抜かれながら、しわがれ声で言った。具体的になんの病気だったのかは誰も知らないが、おそらく少し休めば治る軽い喉の感染症にすぎなかったのだろう。ところが、病気と治療が一丸となって、元大統領を死に追いやってしまった。ワシントンは六十七歳だった。

その死に際してまた別の医師がやってきて、元大統領を生き返らせる——そう、〝死者を復活〟させる——ために、肌を優しくこすって血流を刺激し、子ヒツジの血液を輸血して失った血の代わりにし、残った血を回復させましょうと提案した。賢明にも、家族は永遠の眠りを妨げるのはやめておいた。

ただでさえひどく具合が悪い人の血を抜いて痛めつけるのは、どう見ても無謀に思えるが、そういう治療は途方もなく長いあいだ行なわれ続けた。瀉血は、病気に効果があるだけでなく落ち着きを与える、と考えられていた。プロイセンのフリードリヒ大王は、ぴりぴりした神経を静めるだけのために、戦闘前に瀉血を受けた。瀉血の鉢は家宝とされ、子孫に受け継がれた。瀉血がどれほど重視されていたかは、一八二三年に創刊されたイギリスの由緒ある医学雑誌《ランセット》が、静脈を切開するのに使われた器具の名前に由来することでもわかる。

なぜ瀉血はそんなに長く続けられたのだろう？　それは、十九世紀半ばになるまでほとんどの医師が病気を、それぞれに治療を要する個別の疾患ではなく、全身に影響を及ぼす全般性の平衡異常と見なして対処していたからだ。たとえば、頭痛と耳鳴りの症状にそれぞれの薬を与えるのではなく、下剤や吐剤や利尿剤を投与したり、患者から鉢に一、二杯分の血液を抜いたりして毒素を取り除くことによって、全身を平衡状態に戻そうと努めた。ある専門家によれば、静脈を切開することで「血液を冷まして換気し」「燃焼の危険なく」、より円滑に循環させられるというのだった。

〝瀉血王子〟として知られる史上最も有名な瀉血医は、アメリカのベンジャミン・ラッシュだ。ラッシュはエディンバラとロンドンで医学の訓練を受け、偉大な外科医で解剖学者でもあるウィリアム・ハンターに解剖を教わった。しかし、すべての病気はひとつの原因——血液の過熱——によって起こるという信念は、主にペンシルヴェニア州で長年働いているあいだに独自につくり上げたものだった。言っておかなくてはならないのは、ラッシュがまじめで学識のある男だったことだ。アメリカ独立宣言に署名をした人物であり、新世界では当時最も有名な医師だった。しかし、極端な瀉血マニアでもあった。ラッシュは患者から一度に最大二リットル余りの血を抜き、ときには一日に二度か三度瀉血を行なった。問題のひとつは、人体には実際の二倍の血液が入っているうえに、その想像上の血液量の最大八十パーセントを悪影響なく除去できると信じていたことだ。その両方が悲惨なほど間違っていたが、自分が行なっていることの正しさを決して疑わなかった。フィラデルフィアで黄熱が流行したとき、ラッシュは何百人もの患者に瀉血を行ない、大勢の命を救ったと確信していたが、実態は全員を死なせることには失敗したというほうが近い。「最も大量の瀉血をした場合に、最もすばやい回復が観察された」と、妻への手紙に誇らしげに書いている。

それが瀉血の困ったところだった。患者が生き延びたなら自分の努力のおかげ、死亡したなら自分が手を差し伸べたときにはすでに手の施しようがなかったのだと思い込めれば、いつだって賢明な選択肢に思える。瀉血は現代に至るまで、医療の一角にとどまり続けた。十九世紀に最も影響力の大きかった医学の教科書『内科学の原理と実践（*The Principles and Practice of Medicine*）』（一八九三年）の著者ウィリアム・オスラーは、現代と呼んでいい時代になっても瀉血に好意的な発言をしていた。

ラッシュはと言えば、一八一三年に六十七歳で熱病にかかった。よくならなかったので、主治医らに瀉血するよう催促し、彼らは言われたとおりにした。そしてラッシュは死んだ。

血液型の発見

血液についての現代的な理解の始まりは、おそらく一九〇〇年、ウィーンの若い医学研究者の目敏い発見にまでさかのぼれるだろう。カール・ラントシュタイナーは、異なる人々の血液を混ぜ合わせると、凝集する場合と、しない場合があることに気づいた。どのサンプル同士を組み合わせるかを記録することで、サンプルを三群に分けることができ、それをＡ、Ｂ、0と名づけた。誰もが三つめの群をアルファベットのＯと読み、そう発音するが、ラントシュタイナーは本当はゼロと読ませるつもりだった。その群はまったく凝集しなかったからだ。ラントシュタイナーの研究所に所属する別のふたりの研究者が四つめの群を発見し、これをＡＢと呼んだ。さらに四十年後、ラントシュタイナー自身がＲｈ因子を共同で発見した。Ｒｈとはアカゲザル（rhesus）の略で、この因子が発見されたサルの種類に由来する。[19] この「血液型」の発見によって、なぜ輸血がしょっちゅう失敗するのかに説明がついた。提供者と受血者の型が合っていなかったのだ。それは途方もなく重要な発見だったが、不幸なことに、当時はほとんど誰にも注目されなかった。三十年の月日が流れたあとようやく、ラントシュタイナーの医学への貢献が認められ、一九三〇年にノーベル賞が授与された。

血液型は次のように働く。血球の内側はすべて同じだが、外側は異なる種類の「抗原」、つまり細胞表面から外へ張り出しているタンパク質で覆われていて、それが血液型を決めている。ぜんぶでおよそ四百種類の抗原があるが、輸血に重要な影響があるのはごくわずかだ。だから、Ａ、Ｂ、ＡＢ、Ｏという型は知られているが、たとえば、数ある中でいくつか例を挙げると、ケル、Elo、Ｅ型などはまったく耳にしない。血液型がＡの人は、ＡかＡＢの人に血液を提供できるが、Ｂの人にはできない。Ｂの人はＢかＡＢの人に提供できるが、Ａの人にはできない。Ｏの人は全員に提供できるので、万能供血者と呼ばれる。Ａ型の細胞は表面にＡ抗原を持ち、Ｂ型はＢ抗原、ＡＢ型はＡとＢ両方の抗原を持つ。Ｂ型の人にＡ型の血液を輸血すると、受血者の体がそれを侵入と見なして、新しい血液を攻撃する。

実を言うと、そもそもなぜ血液型が存在するのかはわかっていない。おそらくひとつには、単に存在しない理由がないからだろう。つまり、誰かの血が別の誰かの体に入るようなことが想定される理由がなかったので、そういう問題に対処する機構を進化させる理由もなかった。それに加えて、血液の中でなんらかの抗原を優遇すれば、特定の病気に対する抵抗力を高められる。ただし、代償を伴うことも多い。たとえば、O型の人はマラリアに対する抵抗力が高いが、コレラに対する抵抗力は低い。さまざまな血液型をつくり出して集団の中に広めることで、たとえ個々人に不利な場合はあっても、種の保存には有利に働く。

血液型には、もうひとつの思いがけない利点があった。親子関係の立証だ。一九三〇年のシカゴの有名な事例では、ふた組の両親、バンバーガー夫妻とワトキンズ夫妻が、同じ病院で同時に赤ちゃんを授かった。帰宅したあと、彼らは赤ちゃんに別の家族の名札がついているのを見つけて愕然とした。問題は、違う赤ちゃんを連れ帰ったのか、それとも名札のつけ間違いなのかということだった。確信が持てないまま数週間が過ぎ、そのあいだにどちらの両親も、親として当然のことをした。自分たちが世話をしている赤ちゃんを愛するようになったのだ。最終的にようやく、マルクス兄弟の映画に出てきそうな名前を持つノースウェスタン大学の権威、ハミルトン・フィッシュバック教授が相談を受け、四人の親全員の血液検査を行なった。当時はこの検査に、きわめて高度な技術が求められていたようだ。検査では、ワトキンズ夫妻がどちらも血液型Oだったので、O型の赤ちゃんしか生まれないはずだが、自宅の子ども部屋にいた子はAB型だった。こうして、医学のおかげで赤ちゃんたちは本当の両親のもとへ戻されたが、そこには大きな胸の痛みを伴う別れがあった。

輸血は毎年多くの命を救っているが、血液の採取と保存は費用もかかるし、危険ですらある仕事だ。「血液は生きた組織です」と、セントルイスのワシントン大学のアラン・ドクター医師は言う。「心臓や肺やほかのあらゆる器官と同じように、血液は生きているのです。体から採取した瞬間、劣化し始め、さまざまな問題が起こり始めます」。わたしたちはオックスフォードで会った。きちんと整えた白い顎ひげを生やした、きまじめだが愛想のいい男性ドクターは、その街で一酸化窒素学会の会議に出席していた。この学会は、一九九六年結成と、まだ歴史が浅い。それまでは誰も、一酸化窒素が集まって話し合う価値のあるものだとは認識していなかったからだ。人類生物学に対するその重要性は、ほぼまったく知られていなかった。実のところ、一酸化窒素（笑気と呼ばれる亜酸化窒素と混同してはいけない）はヒトの主要なシグナル伝達分子のひとつで、ありとあらゆる過程で中心的な役割を担っている――血圧の維持、感染症の撃退、ペニス勃起の促進、血流の調節。ここで、ドクターの出番になる。彼の人生の野望は人工血液をつくることだが、今のところは、もっと安全に本物の血液を輸血に利用することに寄与したいと考えている。ほとんどの人はこれを聞いてショックを受けるだろうが、輸血で死亡することもあるのだ。

問題は、保管された血液がいつまで利用可能なのかがわかっていないことだ。「法律上は、アメリカでは輸血用の血液を四十二日間保管できます」とドクター。「しかし実際には、おそらく有効期限は二週間半ほどでしょう。それ以降は、どの程度まで使えるのか使えないのか、誰にもわかりません」。アメリカ食品医薬品局が課した四十二日ルールは、通常の赤血球がどのくらい循環し続けるかに基づいている。「長年のあいだ、赤血球が循環していればまだ機能していると推測されていましたが、そうともかぎらないことがわかってきました」とドクターは言う。

従来、外傷で血液が失われれば、医者が輸血で補うのが標準的な治療法だった。「二リットルの血液が失われたら、二リットルが補われていました。しかしその後、ＡＩＤＳやＣ型肝炎の問題が現われ、献血された血液が汚染されていることもあったので、輸血の使用は控えめになったのですが、驚いたことに、輸血をしないほうが患者の経過がよい場合が多いとわかったのです」。症例によっては、他人の血を与えるより、患者を貧血状態にしておくほうがよいことがあると判明した。その血液がしばらく保管されていたものならなおさらで、それに当てはまる例がほとんどだった。血液バンクが血液を求める連絡を受ければ、通常は最も古い血液を先に出して、期限が切れる前に古い在庫を使おうとする。つまり、ほとんど誰もが古い血液を受け取ることになる。もっと悪いことに、新鮮な血液を使って輸血をしても、受血者の既存の血液の機能をむしろ阻害することが発見された。ここで、一酸化窒素が登場する。

たいていの人は、血液がいつも体じゅうにほぼ均等に分配されていると考えがちだ。今腕の中にある血液は、いつでも同程度の分量でそこにあるはずだ、と。しかし、ドクターが説明してくれたところによると、実際にはまったく違う。「座っているときには、脚にはそれほど血液は必要ありません。組織にあまり多くの酸素を必要としないからです。しかし、ぱっと立ち上がって走り出せば、すぐさまもっとたくさんの血液が必要になります。体の要求が刻一刻と変化するあいだ、一酸化窒素をシグナル伝達分子として使っている赤血球が主体となって、どこに血液を送り出すかが決定されています。しかし輸血された血液は、シグナル伝達システムを混乱させます。機能を阻害するのです」。

そのうえ、血液の保管にはいくつか実際的な問題がある。まず第一に、冷蔵しておかなければならない。つまり、戦場や事故現場で使うのがむずかしい。残念ながら、出血が頻繁に起こるのはそういう場所だ。毎年二万人のアメリカ人が、病院にたどり着く前に失血死している。全世界では、年間の失血死の数は二百五十万人にもなる。その生命の多くは、すばやく安全に輸血ができれば救えるはずだ――だから、人工血液の製品化が望まれている。

理論的には、人工血液の製造はそれほど複雑ではないはずだ。とりわけ、ヘモグロビンを運ぶ以外、本物の血液がやっていることのほとんどをやる必要がないとすれば。「実際には、そう単純ではないことがわかりました」。ドクターがちらりと笑みを浮かべて言う。そして赤血球を、廃品置き場の車を持ち上げるリフティングマグネットにたとえて問題を説明する。赤血球のマグネットは、肺で酸素分子をつかまえて目的の細胞まで運ばなくてはならない。それを実行するには、どこで酸素をとらえてどこで放出すべきかを把握していなければならず、何より途中で落としてはならない。人工血液では、常にそれが問題になる。最良の人工血液でさえ、ときおり酸素分子を落とすことがあり、その過程で血流に鉄を放出してしまう。鉄には毒性がある。循環系がきわめて多忙なことから、微小な事故率でも瞬く間に有毒なレベルまで上昇するので、運搬系はほとんど完璧でなくてはならない。本来の機能ではそうなっている。

人工血液をつくる努力は五十年以上前から続けられ、研究には何百万ドルも費やされてきたが、いまだ実現に至っていない。それどころか、飛躍的進歩よりむしろ後退のほうが多く見られた。一九九〇年代には、いくつかの血液製剤が臨床試験にまでこぎつけたが、その後、試験に参加した患者に驚くほどの数の心臓発作と脳卒中が起こっていることが明らかになった。二〇〇六年、アメリカ食品医薬品局は、著しく結果が悪いことを理由に、すべての臨床試験を一時的に中断した。それ以降、数社の製薬会社は人工血液をつくるための努力を放棄した。現在のところ、最善策は単に輸血の量を減らすことだ。カリフォルニア州のスタンフォード病院の実験では、臨床医たちは、絶対に必要なときを除いて赤血球輸血の指示を減らすよう奨励された。五年間で、同院での輸血は四分の一減少した。その結果、経費を百六十万ドル節減できただけでなく、死亡率が低下し、平均入院日数が短くなり、治療後の合併症が減少した。

とはいえ現在、ドクターとセントルイスの同僚たちは、ほとんど問題は解決できたと考えている。「今では、ナノテクノロジーを自由に使えるようになっています。以前は利用できなかった技術です」とドクター。彼のチームは、ポリマーシェルの中にヘモグロビンを収めたシステムを開発した。このシェルは、従来の赤血球に似た形をしているが、約五十分の一の大きさしかない。製品の優れた長所のひとつは、凍結乾燥できるので、室温で二年間保存が可能なことだ。わたしが会った時点では、ドクターはあと三年で臨床試験までたどり着き、おそらく十年で臨床利用できるようになると考えていた。

今のところは、世界じゅうのあらゆる科学の粋を集めてもまったくできないでいることを、わたしたちの体が一秒に約百万回やっていることを考えて、生命のすばらしさに思いを馳せてみるのもいいだろう。

(16) バーナードの手術は、人から人への初めての心臓移植だった。なんらかの形で人が関わった最初の心臓移植は、一九六四年一月、ミシシッピ州ジャクソンのジェームズ・D・ハーディー医師が、ボイド・ラッシュという名の男性にチンパンジーの心臓を移植した手術だ。患者は一時間もたたずに死亡した。

(17) 〝ステント〟という言葉には、おもしろい歴史がある。心臓外科にはまったく関係のない、十九世紀のロンドンの歯科医チャールズ・トマス・ステントがその由来だ。ステントは、歯の型をつくるのに使われる化合物の発明者だった。やがて口腔外科医も、その型がボーア戦争で負傷した兵士の口を修復するのに役立つことに気づいた。時がたつにつれ、ステントという言葉は、矯正手術中に組織を定位置に保つのに使われるあらゆる装置に用いられるようになった。そして、ほかに適切な言葉がなかったので、次第に心臓手術での動脈の支持にも使われる言葉になっていった。ちなみに、《ベイラー大学メディカルセンター議事録》によると、最新の報告では、ステント挿入を受けた最多記録保持者はニューヨーク在住の五十六歳の男性で、狭心症治療のため十年間に六十七個のステントを挿入された。

(18) ところで、ヒトの血液は赤いのに、なぜ静脈は青く見えるのだろう？　それは単なる光学の気まぐれだ。皮膚に光が当たると、高い割合の赤色スペクトルが吸収されるが、青い光の大半は反射するので、わたしたちには青く見える。色彩は、ものから放射されているなんらかの本質的な特徴ではなく、ものに当たって反射した光の指標に近い。

(19) Ｒｈ因子は、抗原と呼ばれるさまざまな種類の表面タンパク質のひとつだ。Ｒｈ抗原を持つ人々（約八十四パーセント）はＲｈ陽性とされる。残り十六パーセントのＲｈ抗原を持たない人は、Ｒｈ陰性だ。

第八章　有能な「メッセンジャー」ホルモン

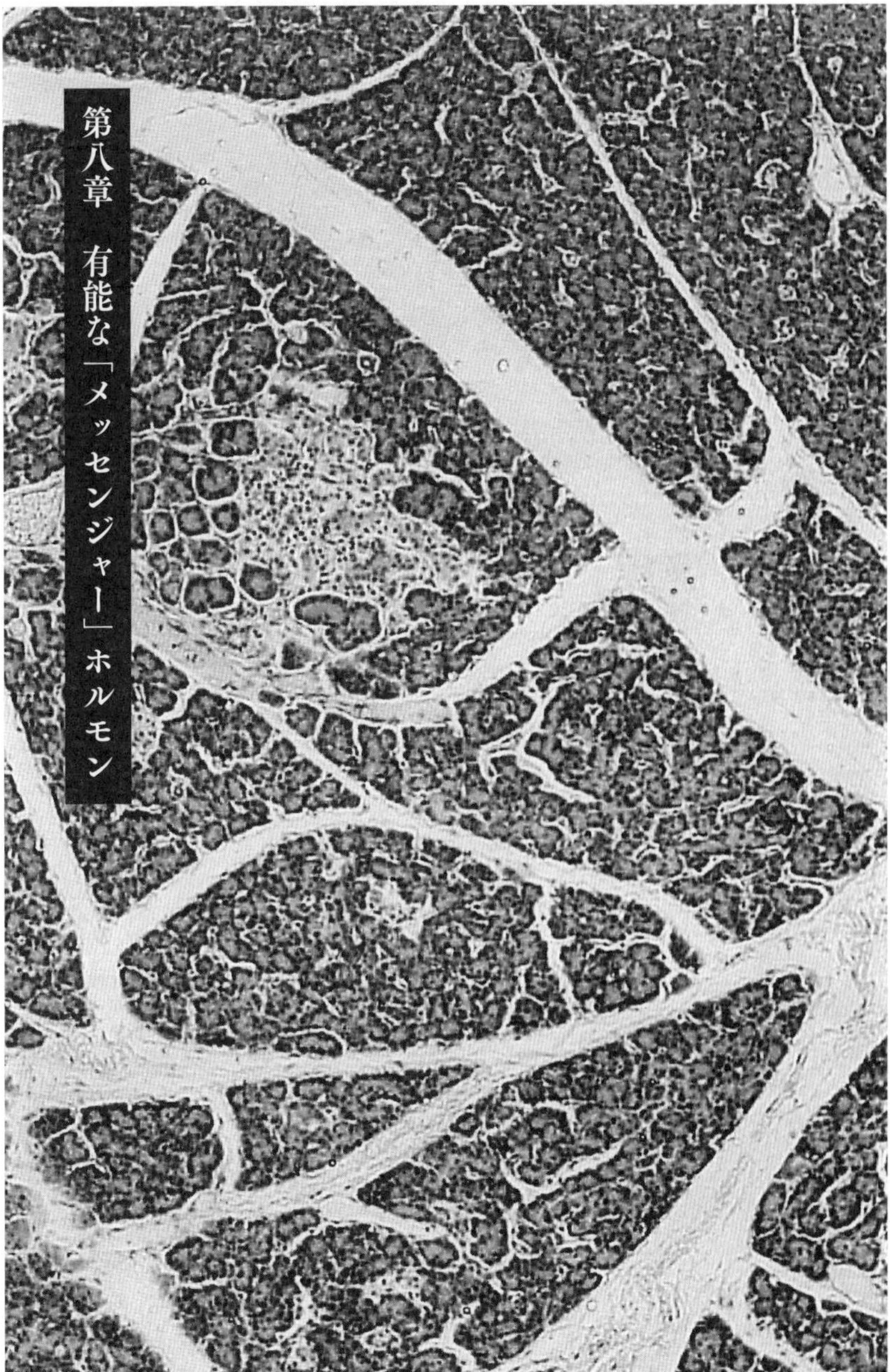

あの石の病気がぶり返すことなく、
願わくは排尿時に自然に落ちてくれるといいのだが、
とにかく医者に診てもらうことにしよう。
――サミュエル・ピープス

扉　ヒトの膵臓近くにあるランゲルハンス島。
アメリカ・マサチューセッツ州のバークシャー・コミュニティ・カレッジ撮影。

ランゲルハンス島の謎

糖尿病は今だって恐ろしい病気だが、かつてはもっと深刻だった。なすすべがなかったからだ。糖尿病にかかった若者たちは、たいてい診断から一年以内に死亡したうえに、それは悲惨な死だった。体内の血糖値を下げて寿命を少しでも延ばす唯一の方法は、患者を文字どおり餓死寸前に保つことだった。ある十二歳の少年は、あまりにも空腹な状態に置かれて、カナリアのかごの餌入れから粒餌《つぶえ》を取って食べているところを見つかった。最終的にはあらゆる患者と同じく、少年は飢えに苦しみ、哀れな姿で死んだ。体重は十五キロほどだった。

ところが一九二〇年後半、科学の進歩の歴史でも屈指の、喜ばしくも信じがたい出来事が起こった。カナダはオンタリオ州ロンドンの若く貧しい一般医が、医学雑誌で膵臓についての記事を読み、病気を治せるかもしれないある方法を思いついたのだ。彼の名はフレデリック・バンティング。糖尿病(diabetes)のことなどほとんど知らなかったので、綴りを間違えてノートに〝diabetus〟と書いた。医学研究の経験はなかったが、追求する価値のある方法だと確信していた。

糖尿病に立ち向かおうとする人にとっての課題は、ヒトの膵臓にはふたつのまったく異なる機能があることだった。膵臓の大部分は消化を助ける酵素をつくって分泌することに専念しているが、ほかにもランゲルハンス島として知られる細胞群を持っている。これは一八六八年に、ベルリンの医学生パウル・ランゲルハンスによって発見されたが、本人はそれがなんのためにあるのかさっぱりわからないと率直に認めた。当初アイレチンと呼ばれていた化学物質を産生するその機能は、二十年後、フランス人のエドワール・ラゲスによって推論された。その化学物質は、現在ではインスリンと呼ばれている。

インスリンは小さなタンパク質で、体内の血糖のとても微妙なバランスを保つのに不可欠だ。多すぎても少なすぎても恐ろしい結果を招く。わたしたちはたくさんのインスリンを消費する。それぞれの分子はほんの五分から十五分ほどしか持たないので、補充の要求は激しいものになる。

糖尿病の制御におけるインスリンの役割は、バンティングの時代にはすでによく知られていたが、問題はそれをどうやって消化液から分離するかだった。バンティングの考え――なんの証拠にも基づいていなかったが――は、膵管を縛って消化液が腸に届かないようにすれば、膵臓が消化液の生成を止めるだろうというものだった。そういうことが起こると考えられる根拠はまったくなかったが、バンティングはトロント大学の教授J・J・R・マクラウドを説得し、研究所の実験スペースと助手、実験用の何頭かの犬を融通してもらった。

助手はチャールズ・ハーバート・ベストという名のカナダ系アメリカ人で、メイン州で育ち、父親は田舎町の家庭医だった。ベストは誠実で意欲的だったが、バンティングと同じく糖尿病についてはほとんど何も知らず、実験法にはそれ以上に通じていなかった。ともあれふたりは仕事に取りかかり、犬の膵管を縛ったところ、驚いたことに好結果を得た。ふたりのやりかたはほとんど何もかもが間違いだった――ある観察者いわく、彼らの実験は「間違って考案され、間違って実施され、間違って解釈された」――が、二週間もたたないうちに、純粋なインスリンが生成されていた。

糖尿病患者に投与してみると、その効果はまさに奇跡だった。生きているとは言いがたいほどにやせ細った無気力な患者たちが、すぐにすっかり元気を取り戻した。名著『インスリンの発見』の著者マイケル・ブリスの言葉を借りれば、それは、現代医学が生み出した〝死者の復活〟に最も近いものだった。さらに、同じ研究所に所属するもうひとりの研究者、J・B・コリップがインスリンを抽出するもっと効果的な方法を思いつき、ほどなく世界じゅうの命を救えるほど大量に生成されるようになった。ノーベル賞受賞者ピーター・メダワーはこう明言した。「インスリンの発見は、医学が生まれて以来初の偉大な功績と見なしてよいだろう」。

関係者全員にとって、喜ばしい物語になるはずだった。一九二三年、バンティングは、研究所の所長マクラウドとともにノーベル生理学・医学賞を受賞した。バンティングは愕然とした。画期的な発見がなされたとき、マクラウドは実験に関わっていなかったどころか国内にもおらず、毎年恒例の出身地スコットランド滞在を延長しているところだった。バンティングは、マクラウドが栄誉に値しないと固く信じ、信頼できる助手のベストと賞金を分けると宣言した。一方コリップは、改良した抽出法をチームの他の者たちと共有することを拒み、自分の名前でその方法の特許を取るつもりだと発表して、他の者たちを激怒させた。とにかく短気だったらしいバンティングは、少なくとも一度、コリップに暴力を振るって、引き離されたことがあった。

ベストまでが、コリップにもマクラウドにも我慢ならず、最終的にはバンティングも嫌うようになった。要するに、全員が互いを多かれ少なかれ嫌悪するようになったわけだ。しかしとにかく、世界はインスリンを手に入れた。

糖尿病には二種類ある。と言うより、似たような合併症と管理上の問題があるものの、ほぼ異なる病状を伴うふたつの病気だ。1型糖尿病では、体がインスリンの産生を完全に止めてしまう。2型糖尿病では、おもに産生が減少するせいと、細胞への作用が正常時のように働かないせいで、インスリンの効果が低くなる。これをインスリン抵抗性と呼ぶ。1型は遺伝する傾向があり、2型はおもに生活習慣に原因がある。しかし、それほど単純ではない。2型は間違いなく不健康な生活に関連しているが、家系に伝わる傾向があり、遺伝要素が示されている。同様に、1型糖尿病は個人のHLA（ヒト白血球抗原）遺伝子の欠陥に関連しているが、糖尿病を発症するのは欠陥を持つ人の一部のみで、ほかにも認識されていない誘因があることをうかがわせる。多くの研究者は、生後早期にさまざまな病原体にさらされることとの関連を疑っている。患者の腸内細菌の不均衡、さらには子宮内でどのくらい快適に過ごし、栄養状態がよかったかに関連している可能性を指摘する研究者もいる。

ひとつ言えるのは、世界じゅう至るところで罹患率《りかん》が急激に上がっていることだ。一九八〇年から二〇一四年のあいだに、世界でいずれかの型の糖尿病にかかった成人の数は、一億人ほどから四億人を大幅に超えるまでになった。その九十パーセントは2型糖尿病だ。2型は、偏った食事と不活発な生活という欧米の悪い習慣を取り入れた発展途上国で、特に急速に増えている。しかし、1型の患者数も急上昇している。フィンランドでは、一九五〇年から五百五十パーセント増加した。その数は、ほとんどあらゆる場所で、年におよそ三～五パーセントの割合で上昇し続けている。理由はまったく不明だ。

インスリンは何百万人もの糖尿病患者の人生を一変させたが、完璧な解決策とはいえない。ひとつには、吸収されて利用される前に腸で分解されてしまうので、経口投与できないことが挙げられる。だから注射しなければならず、手間がかかるうえに痛みを伴う。健康な体なら、インスリン値は秒単位で監視され、調節される。糖尿病患者では、患者が自分で注射するとき、定期的に調節されるだけだ。つまり、インスリン値は大半のあいだあまり適切な状態ではなく、累積した悪影響が生じるかもしれない。

インスリンはホルモンだ。ホルモンは体の自転車便のようなもので、あなたという活気ある大都市じゅうに化学的メッセージを運んでいる。体の一部位で産生され、別の場所に作用する物質として定義されているが、それ以外については簡単に特徴を言い表わすことはむずかしい。大きさはさまざまで、さまざまな化学的性質を持ち、さまざまな場所へ行き、たどり着けばさまざまな効果をもたらす。

タンパク質もあれば、ステロイドや、アミンというグループに属するものもある。これらは化学的性質ではなく、目的によって分類されている。ホルモンに対するわたしたちの理解は完璧にはほど遠く、知っていることの大半は驚くほど最近の発見ばかりだ。

オックスフォード大学内分泌学教授のジョン・ワスは、ホルモンに魅了されている。「わたしはホルモンが大好きです」と、ワスはうれしそうに言う。長く忙しい一日の終わりに、オックスフォード大学のカフェでわたしたちが会ったとき、ワスは雑然とした論文の山を抱えていたが、その朝アメリカでの内分泌学会年次会議、ＥＮＤＯ２０１８から飛行機で戻った人にしては、驚くほど元気に見えた。

「常軌を逸してますね」と、楽しそうな口調で話す。「世界じゅうには、八千人から一万人の内分泌学者がいます。会議は朝五時半に始まって、夜九時まで続くこともあるので、吸収すべきことがたくさんあり、結果として」――論文を振り動かし――「たくさん読むことになる。とても有意義ですが、ちょっと常軌を逸してます」。

ワスは、ホルモンの存在と、それが人体にどう役立っているかをよりよく理解してもらうために根気強く活動している。「ホルモンは、体内で長らく未発見だった最後の主要システムでした」とワスは言う。「そして、今も新たな発見が続いています。興味が偏っていることはわかっていますが、本当にものすごく刺激的な分野ですよ」。

一九五八年になっても、約二十種類のホルモンしか知られていなかった。現在でも、正確にはいくつあるのか誰も知らないようだ。「そうですね、少なくとも八十種類はあるはずですが」とワス。「おそらく百種類に近いでしょう。本当に、次々に発見され続けていますから」。

ごく最近になるまで、ホルモンは体の内分泌腺だけで産生されていると考えられていた（だから、この医学分野の名前は内分泌学になった）。内分泌腺は直接血流に入るものを分泌する一方で、外分泌腺は体の表面に分泌する（たとえば汗腺は皮膚に、唾液腺は口内に）。主要な内分泌腺――甲状腺、副甲状腺、下垂体、松果体、視床下部、胸腺、精巣（男性）、卵巣（女性）、膵臓――は体のあちこちに分散しているが、密接に連携している。ほとんどがとても小さく、ぜんぶ合わせて数十グラムほどしかないが、その控えめな大きさとはまったく不釣り合いなほど、あなたの幸福と健康にとって重要な役割を果たす。

下垂体は、目の真後ろの脳内深くに埋まっていて、インゲンマメくらいの大きさしかないが、その影響は――文字どおり――巨大になることがある。イリノイ州オールトン出身のロバート・ワドローは、史上最も背の高い人間とされている。下垂体に病気があり、成長ホルモンが絶えず過剰に産生されたせいで、いつまでも成長し続けたのだ。恥ずかしがり屋でおおらかだったワドローは、八歳で（標準的な身長の）父親より背が高くなり、十二歳で身長二百十センチ、一九三六年にハイスクールを卒業したときには二百四十センチを超えていた。すべては、頭蓋骨の真ん中にあるそのインゲンマメによる、ちょっとした化学物質の過剰分泌のせいだった。成長は止まらず、最高で九フィート（二百七十四・三センチ）に少し足りないほどまで伸びた。太ってはいなかったが、体重は約二百二十キロあった。靴のサイズは、アメリカサイズで三十七ＡＡ（四十七センチ）だった。二十代になるころには、歩くのにひどく苦労するようになった。体を支えるために下肢装具をつけていたので、擦り傷ができ、そこから深刻な感染症を起こして敗血症に進行し、一九四〇年七月十五日、ワドローは意識が戻らないまま死亡した。わずか二十二歳だった。死亡時の身長は、二百七十二センチ。まわりの人たちからとても慕われ、故郷の町では今もよく知られている。

そんなにも大きな体が、ちっぽけな腺の不調の結果生まれるというのは、明らかに皮肉なことだ。下垂体は、きわめて多くのことを制御しているので、よく〝master gland〟（主要な腺）と呼ばれる。成長ホルモン、コルチゾール、エストロゲン、テストステロン、オキシトシン、アドレナリン、その他の産生（あるいは産生の調節）をしている。活発に運動すると、下垂体はエンドルフィンを血流に注ぎ込む。エンドルフィンは、食べたりセックスしたりするとき放出されるのと同じ化学物質だ。アヘンととても近い関係にある。だから、ランナーズハイと呼ばれるのだ。下垂体は、あなたの人生のほとんど隅々にまで関わっているが、その機能は二十世紀に入ってしばらくたつまで、大まかにさえ理解されていなかった。

現代の内分泌学の分野は、シャルル＝エドゥアール・ブラウン＝セカール（一八一七～九四年）という名の才気煥発で鳴らした人物が、熱心ではあったが見当違いの努力を重ねたせいで、かなり多難なスタートを切った。ブラウン＝セカールは、まさに多国籍の男だった。インド洋の島モーリシャスで生まれ、当時モーリシャスは英国領だったので、モーリシャス人であると同時にイギリス人にもなった。しかも母がフランス人、父がアメリカ人で、初めて息をした瞬間から四つの国籍を要求する権利があった。父親の顔は見たことがなかった。父は船長で、息子が生まれる前に海で遭難死した。ブラウン＝セカールはフランスで育ち、そこで医者としての訓練を受けたが、その後ヨーロッパとアメリカを行ったり来たりして、どちらにも長くはとどまらなかった。二十五年のあいだに六十回大西洋を横断し――一生に一回でもめずらしかった時代にだ――イギリス、フランス、スイス、アメリカでさまざまな職に就いた。その多くはかなり高い地位だった。同じ時期に、九冊の本と五百本以上の論文を書き、三つの雑誌を編集し、ハーヴァード大学、ジュネーヴ大学、パリ大学医学部で教え、各地で講演し、てんかん、神経学、死後硬直、そして腺分泌の第一人者になった。しかし、やや滑稽ではあるが、彼の名を永久に人々の記憶に残したのは、一八八九年、七十二歳という堂々たる年齢のとき、パリで行なったある実験だった。

ブラウン＝セカールは家畜の精巣をすりつぶして（最もよく話題にされるのは犬とブタだが、どの動物を好んで使用したかは情報源によってまちまちなようだ）、抽出物を自身に注入し、四十歳のころと同等のみなぎる精力を感じると報告した。実際には、本人が感じた改善はすべて気のせいだった。哺乳類の精巣には、ほとんどテストステロンは含まれていないからだ。産生されるとすぐさま体内に送り出されるうえに、どちらにしろほんの少ししかつくられないからだ。ブラウン＝セカールがテストステロンを吸収したとしても、それはほんの少量にすぎなかった。しかし、テストステロンの若返り効果については完全に間違っていたとはいえ、それが強い力を持つものだという点では、的を射ていた。そんなわけで、合成されたテストステロンは現在、規制薬物として扱われている。

ブラウン＝セカールのテストステロンへの情熱は自身の科学的信頼性をひどく損ない、どちらにしてもその後間もなく本人は死亡したが、皮肉なことに、彼の努力が他の研究者を刺激して、ヒトの生命を制御する化学的な過程をもっと詳しく体系的に調べてみる気にさせた。一九〇五年、ブラウン＝セカールの死の約十年後、イギリスの生理学者E・H・スターリングは、〝ホルモン〟という新しい用語をつくった（ケンブリッジ大学の古典学者の助言に基づく命名で、〝呼び覚ますもの〟を意味するギリシャ語に由来）。とはいえ、科学が本格的に動き出すまでには、もう十年を要した。内分泌学の専門雑誌は一九一七年になるまで創刊されず、体の内分泌腺を表わす包括的な用語、〝内分泌系〟が使われ始めたのはさらに遅かった。イギリスの科学者J・B・S・ホールデンが、一九二七年にその言葉をつくった。

おそらく本当の意味での内分泌学の父は、ブラウン＝セカールの一世代前に生きていた。トマス・アジソン（一七九三〜一八六〇年）は、一八三〇年代ロンドンのガイズ病院の〝三偉人〟として知られる傑出した医師三人組のひとりだった。ほかふたりは、ブライト病（現在では腎炎と呼ばれる）を発見したリチャード・ブライトと、リンパ系障害の専門家で、ホジキンリンパ腫と非ホジキンリンパ腫の由来となっているトマス・ホジキンだ。たぶんアジソンは、三人の中で最も才気にあふれ、間違いなく最も生産的だった。虫垂炎について初の正確な報告をし、あらゆる種類の貧血の第一人者になった。少なくとも五つの重い病気に名前を冠され、中でも最も有名なのがアジソン病だった（今もそれは変わらない）。副腎の変性疾患で、アジソンが一八五五年に詳しく解明したことで、初めて認識されたホルモン障害となった。名声を得たにもかかわらず、アジソンは繰り返しうつ病に悩まされ、アジソン病の発見から五年後の一八六〇年、ブライトンに引きこもって自殺した。

アジソン病はまれだが、今も深刻な病気だ。およそ一万人にひとりが罹患する。史上最も有名な患者はジョン・F・ケネディで、一九四七年にそう診断されたが、本人も家族もずっと真実を話さず、断固として否定し続けた。実のところ、ケネディはアジソン病になっただけでなく、幸運にも生き延びることができた点でさらに稀有だった。当時は、治療用のステロイドの一種、グルココルチコイドが導入される前で、患者の八十パーセントは診断から一年以内に死亡していた。

わたしが面会した当時、ジョン・ワス教授は特にアジソン病に心を向けていた。「この病気は、ひどく悲しい結果を招きかねないのです。症状――おもに食欲不振と体重減少――が誤診されやすいので」とワスは言った。「最近、まだ二十三歳の、とても若く美しい前途有望な女性の症例に行き合いました。女性はアジソン病で亡くなりました。主治医が拒食症になったのだと考えて、精神科へ送り込んだからです。アジソン病は、コルチゾール値の不均衡によって起こります。コルチゾールとは、血圧を調節するストレスホルモンのことです。悲しくてならないのは、コルチゾールの問題を解決すれば、患者はたった三十分ほどでふつうの健康状態に戻れるということです。女性が死ぬ必要はまったくありませんでした。わたしの重要な仕事のひとつは、一般医向けの講義を行なって、よくあるホルモン障害を見分ける手助けをすることです。見逃されることがあまりにも多いので」。

ヒトが過食になりやすい理由

一九九五年、内分泌学の分野は激震の時を迎えた。ニューヨークのロックフェラー大学の遺伝学者ジェフリー・フリードマンが、存在するとは誰も思っていなかったホルモンを発見したのだ。フリードマンはそれをレプチンと名づけた（leptin〝痩せる〟を意味するギリシャ語に由来）。レプチンは内分泌腺ではなく、脂肪細胞で産生されていた。これはとてつもない発見だった。ホルモンが、専用の腺以外のどこかで産生できるなど、誰も想像すらしていなかった。ところが現在では、そこらじゅうでホルモンがつくられていることがわかっている。胃、肺、腎臓、膵臓、脳、骨、至るところで。

レプチンは、どこでつくられているかに対する驚きだけでなく、どんな働きがあるかについてもすぐさま大きな注目を集めた。食欲の調節を助けているのだ。レプチンを制御できれば、おそらく体重を抑えたい人の役に立つだろう。ラットを使った実験では、レプチン値を操作することによって、思いどおりにラットを肥満させたり痩せさせたりできた。それは驚異の新薬になる可能性を秘めていた。

ほどなく人に対する臨床試験が、かなりの期待を集める中で行なわれた。体重の問題を抱える有志が、一年間毎日レプチンの注射を受けた。ところが、一年たっても、彼らの体重は臨床試験が始まったころとほとんど変わらなかった。レプチンの効果は、期待したような単純なものとはまったく違っていたのだ。発見から四半世紀たった今日でも、レプチンが具体的にどう働いているのかは解明されておらず、体重抑制の補助に使えるようになるまでの道のりはまだ遠い。

問題の中心にあるのは、ヒトの体が食物の過剰ではなく不足という危機に対処するよう進化してきたことだ。つまり、レプチンには〝食べるのをやめろ〟という命令はプログラムされていない。体内のどの化学物質も同じだ。ひたすら食べ続けてしまいがちな理由の大半が、ここにある。わたしたちは、豊富な食料があるほうがむしろまれだという想定のもとに、可能ならいつでも食物を貪欲に食べ尽くす習慣を身につけている。レプチンが完全になくなったとしたら、空腹状態だと体が判断するので、いつまでもいつまでも食べ続けるだろう。しかしレプチンを食事につけ足しても、ふつうの状況では、認識できるほど食欲に違いは生まれない。本来、レプチンの目的は、妊娠したり思春期が始まったりといった比較的きびしい仕事に取りかかるのにじゅうぶんなエネルギー貯蔵量があるかどうかを脳に伝えることだ。飢えた状態だとホルモンが判断したなら、そういうプロセスを開始することは許されない。だから、摂食障害のある若い人は、思春期を迎えるのがかなり遅れることが多い。「それは同時に、現代では過去のどの時代より、思春期が何年も早く始まっている理由にほかなりません」とワス。「ヘンリー八世の治世では、十六歳か十七歳で始まっていました。現在では、十一歳くらいが一般的です。ほぼ間違いなく、栄養状態の改善が理由でしょう」。

問題をさらに複雑にしているのは、身体過程が必ずと言っていいほど、ひとつのホルモンよりはるかに多くのものに影響を受けていることだ。レプチンが発見された四年後、食欲の調節に関わる別のホルモンが発見された。グレリン（ghrelin 最初の三文字は〝growth-hormone related〟〔成長ホルモン関連〕を表わす）と名づけられたそのホルモンは、大部分が胃でつくられるが、いくつかの別の器官でも産生される。空腹になるとグレリン値が上がるが、グレリン自体が空腹感を引き起こすのか、単に付随して分泌されるのかははっきりしない。さらに食欲は、甲状腺、遺伝的・文化的な判断、気分、その食品の入手しやすさ（テーブルにのったピーナッツのボウルには抵抗しがたい）、意志の力、一日の時間帯、季節その他にも影響される。どうやってそのすべてを制御する成分をひとつの薬に封じ込めればいいのか、まだ誰も答えを見つけていない。

そのうえ、ほとんどのホルモンには多様な機能があるので、その化学的性質を細かく分けるのはむずかしく、下手にいじくり回せば危険を伴う。たとえばグレリンは、空腹感に関与しているだけでなく、インスリン値の制御や成長ホルモンの放出も助けている。ひとつの機能に干渉すれば、ほかの機能を不安定にするかもしれない。

あらゆるホルモンが行なっている一連の調節作業は、驚くほど多様だ。たとえば、オキシトシンは愛着や情愛の気持ちを起こさせる役割がよく知られている――「抱擁ホルモン」と呼ばれることもある――が、顔認識や、出産時の子宮収縮の指示、まわりにいる人々の気分の判断、授乳期間中の母親の母乳を産生するタイミングにも重要な役割を果たしている。なぜオキシトシンがこういう組み合わせを担当するようになったのかは誰にもわからない。絆と情愛における役割は明らかに最も興味深い特性だが、最も理解されていない部分でもある。オキシトシンを投与された雌のラットは、自分の子ではない子どもたちのために巣をつくり、何かと世話を焼く。ところが、臨床でヒトにオキシトシンを投与した試験では、ほとんどまったく効果が見られなかった。一部の例では逆に、被験者が以前より攻撃的で非協力的になった。要するに、ホルモンは複雑な分子なのだ。オキシトシンを始め、いくつかのホルモンは、ホルモンであると同時に神経伝達物質――神経系にシグナルを伝達する分子――でもある。つまり、こなしているたくさんの仕事に、単純なものはほとんどないということだ。

おそらく、ドイツの生化学者アドルフ・ブーテナント（一九〇三〜九五年）ほど、ホルモンの限りない複雑さをよく理解していた人はいないだろう。ブレーマーハーフェン生まれのブーテナントは、マールブルク大学とゲッティンゲン大学で物理学、生物学、化学を学んだが、それよりもっと精力的な気晴らしをする時間も取っていた。特にフェンシングに熱中したが、当時ドイツの若者のあいだでは、勇ましくはあるもののあまり賢明ではない慣習が定着していて、防具をつけなかったので、結果として左の頬にぎざぎざの傷を負った。本人はむしろ、それを誇りにしていたようだ。生涯情熱を注いだのは、ヒトだけでなく動物も含む生物学、特にホルモンであり、並々ならぬ忍耐を持ってその抽出や合成を行なった。一九三一年、ブーテナントはゲッティンゲンの警察官たちにものすごく大量の尿を提供してもらい――一万五千リットルという話もあれば、二万五千リットルという話もあるが、とにかくふつうなら提供してもらいたいとは思わない量だ――そこから十五ミリグラムのアンドロステロンというホルモンを抽出した。さらに同様の不屈の努力で、ほかにも数種類のホルモンを抽出した。たとえば、プロゲステロンを単離するには、五万頭分のブタの卵巣が必要だった。初めてフェロモン――性的誘引物質――を単離した実験では、五十万匹のカイコの生殖腺を必要とした。

ブーテナントの非凡な集中力が成し遂げた数々の発見のおかげで、医療用の合成ステロイドから経口避妊薬まで、ありとあらゆる有用な製品がつくられるようになった。ブーテナントは一九三九年、わずか三十六歳でノーベル化学賞を授与されたが、受け取ることは許されなかった。ノーベル平和賞が反ナチのドイツ人記者に授与されて以降、アドルフ・ヒトラーがドイツ国民に対してノーベル賞の受賞を禁じていたからだ（ブーテナントは一九四九年にようやく賞を受けたが、賞金はもらえなかった。アルフレッド・ノーベルの遺言の条件によると、賞金は一年以内に受け取らないと失効する）。

長年のあいだ内分泌学者は、テストステロンを男性だけのホルモン、エストロゲンを女性だけのホルモンと考えていたが、実際には男性も女性も、両方のホルモンをつくり、体内で利用している。男性の場合、テストステロンはほとんどが精巣、少量が副腎でつくられ、三つの仕事をする。男性に生殖能力を与え、低い声やひげ剃りの必要といった男らしい特質を持たせ、行動に多大な影響を及ぼして、性欲を与えるだけでなく危険や攻撃を好むように仕向ける。女性の場合、テストステロンは卵巣と副腎で半分くらいずつつくられるが、量はずっと少なく、性欲を増進するが、幸いにも良識をかき乱すほどではない。

テストステロンがわたしたち男性にあまり役立っていないらしいのが、長寿という領域だ。もちろん寿命は多くの要因によって決まるのだが、事実として、去勢された男性は女性と同じくらい長生きする。具体的にどのようにテストステロンが男性の命を縮めているのかはわかっていない。男性のテストステロン値は、四十代の始めから毎年約一パーセント低下し、多くの人が性欲と精力を高めようとサプリメントをとる気になるが、それで性的能力や男らしさ全般が向上するという証拠は、ひいき目に見ても乏しいようだ。心臓発作や脳卒中の危険性が高まるというエビデンスのほうが、ずっとたくさんある。

肝臓は数週間で再生する

もちろん、すべての腺が小さいわけではない（念のために言っておくと、腺とは化学物質を分泌する、体内のあらゆる器官を表わす）。肝臓も腺だが、その他の腺に比べると巨大だ。じゅうぶんに成長すると、約一・五キロになり（ほぼ脳と同じくらい）、横隔膜の真下の腹部中央で主要な空間を占める。新生児では不均衡なほど大きく、赤ちゃんのお腹がぽっこり膨らんでいるのはそのためだ。

また、肝臓は体内で最も多岐にわたる仕事で忙しい器官でもあり、とても重要な数々の機能を持っているので、もし停止すればヒトは数時間以内に死ぬ。多くの仕事の中には、ホルモンやタンパク質、胆汁として知られる消化液の産生もある。毒素を濾過《ろか》し、くたびれた赤血球を処分し、ビタミンを貯蔵して吸収し、脂肪やタンパク質を代謝して、ブドウ糖を管理する。この過程は体にとってとても重要なので、ほんの数分でも機能が低下すれば、臓器不全だけでなく脳障害まで起こることがある（肝臓はわざわざブドウ糖をグリコーゲン、すなわちもっと小型の化学物質に変換する。食品をラップで包んで、冷凍室にたくさん詰められるようにするのに少し似ている。エネルギーが必要になると、肝臓はグリコーゲンをブドウ糖に戻して、血流に放出する）。肝臓は、全部で約五百種類の代謝過程に関わっている。体の研究所のようなものだ。今この瞬間、あなたの血液の約四分の一は肝臓にある。

おそらく肝臓の最も不思議な特徴は、その再生能力だろう。三分の二を切除しても、たった数週間で成長して元の大きさに戻る。「きれいな形ではありません」とオランダの遺伝学者ハンス・クレヴァース教授は言った。「元の肝臓に比べると少し変形してでこぼこに見えますが、じゅうぶんに機能します。再生の過程は、ちょっとした謎です。肝臓がどうやってちょうどいい大きさまで戻って、そこで成長を止めるのかはわかっていませんが、一部の人にとってはありがたいことです」。

とはいえ、肝臓の回復力は無限ではない。百種類以上の病気や障害があり、その多くは重篤だ。ほとんどの人は肝疾患を、アルコールの過剰摂取で起こるものと考えているが、実のところアルコールが関与している症例は、慢性肝疾患の約三分の一にすぎない。非アルコール性脂肪肝疾患（NAFLD）は、たいていの人にとっては耳慣れない病気だが、肝硬変より広く見られ、はるかに不可解だ。たとえば、過体重や肥満と強い関連があるものの、かなりの割合の患者は健康的な体型をしている。理由は誰にも説明できない。全世界で約三分の一の人が初期のNAFLDにかかっていると考えられるが、幸運にもほとんどの人の場合は、それ以上進行しない。しかし、不運な少数の人々にとってNAFLDは、やがて発症する肝不全や他の深刻な病気を意味する。なぜひどい打撃を受ける人もいれば、それを免れる人もいるのかは、やはり謎だ。おそらく最も人を不安にさせる点として、ほとんどの場合、病状がかなり進行するまで、患者に自覚症状がまったくないことが挙げられる。幼い子どもにもこの病気が見られるようになってきたのは、さらに憂慮すべきことだ。最近までは、そんな状況は一度も生じなかった。ある推定値によれば、アメリカの子どもと十代の若者の十・七パーセント、全世界では七・六パーセントに脂肪肝が見られるという。

多くの人があまり意識していないもうひとつの危険な病は、C型肝炎だ。アメリカ疾病予防管理センター（CDC）によると、一九四五年から一九六五年にアメリカで生まれた約三十人にひとり――合計二百万人――は、知らずにC型肝炎に感染している。この期間に生まれた人は、汚染された輸血と、麻薬をやっていた人の注射針の共有で感染する危険が高かった。C型肝炎ウイルスは患者の中で四十年以上も存在し続けることがあり、気づかれないままじわじわと肝臓を破壊していく。CDCの推定によると、もしそういう人たち全員の診断と治療が可能になれば、アメリカだけで十二万人の命が救えるという。

肝臓は長いあいだ、勇気の象徴と考えられていた。だから臆病な人は〝肝が据わっていない（lily-livered）〟と見なされた。また、四つの〝体液《ユーモア》〟のうちふたつ——黒胆汁と黄胆汁——の源とも考えられていた。それぞれが憂うつと短気の原因とされたので、肝臓は悲しみと怒りの両方を担っていると言われた（残りふたつのユーモアは血液と粘液）。ユーモアは、体内を循環し、すべてのバランスを保つ体液と信じられていた。二千年間、ユーモアによる解釈が、人の健康、容姿、嗜好、気質——何もかもを説明するのに利用された。この文脈では、ユーモアは愉快な気持ちとはなんの関係もない。ラテン語の〝湿気〟に由来する言葉だ。今日、わたしたちが誰かの機嫌を取る（humouring）とか、誰かが不機嫌（ill-humoured）だとか話すとき、それは少なくとも語源的には、笑う能力のことではない。

テニスボール大の結石

肝臓のわきに詰め込まれているふたつの臓器が膵臓と脾臓で、となり合っていて同じくらいの大きさなので、よくペアで語られるが、実際には少しも似ていない。膵臓は腺だが、脾臓は違う。膵臓は生命に不可欠だが、脾臓はなくてもそれほど困らない。膵臓はゼリー状の臓器で、長さ約十五センチ、バナナに似た形をしていて、上腹部の胃の裏に収まっている。インスリンを産生するだけでなく、グルカゴンというホルモンも分泌する。グルカゴンは、血糖の調節、コレステロールと脂肪の消化を助ける消化酵素のトリプシンやリパーゼ、アミラーゼの調節にも関わっている。膵臓は、毎日合計で一リットル以上の膵液をつくる。この大きさの器官としては、かなり莫大な量だ。料理された動物の膵臓はスイートブレッドと呼ばれるが（sweetbread 英語では一五六五年に初めて記録された言葉）、なぜなのかはさっぱりわからない。甘くもなければパンのようでもないからだ。膵臓（pancreas）という単語は、一五七〇年代の後半まで英語では記録されていないので、スイートブレッドはかなり古い言葉なのだろう。

脾臓（spleen）は拳くらいの大きさで、重さは二百グラムほど、腹部左側のかなり高い位置にある。循環する血球の状態を監視し、感染と戦う白血球を送り出すという重要な仕事をしている。また、免疫系を補助するとともに、血液の貯蔵所として働き、急な必要が生じたとき筋肉に供給できるようにしている。脾臓はかつてさまざまな感情が宿るところとされたので、〝気むずかしい（splenetic）〟や、〝当たり散らす（vent our spleen）〟という表現がある。医学生たちは、奇数を十一まで数えて脾臓の主要な特性を覚えるようにと習う。一、三、五、七、九、十一。脾臓の大きさが1×3×5インチで、重さがおよそ七オンス（約二百グラム）、第九肋骨と第十一肋骨のあいだに位置するからだ。とはいえ実際には、最後のふたつ以外の数字はすべて、単なる平均値だが。

肝臓の真下にあり、密接に関連してもいるのが胆嚢だ（gall bladder、gallbladder、または gall-bladder ——綴りは統一されていない）。多くの動物が胆嚢を持っているが、持っていない動物も多いという点で、興味深い器官といえる。キリンは、奇妙なことに、胆嚢があったりなかったりする。ヒトの場合、胆嚢は肝臓から出た胆汁を貯蔵し、腸へ送り込む（gall とは古い言葉で胆汁の意味）。化学作用がさまざまな理由でうまくいかなくなると、胆石ができることがある。胆石はよくある病気で、四つのF、〝肥満（fat）、白人（fair）、多産婦（fertile）、四十代以降（forty）〟に当てはまる女性が最もかかりやすいとされた。医者のあいだでは有名な記憶法だが、これはきわめて不正確らしい。成人の四分の一ほどが胆石を持っているが、たいていの人は気づかない。ほんのときたま胆石が膀胱出口を塞ぎ、腹痛が起こることがある。

胆石（正式には結石と呼ばれる）の手術は、現在では日常的に行なわれているが、昔は命に関わる事態になることが多かった。十九世紀後半になるまで、外科医は上腹部を切開する気にはならなかった。上部にあるいくつもの重要な器官と動脈のあいだを探るのは危険だからだ。ごく初期に胆嚢の手術を試みた人物に、偉大だが風変わりなアメリカの外科医、ウィリアム・ホールステッドがいた（彼にまつわる類まれな物語については、第二十一章でもっと詳しく取り上げる）。一八八二年、まだ若い医師だったホールステッドは、時代に先駆けた胆嚢摘出術を、自分の母親に対して、ニューヨーク州北部の自宅のキッチンテーブルで行なった。何より驚かされるのは、当時は人が胆嚢なしで生き延びられるのか、はっきりしていなかったことだ。ホールステッド夫人が、息子の手でクロロホルムを染み込ませたハンカチを顔に押しつけられたとき、そのことをきちんとわかっていたかどうかは記録にない。とにかく、夫人は完全に回復した（不運なうえに皮肉な出来事だが、先駆者のホールステッド自身が、四十年後に胆嚢摘出術を受けたのちに死亡した。そのころにはありふれた手術になっていたのだが）。

母親に対するホールステッドの手術は、ドイツの外科医グスタフ・ジーモンが数年前に行なった処置を思い起こさせた。どういう結果になるかまったくわからないまま、女性患者の病変した腎臓を切除したのだ。そして、切除しても患者が死なないことを発見して――おそらく患者と同じくらい――喜んだ。ヒトは腎臓がひとつしかなくても生きていけるとわかったのは、これが初めてだった。なぜわたしたちが腎臓をふたつ持っているのかは、今でもちょっとした謎のままだ。もちろんバックアップがあるのはすばらしいことだが、心臓も肝臓も脳もひとつしかないのに、なぜ腎臓はふたつあるのか、うれしいけれどどうも腑に落ちない。

腎臓はよく、体の馬車馬と呼ばれる。毎日約百八十リットルの水――バスタブからあふれるほどの量――と一・五キロの塩を処理している。仕事量を考えると驚くほど小さく、重さはそれぞれほんの百四十グラムほどしかない。たいていの人の想像とは違って、腰のくびれた部分ではなく、もっと上の、胸郭の底部あたりにある。決まって右の腎臓のほうが低い位置にあるのは、左右対称ではない肝臓に押し下げられるからだ。老廃物の濾過がおもな機能だが、血液の成分を調整し、血圧の維持を助け、ビタミンDを代謝し、体内の塩分と水分の重要なバランスを保ってもいる。塩分をとりすぎると、腎臓が血液から超過した分を濾過して、膀胱へ送り出すので、尿で排出すればいい。食事の塩分が少なすぎると、腎臓は体から排出される前に、尿からそれを取り戻す。問題は、あまりにも長年にわたって、あまりにも多くの濾過を任せすぎると、腎臓が疲れてうまく働かなくなってしまうことだ。腎臓の能率が低下すると、血液中のナトリウム値が徐々に上がって、血圧が危険なほど高くなる。

他のたいていの器官よりも、腎臓は年を取るにつれて機能が低下しやすい。四十歳から七十歳のあいだに、濾過能力は約五十パーセントも落ちる。腎結石ができやすくなり、もっと生死に関わるような病気にもかかりやすくなる。慢性腎疾患の死亡率は、アメリカでは一九九〇年以降七十パーセント以上増えていて、発展途上国の一部ではさらに急増している。糖尿病が腎不全の最大の原因で、肥満と高血圧がおもな要因となる。

腎臓が血液を介して体に戻さないものは、もうひとつのもっとなじみ深い嚢（bladder）である膀胱（urinary bladder）へ送られて処分される。それぞれの腎臓は、尿管と呼ばれる管で膀胱とつながっている。ここで取り上げた他の器官とは違って、膀胱はホルモンをつくらないし（少なくともまだ見つかっていない）、体の化学作用に関与もしていないが、由緒正しい器官であることだけは確かだ。〝bladder〟は体に関する言葉の中では最も古いもののひとつで、アングロサクソン時代にさかのぼり、〝kidney（腎臓）〟や〝urine（尿）〟が現われる六百年以上前から存在する。古英語で中間に〝d〟音がある単語のほとんどは、柔らかい〝th〟音に変化したので、〝feder〟は〝feather（羽根）〟になり、〝fader〟は〝father（父）〟になったが、bladderはどういうわけか一般的な慣習の引力に抵抗して、優に千年以上にわたって元の発音に忠実であり続けている。そんなことを自慢できる体の部位は、ほかにはほとんどない。

膀胱は、いっぱいになるにつれて膨らむよう設計されているという点で、風船に似ている（平均的な体格の男性なら六百ミリリットルほど溜めることができ、女性はやや少ない）。年を取るにつれ、膀胱は弾力性を失って、昔ほど広がらなくなる。シャーウィン・ヌーランドの『人間らしい死にかた』によると、高齢者が手洗いを探すことに人生の大半を費やすようになるのは、そのせいでもあるらしい。つい最近まで、尿と膀胱はふつうなら無菌だと考えられていた。ときどきなんらかの細菌が忍び込んで尿路感染症を起こすことがあるが、そこに定住するコロニーなどはないはずだった。だから、二〇〇八年にヒトの体内のあらゆる微生物叢を追跡して分類する目的で、ヒトマイクロバイオーム計画が立ち上げられたとき、膀胱は調査から除外された。現在では尿の世界にも、膨大な数ではないにせよ、少なくともいくらか微生物がいることがわかっている。

膀胱が胆囊や腎臓と共有する残念な特徴は、結石――つまりカルシウムと塩が硬化した塊をつくる傾向があることだ。何世紀ものあいだ、結石は人々を、今ではほとんど想像できないほど苦しめてきた。治療がひどくむずかしかったので、たいていとてつもない大きさに成長し、そうなってようやく患者は手術の必要――と、きわめて高いリスク――を受け入れた。それは、一度のつらい手術の中に、最大級の痛みと危険と屈辱が組み合わさった恐ろしい処置だった。患者はアヘン剤とマンドラゴラ〔訳注　ナス科の植物で根は有毒。かつて催眠剤・下剤に使われた〕を注入されて可能なかぎりなだめられてから、手術台に仰向けに寝かされ、両脚を頭の上へ押しやられて、膝を胸のところで縛られ、両腕を手術台にくくりつけられた。たいてい四人のたくましい男が集められて、外科医が結石を取り除くあいだ、患者を押さえつけていた。驚くまでもないが、この処置を行なう外科医は、他のどんな資質よりも手早さが称賛された。

おそらく史上最も有名な切石術、つまり結石摘出術は、一六五八年に日記作家のサミュエル・ピープスが二十五歳で経験した手術だろう。ピープスが日記をつけ始める二年前の出来事なので、直接の体験談はないのだが、後年になってもたびたび鮮やかな描写で話題にしていて（ついに日記を書き始めたいちばん最初の記述にもある）、もう二度とあんな目に遭いたくないと、絶えず大げさなほどおびえながら暮らしていた。

その理由を想像するのはむずかしくない。ピープスの結石はテニスボールほどの大きさだった（とはいえ、十七世紀のテニスボールは現代のテニスボールより若干小さい。その違いは、手に取ってみた人にもほとんどわからないくらいだが）。四人の男がピープスを押さえるあいだ、外科医のトマス・ホリアーがペニスからイティネラリウムと呼ばれる器具を膀胱に挿入し、結石を固定した。それからメスを取り、すばやく手際よく――しかし耐えがたい痛みを伴って――会陰《えいん》部（陰囊と肛門のあいだ）を長さ七・五センチにわたって切開した。医師は開口部をめくると、あらわになった震える膀胱にすうっとメスを入れ、アヒルのくちばしみたいな鉗子を押し込んで、結石をとらえて引き抜いた。処置全体にかかった時間は、始めから終わりまででたった五十秒だったが、ピープスは何週間も寝たきりになり、心に生涯消えない傷を負った[20]。

ホリアーはピープスに手術代として二十四シリングを請求したが、その金額を払う価値はあった。ホリアーは手早さだけでなく、手術を受けた患者の大多数が生き延びたことでも有名だった。ある年には四十例の切石術を行なって、ひとりの患者も失っていない。並外れた業績だ。昔の医師は必ずしも、わたしたちが考えがちなほど危険でも無能でもなかった。消毒法については何も知らなかったとしても、一流の医師たちは、技能や知性に欠けていたわけではなかった。

ピープスはと言えば、その後数年にわたって、生き延びた記念日を祈りと特別な晩餐で祝っていた。漆塗りの箱に結石を保管して、その後の生涯ずっと、ことあるごとに、驚いてくれそうな人みんなに見せびらかした。まあ、誰もそれを責めることはできないだろう。

(20) ピープスの病気は、よく腎結石と間違って描写される。残念なことに、わたしも著書『楽しいわが家——私生活の短い歴史(*At Home: A Short History of Private Life*)』でその間違いを繰り返してしまった。ピープスは腎臓にもたくさん結石を抱えていた——一生を通じて何度も苦しみながら排出している——が、もしホリアー医師がそんなに大きな結石を腎臓から摘出していたら、ピープスは死んでいただろう。手術の経験は、クレア・トマリンのすばらしい伝記『サミュエル・ピープス——類まれな個性(*Samuel Pepys: The Unequalled Self*)』にたっぷりと鮮やかな描写で記録されている。

第九章　解剖室で骨と向き合う

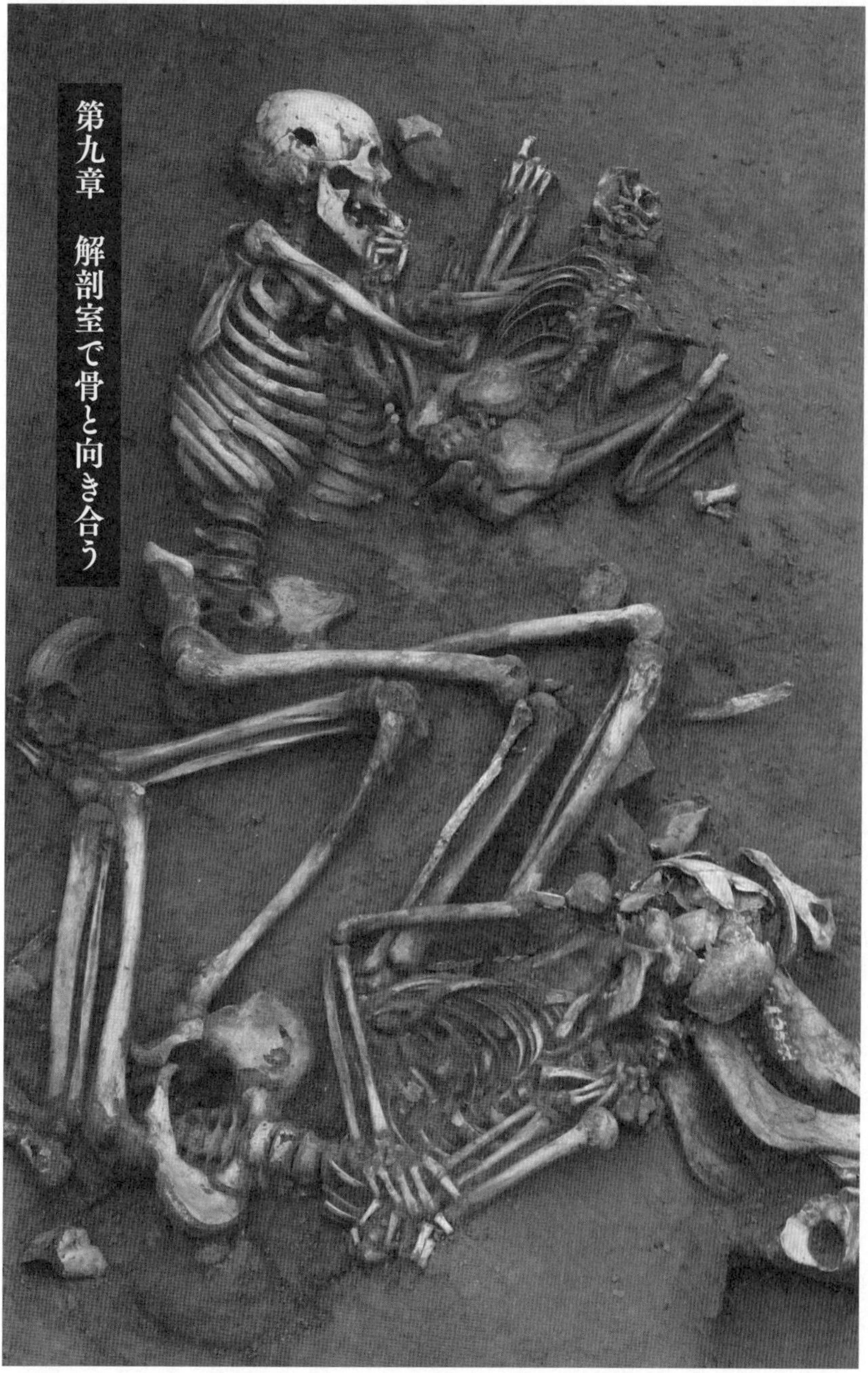

天よ、わが魂をお受け取りください、
イングランドよ、わが骨をお納めください！
——ウィリアム・シェイクスピア『ジョン王』

扉　イギリス・ケント州ラムズゲートで発掘された後期青銅器時代の人骨。

ヒトは死なないように設計されている

解剖室にいて最も強く感じるのは、人体が精密工学でつくられた端正な逸品ではないということ。それは、肉なのだ。周囲の棚に並ぶ教育用のプラスチックの胴体模型とは、まったく違う。模型は色鮮やかでつやがあって、子どものおもちゃのように見える。解剖室にある本物の人体は、そういうおもちゃにはぜんぜん似ていない。ただのさえない肉と腱、色を失った生気のない器官だ。わたしたちが普段目にする唯一の生肉は、これから料理して食べるつもりの動物の肉であることに気がつき、少し申し訳ない気分になる。人間の腕の肉は、外皮を取り除いてしまうと、驚くほど鶏肉や七面鳥の肉に似ている。末端にある手に指と爪が備わっているのを見て初めて、ヒトだと気づくくらいだ。そこでようやく、吐き気がしてくる。

「触ってごらん」と、ベン・オリヴィエ医師がわたしに向かって言う。わたしたちはノッティンガム大学医学部の解剖室にいて、ベンはある男性の体の上胸部から切り離した一片の管にわたしの注意を向けさせている。管は、明らかに実演目的で切断されていた。ベンがわたしに、手袋をはめた指を管の内部に入れて感触を確かめてみるようにと指示した。それは硬く、茹でる前のパスタ——筒状のカネロニみたいだった。なんなのか、見当もつかない。

「大動脈だよ」。ベンが、なぜか誇らしげに言う。

わたしは素直に驚く。「だったら、それは心臓?」。その横にある不格好な塊を指さして尋ねる。

ベンがうなずく。「そして肝臓、膵臓、腎臓、脾臓だ」。腹部の他の器官を順番に指さし、ときどきそのひとつをわきによけて、裏や下にある別の器官を見せながら言う。プラスチックの教育用模型のように硬くしっかり固定されてはおらず、たやすく動かせる。どことなく、水風船に似ている気がする。ほかにもたくさんのものがある。糸を通した血管、神経、腱、ものすごく大量の腸、そのすべてがややぞんざいに放り込まれている。まるで、この哀れな名もない、かつて人間だったものが、急いで自分を荷造りしたかのように……。この無秩序な内部のどれひとつを取っても、目の前のぐったりした体のためにさまざまな仕事をして、起き上がったり、考えたり、笑ったりさせ、生きることを可能にしていたとは、とても想像できなかった。

「死を見誤ることはありえない」と、ベンがわたしに言う。「生きている人は、生気に満ちている――そのことは表面より、中身のほうにもっと顕著に表われる。手術で切開すると、器官は脈打ち、輝いて見える。明らかに生きているものだ。しかし、死ぬとそれは失われる」。

ベンはわたしの古い友人で、立派な学者であり外科医でもある。ノッティンガム大学外傷外科の臨床准教授、そして街のクイーンズ医療センターの顧問外傷外科医も務めている。人体の中に、ベンを魅了しないものは何ひとつない。ベンがこの標本について興味を引かれるあらゆる点、つまりすべてをわたしに伝えようとするあいだ、わたしたちは標本の周囲を走り回るようにしてのぞき込む。

「手と手首がどんな働きをしているか、ちょっと考えてみてくれ」。ベンが死体の肘近くの前腕上部から露出している腱をそっと引っぱると、驚いたことに小指が動く。びっくりしたわたしの顔を見て、ベンが口もとをゆるめてから説明する。手の中の小さい空間にはあまりにもたくさんのものが詰め込まれているから、多くの仕事は、操り人形の糸を操るように離れた場所から行なわれるのだそうだ。「拳を固めると、前腕がぴんと張るのを感じるだろう。それは、操作のほとんどを腕の筋肉がやっているからだ」。

ベンは青い手袋をはめた手で、まるで診察をするかのように、死体の手首をそっと裏返した。「手首は実に美しいものだ」と続ける。「何もかもが、そこを通る必要がある――筋肉、神経、血管、何もかも――それでいて、同時に完璧な可動性が求められる。手首がしなくてはならないあらゆることを考えてみてくれ――ジャムの瓶のふたをあけ、さようならと手を振り、錠の鍵を回し、電球を交換する。すばらしく精巧につくられた逸品だよ」

ベンは整形外科を専門分野としているので、骨や腱や軟骨――体の生きたインフラ――を、人が高級車や上等なワインを愛するように愛している。「ほら、見えるかい?」と、親指のつけ根の小さく滑らかで真っ白な出っぱりをつついて言う。わたしには、露出した小さな骨のように見えた。「いや、軟骨だよ」と、ベンが指摘する。「軟骨も、驚くべきものだ。ガラスより何倍も滑らかで、摩擦係数が氷の五分の一しかない。そういう場所でアイスホッケーをやったらどうなるか、想像してみてくれ。表面が滑らかすぎて、ホッケー選手が十六倍のスピードで動く。それが軟骨さ。でも氷と違って脆《もろ》くはない。氷みたいに、圧力を受けて割れたりしない。しかも、ヒトの体内でつくられる。生きているものなんだ。工学や科学では、これに匹敵するものはひとつもつくられていない。地球上に存在する最高のテクノロジーのほとんどは、まさにぼくたちの中にある。なのに誰もが、それをまったく当たり前のことと思っているんだからね」

先へ進む前に、ベンは少しのあいだ、手首をさらにじっくり眺めた。「ところで、手首を切って自殺するのは絶対にやめたほうがいいよ」とベンが言う。「ここを通るものすべてが、筋膜鞘《きんまくしょう》という保護膜で覆われていて、動脈までたどり着くのがすごくむずかしくなっているんだ。手首を切って自殺しようとする人は、たいてい失敗する。もちろん、そのほうがいいんだけどね」。束の間、思案ありげな顔をする。「高いところから飛び降りて自殺するのも、本当にむずかしいよ」とつけ加える。「脚が車のバンパーのような役割をするから。自分の体をめちゃくちゃにはできても、生き残る可能性はとても高い。実は、自殺はむずかしいんだ。ヒトは死なないように設計されているんだよ」。死体でいっぱいの大きな部屋では少し皮肉に聞こえるものの、ベンの言いたいことは理解できる。

ノッティンガム大学の解剖室は、いつもは学生であふれているが、ベン・オリヴィエがわたしを案内してくれたのは夏休み期間だった。ときどき、別のふたりがわたしたちに加わった。大学の解剖学講師シオバーン・ラウナと、解剖学教育部門の長と解剖学准教授を務めるマーガレット・〝マーギー〟・プラットンだ。

解剖室は広く明るい部屋で、清潔に保たれ、少し肌寒く、解剖用の作業台が十二台並んでいる。死体防腐保存液のつんとするにおいが空気中に漂う。「最近、薬品の配合を変えたばかりなんです」とシオバーンが説明する。「保存効果は上がったのですが、においも少し強くなりました。防腐保存液は、ほとんどがホルムアルデヒドとアルコールです」。

大部分の死体は、ばらばらに切断され——正式な用語では横切《おうせつ》され——学生が特定の部位、たとえば脚や肩や首に集中できるようにしてある。ここでは、年間に約五十体の解剖標本を扱う。わたしはマーギーに、提供者を見つけるのはむずかしいのかと尋ねる。「いいえ、まったく逆です」とマーギーが答える。「受け入れられる以上の献体があります。一部は断らなくてはなりません。たとえば、その人がクロイツフェルト・ヤコブ病の場合はまだ感染の危険がありますし、病的な肥満の場合も無理です」（大きすぎる体は物理的に扱いが困難なので）。

ノッティンガム大学では、横切した死体の三分の一しか保管しないという非公式の方針がある、とマーギーはつけ加える。確保した部位は、何年も保管されることもある。「残りは、お葬式ができるようにご家族のもとに返します」。全身の保管は通常三年未満で、その後は火葬に送り出される。職員と医学生たちは、よく葬式に出席する。マーギーはできるだけ行くようにしている。

注意深く分割したあと学生に引き渡し、さらに切ったり探ったりした死体の話としては少し奇妙に思えるが、ノッティンガム大学では敬意を持って死体を扱うことが徹底されている。すべての機関がそこまできびしいとはかぎらない。わたしがノッティンガム大学を訪れてから間もなく、アメリカでは、コネティカット大学の助教授と数人の大学院生がニューヘイヴンの解剖室で切断されたふたつの頭部とともに自撮り写真を撮り、ちょっとしたスキャンダルになった。イギリスでは、法律によって解剖室での写真撮影は禁じられている。ノッティンガム大学では、携帯電話の持ち込みも許可されていない。

「彼らは、夢や希望や家族や、そのほかわたしたちを人たらしめているすべてを持っていた本物の人間で、他人を助けるために自分の体を提供してくれた人たちなのです。それは途方もなく気高い行為ですし、わたしたちはそのことを決して見失わないよう、懸命に努力しています」とマーギーは話した。

死体が足りない！

ヒトの内側の空間を何が満たしていて、すべてがどう働いているのかについて、医学界が積極的な関心を持つまでには、驚くほど長い時間がかかった。ルネサンス時代まで、人体解剖は広く禁じられていたし、許容されるようになってからでさえ、多くの人はその気になれなかった。数少ない勇敢な人物が——いちばん有名なのはレオナルド・ダ・ヴィンチ——知識を得るために人体を切り刻んだが、レオナルドですら、腐乱しつつある死体はかなり不快だとメモに記した。

標本はいつだって、手に入りにくいものだった。偉大な解剖学者アンドレアス・ヴェサリウスは若いころ、研究用の遺体が欲しかったので、フランドルのブリュッセルのすぐ東側に位置する、故郷の町ルーヴェン（フランス語ではルーヴァン）郊外で、絞首刑にされた殺人犯の死体を盗んだ。イギリスのウィリアム・ハーヴェイは、解剖用の死体がどうしても欲しかったので、自分の父親と姉を解剖した。同じくらい突飛な例として、イタリアの解剖学者ガブリエレ・ファロッピオ（ファロピウス管の由来となった人物）は、最も目的に合った方法で殺すようにという指示つきで、まだ生きている犯罪者を与えられた。ファロッピオと犯罪者は相談して、比較的人道にかなったアヘンの過量摂取に決めたらしい。

イギリスでは、殺人で絞首刑になった犯罪者は、解剖に供するために地元の医学校に分配されたが、死体は常に足りない状態だった。そのせいで、教会墓地から盗んだ死体の違法な取引が、活発に行なわれた。多くの人は、自分の遺体が掘り起こされて冒瀆されるのではないかとひどくおびえながら暮らしていた。よく知られた事例は、有名なアイルランドの巨人チャールズ・バーン（一七六一～八三年）だ。身長二百三十センチのバーンは、ヨーロッパでいちばん背の高い男だった。解剖学者で蒐《しゅう》集家《しゅうか》のジョン・ハンターは、バーンの骨格を欲しがっていた。バーンは切り刻まれることを恐れて、自分が死んだら棺を海に運んで深海に沈めてもらえるよう手配したが、ハンターはバーンが取り決めをした船の船長をうまく買収して、遺体をロンドンのアールズコートにある自宅へ運ばせ、まだ体温が感じられるほどの状態で解剖した。何十年ものあいだ、バーンのひょろ長い骨は、ロンドンの王立外科医師会のハンター博物館の陳列ケースに飾られていた。しかし二〇一八年、博物館は三年にわたる改修のため閉館し、バーンの遺骨については、本人の最後の願いをかなえるため水葬を認めようという話がある。

医学校が急増するにつれ、死体供給の問題は悪化の一途をたどった。一八三一年、ロンドンには九百人の医学生がいたが、たった十一体の死刑囚の死体を共同で使っていた。翌年、議会は解剖法を可決し、墓荒らしに対する刑罰をきびしくするとともに、救貧院で極貧のまま死んだ人の遺体を解剖施設が引き取ることを許可したので、多くの貧困者はひどく不快に思ったが、供給はかなり増えた。

学術目的の解剖の増加は、医学と解剖学の教科書の基準が向上した時期と一致していた。当時――いや、その後ずっと――最も影響力のあった解剖学の本は、一八五八年にロンドンで初めて出版された『記述解剖学および外科解剖学（*Anatomy, Descriptive and Surgical*）』だった。それ以来、著者のヘンリー・グレイにちなんで『グレイの解剖学』として知られている。

ヘンリー・グレイは、ロンドンのハイドパークコーナーにあるセント・ジョージ病院（現存する建物は、今では高級ホテルになっている）の前途有望な若き解剖学実習指導教員だったころ、新たな解剖学入門書の決定版をつくることにした。一八五五年にその本に取りかかったとき、グレイはまだ二十代だった。そして挿絵を、セント・ジョージ病院の医学生ヘンリー・ヴァンダイク・カーターに依頼し、十五カ月の分割払いで百五十ポンド支払うと約束した。カーターは痛ましいほど内気だったが、すばらしい才能に恵まれていた。正しい向きで紙に印刷するには、すべての挿絵を左右反転で描かなくてはならず、それは想像もつかないほど困難だったに違いない。カーターは三百六十三枚の挿絵すべてを描いただけでなく、ほとんどすべての解剖と、その他の予備作業も行なった。ほかにもたくさんの解剖学の本があったが、ある伝記作家の言葉を借りれば、『グレイの解剖学』は「その細部まで行き届いた詳しさと、外科解剖学を重視した構成で他のすべてを凌駕していたが、何にも増して挿絵のすばらしさが群を抜いていた」。

共同制作者としてのグレイは、すさまじいほど吝嗇《りんしょく》だった。実際、カーターに全額どころか一部でも支払いをしたのかどうかは、はっきりしない。印税を分けようとしなかったのは確かだ。印刷業者に指示して、表紙のカーターの名前を小さくさせ、医師資格に関する記述を削らせ、ただの雇われの挿絵画家に見えるようにした。本の背には、グレイの名前だけが印刷された。だから、本来なら『グレイとカーターの解剖学』であるべきなのに、『グレイの解剖学』として知られるようになったのだ。

本はすぐさま成功を収めたが、グレイにはそれを楽しむ暇はあまりなかった。出版からわずか三年後の一八六一年、天然痘で死亡したからだ。まだ三十四歳だった。カーターはもう少しいい人生を送った。本が出版された年、インドに引っ越し、グラント医科大学で解剖学と生理学の教授（さらに、のちには学長）になった。インドで三十年過ごしたあと、ヨークシャー北部海岸地方のスカーバラに隠居した。そして一八九七年、六十六歳の誕生日の二週間前に、結核で亡くなった。

骨だって生きている

わたしたちは自分の身体構造に多大な要求をしている。骨格は、硬いうえにしなやかでなくてはならない。しっかり立つだけでなく、曲げたりひねったりする必要もあるからだ。「人体は柔軟で、しかも硬い」とベン・オリヴィエは言う。立ち上がると、膝は決まった位置に固定されるが、座ったり、ひざまずいたり、動き回ったりするにはすぐさまそれを解除して、最大百四十度まで曲がる必要があるのだ。しかも、そのすべてをほどよく優雅に滑らかに、毎日何十年にもわたってやらなくてはならない。これまでに見たことのあるロボットのほとんどが、どれほどぎこちなく不自然な動きをしていたかを思い出してほしい。とぼとぼ重い足取りで歩き、階段やでこぼこの地面で転びそうになり、遊び場で三歳児に追いつこうとしてすっかり途方に暮れる姿を……。自分たちはなんて洗練された創造物なのだろうと実感できるはずだ。

通常、ヒトは二百六本の骨を持つと言われるが、実際の数は個人間で多少ばらつきがある。約八人にひとりは余分な十三番めの肋骨を一対持ち、ダウン症候群の人はどこか一対が欠けていることが多い。つまり、二百六本はおおよその数であり、そこには、おもに手や足の腱など、体じゅうに散らばっている（たいていは）ごく小さな種子骨（sesamoid）は含まれていない（sesamoid とは〝ゴマの種のような〟という意味で、おおむね適切な描写だが、完全にではない。膝の皿、すなわち膝蓋骨《しつがいこつ》も種子骨だが、ゴマのようだとは言いがたい）。

骨は、決して均等に分布してはいない。足の骨だけで五十二本、脊椎の約二倍の数がある。両手と両足には、体の骨の半分以上が集中している。いくつかの場所に骨が集中しているのは、必ずしもほかの場所よりも緊急に骨を必要としたからではなく、単に進化の過程でそこに残されたからにすぎない。

骨は、体に構造を与える以外にも、ものすごくたくさんの仕事をしている。体を支えることに加え、内臓を守り、血球をつくり、化学物質を貯蔵し、音を伝え（中耳で）、それどころかもしかしたら、最近発見されたホルモン、オステオカルシンの作用で記憶力を高めたり気分を高揚させたりしている可能性もある。二〇〇〇年代の初めまで、骨がホルモンを産生しているとは誰も考えなかったが、その後、コロンビア大学医療センターの遺伝学者ジェラード・カーセンティは、骨でつくられるオステオカルシンがホルモンであるだけでなく、体じゅうのいくつもの重要な調節活動に関わっているらしいことに気づいた。そこには、血糖値の調節の補助から、男性の生殖能力の増進、気分への影響、記憶の正常な作動の維持なども含まれる。何はともあれ、これで、どうして定期的な運動がアルツハイマー病の予防に役立つのかという長年の謎に説明がつきそうだ。運動は丈夫な骨をつくり、丈夫な骨はより多くのオステオカルシンを産生する。

通常、骨の約七十パーセントは無機物で、三十パーセントは有機物から成る。骨の最も基本的な成分は、コラーゲンだ。体内でいちばん豊富なタンパク質で——全タンパク質の四十パーセントはコラーゲン——とても順応性がある。コラーゲンは白目だけでなく、透明な角膜もつくっている。筋肉中では、引っぱられると強さを発揮するが、押しつぶされると形が崩れるという点で、ロープによく似た働きをする線維をつくる。筋肉にとっては優れた特徴だが、歯にとってはあまりよくない。そこで、永続的な硬さが必要なとき、コラーゲンはよく、ハイドロキシアパタイトという鉱物と結合する。ハイドロキシアパタイトは加圧に強いので、骨や歯のような硬い構造をつくるのに役立つ。

わたしたちは骨を、不活発なちょっとした足場のように考えがちだが、骨だって生きた組織だ。運動してよく使えば、筋肉と同じように成長する。「プロのテニス選手のサーブするほうの腕の骨は、もう一方の腕の骨より三十パーセントも太いことがあります」とマーギー・プラットンが言い、例としてラファエル・ナダルを挙げた。骨を顕微鏡で観察すれば、他のあらゆる生きた組織と同じく、複雑な配列で並ぶ産生細胞が見えるだろう。その構築方法のおかげで、骨は並外れて強く、しかも軽い。「骨は鉄筋コンクリートより強いのに、全力疾走しても平気なくらい軽い」とベンは言う。体の骨を全部合わせても重さはおよそ九キロにすぎないが、そのほとんどは一トンの圧力に耐えられる。「骨は、傷跡が残らない体内の唯一の組織でもある」とベンがつけ加える。「もし脚を折ったとしても、治ったあとどこが折れたのかはわからないだろう。そこに実用上の利点はない。骨はただ、完璧でいたいらしいんだ」。さらに驚くべきことに、骨は再生して隙間を埋める。「脚から最大三十センチの骨を取り出しても、外部フレームと伸長具のようなものをつければ、骨は再生する」とベン。「体内に、そんなことをするものはほかにない」。要するに、骨はすばらしく活動的なのだ。

骨と筋肉と腱の華麗なるコラボレーション

もちろん、骨格は、あなたを直立させ動き回らせている重要なインフラのほんの一部にすぎない。ほかにもたくさんの筋肉と、腱と靱帯と軟骨の気の利いた組み合わせを必要とする。たいていの人は、それらが具体的になんの役に立っているのかや、それぞれにどんな違いがあるのか、詳しくは知らないと言っていいだろう。ここで簡単にまとめておこう。

腱と靱帯は、結合組織だ。腱は筋肉と骨をつなぎ、靱帯は骨と骨をつなぐ。腱は伸縮性に富むが、靭帯はそうでもない。腱は本質的に、筋肉の延長部分だ。腱を見たければ、それは簡単にできる。手のひらを上に向けてみよう。拳を固めると、手首のすぐ下に隆起ができる。それが腱だ。

腱は強く、引き裂くにはかなりの力を必要とするが、血液供給がほとんどないので、治るのに長い時間がかかる。それでも軟骨よりはましで、軟骨には血液供給がまったくなく、ほとんど治癒力がない。

しかし、どんなにほっそりした体格をしていようと、ヒトのかなりの部分は筋肉だ。ぜんぶで六百以上の筋肉を持っている。わたしたちは、痛みがあるときにしか筋肉の存在に気づかない傾向があるが、もちろん筋肉は、感謝もされないまま常にいくつもの方法で役に立ってくれている。唇をすぼめたり、まばたきをしたり、消化管へと食物を移動させたり……。立ち上がるだけでも、百の筋肉を使う。今読んでいる文章を目で追うのにも、一ダースの筋肉が必要だ。手のいちばん簡単な動き——たとえば親指をくいっと立てる——にも、十の筋肉が関わっている。筋肉の多くを、わたしたちは筋肉だとさえ思っていない。たとえば、舌や心臓がそうだ。解剖学者は、筋肉をその働きによって分類する。屈筋は関節を閉じ、伸筋は関節を開く。挙筋は持ち上げ、下制筋は引き下ろす。外転筋は体の部位を外側へ遠ざけ、内転筋は内側へ戻す。括約筋は収縮する。

適度に痩せた男性なら、全体の約四十パーセントが筋肉で、同様の体格の女性なら、それよりやや少ない割合になる。その筋肉量を維持するだけで、安静時ならエネルギー所要量の四十パーセント、活動時ならはるかに多くが消費される。筋肉は維持費が高いので、使っていないと本当にあっという間に張りが落ちていく。NASAの研究では、宇宙飛行士は、五〜十一日間の短い任務をこなしただけでも、最大で筋肉量の二十パーセントを失う（骨密度も失う）ことが示された。

こういうものすべて——筋肉、骨、腱などなど——が、巧妙で華麗な振りつけに従って、ともに働いている。両手ほど、それがよくわかる場所はほかにない。それぞれの手には、二十七本の骨と、十七の筋肉（加えて、前腕にあるが手を制御している十八の筋肉）、二本の太い動脈、三本の主要な神経（その一本である尺骨神経は、肘の先をぶつけるとビリビリする神経）、さらに四十五本のそれぞれに名前を持つ神経、百二十三本の名前を持つ靭帯があり、そのすべてが正確に、優雅に、あらゆる動きを調節しなくてはならない。十九世紀のスコットランドの偉大な外科医で解剖学者だったサー・チャールズ・ベルは、人体で最も完璧な創造物は手であり、それは目よりもすばらしいと考えた。そして歴史に残る著作に『手――意図を表わす設計としての仕組みと欠くべからざる資質（*The Hand: Its Mechanism and Vital Endowments as Evincing Design*）』という題名をつけた。つまり、手は、神による創造の証拠であると言いたかったのだ。

手は紛れもなくすばらしい創造物だが、すべての部品が等しくつくられているわけではない。拳を握ってから指を一本ずつ伸ばそうとすると、人差し指と中指は素直に持ち上がるが、薬指はまったく伸びたがらないことに気づくだろう。薬指の位置だと、細かい動きにはあまり役立たないので、特別な筋組織が少ないからだ。それに、意外にも、わたしたち全員が手に同じ部品を備えているわけではない。約十四パーセントの人には、手のひらの緊張を補助する長掌筋《ちょうしょうきん》という筋肉がない。競技に強い握力を必要とする一流のスポーツ選手に欠けていることはまれだが、日常生活では、なくても特に困らない。実際、その筋肉の腱端はほぼ不要なので、腱移植をするとき頻繁に使われている。

よく指摘されるのは、わたしたちが他の指と対置できる親指を持っていることだ（つまり、親指はほかのどの指にも触れられるので、ものをしっかりつかめるということ）。まるでそれが人間独自の特性であるかのようだが、実のところ、ほとんどの霊長類は対置できる親指を持っている。わたしたちの親指は、柔軟性と可動性がとりわけ高いというだけだ。それよりヒトの親指で特徴的なのは、チンパンジーを含むほかのどんな動物にもない、小さいがきらびやかな名前を持つ三つの筋肉だ。短母指伸筋、長母指屈筋、ヘンレ第一掌側骨間筋[21]〔訳注　日本語では単に第一掌側骨間筋と呼ばれることが多い〕。これらがともに働くことで、ヒトはものをつかんだり、きちんと優雅に道具を操ったりできる。聞いたことがないかもしれないが、この小さな三つの筋肉は、人類の文明の中枢なのだ。これが奪われてしまったら、人類が積み重ねてきた偉大な業績が、せいぜい棒でアリを巣からほじくり出す程度になっていたかもしれない。

「親指は、ただ他の指が太く短くなったものというわけじゃない」とベン。「実は、違う方法でつながれているんだ。ほとんどの人は気づいていないが、ヒトの親指は横向きについている。爪が他の指の外側を向いているだろう。パソコンで文字を入力するとき、他の指は指先でキーを打つが、親指は側面で打つ。それが、対置できる親指ということだよ。だからヒトは、ものをつかむのがすごく得意なんだ。親指は回転もうまい。他の指に比べて、かなり大きな弧を描いて動かせる」。

指の重要性を考えると、わたしたちは昔からその命名に関して驚くほど鷹揚だった。たいていの人は、指が何本あるかときかれると、十本と答える。次にどれが第一指かときかれると、ほとんどの人が人差し指を掲げ、となりの親指を無視し、別のカテゴリーに追いやる〔訳注　英語では一般に親指（thumb）を指（fingers）には含めないので、第一指を人差し指と考える人が多いが、解剖学的には英語でも親指が第一指〕。さらに、次の指はなんという名前かときかれると、その人は中指と答えるだろう。しかし、指が四本ではなく五本あるからこそ、〝中〟と呼べるのではないだろうか。結局、ほとんどの辞書さえ、ヒトが八本の指を持つのか、十本の指を持つのか決められないでいる。たいていは、指を「手の末端部にある五本のうちの一本、あるいは親指を除いた四本のうちの一本」と定義している。こういう不確かさのせいで、医師でさえ指を番号では呼ばない。親指と人差し指のどちらが第一指かについて合意がないからだ。医師は手のほとんどの部分に、いつものラテン語の専門用語を使うが、奇妙なことに指だけは、親指、人差し指、中指、薬指、小指と呼ぶ。

手と手首の比較強度についてわかっていることの大半は、一九三〇年代にフランスの医師ピエール・バーベが行なった一連の信じがたい実験で得られた。バーベはパリのサン・ジョゼフ病院の外科医で、磔《はりつけ》にされた人の肉体的な苦難と限界に取り憑かれていた。人間がどのくらい十字架にかけられたままでいられるかを試験するため、本物の死体を使って、さまざまな種類の釘を手や手首のさまざまな部分に打ち込み、木の十字架に固定した。手のひらに打ち込んだ釘――昔から絵画で描かれてきた方法――では、体重を支えられないことがわかった。手が完全に引き裂かれてしまう。しかし、釘を手首に打ち込めば、死体を際限なくその場にとどめておける。したがって、手首は手よりはるかに頑丈であることが証明された。このようなことの積み重ねで、人類の知識はじわじわと進歩しているわけだ。

わたしたちは生涯で二億歩歩く

際立って骨が多いもうひとつの先端部である足は、人間を特別な存在にしている特徴を語るときにめったに称賛や注目を浴びはしないが、実は足だってかなりすばらしいのだ。足には、三つの異なる役割がある。緩衝装置、基盤、そして圧力を加える器官。一歩踏み出すごとに――一生のあいだに、おそらくおよそ二億歩ほど踏み出すことになるだろう――あなたはこの三つの機能を順番に実行する。ローマ建築の半円アーチに似た、足の湾曲した形状はこの上なく強いが、しなやかでもあり、一歩ごとにばねのような弾力を生み出す。アーチと弾力性の組み合わせが足に反動機構を与え、そのおかげでヒトの歩行は、他の類人猿のやや重々しい動きに比べて、リズミカルで軽快な、効率のよい動きになっている。平均的な人間は、一秒に百三センチ、一分に百二十歩のペースで歩く。とはいえ、これは明らかに年齢や身長、緊急性その他もろもろによって大きく変わる。

わたしたちの足は、ものをつかむように設計された。だから、多数の骨がある。あまり重いものを支えるようには設計されなかった。それが、立ったり歩いたりした長い一日の終わりに足が痛む理由のひとつだ。ジェレミー・テイラーが『人類の進化が病を生んだ』で指摘しているように、ダチョウは足と足首の骨を融合させることでこの問題を解決した。そうは言っても、ダチョウは直立歩行に適応するために、ヒトのおよそ四十倍長い、二億五千万年という時間をかけた。

あらゆる体は、強度と可動性のあいだのどこかに妥協点を見つけている。動物が巨体になればなるほど、骨も大きく頑丈でなくてはならない。だからゾウは十三パーセントが骨だが、小さなトガリネズミは骨格に全体のたった四パーセントを当てるだけでいい。ヒトはその中間に位置し、八・五パーセントが骨だ。もしヒトがもっと強い骨格を持っていたら、今ほど敏捷ではいられない。ただし、跳ね回ったり全速力で走ったりする能力の代償として、たいていの場合、年を取ってから――あるいはそれほど年を取らないうちから――腰痛や膝関節痛を生じる。また、直立姿勢のせいで脊椎がひどく圧迫されるので、ピーター・メダワーの指摘によると、病的変化は「早ければ十八歳から」観察できる。

もちろん根本的には、わたしたちの祖先が、四足で体重を支えるよう設計された骨格を持つ生物だったことが問題だ。生体構造に対するこの重大な変化の利点と影響については次章で見ていくが、今のところは、直立姿勢になるとはつまり、荷重の大規模な再分配が行なわれることを意味し、そうでなければ悩まされずに済む多くの痛みを伴うことを心に留めておけばじゅうぶんだ。厄介なことに、現代人にとって腰ほどそれがあらわな場所はほかにない。直立姿勢になったことで、脊椎を支えクッションの役割をする軟骨円板に余分な圧力がかかり、結果としてときどき位置がずれたり、椎間板ヘルニアを起こしたりする。腰痛は、年を取るにつれて最もよく見られるようになる慢性病だ。ある推定では、成人の六十パーセントはどこかの時点で少なくとも一週間、腰痛で仕事を休んだことがある。

わたしたちの下肢の関節も、とても脆い。アメリカでは毎年、八十万例の関節置換術が、おもに股関節と膝関節に対して行なわれている。たいていは、関節を保護する軟骨がすり減って裂けてしまうせいだ。それでも、軟骨がこんなに長持ちすることには少なからず驚かされる。自力で修復や補充ができないことを考えればなおさらだ。これまでに何足の靴をすり減らしてきたかを考えてみれば、自分の軟骨にどれほど耐久性があるかがわかるだろう。

軟骨は血液から栄養をとらないので、維持のためにできる最善策は、たくさん動き回って、軟骨をそれ自体の滑液に浸しておくことだ。いちばんやってはいけないのは、余分な体重を増やすこと。ボウリングのボールを二個ばかりベルトにくくりつけて一日じゅう歩き回り、夕食の時間までに股関節や膝関節にその影響を感じないかどうか試してみるといい。そう、もし十キロほど太りすぎているとしたら、すでに昼も夜も毎日、ほぼそれと同じことをやっている。年を取って無理が利かなくなるにつれ、多くの人が矯正手術を受けることになるのも不思議ではない。

多くの人にとって、インフラのいちばん問題ある部分は股関節だろう。股関節がすり減るのは、ふたつの両立しがたいことをしなくてはならないからだ。下肢に可動性を与えると同時に、体重を支える必要がある。そのせいで、大腿骨頭とそれが収まっている臼蓋《きゅうがい》の両方の軟骨に、大きな摩擦圧力がかかる。すると、滑らかに回転せず、すり鉢をすりこぎでこするかのように、ふたつが痛みを伴ってこすれ合うようになる。一九五〇年代半ばになるまで、その問題を解決するための医学はあまり進歩しなかった。股関節手術には合併症がとても多かったので、通常の処置は股関節を〝融合〟させることだった。痛みは緩和されるが、患者の脚が永久に硬直したままになってしまう手術だ。

それまで試されてきた合成素材はどれもすぐにすり減って、骨がふたたびこすれて痛むようになるので、手術による緩和は常に一時的なものにすぎなかった。一部の症例では、患者が歩くと股関節置換術に使われたプラスチックがあまりにも大きなキーキー音を立てるので、恥ずかしくて外出できないこともあった。そこで、マンチェスターの整形外科医ジョン・チャーンリーは根気強く勇猛果敢な取り組みを始め、さまざまな素材を探してあらゆる問題を解決する方法を考え出そうとした。そして基本的には、大腿骨をステンレススチールの骨頭に置き換えて、臼蓋（寛骨臼）をプラスチックで裏打ちすれば、摩耗を大幅に減らせることを発見した。整形外科学界の外ではチャーンリーの名はほとんど知られていない（内部では尊敬されている）が、彼ほど多くの患者に安寧をもたらした人物はめったにいない。

わたしたちの骨は、中年の終わりごろから年に約一パーセントの速度で質量が失われていく。もちろん、高齢者と言えばいやでも骨折が思い浮かぶのは、それが理由だ。股関節の骨折は、高齢者にとってとりわけ大きな困難をもたらす。股関節を骨折した七十五歳以上の人の約四十パーセントは、寝たきりになる。多くの人は、それで気力をなくしてしまう。十パーセントは三十日以内に死亡し、およそ三十パーセントは十二カ月以内に死亡する。イギリスの外科医で解剖学者のサー・アストリー・クーパーは、よくこんな皮肉を言った。「わたしたちは骨盤から世界へと生まれ出て、股関節から立ち去る」。

幸いなことに、クーパーの言いぶりは少しばかり大げさだった。男性の四分の三と女性の半数は老齢になっても一度も骨折せず、あらゆる人々の四分の三は膝関節に深刻な問題を生じることなく一生を送る。つまり、そんなにまずい事態でもない。どちらにしても、これから見ていくとおり、先祖たちが何百万年もかけて危険と苦難をくぐり抜け、わたしたちを楽々と直立させるに至ったことを考えれば、大した不満などあるはずもない。

（21）人体はヘンレの名であふれている。目にはヘンレ陰窩、子宮にはヘンレ膨大部、腹部にはヘンレ靱帯、腎臓にはヘンレ細管、ほかにもいくつかある。すべて、とても精力的だったが不思議なほど無名なドイツの解剖学者ヤーコプ・ヘンレ（一八〇九〜八五年）が発見した。

第十章　二足歩行と運動

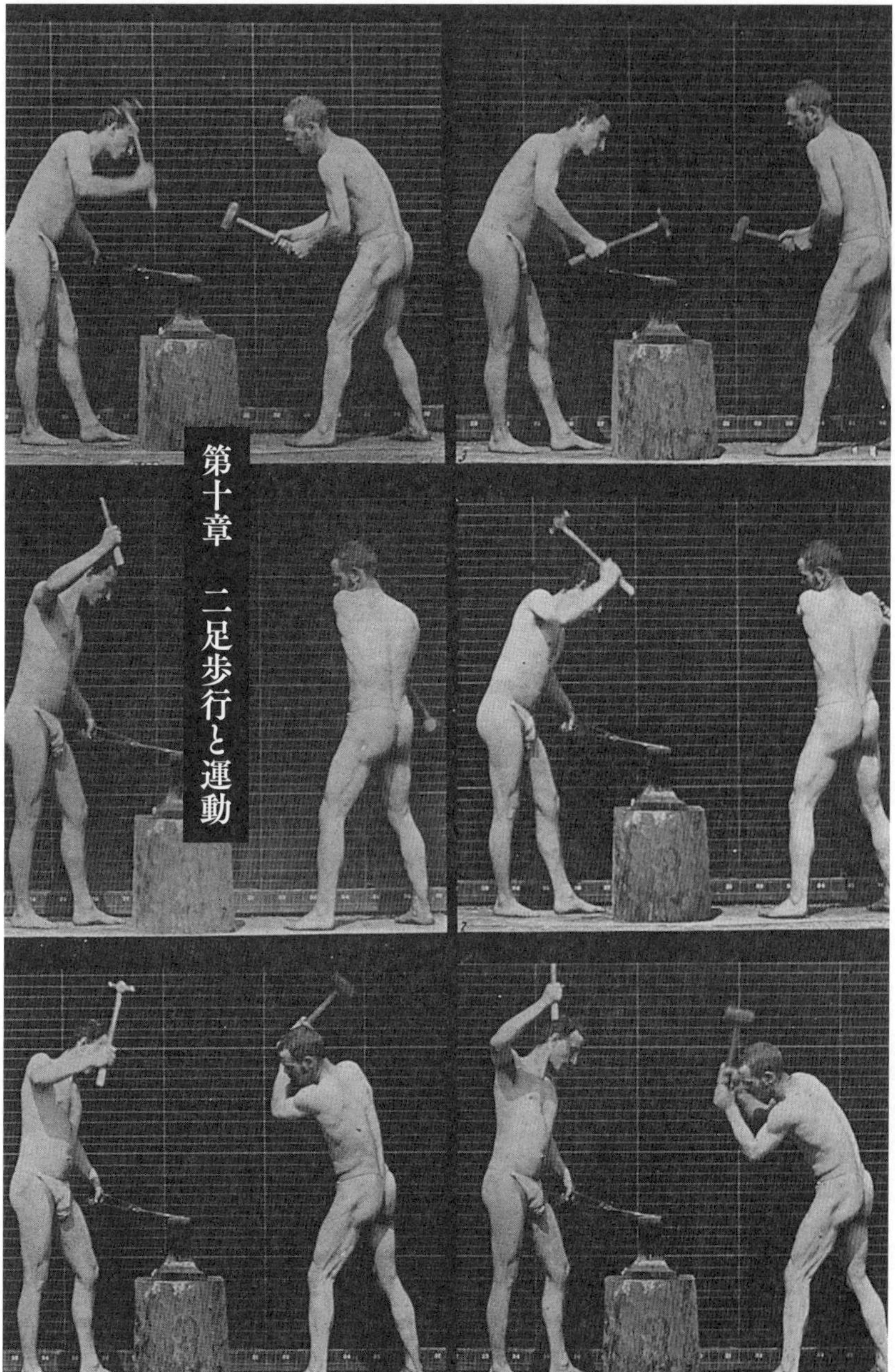

一日のうち少なくとも二時間は運動に当てるべきで、
天候はほとんど考慮しなくてよい。
肉体が弱ければ、精神も強くなれない。
——トマス・ジェファーソン

扉　イギリスの写真家エドワード・マイブリッジが
1887年に撮影した二人の鍛冶職人の連続写真。

二足歩行の代償

わたしたちがなぜ歩くのか、それは誰にもわからない。およそ二百五十種の霊長類の中で、ヒトは立ち上がってもっぱら二本足で動き回る唯一の種だ。一部の専門家は二足歩行を、人間という存在を定義する特徴として、高機能な脳と少なくとも同じくらい重要なものだと考えている。

遠い先祖がなぜ木から降りて直立姿勢を取ることにしたのかについては、たくさんの仮説が提唱されてきたが——赤ん坊や他のものを抱えられるよう両手をあけるためとか、開けた土地で遠くまで見通すためとか、飛び道具をうまく投げるためとか——ひとつ確かなのは、二足歩行への移行がかなりの代償を伴ったことだ。地上を動き回ることで、大昔の先祖はひどく無防備になった。彼らは、控えめに言っても、威圧感のある生き物ではなかった。ルーシーと呼ばれる有名な若くほっそりした猿人は、三百二十万年前に現在のエチオピアに生きていて、よく初期の二足歩行のモデルとして使われるが、身長約百八センチ、体重二十七キロしかなかった。ライオンやチーターを威嚇できるような存在とは言いがたい。

ルーシーと部族の仲間たちが、開けた土地に降りる危険を冒さざるをえなかった可能性は高い。気候変動のせいで森の生息域が狭まるにつれ、おそらく生き残るためにはもっと広い領域で食糧を集める必要があったが、可能なときには木の上に逃げ戻っていたはずだ。ルーシーも、部分的にしか地上での生活に切り替えていなかったらしい。二〇一六年、テキサス大学の人類学者たちは、ルーシーが木から落ちて（あるいは、彼らのややそっけない表現によると「垂直方向の落下事故」によって）死亡したと結論づけた。つまりルーシーは大半の時間を樹上で過ごし、おそらく地上と同じくらいそこでくつろいでいたようだ。少なくとも、人生最後の三、四秒までは。

歩くことは、わたしたちがふだん認識しているより技巧を要する作業だ。たった二本の支持物でバランスを取ることで、永久に重力に逆らいながら生きている。よちよち歩きの幼児が愉快なしぐさでやってみせるように、歩くという作業は基本的に、体を前へ放り投げ、脚をそれに追いつかせるということなのだ。移動中の歩行者は、ほぼ九割どちらかの足を地面から離しているので、常に無意識のうちにバランスを調節している。おまけに、ヒトの重心は高く、腰の少し上くらいなので、生来の転びやすさがさらに増す。

木の上に住む類人猿から直立した現生人類になるために、わたしたちは自らの解剖学的構造にかなり重大な変化を加えなくてはならなかった。先に触れたように、ヒトの首は長くまっすぐになり、他の類人猿の首とは違って、後方ではなくほぼ中央で頭蓋骨とつながるようになった。曲げられる柔軟な背中と、特大の膝と、絶妙な角度の大腿骨を手に入れた。脚は腰からまっすぐ下へ伸びていると思うかもしれないが――類人猿はそうだ――実際には、大腿骨は骨盤から膝へ下りていくにつれて内向きに角度がついている。これによって二本の下肢がさらに近づき、より滑らかで、より優美な足取りになる。類人猿は、訓練しても人間のようには歩けない。その骨構造のせいで、のそのそと、この上なく効率の悪い方法で歩かざるをえない。チンパンジーは、地上で動き回るのに、ヒトの四倍のエネルギーを使う。

前方への動きを強化するため、わたしたちには、類人猿にはない臀部の特別巨大な筋肉である大臀筋と、アキレス腱がある。また、土踏まず（弾力性を得るため）と、しなやかな脊椎（体重を再分配するため）、再構成された神経と血管の経路がある。すべては、進化の命令によって、頭が足のはるか上方に置かれたことで必要になった、あるいは少なくとも役立つようになったものだ。激しい活動で過熱しないように、体は無毛に近くなり、たくさんの汗腺を発達させた。

何はさておき、わたしたちは他の霊長類とはまったく違う頭部を進化させた。顔は平坦で、明らかに鼻面がない。堂々たる脳に合わせるため、額は広い。加熱調理のおかげで歯は小さくなり、顎は華奢《きゃしゃ》になった。内側では、口腔が短くなったので、舌も短く丸みを帯び、喉頭は喉の低い位置に収まった。上半身の解剖学的構造が変化したことで、はっきりした言葉を発音できる声道を獲得するという幸運な偶然もあった。歩行と会話は、おそらく並行して発達したのだろう。もしあなたが大きな生物を狩る小さな生物だとしたら、意思を通じ合えることは明らかに有利に働く。

後頭部には、他の類人猿にはないささやかな靭帯がある。ヒトが種として繁栄できた理由が即座にわかる特徴だ。その項靭帯は、たったひとつの仕事をしている。走るときに、頭をしっかり支えること。そして、走ること――まじめな、粘り強い長距離走――は、わたしたちの最上の得意分野だ。

犬や猫、あるいは逃げたハムスターを追いかけたことがある人ならわかるだろうが、わたしたちは生物界最速の存在とはいえない。最高に速い人間たちは時速三十キロ余りで走れるが、ごく短い時間に限られる。しかし、暑い日にヒトをレイヨウやヌーと競わせ、あとを追いかけさせれば、相手をへとへとにさせられるだろう。ヒトは汗をかいて体温を下げられるが、四足の哺乳類は呼吸で、つまりハアハアとあえいで熱を逃がす。立ち止まって息を整えなければ、過熱してどうすることもできなくなる。ほとんどの大型動物は、およそ十五キロ以上走ると倒れてしまう。また、先祖が獲物を別々の側から襲ったり、狭い場所に追い込んだりするために狩猟集団を組織できるようになったことで、わたしたちはますます有能になった。

これらの解剖学的変化は途方もなく重大だったので、まったく新しい属（生物の分類階級で、種の上、科の下に位置する階級）、「ヒト属」が生まれた。その変化は二段階の過程に分かれていたと、ハーヴァード大学のダニエル・リーバーマンは強調する。まず、ヒトは歩き、のぼる者になったが、走る者ではなかった。次に少しずつ、歩き、走る者になったが、もはやのぼる者ではなくなった。走ることは、歩くより速い移動の一形態というだけでなく、力学的にもかなり異なっている。「歩くとは、竹馬のように足を運ぶことで、走るのとはまったく異なる適応を必要とする」とリーバーマンは言う。ルーシーは歩き、のぼる者だったが、走るための体格を持たなかった。それを獲得するのはずっとのち、気候変動でアフリカの大半が開けた森林地帯と草深いサバンナに変わり、菜食主義だった先祖たちが食生活を調節して、肉食（というか実際には雑食）になることを強いられてからのことだった。

こういう生活様式と解剖学的構造のあらゆる変化は、とてつもなくゆっくりと起こった。化石の証拠によると、初期のヒト族は約六百万年前までには歩いていたが、持久走とそれに伴う粘り強い狩りの能力を獲得するには、さらに四百万年が必要だった。その後さらに百五十万年がたってようやく、先の尖《とが》った槍をつくれるほど脳の働きが活発になった。敵意に満ちた非情な世界で生き残るための能力を一式備えるには、ずいぶん長く待たなくてはならないようだ。足りないものがいくつもあったにもかかわらず、大昔の祖先は、百九十万年前には大型動物を手際よく狩っていた。

それができたのは、ヒト属の装備に新たな技巧、つまり〝投げる〟ことが加わったからだ。ものを投げるには、体が三つの重要な面で変わらなければならなかった。高く可動性のある腰（大きく体をねじるため）と、柔軟で操作しやすい肩、鞭のように振り下ろせる上腕が必要だった。ヒトの肩関節は、股関節とは違って、ぴったり合う骨頭《ボール》と関節窩《ソケット》ではなく、もっとゆるく開放的な配置になっている。そのおかげで、肩は柔軟になり、自由に回転する――力強い投擲《とうてき》にまさに必要なことだ――が、同時に脱臼しやすくもある。

わたしたちは全身を使ってものを投げる。じっと立ったまま、ものを力いっぱい投げようとしても、なかなかむずかしい。上手に投げるには、一歩前に踏み出し、腰と胴体を勢いよく回転させ、腕を肩から後ろへ長く伸ばし、思いきり振り下ろす必要がある。うまくやれば、人間は時速百四十キロを楽に超える速度で、かなり正確にものを投げられる。プロ野球の投手がたびたび実演しているとおりだ。比較的安全な距離から石を使って疲れた獲物を傷つけ苦しめる能力は、初期の狩猟民たちにとって大いに役立つ技術だったに違いない。

二足歩行には、さまざまな影響もあった。今日のわたしたち全員が受け入れている影響だ。慢性的な腰痛や膝の問題を抱えている人なら、誰でも証言できるだろう。何より大きかったのは、新しい歩調に合わせるために骨盤を狭くしたせいで、出産時の女性に膨大な苦痛と危険をもたらしたことだ。現代になるまで、地球上でヒトほど出産で死亡する確率の高い動物はほかにいなかった。おそらく今でも、これほど苦しむ動物はいないだろう。

旧石器時代の設計と飽食の時代

ずいぶん長いあいだ、ただ動き回ることが健康にとってそれほど重要だとは、ほとんど理解されていなかった。しかし一九四〇年代後半、イギリス医学研究審議会の医師ジェレミー・モリスは、心臓発作と冠動脈疾患の発生増加が、当時広く信じられていた加齢や慢性ストレスといった原因だけでなく、活動レベルにも関連していると確信するようになった。イギリスはまだ戦争の被害から復興している最中で、研究資金が不足していたので、モリスは有効な大規模研究を行なう低予算の方法を考えなくてはならなかった。ある日の通勤中、ロンドンのあらゆる二階建てバスが、自分の目的にかなう完璧な実験室になると気づいた。どのバスにも、全労働時間を座って過ごしている運転手と、常に立ちっぱなしの車掌がいる。車掌は水平方向に動き回るだけでなく、一回の勤務時間に平均で六百段の階段をのぼり下りしていた。比較するのにこれ以上ないほど理想的な二集団だった。モリスは三万五千人の運転手と車掌を二年間追跡調査し、その他すべての変数を調整したあと、運転手は――どれほど健康だとしても――車掌より二倍心臓発作を起こしやすいことを見出した。運動と健康の測定可能な直接のつながりがはっきり示されたのは、それが初めてだった。

以来いくつもの研究で、運動が並外れた利益をもたらすことが示されてきた。定期的に散歩をすれば、心臓発作や脳卒中の危険性が三十一パーセント減少する。二〇一二年の六十五万五千人の分析では、四十歳以降、一日にたった十一分活発に動くだけで、平均余命が一・八年延びることがわかった。一日に一時間以上活発に動いた場合には、平均余命が四・二年延びた。

運動は骨を強くするだけでなく、免疫系の機能を高め、ホルモンをはぐくみ、糖尿病やさまざまながん（乳がんや大腸がんを含む）の危険性を減らし、気分を明るくし、老化を食い止めさえする。何度も指摘されてきたとおり、おそらく体の器官やシステムの中で、運動の恩恵を受けない部分はひとつもないだろう。もしも、適度な運動で達成できるものをかわりに与えてくれる薬が発明されたら、すぐさま史上最大の売上を誇る薬になるはずだ。

では、どのくらい運動するべきなのか？ はっきり答えるのはむずかしい。ほとんど誰もが信じている一日一万歩歩くべきだという考えも悪くはないが、特別な科学的根拠があるわけではない。歩き回るのが体によさそうなのは確かだが、健康と長寿を与えてくれる世界共通の魔法の歩数があるというのはつくり話だ。一万歩説は、一九六〇年代に日本で行なわれたたったひとつの研究から生まれたとよく言われる――が、もしかするとそれもつくり話かもしれない。同様に、適度な運動を週に百五十分というアメリカ疾病予防管理センター（CDC）の運動推奨量は、健康のために必要な最適の量ではなく、人々が現実的な目標にできそうだとCDCの顧問が判断した数字に基づいている。何をもって最適とするかが、はっきりしないからだ。

ただ、運動については、ほとんどの人がまったく足りていないといえる。適度なレベルの定期的な運動でさえ、こなしているのは約二十パーセントのみだ。多くの人は、まったく運動していない。今日の平均的なアメリカ人は、一日約〇・五キロしか歩いていない。しかもそれは、家や職場のまわりを含むあらゆる種類の歩行だ。いくら怠惰な社会でも、それ以上減らすのは不可能に思える。《エコノミスト》誌によると、一部のアメリカ企業は、フィットビットなどの活動トラッカーで年間に百万歩を記録した社員に報奨金を出し始めた。なかなか大胆な数字に見えるかもしれないが、実際には一日たった二千七百四十歩、二キロほどにしかならない。しかし、それでも多すぎるらしい。「どうやら社員の中には、飼い犬にフィットビットをくくりつけて活動スコアを上げている者もいたらしい」と《エコノミスト》は指摘した。それに対して、現代の狩猟採集民は、一日の食糧を確保するのに徒歩や小走りで平均約三十一キロ移動する。わたしたちの先祖もだいたい同じことをしていたと考えていいだろう。

要するに、大昔の先祖は食べるために懸命に働き、結果としてやや矛盾するふたつのことをするよう設計された体を持つに至った。つまり、大半の時間は活動的だが、必要不可欠な分以上に活動的にはならない。ダニエル・リーバーマンはこう説明する。「人間の体を理解したいなら、わたしたちが進化の果てに狩猟採集民になったことを理解しなくてはならない。つまり、食糧を手に入れるために多くのエネルギーを費やす用意はあるが、必要のないときにはエネルギーを浪費しないのだ」。というわけで、運動は大切だが、休息も重要だ。リーバーマンは言う。「ひとつには、運動しているあいだは食物を消化できないことが挙げられる。筋肉への酸素供給の需要増加に見合うよう、体が消化器系から血液をそらしてしまうからだ。つまり、代謝のためだけにときどき休み、激しい運動から回復する必要がある」。

先祖は食糧が乏しかろうが豊かだろうが生き延びなくてはならなかったので、予備燃料として脂肪を貯蔵する性質を進化させた。生き残るための行動が、今では大勢の人を死なせている。つまり、何百万もの人々が、旧石器時代用に設計された体と、現代の飽食のあいだで懸命にバランスを維持しながら生きているということだ。その戦いに負けてしまう人は、あまりにも多い。

先進国の中で、アメリカほどそれが顕著な国はほかにない。世界保健機関によれば、アメリカ人男性の八十パーセント以上とアメリカ人女性の七十七パーセントは過体重で、そのうち三十五パーセントは肥満だという。少し前の一九八八年の二十三パーセントという数字からさらに上昇している。ほぼ同時期に、肥満はアメリカの子どものあいだで二倍、十代の若者のあいだで四倍に増えた。世界じゅうの誰もがアメリカ人と同じ体重になったとしたら、増える重さは世界人口が十億人増えるのと同じくらいになる。

過体重はボディーマス指数（BMI）二十五〜三十、それを超える数字は肥満と定義される。BMIは、体重（キログラム）を、身長（メートル）の二乗で割った数値だ。疾病予防管理センターのウェブページには、とても便利なBMI計算機があり、身長と体重を入力すれば、すぐに自分のBMIがわかる。しかし、BMIは、並外れた筋肉質なのか単にぽっちゃりしているのかを区別しないので、肥満を測るには不完全な計算法だ。ボディービルダーとカウチポテト族では、BMI値が同じでも健康状態がまったく違うかもしれない。しかし、たとえBMIが計算方法として完璧ではないとしても、体の周囲を見回しさえすれば、余分な贅肉がたっぷりあることくらいは確かめられるだろう。

おそらく、体重増加に関する統計値の中で何より多くを物語っているのは、今日のアメリカの平均的な女性が、一九六〇年の平均的な男性とほぼ同じ体重であることだろう。この半世紀ほどのあいだに、平均的な女性の体重は、六十三・五キロから七十五・三キロに増えた。男性の体重も、七十三・五キロから八十九キロに増えた（十五キロ余りの増加）。過体重の人たちに対する特別な医療がアメリカ経済全体にもたらす年間コストは、千五百億ドルにもなる。さらに困ったことに、ハーヴァード大学の最近の模擬実験によると、今日の子どもの半数以上は、三十五歳までに肥満になると推測される。

今の世代の若者たちは、有史以来初めて、体重関連の健康問題のせいで親たちより寿命が短くなると予測されている。

問題は、アメリカだけにとどまらない。至るところで人々はますます太っている。経済協力開発機構（OECD）に加盟する富裕国では、平均肥満率は十九・五パーセントだが、国によってかなりばらつきがある。イギリスはアメリカに次ぐ最も肥満の多い国のひとつで、成人の三分の二が過体重、そのうち二十七パーセントが肥満とされ、一九九〇年の十四パーセントから上昇している。チリは、過体重の国民の割合が七十四・二パーセントと最も高く、そのすぐあとに七十二・五パーセントのメキシコが続く。比較的ほっそりした人の多いフランスでさえ、成人の四十九パーセントが過体重で、そのうち十五・三パーセントが肥満とされ、ほんの二十五年前の六パーセント未満からかなり上昇した。全世界の肥満率は十三パーセントだ。

体重を減らすことがむずかしいのは間違いない。ある計算によると、たった〇・五キログラム減らすのに、六十キロメートル近く歩くか、七時間ジョギングをする必要がある。運動の大きな問題のひとつは、あまり几帳面に数字を調べる人がいないことだ。アメリカのある研究によると、人々は運動で燃焼したカロリー数を四倍多く見積もっていたことがわかった。しかも、燃焼したばかりのカロリーの、平均で二倍を摂取していた。ダニエル・リーバーマンの『人体600万年史――科学が明かす進化・健康・疾病』によると、工場労働者は年間で、オフィスワーカーより約十七万五千キロカロリー多く消費する。マラソンを六十回以上走るのと同じだ。なかなかたいへんな数字だが、もっともな疑問が生じる。六日ごとにマラソンを走っているかのように見える工場労働者がいったい何人いるのか？ ごく率直に言わせてもらえば、それほど多くない。それは、ほとんどの労働者が、他のほとんどの人たちと同じく、燃やしたカロリーすべてと、さらにそれ以上のカロリーを、働いていない時間に取り戻しているからだ。実のところ、たくさんの食物をとればたくさんの運動をすばやく帳消しにできてしまううえに、たいていの人はそうしている。

わたしたちは最低でも――本当に最低レベルだが――起き上がってもう少し動き回るべきだ。ある研究によれば、筋金入りのカウチポテト族（一日六時間以上座っている人と定義される）になると、男性では二十パーセント近く、女性ではそのほぼ二倍、死亡の危険性が高まるという（なぜ女性が座りすぎると男性よりはるかに危険なのかは不明）。長時間座っている人は、糖尿病に二倍かかりやすく、致死的な心臓発作を二倍起こしやすく、心血管疾患に二・五倍かかりやすい。驚くべきことに、そして憂慮すべきことに、残りの時間どれほど運動しても関係ないらしい。あなたがその魅惑的な大臀筋のクッションに身を預けて夜を過ごせば、日中活発に動いて得た利益が帳消しになってしまうかもしれない。ジャーナリストのジェームズ・ハンブリンが《アトランティック》誌に書いたところによれば、「座っていた時間は取り消せない」。実際、座業や座りがちなライフスタイルの人――つまりわたしたちのほとんど――は、一日十四〜十五時間も平気で座り、不健康にも、体のほんの一部以外まったく動かさないこともめずらしくない。

メイヨークリニックおよびアリゾナ州立大学の肥満の専門家、ジェームズ・レヴァインは、正常な日常生活で消費するエネルギーを表わす非運動性活動熱産生（ＮＥＡＴ）という用語をつくった。実はヒトは、存在しているだけでかなりの量のカロリーを燃焼する。心臓、脳、腎臓がそれぞれ一日に約四百キロカロリー、肝臓が約二百キロカロリー。食物を食べて消化する過程だけで、体の一日のエネルギー必要量の約十分の一を占める。しかし、椅子からお尻を上げる気になれば、はるかにたくさんのカロリーを消費できる。ただ立っているだけでも、一時間に百七キロカロリー余分に燃焼する。歩き回れば百八十キロカロリーだ。ある研究で、被験者たちはいつもどおり夜じゅうずっとテレビを見ていいが、コマーシャルの時間は毎回立ち上がって部屋を歩き回るように指示された。それだけで、一時間に六十五キロカロリー、ひと晩で約二百四十キロカロリーを燃焼した。

レヴァインの発見によると、痩せている人たちは太っている人たちより一日に二時間半多く立って過ごす傾向があった。意識的に運動するのではなく、ただ動き回っていて、それが脂肪の蓄積を防いでいた。その一方、別の研究では、日本とノルウェーの人々はアメリカ人と同じくらい不活発だが、肥満率は半分にすぎず、運動は痩せる要因の一部でしかないらしいことが示された。

それはともかく、余分な体重を少しだけ増やすのは、そんなに悪いことではないかもしれないという研究結果もある。数年前、《ジャーナル・オブ・ジ・アメリカン・メディカル・アソシエーション》は、特に中年以降、少し過体重気味の人のほうが、痩せている人や肥満の人より重病にかかったときの生存率が高いと報告して、物議を醸した。この説は肥満パラドックスとして知られるようになり、多くの科学者のあいだで激しい議論になっている。ハーヴァード大学の研究者ウォルター・ウィレットはそれを、「読むだけ無駄の、ごみの山」と呼んだ。

運動が健康にいいのは間違いないが、どのくらいが適切なのかははっきりしない。デンマークで一万八千人のランナーを調査した結果、定期的にジョギングする人は、ジョギングしない人より平均で五〜六年長生きすることが予測できた。しかし、それはジョギングが本当に体にいいからなのか、それともジョギングをする人がどちらにしても健康で節度のある生活を送っていて、スエットパンツをはこうがはくまいが、怠惰なタイプのわたしたちより良好な結果を出すのが当然だからなのか？

確かなのは、あと数十年もすれば、あなたは永遠に目を閉じて、すっかり動きを止めてしまうということだ。だからできるうちに、健康と喜びのため、動けることのすばらしさを満喫するのも悪くないかもしれない。

第十一章　ヒトが生存可能な環境とは

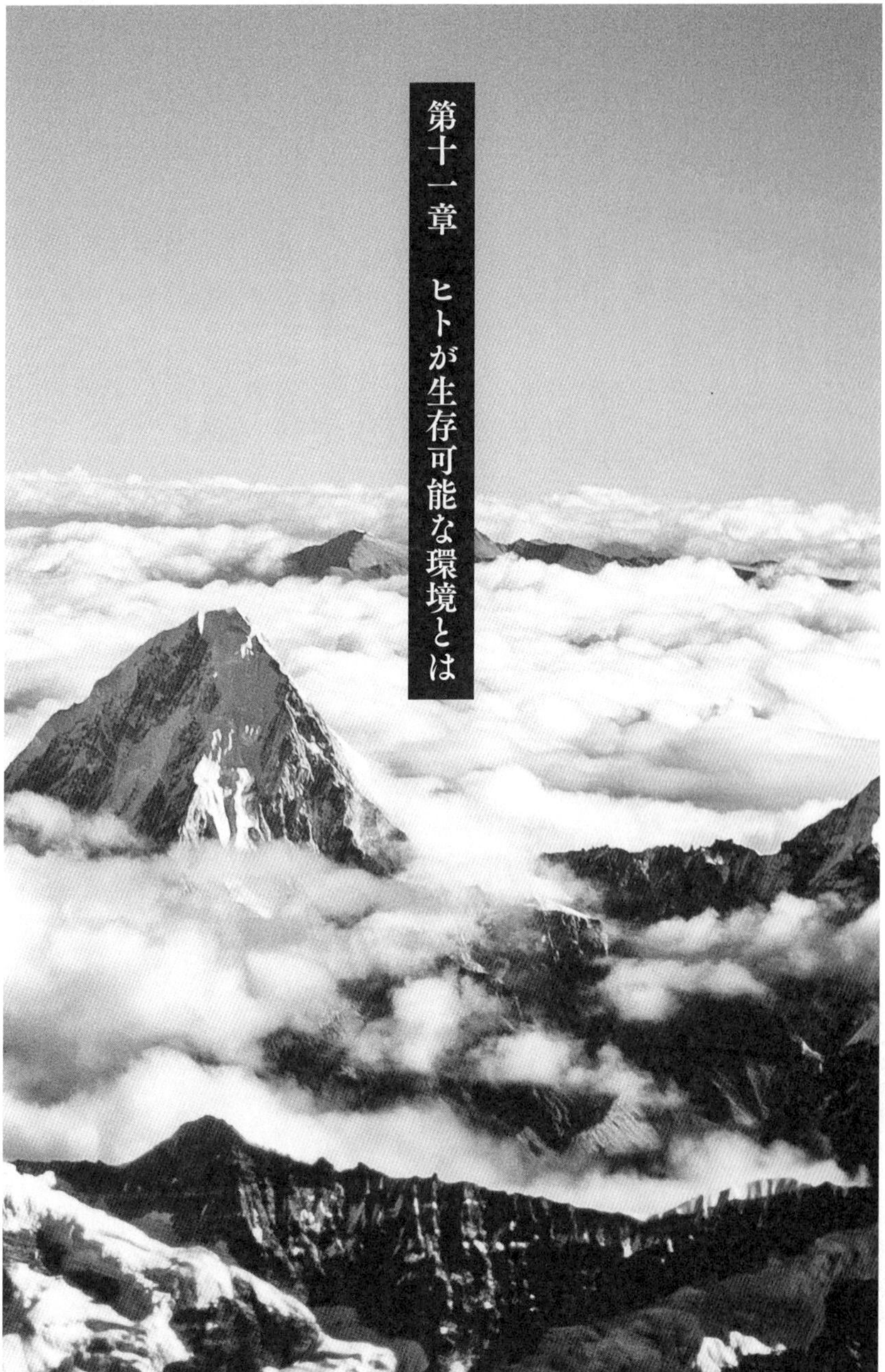

人生とは、絶え間ない化学反応だ。

——スティーヴ・ジョーンズ

扉　航空機から撮影したチョモランマ。2009年、Erik Törner撮影。

ヒトはワニのひと月分の食糧を毎日食べている

「体表面積の法則」は、ほとんどの人にとってなじみのないものだが、これを知れば人体について多くのことがわかる。法則は単純に、物体の体積が増せば、相対的な表面積が減少することを示している。風船について考えてみよう。しぼんだ風船はほとんどがゴムで、中に空気はほんの少ししか入っていない。しかし膨らませればほとんどが空気になり、外側のゴムの量は相対的に小さくなる。膨らませれば膨らませるほど、全体に占める中身の割合が増していく。

熱は表面から失われるので、体積に対する表面積が大きいほど、保温に懸命に取り組む必要がある。つまり、小さい生物は大きい生物よりすばやく熱を産生しなくてはならない。したがって、両者はまったく異なる生活を送ることになる。ゾウの心拍数は一分にたった三十回、ヒトは六十回、ウシは五十〜八十回だが、ネズミは一分に六百回——一秒に十回だ。毎日、生き延びるためだけに、ネズミは体重の約五十パーセントの食糧をとらなくてはならない。それに対して、わたしたち人間は、エネルギー必要量を満たすのに、体重の約二パーセントの食糧をとるだけで足りる。動物たちのあいだで不思議なほど——ほとんど不気味なほど——共通しているのは、一生の心拍数だ。一分間の心拍は大幅に異なるのに、ほぼすべての哺乳類は、平均寿命まで生きれば約八億回の心拍数を記録する。例外は人間だ。わたしたちは二十五年余りで八億回の心拍数を超え、さらに五十年進み続けて、およそ十六億回に達する。この並外れた活力は、ヒトが持つ生まれながらの優位性によるものと考えたくなるが、実際には、平均寿命が向上したおかげで哺乳類の標準パターンから外れたのは、ここ十世代から十二世代のことにすぎない。歴史の大半を通じて、一生に八億回の心拍数はヒトの平均値でもあった。

もしわたしたちが変温動物になる道を選んでいたら、エネルギー必要量を減らせただろう。典型的な哺乳類は一日に、典型的な爬虫類の約三十倍のエネルギーを使う。つまり、ヒトはワニのひと月分の食糧を毎日食べなくてはならない。そのおかげで、太陽が体を温めてくれるまで岩の上で日向ぼっこしなくても、朝ベッドから飛び起き、夜や寒い気候でも動き回り、たいていは爬虫類より精力的で敏感に反応できる。

わたしたちは、きわめて精密な許容範囲の中で生きている。ヒトの体温は一日を通してわずかに変化するが（朝に最も低く、午後遅くか夕方に最も高い）、摂氏三十六～三十八度というごく狭い範囲にとどまる。どちらの方向へでも数度以上ずれれば、いくつもの問題を招くことになる。平熱よりたった二度下がるか、四度上がるだけで、脳は危機に陥り、瞬く間に回復不可能な損傷や死を招きかねない。大惨事を避けるため、脳には頼りになる制御中枢、視床下部があり、汗をかいて体温を下げろという指示や、身震いしたり、血流を皮膚から遠ざけて損傷しやすい器官に向かわせたりして体温を上げろという指示を出す。

重要な問題の対処法としてはあまり洗練されていないようにも思えるが、体はそれをみごとにこなしている。イギリスの学者スティーヴ・ジョーンズが引用したある有名な実験では、被験者がトレッドミルでマラソンをするあいだ、室温が徐々に摂氏マイナス四十五度から摂氏五十五度まで上げられた。ヒトが耐えられる両極のほぼ限界温度だ。被験者が猛然と走り、室温が大きく変動したにもかかわらず、深部体温は運動のあいだじゅう一度未満しか変わらなかった。

その実験は、二百年前、医師のチャールズ・ブラグデンがロンドンの王立協会のために行なった一連の実験によく似ている。ブラグデンは加熱室——いわば「ウォークイン・オーブン」——をつくり、有志の同僚たちとともに中に入って、我慢できる限界まで耐えた。ブラグデンは、摂氏九十二・二度で十分間持ちこたえた。キャプテン・ジェームズ・クックとの世界旅行から戻ったばかりで、ほどなく王立協会の会長に就任する、友人で植物学者のジョゼフ・バンクスは、九十八・九度まで耐えたが、たった三分間だけだった。ブラグデンはこう記録した。「温度計で示された高温に間違いがないことを証明するため、標準温度計のそばに置いた錫の台に、卵をいくつかとビーフステーキ一枚をのせた。（中略）約二十分たつと、取り出された卵はかなり固く焼けていて、四十七分たつと、ステーキは焼けていただけでなく、ほとんど干からびていた」。実験では、テストの直前と直後に尿の温度も計測され、暑さにもかかわらず変化していないことが明らかになった。さらにブラグデンは、発汗が体を冷やす中心的な役割を担っていると推定した。これはブラグデンの最も重要な洞察であるだけでなく、科学知識に対して果たした唯一の後世に残る貢献だった。

誰もが知っているように、ときどきわたしたちの体温は普段より上がって、発熱と呼ばれる状態になる。不思議なことに、なぜそうなるのか正確にはわかっていない。熱は、侵入する病原体を殺すことを目的とした生来の防御機構なのか、それとも体が感染症を撃退しようと懸命に戦っているときの単なる副産物なのか？　もし発熱が防御機構なら、熱を抑えたり下げたりする努力は逆効果かもしれないので、この疑問は重要だ。もしかすると、発熱は自然に下がるのを待つべきなのかもしれない（もちろん、適度な範囲で）。体温がほんの一度ほど上がるだけで、ウイルスの複製速度が二百分の一になることが示された。少し温かくなるだけなのに、驚くほど自衛力が増加する。問題は、発熱で何が起こっているのか完全には理解できていないことだ。アイオワ大学のマーク・S・ブランバーグはこう言った。「もし発熱が、感染症に対する太古からの反応だとすれば、本人の体に役立っているその機構を、簡単に特定できると思うかもしれない。実際には、容易なことではない」。

体温を一、二度上げるのが、侵入する微生物を撃退するのにそんなに役立つのなら、なぜ常に上げておかないのか？　答えは、単にあまりにも高くつくからだ。わずか二度ほど常に体温を上げようとすれば、エネルギー必要量が約二十パーセント急増する。わたしたちの体温は、ほとんどのものと同様、実益とコストの合理的な妥協点であり、実のところ、平熱でもかなりうまく微生物を食い止めている。もしも死んだら、どれほどすばやく微生物が群がってあなたを貪り食うか、見てみるといい。生命を失った体は、まるで出窓に置いて冷ましたパイのように、すぐに食べられるおいしい適温にまで下がっているからだ。

ちなみに、体温のほとんどが頭頂部から失われるという説は間違いらしい。頭頂部は体の表面積の約二パーセントにすぎないし、ほとんどの人の頭はかなりしっかり髪で覆われているので、頭頂部はそれほどよいラジエーターにはならないだろう。その一方で、寒いとき戸外に出ると、露出している唯一の部分が頭になり、そこから集中的に熱が失われてしまうので、母親に帽子をかぶりなさいと言われたら、素直に聞いたほうがいい。

体内の平衡を保つ働きのことをホメオスタシス（恒常性）と呼ぶ。この言葉をつくり、〝秩序の父〟と言われることも多いのが、ハーヴァード大学の生理学者ウォルター・ブラッドフォード・キャノン（一八七一～一九四五年）だ。写真に残されたいかめしく険しい目つきのずんぐりした姿が、温かく愛想のよい人柄だったという話とはそぐわないのだが、キャノンは紛れもなく天才で、どうやらその才能のひとつは、科学の名のもとにまわりの人を説得し、無謀で不快なことをやらせる能力だったらしい。なぜお腹が空くと胃がぐうぐう鳴るのか知りたくなったキャノンは、アーサー・L・ウォッシュバーンという名の学生を説得して、催吐反射を抑えられるように訓練させてから、喉から胃までゴム管を押し込み、末端につけたバルーンを膨らませて、空腹になったときの収縮を計測できるようにした。そのうえでウォッシュバーンはいつもどおりの生活を送り――授業に出て、実験室で働き、使い走りをし――そのあいだずっと、バルーンは不快感を伴って膨らんだりしぼんだりし、周囲の人は、奇妙な音をさせて口から管を垂らしている学生をじろじろ眺めた。

キャノンはまた別の学生たちを説得して、彼らが食物を摂取するあいだX線写真を撮らせてもらい、食物が口から食道、さらに消化器系へ進んでいく様子を見られるようにした。そしてこの実験によって、蠕動《ぜんどう》運動——消化管へ食物を押しやる筋肉運動——を観察した最初の人物になった。これらを含む奇抜な実験が、キャノンの名著『痛み、空腹、恐怖、怒りにおける体の変化（*Bodily Changes in Pain, Hunger, Fear, and Rage*）』の基礎となり、この本は長年のあいだ生理学の決定版だった。

キャノンの好奇心には際限がないらしかった。やがて、自律神経系——つまり、呼吸、血液の送り出し、食物の消化など、体が自動的に行なっていることすべて——と血漿の世界的権威になった。扁桃体と視床下部について画期的な研究を行ない、生存のための反応におけるアドレナリンの役割を推定し（「闘争・逃走反応」という言葉をつくった）、ショック症状に対する初めての効果的な治療法を開発し、そのうえブードゥー教の魔術の実施に関する敬意と権威に満ちた論文を書く時間まであった。余暇には野外活動に熱を入れた。現在ではグレーシャー国立公園内に位置する、モンタナ州のある山は、キャノン夫妻が一九〇一年に新婚旅行で初登頂したのを記念して、キャノン山と名づけられた。第一次世界大戦が勃発すると、当時四十五歳で五人の子どもの父親だったにもかかわらず、ハーヴァード病院部隊に志願兵として入隊した。そして二年間、軍医としてヨーロッパで過ごした。一九三二年には、自分の知識と長年にわたる研究のほぼすべてを一般向けの著書『体の知恵（*The Wisdom of the Body*）』にまとめ上げ、自らを調節する体の並外れた能力を簡潔に説明した。スウェーデンの生理学者ウルフ・フォン・オイラーは、ヒトの闘争・逃走反応に関するキャノンの研究をさらに徹底して研究し、一九七〇年にノーベル生理学・医学賞を受賞した。キャノン自身は、その研究の重要性がじゅうぶんに理解されるずっと前に亡くなっていたが、現在では広く再評価されている。

ひとつ、キャノンが気づいていなかった——誰もまだ気づいていなかった——ことは、自らを維持するために、体が細胞レベルでどれほど膨大な量のエネルギーを必要とするかだった。それを突き止めるにはとても長い時間がかかり、しかも答えを出したのはどこかの有力な研究機関ではなく、イギリス西部の快適な田舎屋敷を拠点に、ほぼひとりで研究していた風変わりなイギリス人だった。

現在では、細胞の内外にイオンと呼ばれる電荷を帯びた粒子があることがわかっている。細胞膜には、イオンチャネルと呼ばれる小さなエアロックのようなものがある。エアロックがあくと、イオンがそこを通り抜けることで、小さな電気が発生する。ただし、ここでの〝小さな〟は完全に見かたの問題だ。細胞レベルでのひとつひとつの電気のひらめきは、ほんの百ミリボルトのエネルギーしか生まないが、一メートル当たりでは三千万ボルトに換算される――稲妻と同じくらいだ。別の言いかたをするなら、細胞内で生じている電気量は、あなたの家の電気より千倍大きい。あなたは、とてもさささやかな規模で、ものすごく活気に満ちているのだ。

すべては規模の問題といえる。実演のために、わたしの腹部に銃弾を撃ち込んだと想像してみてほしい。すごく痛いし、たいへんなダメージを負うことになる。では、同じ弾丸を身長八十キロメートルの巨人に撃ち込んだと想像してみてほしい。皮膚を貫通することさえないだろう。同じ弾丸と銃だが、規模だけが違う。細胞内の電気をめぐる状況も、それと似たようなものだ。

細胞でエネルギーを生み出しているのは、アデノシン三リン酸（ATP）と呼ばれる化学物質で、もしかするとあなたが聞いたこともない体内の物質の中で、最も重要かもしれない。ATPのあらゆる分子は小さな電池のようなもので、エネルギーを蓄えてから、ヒトの細胞――それどころか動物も植物も含めたあらゆる細胞――が必要とするすべての活動に動力を供給するため、エネルギーを放出する。そこに関わっている化学反応は恐ろしく複雑だ。そこで何が行なわれているかを少し説明した化学の教科書を一行だけ引用しよう。「ATPは、多価陰イオンであり、キレート化可能なポリリン酸基を特徴とし、高親和性で金属陽イオンと結合する」。ここでは、わたしたちが細胞を活発に動かし続けるため、大いにATPに頼っていることがわかればじゅうぶんだろう。毎日、ヒトは自分の体重と同じ量のATPをつくり、利用している。およそ二百秭《じょ》〔訳注 十の二十四乗〕個の分子だ。ATPから見れば、あなたはATPをつくるための単なる機械だ。ほかの部分はすべて、副産物にすぎない。ATPはほとんど即座に消費されるので、いつでも体内にはほんの六十グラムしか存在しない。

長い時間をかけてこういう事実が判明しても、最初はほとんど誰も信じなかった。答えを見つけた人物は、自己資金で研究していた風変わりな科学者、ピーター・ミッチェルだった。一九六〇年代初めに、住宅建設会社ウィンピーの所有者である叔父から財産を相続し、それを使ってコーンウォールにある大邸宅に研究センターを設置した。ミッチェルは肩まで髪を伸ばし、まじめな科学者たちに囲まれるときなど、とりわけ異様に見えるときを狙ってイヤリングをつけた。また、忘れっぽいことで有名だった。娘の結婚式で、招待客のひとりに近づき、あなたには見覚えがあるんだが、ちょっと思い出せないんだ、と打ち明けた。

「あなたの最初の妻よ」と女性が答えた。

それほど意外でもないが、ミッチェルの考えは一様に退けられた。ある年代記作家はこう記した。「ミッチェルが仮説を提示した時点では、それを支持する一片の証拠もなかった」。しかし、やがてその説の正しさが証明され、ミッチェルは一九七八年にノーベル化学賞を受賞した。自宅の実験室で研究した者としては、並外れた業績だ。著名なイギリスの生化学者ニック・レーンに言わせれば、ミッチェルはジェームズ・ワトソンやフランシス・クリックと同じくらい有名であってもおかしくない。

体表面積の法則は、わたしたちがどこまで大きくなれるかも決めている。イギリスの科学者で作家のJ・B・S・ホールデンが有名なエッセイ「適切な大きさになることについて（*On Being the Right Size*）」でおよそ一世紀前に述べたように、『ガリヴァー旅行記』のブロブディンナグ国の巨人と同じ身長三十メートルまで人間が拡大されたら、体重は二百八十トンになる。するとその人物は、ふつうサイズの人間の四千六百倍重くなるが、骨はたった三百倍しか太くならないので、そんな荷重を支えるには頑丈さがまったく足りない。ひとことで言えば、わたしたちはこの大きさにしかなれないから、今の大きさになったのだ。

体の大きさは、重力の影響をどのくらい受けるかに大きく関わっている。テーブルの上から落ちた小さな虫が、無傷で着地して平然と歩き続けるのを見たことがあるだろう。体が小さい（厳密には、体積に対する表面積の割合が大きい）ので、重力の影響をほとんど受けないからだ。規模は違うが、同じことが小柄な人間にも当てはまることは、あまり知られていない。身長があなたの半分の子どもが転んで頭を打っても、成人が感じる衝撃力の三十二分の一しか体感しない。しばしば子どもがありがたいほど頑丈に思えるのは、ひとつにはそれが理由だ。

大人はそれほど幸運に恵まれていない。ふつう、八メートルか九メートルを超える高さから落ちれば、生き延びられる成人はほとんどいないだろう。とはいえ、明らかな例外はいくつかある。中でも特に印象的なのは、おそらく、第二次世界大戦時のイギリスの航空兵ニコラス・アルケメードの事例だろう。

一九四四年の晩冬、ランカスター爆撃機の尾部銃手を務める空軍曹長アルケメードは、ドイツ上空で爆撃航程にあるとき、敵の対空砲火を浴びて、機内にみるみる煙と炎が充満し、まさに窮地に陥ったことに気づいた。ランカスターの尾部銃手は、操作空間がきわめて狭いのでパラシュートを身に着けておけず、アルケメードがどうにか銃架から抜け出てパラシュートに手を伸ばしたとき、それはすでに燃えていて使いようがなかった。炎に包まれて焼け死ぬよりはましだと思い、とにかく爆撃機から飛び降りることにして、アルケメードはハッチをぐいと開き、夜の中へと転がり出た。

地上五千メートルの高さから、時速百九十キロで落ちていく。「とても静かだった」と、何年ものちにアルケメードは回想した。「聞こえるのは遠くから響く航空機のエンジン音だけで、落ちているという感覚はまったくない。空中に浮かんでいるみたいだった」。意外にも、奇妙なほど落ち着いた安らかな心地がした。もちろん死ぬのは残念だったが、航空兵にはままあることとして冷静に受け入れていた。その経験はあまりにも非現実的で夢のようだったので、あとになって自分に意識があったのかどうか確信が持てなくなったが、確かに現実へ引き戻されたのは、そびえ立つ数本のマツの樹冠を突き破って、雪の吹きだまりに座った姿勢でドスンと着地したときだった。どういうわけか両足のブーツがなくなり、膝が痛み、ちょっとした擦り傷を負ってはいたが、そのほかはまったく無傷だった。

しかし、この男の生き残りをかけた冒険は、まだ終わらなかった。終戦後、アルケメードはイギリス中部のラフバラで、化学薬品工場に就職した。ところが、塩素ガスを扱う仕事をしているとき、ガスマスクがゆるんで、瞬く間に危険な高レベルの化学物質にさらされてしまった。十五分ほど意識を失って倒れていたあと、ようやく同僚が安全な場所まで引っぱっていった。奇跡的に、アルケメードは生き延びた。だがその後しばらくして、調節していたパイプが破裂し、硫酸を体じゅうに浴びてしまった。広範囲に及ぶ火傷を負ったが、またもや生き延びた。病床から仕事に復帰して間もなく、高所から長さ三メートルの金属の柱が頭上に落ちてきて危うく死にかけたが、またもや命拾いした。しかし今回はもう、運試しはやめることにした。家具の販売員という安全な職に就き、残りの人生を何事もなく過ごした。そして一九八七年、六十五歳のとき、ベッドの上で安らかな死を迎えた。

まあ、空から落ちても生き延びられるからだいじょうぶとは言わないが、その種のことは人が思うより頻繁に起こっている。一九七二年、ユーゴスラビア航空DC－9旅客機がチェコスロバキア上空で爆破されて空中分解したとき、搭乗していた客室乗務員ヴェスナ・ヴロヴィッチは、高度一万メートルから落下したが、生き延びた。また二〇〇七年、マンハッタンで窓ふきをしていたエクアドル生まれのアルシデス・モレノは、作業中に足場が崩れて高さ約百五十メートルから落下した。いっしょに働いていた弟は全身を強く打って即死したが、モレノは奇跡的に助かった。つまり人間の体は、ときにすばらしい弾力性を発揮するのだ。

それどころか人間の耐久力には、克服できない難事などひとつもないように思える。カナダのアルバータ州エドモントンに住む幼児、エリカ・ノードビーの事例を見てみよう。真冬のある晩、目を覚ましたエリカは、おむつと薄いシャツだけという姿で、きちんと閉まっていなかった裏口から外へ出ていった。数時間後に見つかったとき、エリカの心臓は少なくとも二時間は止まっていたが、地元の病院で慎重に体を温められると、奇跡的に息を吹き返した。そして完全に回復し、もちろん〝奇跡の赤ちゃん〟として知られるようになった。特筆すべきことに、そのほんの二、三週間後、ウィスコンシン州の農場に住む二歳の男の子がほとんど同じことをして、やはりみごとに息を吹き返し、完全に回復した。体は、死ぬことだけは死んでも嫌なのだ。

子どもは、極端な暑さより極端な寒さのほうにずっとうまく耐えられる。汗腺が完全には発達していないので、大人のようにたくさん汗がかけない。あれほど多くの子どもが、暑い日に車の中に置き去りにされるとあっという間に死んでしまうのは、おもにそれが理由だ。屋外の気温が摂氏三十度のとき、窓を閉じた車の中は摂氏五十四度に達するので、長く耐えられる子どもはいない。アメリカでは一九九八年から二〇一八年八月までのあいだに、およそ八百人の子どもが暑い車の中に付き添いなしで放置されて死亡した。半数が、二歳未満の幼児だ。驚くべきことに――いや、わたしに言わせれば愕然とすることに――アメリカでは、子どもを付き添いなしで車中に置き去りにすることを禁じる法律より、動物を置き去りにすることを禁じる法律を持つ州のほうが多い。その差は、二十一州対二十九州となっている。

ヒトが生存可能なのは地球の全表面積の四パーセント

脆い体を持つわたしたちにとって、この惑星の大半が立入禁止区域だ。地球は概して快適で恵み深い場所に感じられるかもしれないが、実はその大部分は、わたしたちがうまく暮らしていくには寒すぎるか、暑すぎるか、乾燥しすぎているか、標高が高すぎる。衣類や住居や限りない創造力という強みはあっても、ヒトがどうにか住めるのは地球の陸地の約十二パーセント、海洋も含めれば全表面積のたった四パーセントにすぎない。

人間がどのくらいの標高に住めるかに制約を加えるのは、空気の薄さだ。世界で最も標高の高い人間の定住地は、チリ北部アンデス山脈のアウカンキルチャ山にあり、鉱山労働者たちが標高五千三百四十メートルの土地で暮らしているが、これは紛れもなく人間に耐えられる限界に思える。鉱山労働者たちでさえ、仕事場のある標高五千八百メートルの場所で寝るのではなく、毎日苦労しながら四百六十メートルのぼることにしている。比較のために書いておくと、エベレストは標高約八千八百五十メートルだ。

高地では、どんな活動をするにもひと苦労で、くたくたに疲れてしまう。およそ四十パーセントの人は四千メートルを超えると高山病になり、誰が発症するかは健康状態には関係がないので予測できない。極端な高地では、誰もがつらい目に遭う。フランセス・アッシュクロフトの『人間はどこまで耐えられるのか』によれば、一九五二年にエベレストのサウスコルに登ったテンジン・ノルゲイとレイモンド・ランバートは、たった二百メートル進むのに五時間半かかった。

海抜ゼロ地点では、ヒトの全血液量の約四十パーセントを赤血球が占めているが、高地に順応すると、それが約一・五倍も増加する。しかし、そこには代償がある。赤血球が増えると血液が濃くどろどろになるので、拍出するとき心臓に余分な圧力がかかる。生涯をかなりの高地で過ごしてきた人にさえ、同じことがいえる。たとえばボリビアのラパス（標高三千五百メートル）など、標高の高い町の住人は、ときどきモンジュ病と呼ばれる病気にかかる。患者は唇が青くなり、指先が肥大して太鼓のばち状になる。血液が常に濃い状態で、うまく流れないからだ。低い土地に移れば、問題はなくなる。だから、多くのモンジュ病患者は谷間へ永久に追放され、友人や家族と遠く離れて暮らすことになる。

経費節減のため、航空会社はふつう、キャビンの気圧を標高千五百〜二千四百メートルに相当する値に保っている。だから、飛行中はアルコールの回りが早い。また、降下中に耳がつんとするのも、高度が下がるときに気圧が変化するからだ。平常の巡航高度一万メートルを飛ぶ旅客機で、もしキャビンの気圧が突然下がったら、乗客も乗務員も混乱をきたし、八〜十秒で機能不全に陥ってしまうだろう。アッシュクロフトが取り上げた事例では、操縦士は酸素マスクを着ける前に眼鏡をかけただけで失神した。幸運にも、副操縦士は機能不全に陥らなかったので、飛行機を制御できた。

酸素欠乏——正式には低酸素症——のもっと悪名高い事例のひとつは、一九九九年十月に起こった事故だ。アメリカのプロゴルファー、ペイン・スチュアートが、仕事関係者三人とパイロットふたりとともに、チャーターしたリアジェットでオーランドからダラスへ向かっている途中、機内の気圧が落ち、搭乗者全員が失神した。リアジェットとの最後の通信は午前九時二十七分、操縦士が高度一万一千九百メートルまで上昇する許可に応答したときだった。六分後、管制官がふたたび呼びかけたが、応答がなかった。ジェット機はテキサス州へ向けて西へ旋回することなく、自動操縦で北西へ進み続け、アメリカ中部を横切って、ついには燃料切れでサウスダコタ州の原野に墜落した。搭乗者六人全員が死亡した。

人間の生命力について異様なほど大量の知識をもたらしたのは、第二次世界大戦中に軍の捕虜や強制収容所の収容者や民間人に対して行なわれた実験だ。ナチスドイツでは、ドイツ人の負傷者のためによりよい治療法を見つける目的で、健康な捕虜に対して手足の切断や実験的な手足の移植、骨移植などが実施された。ロシアの戦争捕虜は、海に撃墜されたドイツの操縦士がどのくらい生き延びられるか判断するために、冷水に投げ込まれた。同じ目的で、凍てつくような天気の中、裸のまま最長十四時間戸外に出された者もいた。いくつかの実験は、ただ病的な好奇心に駆り立てられた結果としか思えない。そのひとつでは、被験者の目に染料が注入され、永久に目の色が変えられるかどうかが試された。ほかにも多くの人が、毒物やあらゆる種類の神経ガスにさらされたり、マラリアや黄熱、チフス、天然痘などに感染させられたりした。ジョージ・J・アナスとマイケル・A・グロディンは、『ナチスの医師たちとニュルンベルク綱領（*The Nazi Doctors and the Nuremberg Code*）』にこう書いている。「戦後の謝罪とは裏腹に、医師たちはそういう実験を決して強制的にやらされたわけではなかった」。彼らは自発的にやっていたのだ。[22]

アメリカに提供された七三一部隊の研究成果

ドイツ軍による実験と同じくらい恐ろしく、残虐さでは負けるとしても規模でしのいでいたのが、日本軍による実験だった。石井四郎という名の医師のもと、日本軍は満州のハルビンに、六平方キロメートルにわたって広がる百五十棟以上のビルから成る巨大な複合施設を建設し、必要なあらゆる手段を使って、人間の生理学的限界を測定することを公然の目的とした。この施設は七三一部隊と呼ばれた。

ある典型的な実験では、中国人の捕虜たちが、榴散弾から驚くほど近い距離にある杭に縛りつけられた。爆弾を爆発させたあと、科学者たちが歩み寄って、捕虜たちの負傷の性質と程度、死ぬまでにどのくらいかかったかを注意深く記録した。同じ目的で、火炎放射器で焼かれたり、餓死や凍死に追い込まれたり、毒殺されたりした捕虜もいた。理解しがたい理由で、意識があるうちに解剖された者もいた。犠牲者のほとんどはとらわれた中国人兵士だったが、七三一部隊は、毒物や神経ガスが欧米人にもアジア人と同じ効果を及ぼすかどうかを確かめるため、選別した連合軍の捕虜にも実験を行なった。妊婦や幼い子どもが実験に必要になると、ハルビンの街から無作為にさらった。七三一部隊の施設で何人死亡したのかは誰にもわからないが、ある推定では二十五万人にのぼるとされた。

これらすべての結果として、日本とドイツは、微生物学、栄養学、凍傷、武器による負傷、そして何より神経ガスや毒物や感染症の影響の理解で、世界の他の国々を大きく引き離して戦争を終えた。多くのドイツ人はとらえられ、戦争犯罪で裁かれたが、日本人はほぼ完全に罰を免れた。ほとんどは、実験で学んだ知識をアメリカ軍に提供する見返りに、訴追免除を認められた。七三一部隊の構想と運営を行なった医師、石井四郎は、徹底的な聴取を受けたあと、市民生活に戻ることを許された。

七三一部隊の存在は、日本とアメリカ双方の政府当局によって固く守られた秘密であり、周囲の世界には永遠に知られないままになるはずだった。ところが一九八四年、東京の慶應大学の学生が、有罪を示す書類が詰まった箱を古本屋で見つけ、人々の注目を集めた。しかしすでに、石井四郎を裁判にかけるにはあまりにも遅すぎた。石井は十五年近く静かな戦後の生活を送ったあと、一九五九年に六十七歳で眠ったまま安らかに息を引き取った。

（22）ナチスドイツの無神経さには慄然とさせられる。一九四一年、リンブルク近郊のハダマールの精神病院は、一万人めの認知障害者の殺害を、スピーチをしたり職員にビールをふるまったりして公式に祝った。

第十二章　危険な「守護神」免疫系

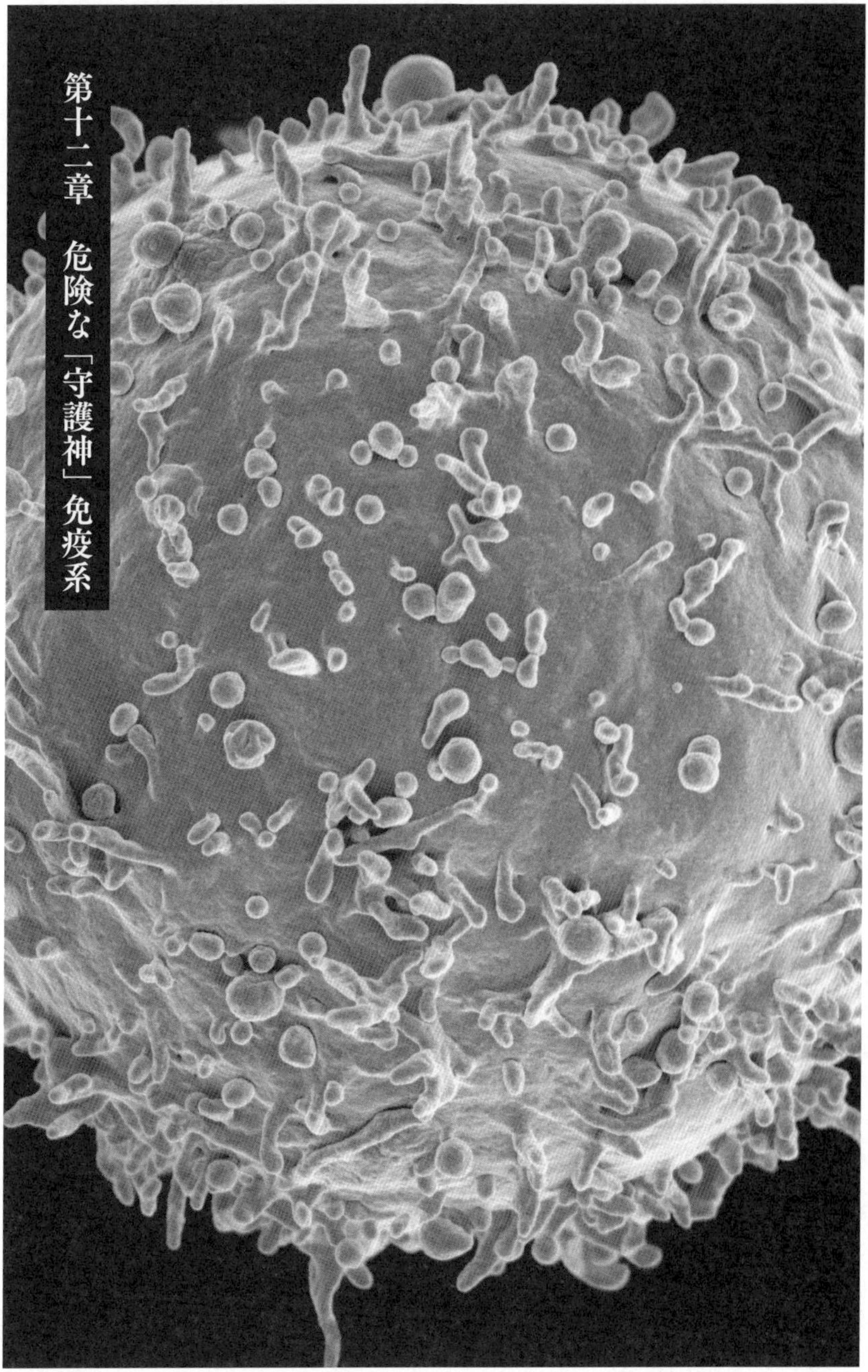

免疫系は、体内で最も興味深い器官である。
——マイケル・キンチ

扉　ヒトのリンパ球B細胞。アメリカ国立アレルギー・感染症研究所（NIAID）撮影。

侵入者から体を守る頼もしい味方

免疫系は大きく、少しばかり煩雑で、至るところにある。わたしたちが普段は免疫と結びつけて考えないたくさんのもの、たとえば耳垢や皮膚や涙などにも関わっている。こういう体の外側での防衛をかいくぐる侵入者は――それほど多くはないが――すべてすぐさま、リンパ節や骨髄、脾臓、胸腺、そのほか体の隅々からあふれ出てくる〝適切な〟免疫細胞の群れに遭遇する。そこではたくさんの化学作用が起こっている。免疫系を理解するうえで、理解しなければならないものとしては、抗体、リンパ球、サイトカイン、ケモカイン、ヒスタミン、B細胞、T細胞、NK細胞、マクロファージ、食細胞、好中球、好酸球、好塩基球、インターフェロン、プロスタグランジン、多能性造血幹細胞、そのほかにもたくさんある――本当にたくさんだ。そのいくつかは重複した仕事をし、いくつかは複数の仕事をする。たとえばインターロイキン－1は、病原体を攻撃するだけでなく、睡眠にも関与している。もしかするとそれが、体調が悪いときに眠くなるひとつの理由かもしれない。ある計算によると、体内ではおよそ三百種類のさまざまな免疫細胞が働いているというが、マンチェスター大学の免疫学教授ダニエル・デイヴィスの考えでは、そもそも数えようがないそうだ。「皮膚にある樹状細胞は、たとえばリンパ節にある樹状細胞とはまったく違うので、ひとつひとつ種類を定義しようとすれば、すっかり混乱をきたしてしまいます」とデイヴィスは言う。

しかも、人の免疫系はそれぞれ独特なので、免疫系を一般化するのはむずかしく、理解するのも、不調になったとき治療するのもむずかしい。そのうえ、免疫系は病原体に対処しているだけではない。

毒素や薬、がん、異物、さらには精神状態にまで反応する必要がある。たとえば、ストレスを受けたりひどく疲れたりすると、感染症にかかる可能性がずっと高くなるからだ。

侵入者から体を守るというのは、とにかく際限のない難題なので、免疫系はときどき間違って無実の細胞に攻撃をしかける。免疫細胞が来る日も来る日も行なっている点検の数を考えれば、エラー率はとても低い。それでも、わたしたちを苦しめる病気のかなりの割合が、自己免疫疾患という形で、自分自身を守るものによってもたらされているのはとても皮肉なことだ。たとえば、多発性硬化症や、狼瘡《ろうそう》、関節リウマチ、クローン病、その他多くの迷惑な病気。全体で約五パーセントの人がなんらかの自己免疫疾患にかかっていて――これほど多岐にわたる不快な病気としてはかなり高い割合だ――その数は、効果的な治療法を見つける間もなく急速に増え続けている。「一見、免疫系が自分自身を攻撃するなんてばかげていると思えるかもしれません」とデイヴィス。「ところが逆に、免疫系が担うすべての仕事を考えてみると、ひっきりなしにそれが起こっていないことのほうが驚きなのです。免疫系は、常にこれまで見たこともないもの、もしかするとたった今出現したばかりのものから攻撃を受けています。たとえば、絶えず新しい形態に突然変異している新種のインフルエンザウイルスとか……。つまり免疫系は、ほぼ無限にある敵を見つけて撃退できなくてはならないのです」。

デイヴィスは大柄だが温和な四十代の男性で、よく響く声で笑い、自分の道を見つけた人物らしい満ち足りた雰囲気がある。マンチェスター大学とストラスクライド大学で物理学を学んだが、その後一九九〇年代半ばにハーヴァード大学に移籍し、自分の本当の興味は生物学にあると思い至った。そしてひょんなことからハーヴァード大学の免疫学研究室に行き着き、免疫学の洗練された複雑さと、そのすべての解明に向けた挑戦のとりこになった。

分子レベルでの複雑さがあるとはいえ、免疫系のすべてはたったひとつの仕事に専念している。つまり、体内でそこにあってはならないものを見つけ、必要なら殺すこと。しかし、その過程は決して単純ではない。体内の多くのものは無害かむしろ有益なので、それを殺すのは無謀か、あるいはエネルギーと資源の無駄になる。そこで免疫系は、空港でベルトコンベヤーの上を流れるものを監視する警備員に似た働きをして、よこしまな意図を持っているものだけをとらえなくてはならない。

システムの中枢にいるのが五種類の白血球、つまりリンパ球、単球、好塩基球、好中球、好酸球だ。すべてが重要だが、中でもリンパ球は、免疫学者を最も夢中にさせる。ほとんどあらゆる種類の招かれざる侵入者を見分け、すばやく的を絞った対応を実行するその能力から、デイヴィッド・ベインブリッジはリンパ球を、「まさに体じゅうで最も賢い小さな細胞」と呼ぶ。

リンパ球には、おもにB細胞とT細胞の二種類がある。B細胞のBは、少し奇妙なことに、〝ファブリキウス嚢（bursa of Fabricius）〟に由来する。B細胞が初めて発見された、鳥類の虫垂に似た器官のことだ。[23] ヒトや他の哺乳類には、ファブリキウス嚢はない。わたしたちのB細胞は骨髄（bone marrow）でつくられるが、同じくBで始まるのはまったくの偶然だ。T細胞は、その由来にもっと忠実な名前になっている。骨髄でつくられるが、胸腺（thymus）という、心臓の真上、両肺のあいだにある胸部の小さな器官から出てくる。長年のあいだ、体内での胸腺の役割はまったくの謎だった。とにかく、死んだ免疫細胞でいっぱいに見えたからだ。ダニエル・デイヴィスの最高傑作『適合性の遺伝子（*The Compatibility Gene*）』には、「細胞が死に赴く場所」とある。一九六一年、ロンドンで研究していた若いフランス系オーストラリア人の研究科学者、ジャック・ミラーがその謎を解明した。ミラーが立証したのは、胸腺がT細胞の温床だということだった。T細胞は免疫系の精鋭部隊のようなもので、胸腺で見つかる死んだ細胞は、外からの侵入者の発見と攻撃があまり得意でないか、熱心すぎて自分の健康な細胞を攻撃しかねないので検閲を通れなかった、つまり精鋭部隊には入れなかったリンパ球だったのだ。それは、とてつもなく重要な発見だった。医学雑誌《ランセット》が述べたように、これによってミラーは「ヒトの器官における未発見の機能を発見した最後の人物」になった。多くの人が、なぜミラーにノーベル賞が授与されないのかを不思議に思った。

T細胞は、さらにふたつの種類に分けられる。ヘルパーT細胞と、キラーT細胞だ。キラーT細胞は、その名が示すとおり、病原体に侵入された細胞を殺す。ヘルパーT細胞は、たとえばB細胞が抗体をつくる補助など、他の免疫細胞の働きを助ける。記憶T細胞と呼ばれる細胞もあり、これは以前の侵入者を細部まで記憶しているので、同じ病原体がふたたび現われたときすばやく対応を調整できる。獲得免疫として知られるものだ。

記憶T細胞は、並外れて用心深い。わたしがおたふく風邪にかからないのは、体のどこかに記憶T細胞がいて、二度めの攻撃から六十年以上も守ってくれているからだ。侵入者を見つけると、記憶T細胞はB細胞に指示して抗体と呼ばれるタンパク質をつくらせ、それが侵入してきた微生物を攻撃する。抗体が優れているのは、かつての侵入者が戻ってこようものなら、すぐさま気づいて撃退する点だ。だから、一度しかかからない病気がたくさんある。予防接種の核となるプロセスでもある。予防接種とはまさに、特定の病原体に対する有益な抗体をつくらせて、初めから病気にかからないようにする方法のことだ。

微生物は、免疫系をあざむくさまざまな方法を発達させてきた。たとえば、紛らわしい化学信号を発したり、害のない友好的な細菌に見せかけたりする。大腸菌やサルモネラ菌など、いくつかの病原菌は、免疫系をだまして違う微生物を攻撃させることができる。世の中にヒト病原体はたくさんあり、それらの一生の大半は、わたしたちの中に入り込む新しい巧妙なわざを進化させることに捧げられている。驚異的なのは、ときどき病気になることではなく、それほど頻繁に病気にならないことだ。しかも免疫系は、侵襲された細胞を殺すだけでなく、自分の細胞が正常に働かなくなったとき、たとえばがん化したときなどにそれを殺す必要もある。

炎症とは要するに、体が損傷から自分を守るための熱い戦いだ。傷害付近の血管が拡張して、その部位に多くの血液が流れるようにし、侵入者を撃退するための白血球を運んでくる。そのせいで部位が腫れて、周囲の神経が強く押され、圧痛が生じる。白血球は赤血球とは違って、ジャングルを探索する陸軍巡察隊のように、血管壁を通り抜けて周囲の組織へ到達できる。侵入者に遭遇するとサイトカインという攻撃用の化学物質を発射し、そのせいで、体が感染症と戦っているときには熱っぽく感じたり具合が悪くなったりする。つまり、体調が悪化するのは感染症そのもののせいというより、体が自分を守ろうと働くからだ。傷口からにじみ出る膿《うみ》は、あなたを守るために命を捧げた白血球の死骸なのだ。

炎症は微妙な仕事をしている。強すぎれば隣接する組織が破壊されて不必要な痛みを招くが、弱すぎれば感染症を止められない。不完全な炎症は、糖尿病からアルツハイマー病、心臓発作、脳卒中まで、ありとあらゆる種類の病気に関与している。セントルイス・ワシントン大学のマイケル・キンチはこう説明してくれた。「ときどき免疫系はひどく大暴れして、防御を総動員し、サイトカインストームと呼ばれる状態になってミサイルを撃ち尽くします。それで死亡する人もいます。サイトカインストームは、多くの流行病で繰り返し現われていますが、ハチに刺されたときの過剰なアレルギー反応などの状況でも現われます」。

細胞レベルでの免疫系で起こっていることの大半は、まだ完全には理解されていない。まったくわかっていないこともかなり多い。わたしがマンチェスターを訪れているあいだ、ダニエル・デイヴィスが研究室に招き入れてくれた。博士課程修了後の学者たちのチームが、コンピューターの画面の前に背を丸めて座り、超高解像度顕微鏡で撮影された画像をじっくり見ていた。ジョナサン・ウォーボーイズという名の博士課程修了者が、発見したばかりのものを見せてくれた——細胞の表面に散在する、タンパク質でできた、船の丸窓のようないくつもの輪。こんな輪を観察したのは、この研究室が初めてだった。

「これらは明らかに、なんらかの理由があって形づくられています」とデイヴィスが言った。「しかし、その理由はまだわかっていません。重要そうに見えますが、取るに足りないものかもしれません。とにかくわからないのです。きちんと解明するまでに、四、五年かかることもありえます。だからこそ、科学はおもしろくもあり、むずかしくもあるのです」。

もし免疫系に守護聖人がいるとしたら、それはきっとピーター・メダワーだろう。二十世紀のイギリスで一、二を争う偉大な科学者であり、おそらく最も異国的な魅力にあふれた人物でもあった。レバノン人の父とイギリス人の母を持つメダワーは、一九一五年、ブラジルで生まれた。父がビジネス上の興味からこの地へやってきたのだが、メダワーがまだ幼いうちに、家族はイギリスへ引っ越した。メダワーは背が高く、美男子で、運動が得意だった。同時代の化学者マックス・ペルーツはメダワーを、「快活で、人づき合いがよく、華があり、会話の達人で、親しみやすく、片時もじっとしていられず、野心にあふれている」と描写した。スティーヴン・ジェイ・グールドはメダワーを、「わたしが知る中で最も頭の切れる男」と呼んだ。メダワーは動物学者になるための教育を受けたが、彼に永遠の名誉をもたらしたのは、第二次世界大戦中のヒトに関わる研究だった。

一九四〇年の夏、メダワーはオックスフォードにある自宅の庭で、妻と幼い娘とともによく晴れた午後を楽しんでいた。そのとき、頭上からエンジンの止まりかけた飛行機のプスプスという音が聞こえ、目を上げると、イギリス空軍爆撃機が空から落ちてくるのが見えた。爆撃機は家から二百メートル足らずの場所に墜落し、炎上した。乗員のひとりは命を取りとめたが、ひどい火傷を負った。一日ほどのち、メダワーは軍医たちに、若い航空兵の容態を診に来てくれないかと頼まれた。メダワーは動物学者であって医者ではないのだから、本人も驚いただろうが、抗生物質の研究に取り組んでいたので、手助けできる可能性はあった。それはのちにノーベル賞受賞にまで至るすばらしく実り豊かな関係の始まりだった。

医師たちはとりわけ、皮膚移植がうまくいかないことに悩んでいた。ある人から切り取って別の人に移植した皮膚はいつも、最初は受け入れられるのだが、すぐに縮んで死んでしまう。メダワーはすぐさまその問題に興味を引かれたが、明らかに有益なものをなぜ体が拒むのか理解できなかった。「臨床的に役立つよう意図され、おそらく移植の有無で命に関わる緊急性すらあるにもかかわらず、皮膚同種移植はまるで、その皮膚を破壊すれば治る病気のように扱われる」とメダワーは書いた。

「人々は、手術に何か問題があって、外科医が技術を完璧にすればすべてうまくいくと考えたのです」とダニエル・デイヴィスは言う。しかしメダワーは、それだけではない何かがあると気がついた。同僚とともに皮膚移植を繰り返すたび、皮膚は必ず、二回めにはさらにすばやく拒絶されてしまった。

次にメダワーが発見したのは、免疫系が自分の健康で正常な細胞を攻撃してはならないことを学ぶのは、生後間もない時期であることだった。デイヴィスはこう説明してくれた。「メダワーの発見は、ごく幼いマウスに別のマウスの細胞を注入しておくと、大人になったときそのマウスからの皮膚移植を受け入れられるようになるということでした。言い換えれば、体は幼少期に何が自分であるか――何を攻撃すべきでないかを学ぶということを発見したのです。移植を受けるマウスが皮膚を拒絶しないよう幼少期に訓練しておけば、一匹のマウスからもう一匹のマウスに皮膚移植ができます」。この洞察によって、メダワーはのちにノーベル賞を受賞することになる。デイヴィッド・ベインブリッジはこう指摘した。「今日では当然のように思われているが、移植術と免疫系の突然の結びつきは、医学にとって決定的な瞬間だった。免疫とは実のところなんであるかを、それは教えてくれた」。

臓器移植と拒絶反応

一九五四年のクリスマスの二日前、マサチューセッツ州マールボロに住む弱冠二十三歳のリチャード・ヘリックは腎不全で死に瀕していたが、世界初の腎移植患者となることで命を取りとめた。ヘリックはとてつもなく幸運だった。一卵性の双子の片割れロナルド、つまり組織が完全に適合する提供者がいたからだ。

とはいえ、これまでそんな手術を試した人は誰もいなかったし、医師たちにもどんな結果になるのかまったくわからなかった。兄弟がふたりとも死ぬことも、じゅうぶんにありえた。執刀医のジョゼフ・マレー医師は、のちにこう説明した。「別の誰かのためだけに、健康な人にここまで大きな危険を引き受けるよう頼んだことがある医師はひとりもいなかった」。幸運なことに、結果はどんな期待も上回るほど良好だった。しかもそこには、おとぎ話のような要素もあった。リチャード・ヘリックは手術を生き延びて健康を回復しただけでなく、看護師と結婚して、子どもをふたりもうけたのだ。手術から八年生きたあと、原因となった疾患、糸球体腎炎が再発して亡くなった。双子の片割れロナルドは、腎臓ひとつでさらに五十六年生きた。ジョゼフ・マレー医師は、一九九〇年にノーベル生理学・医学賞を受賞したが、主として免疫抑制に関するのちの研究が認められてのことだった。

その一方、拒絶をめぐる問題のせいで、他の移植の試みはほとんど失敗することになった。続く十年間で、二百十一人が腎移植を受けたが、たいていは二、三週間生きることもできなかった。一年近く生存したのはたった六人――それらの症例のほとんどは、提供者が双子の片割れだったおかげだ。〝ノルウェーの休日〟で偶然採取された土壌試料（第七章参照）から特効薬シクロスポリンが開発されてようやく、移植術が日常的に行なえるようになった。

ここ二、三十年における移植術の進歩には、目を見張るものがある。たとえば、今日のアメリカでは毎年三万人が臓器移植を受けていて、術後一年の生存率は九十五パーセント超、術後五年の生存率は八十パーセントにのぼる。マイナス面は、移植用臓器の需要が供給をはるかに上回っていることだ。二〇一八年後半の時点で、アメリカでは十一万四千人が移植の順番待ちをしている。十分おきに新たな人がリストに加わり、一日に二十人が臓器提供者を見つける前に亡くなる。透析を受けている人の生存率は平均で八年だが、移植ならそれが二十三年に延びる。

腎移植の約三分の一は生体ドナー（通常は近親者）から提供されているが、ほかすべての移植臓器は死亡したドナーのものなので、たいへんな困難がある。臓器が必要な人はみんな、健康で適度なサイズの再利用可能な臓器が残された状態で誰かが亡くなり、その人がさほど遠くない場所にいて、外科専門医のチームふた組――ドナーから臓器を取り出すチームと、患者に移植するチーム――がすばやく動いてくれることを願わずにはいられない。現在アメリカでは、腎移植の平均待ち時間は三・六年で、二〇〇四年の二・九年から延びているが、多くの人はそんなに長く待てない。アメリカでは毎年平均で七千人が、移植を受けられないまま亡くなっている。イギリスでは、年間約千三百人だ（ふたつの国は少し異なる測定基準を使っているので、数字を直接比較することはできない）。

ひとつの解決策になるかもしれないのは、動物を使った異種移植だ。ブタの臓器なら、適切な大きさまで育ててから、好きなときに採取できる。移植手術も、緊急扱いではなく予定を決めて行なうことができる。原理的にはすばらしい解決策だが、現実面ではおもにふたつの問題がある。ひとつめは、別の動物種の臓器が激しい免疫反応を引き起こすことで――免疫系にわかっていることがひとつあるとすれば、それは自分の中にブタの肝臓を入れてはならないということだ――ふたつめは、ブタの臓器にはブタ内在性レトロウイルス（略してPERV）と呼ばれるものがたくさん含まれていることだ。臓器移植を受けた人が、そのウイルスに感染するかもしれない。どちらの問題も、近い将来に克服できる希望はある。そうなれば、大勢の人の展望が開けるかもしれない。

同じくらい厄介な問題がほかにもある。免疫抑制薬がいくつかの理由で理想的とはいえないことだ。まず第一に、移植部位だけでなく免疫系全体に影響するので、患者は常に、ふつうなら免疫系が攻撃するはずの感染症やがんに対して無防備になる。薬が害を及ぼすこともある。

幸い、たいていの人は一生移植を必要としないが、免疫系はほかにもさまざまな面倒を起こす。ヒトを苦しめる自己免疫疾患は合計でおよそ五十種類あり、その数は増えている。ますますよく見られるようになってきた炎症性腸疾患であるクローン病を例に取ってみよう。一九三二年にニューヨークの医師ブリル・クローンが《ジャーナル・オブ・ジ・アメリカン・メディカル・アソシエーション》に掲載された論文で報告するまで、それは病気として認識されてすらいなかった。[24] 当時、クローン病を患う人は五万人にひとりだった。その後一万人にひとりになり、それから五千人にひとりになった。今日では、その割合は二百五十人にひとりで、さらに上昇している。なぜそんなことが起こっているのかは誰にもわからない。ダニエル・リーバーマンは、抗生物質の乱用とそれによる体内微生物の減少で、あらゆる自己免疫疾患にかかりやすくなっているのかもしれないと指摘するが、「原因はまだ不明だ」と認めている。

同じくらいわけがわからないのは、自己免疫疾患がひどく性差別的であることだ。女性は多発性硬化症に男性の二倍かかりやすく、狼瘡には十倍、橋本病と呼ばれる甲状腺の病気には五十倍かかりやすい。合計で、あらゆる自己免疫疾患の八十パーセントは女性に起こっている。原因はホルモンにあると推測されるが、男性ホルモンは何もしないのに、女性ホルモンが免疫系に対して具体的にどんな悪さをするのかはまったくわかっていない。

アレルギーという負の側面

免疫障害の中で最も患者数が多く、多くの面で最も不可解なのがアレルギーだろう。アレルギーとは、簡単に言えば、ふつうなら無害の侵入者に対して体が不適切な反応をすることだ。アレルギーは、意外なほど最近生まれた概念でもある。その言葉が英語で初めて《ジャーナル・オブ・ジ・アメリカン・メディカル・アソシエーション》に登場したのは、ほんの一世紀余り前だ（*allergy* ではなく *allergie* と綴っていた）。ところが、アレルギーは現代生活の悩みの種になった。およそ五十パーセントの人が少なくともひとつのものにアレルギーを持ち、たくさんのものにアレルギーを持っている人も多い（医学用語でアトピーと呼ばれる状態）。

アレルギーの発生率は国によって約十〜四十パーセントとばらつきがあり、その比率は経済活動の軌跡をぴたりと追っている。国が裕福になればなるほど、アレルギーを持つ国民が増える。裕福になることがなぜそんなに体に悪いのか、誰にもわからない。もしかすると、裕福で都市化した国の人たちはより多くの汚染物質にさらされているのかもしれないし――ディーゼル燃料から出る窒素酸化物がアレルギーの高発生率と関連しているというデータがある――裕福な国での抗生物質の使用増加が免疫反応に直接あるいは間接的に影響しているのかもしれない。ほかにも、運動不足や肥満の増加が要因になっているのかもしれない。アレルギーは、わかっている範囲でははっきりと遺伝するわけではないが、持っている遺伝子がなんらかのアレルギーを起こしやすくさせることはある。両親がともに特定のアレルギーを持っていれば、四十パーセントの確率で同じアレルギーになるだろう。つまり、可能性は高くなるが、絶対とはいえない。

ほとんどのアレルギーは人を不快にさせる程度に留まるが、中には命を脅かすものもある。アメリカでは、年間に約七百人がアナフィラキシーで死亡している。しばしば気道狭窄を引き起こす極度のアレルギー反応の正式名称だ。アナフィラキシーを最も引き起こしやすいのは、抗生物質、食物、虫刺され、ラテックス（ゴム製品）の順になる。ある種の物質に並外れて敏感な人もいる。チャールズ・A・パステルナーク医師は『わたしたちの中の分子（*The Molecules Within Us*）』で、飛行機に乗っていたある子どもが、二列後ろの席の乗客がピーナッツを食べたせいで二日間入院した例を挙げている。一九九九年には、ピーナッツアレルギーを持つ子どもはたった〇・五パーセントだったが、二十年後の今、その割合は四倍に増えた。

二〇一七年、アメリカ国立アレルギー・感染症研究所は声明を発表し、ピーナッツアレルギーを回避または最小限にする最善策は、ごく幼い子どもにピーナッツを与えないでおくという、何十年も信じられていた方法ではなく、むしろピーナッツに慣れさせるために少量ずつ与えることだとした。専門家の中には、わが子に対する実験のようなことを親にゆだねるのは好ましくないので、なんらかの慣らしのプログラムを有資格者による厳重な監督のもとで行なうべきだと指摘する者もいた。

アレルギー発生率の急上昇を説明する試みで最も一般的なのは、有名な「衛生仮説」で、ロンドン大学衛生熱帯医学大学院の疫学者デイヴィッド・ストラカンが一九八九年に《ブリティッシュ・メディカル・ジャーナル》に寄せた短い論文で、初めて提唱された（とはいえストラカンは衛生仮説という用語は使っていない――その名称はあとからつけられた）。ごく大ざっぱに言うと、先進諸国の子どもは、昔の子どもに比べてずっと清潔な環境で育つので、土や寄生虫と密に接触していた人たちほど感染症に対する抵抗性が発達しないという考えだ。

しかし、衛生仮説にはいくつか問題がある。ひとつには、アレルギーが急増しているのはおもに一九八〇年代からで、人が清潔に暮らし始めたずっとあとなので、衛生状態だけでは発生率の上昇を説明できない。現在では「旧友仮説」と呼ばれる衛生仮説の広範なバージョンが、元の仮説におおむね取って代わった。それによると、現代人の敏感さは、子ども時代に触れたものだけに基づくのではなく、新石器時代にまでさかのぼる人類の生活様式の変化が蓄積した結果だという。

どちらにしても結局、なぜアレルギーが存在するのかはまったくわからない。なにしろ、ピーナッツを摂取して死ぬのは、進化の上でヒトに明らかな利益を与える特質ではないのだから、なぜこの極端な過敏性が、その他さまざまな特質と同じように一部の人間に保持され続けてきたのかは謎だ。

免疫系の複雑さの解明は、単なる知的訓練の域をはるかに超えている。免疫療法として知られる、自分の体の免疫防御機構を使って病気と闘う方法の発見は、医療全体を一変させる可能性がある。近年、特にふたつの手法が大きな注目を集めた。ひとつは、免疫チェックポイント療法だ。この治療法は基本的に、免疫系がたとえば病原体を殺すなど、問題を解決したあとは撤退するようプログラムされているという考えに基づいている。この点で、免疫系は少し消防団に似ている。火が消えれば、灰の上に水を放射し続けても意味がないので、仕事を終えて消防署に戻り、次の緊急事態を待つように伝える信号が内蔵されているのだ。がんはこれを利用することを学んで、自ら停止信号を送って免疫系をだまし、永久に引退させようとする。簡単に言えば、チェックポイント療法は、その停止信号を無効にする。いくつかのがんには、この治療が奇跡のような効果を発揮している――進行性黒色腫で死にかけていた人が完全に回復した症例もある――が、まだよくわかっていない理由で、たまにしか効果が現われない。しかも、重い副作用が起こることもある。

ふたつめの治療法は、CAR-T細胞療法と呼ばれる。CARとは、キメラ抗原受容体（Chimeric Antigen Receptor）の略で、名前の響きと同じくらい複雑で専門的だが、要するに、がん患者のT細胞の遺伝子を改変し、がん細胞を攻撃して殺せるような形にしてから体内に戻す方法だ。ある種の白血病に対してはかなり効果を上げているが、がん細胞と同時に健康な白血球も殺してしまうので、患者が感染症にかかりやすくなる。

しかし、こういう治療法の本当の問題は費用かもしれない。たとえばCAR－T細胞療法は、患者ひとり当たり五十万ドルかかる。「この先、わたしたちはどうすればいいのか？」とダニエル・デイヴィスは問いかける。「少数の金持ちを治療して、ほか全員には治せませんと言うのか？」。しかしもちろん、それはまったく別の問題になる。

（23）ファブリキウス嚢は、イタリアの解剖学者ヒエロニムス・ファブリキウス〔訳注 イタリア名はジェローラモ・ファブリツィオ〕（一五三七～一六一九年）にちなんで名づけられた。ファブリキウスはそれを、卵の産生に関わる器官と考えた。間違いではあったが、本当の機能は長いあいだ謎のままで、一九五五年になってようやく、幸運な偶然によって解明された。当時オハイオ州立大学の大学院生だったブルース・グリックは、謎が解明されることを期待して、ニワトリから嚢を切除してどんな影響があるか確かめた。しかし切除してもなんの影響も見られなかったので、その問題についてはあきらめた。そしてニワトリたちは、抗体を研究していた別の学生、トニー・チャンに譲られた。チャンは、嚢のないニワトリがまったく抗体をつくらないことを発見した。ふたりの若い研究者は、ファブリキウス嚢が抗体の産生を担っていることに気づいた――免疫学における、とても大きな発見だった。ふたりは《サイエンス》誌に論文を提出したが、〝つまらない〟として却下された。その後、どうにか《家禽科学》で発表することができた。イギリス免疫学会によれば、以来それは、免疫学論文の中で最も引用されることが多い論文のひとつになった。ちなみに、嚢（bursa）は、ラテン語で袋や財布を意味する言葉に由来し、さまざまな構造物の描写に使われる。ヒトの滑液嚢（滑液包）は、関節のクッションの役割をする小さな袋だ（ここが炎症を起こすと滑液包炎になる）。

（24）クローン自身はクローン病とは呼ばず、限局性回腸炎、限局性腸炎、あるいは瘢痕《はんこん》性腸炎と呼ぶほうを好んだ。のちに、グラスゴーの外科医トマス・ケネディ・ダルジエルが、二十年近く前に同じ病気を報告していたことが発見された。ダルジエルはそれを慢性間質性腸炎と呼んでいた。

第十三章　深く息を吸って

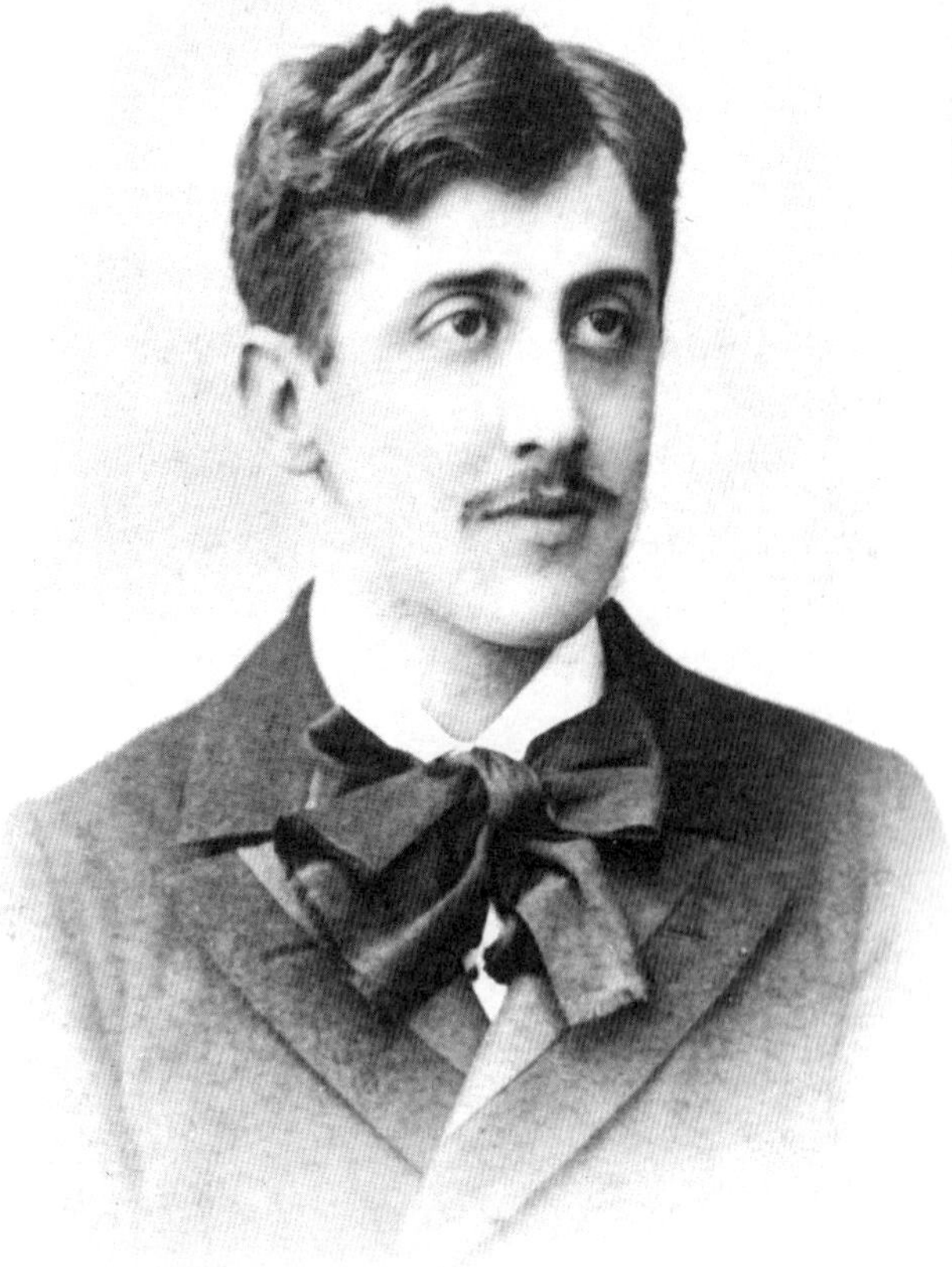

目がかすんできたり、肺臓のことが気にかかり始めたりすると、
わたしは決まって海へ出てゆく。
――ハーマン・メルヴィル『白鯨』

扉　生涯を喘息に苦しめられたフランスの文豪マルセル・プルースト。

静かに規則的に、寝ても覚めても、たいていは無意識に、あなたは毎日約二万回、体格と活動量に応じて、およそ一万二千五百リットルの空気を絶え間なく処理している。つまり、一年におよそ七百三十万回、一生に五億五千万回の呼吸。

人生のあらゆる面と同じく、呼吸に関わる数字は膨大——いや、桁外れだ。呼吸するたびに、あなたはおよそ二百五十垓《がい》個（つまり$2 \cdot 5 \times 10^{22}$）の酸素分子を吐き出している。一日呼吸をすれば、これまでに存在したあらゆる人が吐き出した分子の少なくとも一個は吸い込んでいる可能性が高いほど膨大な量だ。そして、現在から太陽が燃え尽きるまでに生きるあらゆる人は、折に触れてあなたのかけらを吸い込むだろう。原子レベルでは、わたしたちはある意味で不滅なのだ。

たいていの人の場合、そういう分子は鼻の穴、つまり解剖学者の言う鼻孔（どちらでもいいと思うが）から流れ込む。空気はそこから、頭部で最も謎めいた空間、副鼻腔を通り抜ける。頭部の他の部分と比較すると、副鼻腔は広大な空間を占めていて、それがなぜなのかははっきりしない。「副鼻腔は不思議だよ」と、ノッティンガム大学およびクイーンズ医療センターのベン・オリヴィエは話してくれた。「頭の中にある、単なるだだっ広い空間なんだからね。頭部のこんなに広い場所を副鼻腔に割《さ》かなければ、もっとたくさんの灰白質を収める余裕があっただろうに」。その空間は完全な空洞ではなく、むしろ複雑な骨のネットワークで満ちていて、なんらかの方法で呼吸の効率を高め

ている と考えられる。知られざる機能があるにせよ、ないにせよ、副鼻腔はたくさんの不愉快な状況を招く。毎年三千五百万人のアメリカ人が副鼻腔炎に悩まされ、抗生物質の全処方の約二十パーセントは副鼻腔疾患にかかった人に出されている（副鼻腔疾患は圧倒的にウイルス性が多いので、抗生物質は効かないのだが）。

ちなみに、寒い日に鼻水が垂れる理由は、寒い日に浴室の窓に結露がつくのと同じ理由だ。鼻の場合、肺から出た温かい空気が、鼻孔に入ってきた冷たい空気とぶつかって凝縮し、水滴になる。

肺は、すばらしく掃除が得意でもある。ある推定によると、平均的な都会の住人は、一日におよそ二百億個の異物を吸い込んでいる――埃《ほこり》、産業汚染物質、花粉、カビの胞子、その日の空気中に漂っていたものならなんでも。そのうち多くは病気につながることもあるが、全般的にそうはならない。ヒトの体はふつう、侵入者の撃退に熟練しているからだ。侵入してきた異物が大きかったり不快だったりすれば、ほぼ確実に咳かくしゃみで外へ追い出してしまう（その過程で、別の誰かの問題になることも多いのだが）。小さすぎてそういう激しい反応が起こらない場合には、おそらく鼻腔を覆う粘液にとらえられるか、気管支、つまり肺内の細管につかまるだろう。これらの小さな気道は何百万本もの繊毛に覆われていて、それが櫂《かい》のように（だが一秒に十六回の高速連打で）働き、侵入者を喉へと叩き出すと、異物は胃へ方向転換させられて、塩酸で溶かされる。この波打つ群れからうまく逃れた侵入者がいれば、肺胞マクロファージと呼ばれる小さく貪欲なマシンが迎え撃ち、侵入者を飲み込む。ここまでしても、ときどきなんらかの病原体がすり抜けて、あなたを病気にさせる。まあ、人生とはそういうものだ。

ごく最近になって、考えていたよりもずっと、くしゃみが周囲をびしょ濡れにするような事態であることが発見された。《ネイチャー》誌の報告によると、マサチューセッツ工科大学のリディア・ブルウイバ教授は、これまでの誰より綿密に研究した結果、くしゃみの飛沫が最大八メートル移動して、十分間空中を浮遊してから近くの表面に穏やかに着地する場合があることを発見した。また、超スローモーション撮影で見たところ、くしゃみはこれまでずっと考えられていたような飛沫の塊ではなく、シート――液体のラップ用フィルムみたいなもの――に似ていて、これが近くの表面に覆いかぶさることがわかった。くしゃみをしている人にはあまり近づかないほうがいいという新たな証拠が手に入ったわけだ（もし必要ならだが）。天気と温度がくしゃみ中の飛沫の融合のしかたに影響するという興味深い説もある。なぜ寒いときのほうがインフルエンザや風邪が流行しやすいのかにこれで説明がつくかもしれないが、それでもなぜ感染力のある飛沫に手で触れるほうが、呼吸（またはキス）で取り込むより感染しやすいのかは説明できない。ところで、くしゃみ（sneezing）の正式名は sternutation というが、一部の専門家は興が乗ると、くしゃみを常染色体優性日光誘発性くしゃみ発作（autosomal dominant compelling helio-ophthalmic outburst）、略称ＡＣＨＯＯ〔訳注　英語で"ハクション"のこと〕と呼んだりもする。

　肺は全体で約一・一キログラムあり、おそらくあなたが意識しているより大きな空間を胸の中で占めている。上は首のあたりまで張り出し、下は胸骨のあたりにまで達する。肺自体がふいごのように膨らんだりしぼんだりすると考えがちだが、実際には、体内で最も軽視されている筋肉のひとつ、横隔膜に少なからず補助されている。横隔膜は哺乳類独自の発明品で、よくできている。下から肺を引っぱることで、より力強く働くよう助けているのだ。横隔膜が呼吸効率を高めてくれるおかげで、酸素が筋肉にじゅうぶんに行き渡って体が強くなり、脳にもたっぷり届いて頭の働きがよくなる。さらに、外界と、胸膜腔《きょうまくくう》と呼ばれる肺周囲の空間の空気圧にわずかな差があることで効率が高められている。胸内の空気圧は大気圧よりも低いので、肺を膨らまし続けるのに役立つのだ。たとえば刺創のせいで胸に空気が入ると、その差がなくなって、肺は通常サイズのわずか三分の一ほどに縮んでしまう。

　呼吸は、ヒトが意図的に制御できる数少ない自律神経機能のひとつだ。とはいえ、それはある程度までにすぎない。好きなだけ目を閉じていることはできるが、息はそれほど長く止めていられず、そのうち自律神経系が勢いを取り戻して呼吸を強制する。おもしろいことに、息を長く止めすぎたときに感じる不快さは酸素が欠乏するせいではなく、二酸化炭素が蓄積するせいだ。だから、息を止めるのをやめたとき、まず最初に息を吐く。最も緊急に必要なのは、よどんだ空気を出すより新鮮な空気を取り込むことだと思うだろうが、そうではない。体は二酸化炭素が大嫌いなので、たっぷり息を吸う前に吐き出さなければならないのだ。

ヒトは息を止めるのがあまり得意ではない。いや、呼吸についてはまったく無能だと言ってもいい。わたしたちの肺は約六リットルの空気を溜められるが、普段の呼吸では一度に約半リットルしか取り込まないので、改善の余地は大いにある。人間が自発的に最も長く息を止めていた記録は、スペインのアレイクス・セグラ・ベンドレルの二十四分三秒で、二〇一六年二月にバルセロナのプールで達成した。しかしそれは、事前にしばらくのあいだ純酸素を吸ったあと、エネルギー需要を最小限まで減らすために水中でじっと寝ているという方法だった。たいていの水棲哺乳類に比べると、かなりお粗末だ。アザラシの中には、二時間水中に潜っていられるものもいる。ほとんどの人は、一分以上息を止めていられない。海女《あま》と呼ばれる日本の有名な真珠採りの女性たちでさえ、ふつうは二分ほどしか水中に潜っていられない(ただし、彼女たちは一日に百回以上潜る)。

とはいえ、肺はかなり苦労してあなたを生かし続けている。平均的な体格の成人なら、皮膚の表面積はおよそ二平方メートルだが、肺組織の表面積は約九十平方メートルで、そこに収まる気道をつなげると約二千四百キロメートルにもなる。こんなにもたくさんの呼吸装置を胸のささやかな空間に詰め込んだことで、どうやって何十億もの細胞に効率的にたくさんの酸素を届けるかというかなり重大な問題が鮮やかに解決されている。その入り組んだ収納術がなければ、わたしたちは昆布のような姿をしていたかもしれない——体長数十メートルにもなるが、酸素交換を容易にするために、すべての細胞を表面のごく近くに備えているのだ。

呼吸の働きがいかに複雑かを考えれば、肺がたくさんの問題を引き起こすのも、驚くには当たらない。そういう問題の中に、原因がほとんど解明されていないものがあることにこそ、驚くべきかもしれない。その典型的な例が、喘息という病気だ。

大気汚染は喘息の発作を起こすが病因ではない

喘息のイメージキャラクターに誰かを推薦する必要があるなら、フランスの偉大な小説家マルセル・プルースト（一八七一〜一九二二年）を選ぶのも悪くない。とはいえ、数え切れないほどの体の不調を抱えていたプルーストだから、ほかにもたくさんの病気のイメージキャラクターに推薦できる。不眠症、消化不良、腰痛、頭痛、疲労、めまい、極度の倦怠感にも悩まされた。しかし何より、喘息には苦しめられた。九歳のとき初めて発作を起こしてからは、つらい人生を送った。苦痛のせいで、異常なほどの細菌恐怖症になった。郵便物は開封前に、アシスタントに頼んで密封した箱の中に入れ、ホルムアルデヒド蒸気で二時間滅菌した。世界のどこにいるときも、睡眠、肺の調子、心の落ち着き具合、便通について、毎日詳しい報告を母親に書き送った。ご推察のとおり、プルーストは自分の健康に少しばかり取り憑かれていた。

懸念のいくつかは心気症的なものだったかもしれないが、喘息は本物だった。必死に治療法を探していたプルーストは、無制限に（そして無意味に）浣腸をし、モルヒネやアヘン、カフェイン、アミル、トリオナール、カノコソウ、アトロピンを注射し、薬用タバコを吸い、クレオソートとクロロホルムを吸入し、痛みを伴う鼻粘膜焼灼術を百回以上受け、牛乳を中心とした食事をとり、家へのガス供給を止めさせ、できるかぎり温泉町や山の保養地の新鮮な空気の中で生活を送った。しかし、何ひとつ効果はなかった。一九二二年の秋、すっかり肺を消耗させて肺炎を起こし、プルーストは亡くなった。

まだ五十一歳だった。

プルーストの時代には喘息はまれな病気で、よく理解されていなかった。現代ではありふれた病気になったが、理解はいまだに進んでいない。二十世紀後半には、ほとんどの先進国で喘息の発生率が急増したが、その理由は不明だ。今日、喘息患者は全世界に三億人いると推定され、注意深い測定が行なわれた国々では、成人の約五パーセント、子どもの約十五パーセントを占めるという。ただし、その割合には地域ごと、国ごと、さらには町ごとに大きなばらつきがある。中国では、広州市は大気汚染が深刻だが、列車でほんの一時間の距離にある近隣の香港は、製造業がほとんどない海辺の都市なので空気がよく、比較的汚染が少ない。なのに、香港の喘息の発症率は十五パーセントだが、大気汚染のひどい広州市の発症率は三パーセントにすぎず、予想とはまったく逆の結果になっている。その理由は誰にも説明できない。

世界的に見ると、喘息は思春期前では女子より男子に多いが、思春期後では男子より女子に多い。白人より黒人に多く（一般にはそうだが、どこでもというわけではない）、田舎に住む人より都会に住む人に多い。子どもについては、肥満と低体重のどちらとも密接な関連がある。肥満の子どものほうが喘息にかかりやすいが、重症になりやすいのは低体重の子どもだ。世界で最も発生率が高いのはイギリスで、二〇一八年には三十パーセントの子どもが喘息の症状を示した。最も発生率が低いのは、中国、ギリシャ、ジョージア、ルーマニア、ロシアで、わずか三パーセントだ。英語圏の国々はどこも発生率が高く、ラテンアメリカの国々も同じくらい高い。治療法はないが、若者の七十五パーセントは、成人期初期までには自然に治る。どのようにして、なぜ治るのか、あるいはなぜ少数の不運な子は治らないのか、誰にもわからない。それどころか、喘息については何もかもがよくわかっていないのだ。

喘息（asthma は〝あえぐ〟を意味するギリシャ語に由来）はますます広まっているだけでなく、命取りになることも増え、突然の発作で死亡する場合も多い。イギリスでは、子どもの死亡原因の第四位となっている。アメリカでは、一九八〇年から二〇〇〇年のあいだに喘息の発生率が二倍になったが、入院率は三倍になり、喘息がより広範に、より重症になっていることがうかがえる。先進諸国の大半――北欧、オーストラリア、ニュージーランド、アジアの豊かな一部の国々――でも同様の増加が見られるが、不思議なことに、どこでもというわけではない。たとえば日本では、喘息の発生率の大きな増加は見られない。

「あなたはたぶん、喘息の原因をイエダニや猫、化学物質やタバコの煙や大気汚染だと思っているでしょう」と、ロンドン大学衛生熱帯医学大学院の疫学および生物統計学教授、ニール・ピアスは言う。「喘息を三十年研究していますが、おもにわたしが成し遂げたのは、喘息の原因だと思われているものが、どれも実際には原因ではないと示したことです。すでに喘息にかかっているなら、そういうものが発作を引き起こすかもしれませんが、原因ではないのです。根本原因がなんなのかは、ほとんどわかっていません。だから防ぎようがないのです」。

もともとニュージーランド出身のピアスは、喘息蔓延に関わる研究の第一人者だが、この分野に参入したのは偶然で、かなり遅くなってからだった。「二十代のとき、ブルセラ症にかかったんです」。インフルエンザに似た症状がずっと続く細菌感染症のことだ。「それで、学業面で道をそれてしまいました」とピアス。「ウェリントン出身なのですが、都会ではブルセラ症はめずらしく、医師の診断が下るまで三年かかりました。皮肉なことに、いったん原因がわかると、二週間の抗生物質治療を受けただけで治りました」。そのときまでには数学の優等学位を取得していたが、医学部へ進む機会を逃してしまったので、高等教育を受けるのはあきらめ、二年間バス運転手や工員として働いた。

その後、もっとおもしろい仕事を探しているときに、偶然ウェリントン・メディカル・スクールでの生物統計学者の職に行き着いた。そこから、ウェリントンのマッシー大学公衆衛生研究センターの所長になった。喘息疫学に興味を持ったのは、若い喘息患者のあいだで原因不明の死が急増したことがきっかけだった。ピアスはチームの一員として、急増の原因がフェノテロールという薬（悪名高い合成オピオイドであるフェンタニルとは無関係）の吸入にあることを突き止めた。それが喘息との長いつき合いの始まりだったが、現在ではほかにも多くの関心事を抱える身になった。二〇一〇年、ピアスはイギリスに移り、ブルームズベリーの栄えあるロンドン大学衛生熱帯医学大学院の職に就いた。

わたしが会いに行ったとき、ピアスはこう話した。「長いあいだ、喘息は神経疾患――神経系が肺に間違った信号を送るせいで起こる病気だというのが定説でした。その後、一九五〇年代から六〇年代にかけて、アレルギー反応だという説が現われ、それがほぼ定着しました。現在でも教科書には、喘息になるのは幼いころにさらされるアレルゲンのせいだと書いてあります。基本的に、その説のすべてが間違いです。今では、原因はそれよりはるかに複雑であることがはっきりしています。現在、世界の症例の半数はアレルギー関連ですが、半数はまったく別の何か――非アレルギー性機構が原因だとわかっています。それがなんなのかはわかりません」。

多くの患者は、冷気やストレス、運動など、アレルゲンや空中に漂っているものとは関係ないさまざまな要因によって喘息の発作を起こす。ピアスはこう続けた。「もっと一般的な定説では、アレルギー性と非アレルギー性の喘息は、どちらも肺の炎症が原因とされていますが、喘息患者の中には、冷水のバケツに足を浸けたとたん、ぜいぜいと息を切らし始める人もいます。反応が早すぎるので、炎症のせいというのはありえません。神経学的な原因があるはずです。つまり、少なくとも答えの一部については、一周して元に戻ってしまったわけです」。

喘息は、たいてい一時的にしか現われないという点で、ほかの肺疾患とは大きく異なる。「喘息患者の肺機能を検査しても、ほとんどの患者が完全に正常と診断されるでしょう。発作を起こしたときだけ、肺機能の不調がはっきり検出できるようになります。病気としては、きわめてまれです。症状が出ていないときでも、病気というのはほぼ必ず血液検査や喀痰《かくたん》検査に現われるものです。喘息の場合、症例によっては病気がすっかり消えてしまいます」。

喘息発作を起こすと気道が狭まり、患者は空気の取り込みと排出――特に排出――に苦労する。軽度の喘息患者では、たいていはステロイドが発作を抑えるのに効果的だが、重度の患者の場合、ステロイドはほとんど効かない。

「喘息についてただひとつ言えるのは、主として欧米の病気であることです」とピアスは言う。「欧米のライフスタイルには、免疫系に作用して喘息にかかりやすくさせる何かがある。どうしてなのかはわかりませんが」。ひとつの推測として、「衛生仮説」が挙げられている。幼いころに病原体にさらされることで、以後の人生で喘息やアレルギーへの抵抗力が高まるという説だ。「優れた仮説ではありますが」とピアス。「しかし完全に当てはまるわけではない。ブラジルのように、喘息の発生率が高く、なおかつ感染症の発生率も高い国もあります」。

喘息発症のピーク年齢は十三歳だが、大人になって初めて発症する人もたくさんいる。「医師は、生後二、三年が喘息にとって最も重要な時期だと言うでしょうが、少し違います」とピアスは言う。「重要なのは、アレルゲンにさらされる最初の二、三年です。転職したり、違う国に移り住んだりすれば、大人でも喘息になることがあります」。

数年前、ピアスは興味深い発見をした。幼いころ猫を飼っていた人は、生涯にわたって喘息にかかりにくくなるらしいのだ。「わたしはよく冗談で、三十年喘息を研究して一症例も防げはしなかったけれど、たくさんの猫の命を救った、と言っています」。

欧米のライフスタイルが具体的にどんなふうに喘息を誘発するのかは、簡単には説明できない。田舎で育てば発症しにくくなり、都会に引っ越せばリスクが高まるが、なぜなのかはやはりわからない。ヴァージニア大学のトマス・プラッツ＝ミルズが提唱した仮説はなかなか興味深く、喘息の増加を、子どもたちが戸外で走り回る時間が減ったことと結びつけている。プラッツ＝ミルズが指摘するとおり、昔の子どもたちは放課後は外で遊んでいた。今はたいてい室内で過ごしている。「現代人は家でごろごろし、子どもたちはかつてないほどじっと座っている」とプラッツ＝ミルズは《ネイチャー》誌に語った。座ってテレビを見ている子どもは、外で遊んでいる子どもと比べて肺を使っていないだけでなく、画面に釘づけになっているせいで呼吸のしかたも違う。もっと細かいことを言うと、読書している子どもは、テレビを見ている子どもより深く呼吸し、ため息をつく回数も多い。この仮説によれば、そういう呼吸活動のわずかな違いだけでも、喘息へのかかりやすさを変える可能性がある。

ウイルスが喘息発症の原因かもしれないと論じる研究者もいる。ブリティッシュ・コロンビア大学で行なわれた二〇一五年の研究では、四種類の腸内細菌（すなわちラクノスピラ、ベイロネラ、フィーカリバクテリウム、ロチア）を持たない新生児に、生後数年での喘息発症との密接な関連が見られた。しかし今のところ、すべてはただの仮説にすぎない。「要するに、まだ何もわかっていないんです」とピアスは言う。

タバコメーカーと医学界の攻防

もうひとつ、めずらしくはないが、触れておくべき肺の病気がある。人々の健康に大きな影響を与えているからというより、影響があると認められるまでにとてつもなく長い時間がかかったという理由からだ。そう、喫煙と肺がんの話だ。

ふたつの関連を無視するのは、ほとんど不可能だと思われる。習慣的に（一日約一箱）タバコを吸う人は、吸わない人の五十倍がんになりやすい。世界じゅうに喫煙が大々的に広がった一九二〇年から一九五〇年の三十年間で、肺がんの症例数は急増した。アメリカでは三倍になった。同様の増加が、たいてい至るところで見られた。それでも、喫煙が肺がんの原因であるという意見の一致を得るまでに、たいへんな時間がかかった。
今日の人々にはばかげて聞こえるだろうが、当時の人たちにとってはそうでもなかった。問題は、喫煙者の割合がものすごく高かった――一九四〇年代後半には全男性の八十パーセントに達した――にもかかわらず、肺がんになる人は一部だけだったことにあった。そのうえ、タバコを吸わなくても肺がんになる人がいた。つまり、喫煙とがんに直接の関連があると、ことさらはっきり示されてはいなかった。多くの人が何かをやっていて、一部だけがそのせいで死亡している場合、ひとつの原因に責めを負わせるのはむずかしくなる。専門家の中には、肺がんの増加を大気汚染のせいだとする者もいた。道路の舗装にアスファルトを使うことが増えたからではないかと推測する者もいた。
おもな懐疑派のひとりが、セントルイスの胸部外科医でワシントン大学教授のエヴァーツ・アンブローズ・グレアム（一八八三～一九五七年）だった。グレアムは、喫煙と同じころに普及したからという理由で、ナイロンストッキングの開発を、もっともらしい肺がんの原因と考えてもよいと公に（だが冗談で）主張した。しかし、彼の教え子であるドイツ生まれのエルンスト・ヴィンダーが一九四〇年代後半に喫煙とがんの問題を研究する許可を求めたとき、グレアムはおもに、相関関係を訴える仮説がきっぱり否定されることを期待して承諾した。ところがヴィンダーは、関連があることを決定的に立証してみせた。グレアムがそのエビデンスに納得し、考えを変えたほどだった。一九五〇年、ふたりはヴィンダーの発見について、《ジャーナル・オブ・ジ・アメリカン・メディカル・アソシエーション》に共著論文を発表した。その後間もなく、ロンドン大学衛生熱帯医学大学院のリチャード・ドールとA・ブラッドフォード・ヒルが、《ブリティッシュ・メディカル・ジャーナル》に、ほぼ同一の研究結果を提示した。[25]
こうして世界で最も権威ある医学雑誌二誌が喫煙と肺がんの明らかな関連を示したにもかかわらず、その発見にはほとんど影響力がなかった。みんなタバコが大好きで、やめられなかったからだ。ロンドンのリチャード・ドールとセントルイスのエヴァーツ・グレアムはふたりとも長年の愛煙家だったが、タバコをやめた。しかし、グレアムにとっては遅すぎた。論文を発表した七年後、グレアムは肺がんで死亡した。それでも喫煙者の数は増え続け、アメリカの喫煙量は、五十代で二十パーセント増えた。

タバコ業界にけしかけられて、多くの評論家はその発見をばかにした。グレアムとヴィンダーはマウスにタバコを吸わせることはできなかったので、火をつけたタバコからタールを抽出する機械を開発し、実験用マウスの皮膚にタールを塗りつけて、そこに現われる腫瘍を観察した。《フォーブス》誌のある記者は辛辣に（そしてちょっとばかり間抜けなことに）、こう問いかけた。「自分のタバコからタールを抽出して背中に塗りつける男が何人いるというのか？」。各国政府は、その疑問にほとんど関心を示さなかった。イギリスの保健大臣イアン・マクラウドは、記者会見で公式に、喫煙と肺がんには明白な関連があると発表したとき、そう言いながら堂々とタバコを吸っていたことで、かなり立場を悪くした。

タバコメーカーが資金提供した科学パネル、タバコ産業研究委員会は、実験マウスではタバコによってがんが誘発されたが、人間ではまったく実証されていないと論じた。「タバコの煙、あるいはその既知の成分のいずれかが、人にがんを引き起こすことを立証した者はいない」。パネルの科学委員長は一九五七年に、生きた人間に実験的にがんを引き起こす倫理的な方法がないことは都合よく無視して、そう書いた。

さらに、懸念を払拭するため（そして製品をもっと女性にアピールするため）、タバコメーカーは一九五〇年代の初めにフィルターを導入した。フィルターは、これでタバコがずっと安全になったと生産者が主張するうえで大きな効果を発揮した。フィルターのコストは置き換えた分のタバコより安いにもかかわらず、ほとんどのメーカーはフィルターつきタバコに割増価格をつけた。しかも、ほとんどのフィルターはタバコそのものに比べてタールやニコチンを除去するわけでもなく、メーカーは味の低下を補うために強いタバコを使い始めた。結果として、一九五〇年代後半には、平均的な喫煙者はフィルターが発明される前より多くのタールとニコチンを摂取することになった。この時点で、平均的なアメリカの成人は年間四千本のタバコを吸っていた。興味深いことに、一九五〇年代の貴重ながん研究のかなり多くは、タバコ以外のがんの原因を躍起になって探していたタバコ業界に資金提供されていた。タバコが直接関連していないかぎり、その研究はたいてい非の打ちどころがなかった。

一九六四年、アメリカ公衆衛生局長官が、喫煙と肺がんの明らかな関連を発表したが、ほとんど効果はなかった。十七歳以上の平均的なアメリカ人が吸うタバコの本数は、発表前の四千三百四十本から、発表後には四千二百本にわずかながら減少したが、その後約四千五百本まで逆に増え、何年もそこから動かなかった。驚くべきことに、アメリカ医師会が公衆衛生局長官の所見を支持するまでには、十五年を要した。この期間中ずっと、アメリカがん協会の理事のひとりはタバコ業界の有力者だった。一九七三年になっても、《ネイチャー》誌は、ストレスを和らげるという根拠で妊娠中の女性の喫煙を後押しする社説を載せていた。

事情はずいぶん変わった。今日では、喫煙するアメリカ人は十八パーセントしかおらず、問題はほぼ解決したと考えてしまいそうになる。しかし、そんなに単純ではない。貧困ライン以下で暮らす人々の三分の一近くが今も喫煙していて、その習慣が生み出す死者は、なおも総死者数の五分の一を占めている。現状をきちんと改めるまでの道のりはまだ遠い。

六十八年間しゃっくりし続けた男

本章の最後は、不思議さでは劣らないが、危険度が（少なくともたいていの場合、たいていの人にとっては）喘息やタバコよりもだいぶ低い、ありふれた呼吸時の不調で締めくくることにしよう。しゃっくりのことだ。

しゃっくりとは、横隔膜が突然痙攣して収縮し、いわば声帯が驚いて急に閉じてしまい、あのおなじみの〝ヒック〟という音が出てしまう現象だ。なぜしゃっくりが出るのか、誰も知らない。しゃっくりの世界記録保持者は、六十八年間しゃっくりし続けたアイオワ州北西部の農場経営者チャールズ・オズボーンのようだ。そのしゃっくりは、一九二二年にオズボーンが百六十キロのブタを食肉処理するため持ち上げようとしたときに始まった。その行動がどういうわけか、しゃっくりの反応を引き起こしたのだ。最初、しゃっくりは毎分約四十回にも達した。やがて徐々にゆるやかになり、毎分二十回になった。オズボーンは七十年近くのあいだに、合計で四億三千万回しゃっくりをしたと推定される。眠っているあいだは、しゃっくりは出なかった。一九九〇年夏、死の一年前、オズボーンのしゃっくりは嘘のようにぴたりと止まった(26)。

しゃっくりが出始めて、数分たっても自然に止まらないなら、医学が手助けできることはほぼまったくない。医者が教えられる最善の治療法は、あなたが子どものころから知っているのと同じ方法だ。しゃっくりしている人を驚かせる（忍び寄って「わっ！」と言うなど）、首の後ろをさする、レモンをひと口かじらせる、冷水を多めにひと口飲ませる、舌を引っぱる、ほかにもいろいろあるだろう。こういう昔ながらの治療法のどれが本当に効くのかは、医学が対処してこなかった事柄だ。さらに重要なことに、どれだけの人が慢性あるいは持続性のしゃっくりに悩まされているか、誰も数字を把握していないようだが、問題はそれほど些細ではないらしい。ある外科医に聞いたところでは、胸部外科手術のあとにしゃっくりが発生することがかなり多いという。「認めたくないほどよく起こりますね」と外科医は言い添えた。

(25) ブラッドフォード・ヒルは、当時すでに医学に多大な貢献をしていた。この二年前、ストレプトマイシンの効果の研究で、ランダム化比較試験を発明した。

(26) オズボーンはアイオワ州アンソン出身だった。人口たった六百人ほどの町だが、世界で一、二を争う背の高い人物の故郷でもあった。バーナード・コインは、身長二百四十四センチを超えた一九二一年、二十三歳で亡くなった。オズボーンがしゃっくりマラソンを始める直前のことだった。

第十四章　食事と栄養の進化論

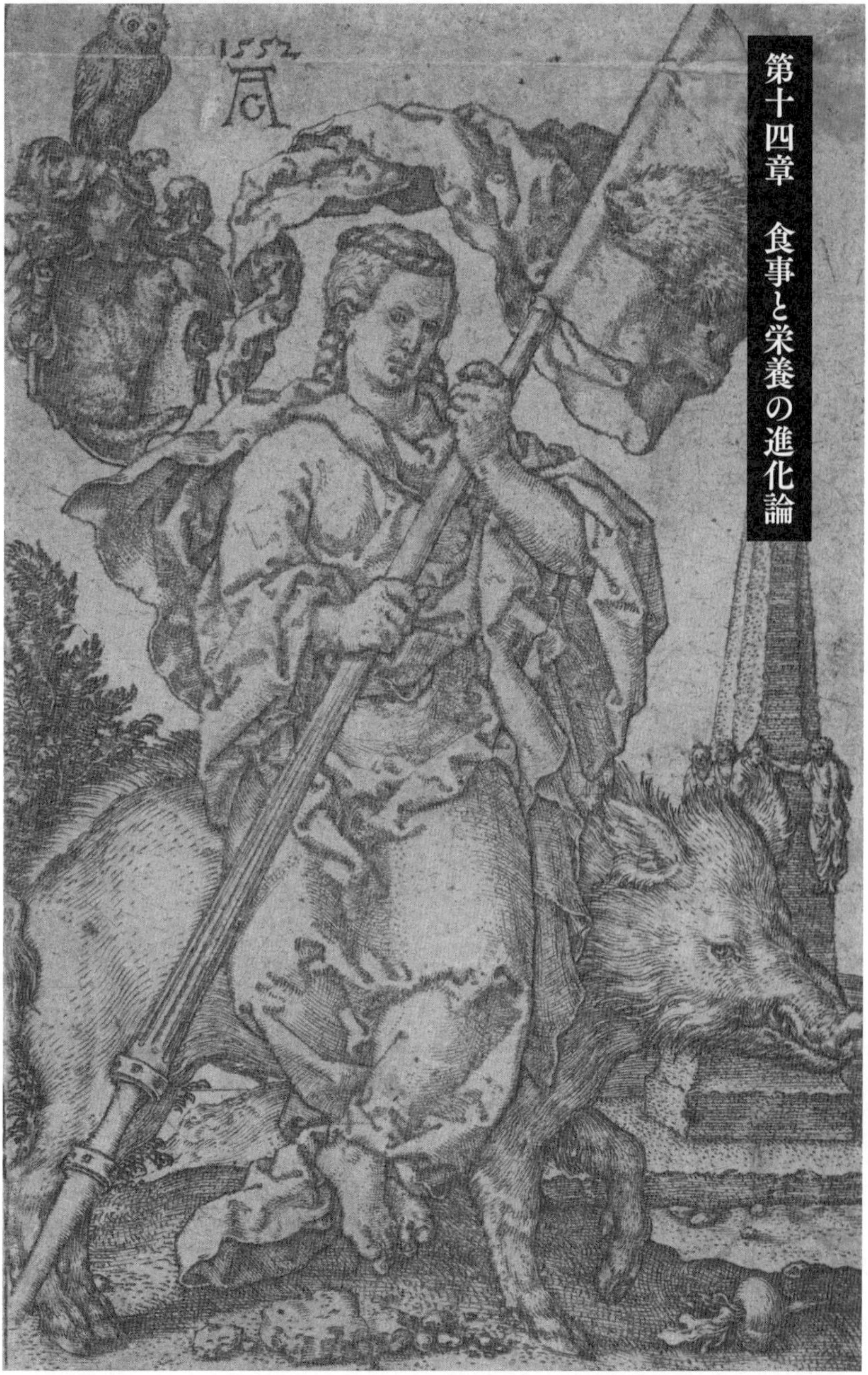

どんなものを食べているか言ってごらん、
あなたがどんな人か当ててみせよう。
――ジャン・アンテルム・ブリア゠サヴァラン『美味礼讃』

扉　カトリック教会の定める「七つの大罪」のひとつ「貪食」の寓意（1552年）。
メトロポリタン美術館蔵。

ビールやケーキやピザやチーズバーガーや、率直に言って人生に生きがいをもたらしてくれるその他さまざまなものを摂取しすぎると、カロリーオーバーになって体重が増えることは誰でも知っている。しかし、わたしたちを太らせ、心をぐらつかせてやまないそのちょっとした数字とはいったいなんなのか?

カロリーとは、食物のエネルギーを測るための奇妙で複雑な単位だ。正式にはキロカロリーと呼び、一キログラムの水の温度を摂氏一度上げるのに必要なエネルギー量と定義されているが、それを念頭に置いて何を食べるか決めている人は誰もいないと言っていいだろう。各人に何キロカロリーが必要かは、ごく個人的な話になる。一九六四年のアメリカの公式指針では、適度に活動的な男性は一日三千二百キロカロリー、同様の女性は一日二千三百キロカロリーを要するとされた。ところが、今日では必要摂取量が減らされ、適度に活動的な男性は約二千六百キロカロリー、同様の女性は二千キロカロリーとされる。ずいぶん減ったものだ。男性の場合、一年で二十万キロカロリー以上減らすことになる。

実際の摂取量はまったく逆方向へ進んでいると聞いても、おそらくあまり驚かないだろう。今日のアメリカ人は、一九七〇年の摂取量より約二十五パーセント多くカロリーを摂取している(そして、正直に認めよう、一九七〇年に節制していたわけでもない)。

カロリー計測の父、いやむしろ現代食品科学の父は、アメリカの学者ウィルバー・オリン・アトウォーターだ。信心深く親切で、もじゃもじゃの口ひげを生やし、自身も食料貯蔵室が大好きだったことが察せられるでっぷりした体つきのアトウォーターは、一八四四年にニューヨーク州北部でメソジスト派の巡回牧師の息子として生まれ、コネティカット州のウェズリアン大学で農芸化学を学んだ。ドイツへの研究旅行でカロリーという刺激的な新しい概念に触れたアトウォーターは、生まれたばかりの栄養学に科学的な精密さをもたらしたいという熱烈な衝動に駆られてアメリカに戻った。[27] 母校で化学教授の職に就くと、食品科学のあらゆる側面を試験するための一連の実験に取りかかった。実験の中には、危険とは言わないまでも、少し型破りなものもあった。たとえば、腐ってプトマインという毒物が発生した魚にどんな影響があるか確かめようとして、それを食べ、その影響のせいで死にかけた。

アトウォーターの最も有名なプロジェクトは、本人が「呼吸熱量計」と呼んだ装置の建造だった。大きな戸棚ほどの広さの密閉した部屋で、被験者はその中に最長五日間閉じ込められ、アトウォーターと助手らが、彼らの代謝のさまざまな側面――食物と酸素の摂取、二酸化炭素や尿素、アンモニア、便、その他の排出――を綿密に計測してから、カロリー摂取量を計算した。この仕事はひどく過酷だったので、すべての目盛りを読み取って計算をするのに最大十六人が必要だった。ほとんどの被験者は学生だったが、研究室の用務員スウィード・オスターバーグもときどき参加させられた。どのくらい自発的にかはわからない。ウェズリアン大学の学長は、アトウォーターの熱量計の意義に疑問をいだき――なにしろカロリーはまったく新しい概念だったので――とりわけその費用に愕然とした。学長はアトウォーターに、五十パーセントの減給に応じるか、助手を自費で雇うかのどちらかにしろと命じた。アトウォーターは二番めを選び、ひるむことなく、既知のほとんどすべての食品――ぜんぶでおよそ四千種類――のカロリーと栄養価を算出した。一八九六年、アトウォーターは代表作『アメリカの食品材料の化学成分（*The Chemical Composition of American Food Materials*）』を書き上げた。その著書は一世代にわたって、食生活と栄養の決定版であり続けた。しばらくのあいだ、アトウォーターはアメリカのあらゆる科学者の中で屈指の有名人になった。

アトウォーターが推論したことの大半は結局のところ間違いだったが、それは彼のせいとは言い切れない。当時は誰も、ビタミンやミネラルという概念や、バランスの取れた食事の必要性さえ理解していなかったのだ。アトウォーターとその同時代のあらゆる人々にとって、ひとつの食物が別の食物より優れているかどうかは、燃料としてどのくらい役立つかで決まった。だからアトウォーターは、果物と野菜は比較上エネルギーがほとんどなく、平均的な人の食事には必要ないと考えた。かわりに、たくさん肉を食べるべきだと勧めた――毎日約一キログラム、年間三百三十キログラム。今日では、平均的なアメリカ人は年間に百二十二キログラムの肉を食べる。アトウォーターの推奨量の約三分の一だが、ほとんどの専門家はそれでも多すぎると言う（比較のため書いておくと、平均的なイギリス人は年間八十四キログラムの肉を食べる。アトウォーターの推奨量より約七十パーセント少ないが、それでも多すぎる）。

アトウォーターの最も穏やかならざる発見――本人にとっても、世間一般にとっても――は、アルコールが特に豊かなカロリー源、つまり効率のよい燃料であることだった。牧師の息子であり、絶対禁酒者のひとりであるアトウォーターは、その事実を報告することに躊躇したが、勤勉な科学者として、不都合ではあっても真実に従うことが第一の努めだと考えた。結果としてたちまち、母校である敬虔なメソジスト派の大学と、すでに軽蔑をあらわにしていたその学長から絶縁された。しかし、論争が解決する前に、運命が割って入った。一九〇四年、アトウォーターは重い脳卒中を起こした。その後三年間生き長らえたものの、身体機能を回復することがないまま六十三歳で亡くなった。しかし、アトウォーターの長年の努力によって、カロリーは永久に、栄養学の中心にしっかりと地位を占めることになったのだった。

ヒトの進化と加熱調理の関係

食事摂取量の尺度として、カロリーにはいくつもの欠点がある。まず、その食物が本当に体にいいのかどうかを示す指標がない。〝エンプティ〟カロリー〔訳注　カロリーは高いが体に有用な栄養素がほとんど含まれていないこと〕という概念は、二十世紀前半にはまったく知られていなかった。また、従来のカロリー測定では、食物が体を通過するときどのように吸収されるのかが説明されない。たとえば、多くのナッツ類は他の食品ほど完全には消化されないので、吸収されるカロリーは摂取量より少なくなる。百七十キロカロリー分のアーモンドを食べても、取り込めるのは百三十キロカロリーだけだ。残りの四十キロカロリーは、体の中をするりと流れていってしまう。

どんな方法で測定するにしても、わたしたちは食物からかなりうまくエネルギーを抽出している。代謝が特別に活発だからではなく、祖先が遠い昔に学んだ技術、つまり「加熱調理」のおかげだ。人間がいつ食物を加熱調理し始めたのかは、およその時期すらわかっていない。三十万年前から火を利用していた確かな証拠はあるが、この研究に職業人生の大半を捧げてきたハーヴァード大学のリチャード・ランガムは、その百五十万年前から祖先が火を使いこなしていたと考えている。つまり、厳密な意味でわたしたちが人間になるずっと前ということだ。

加熱調理にはさまざまな利点がある。毒性を消し、味をよくし、硬い材料を噛みやすくし、食べられるものの範囲を大きく広げ、何より食べたものから人間が得られるエネルギー量を大幅に増やす。現在では、ヒトは加熱調理した食物を食べることで、大きな脳を育てるエネルギーと、脳を利用する余暇を獲得したというのが通説だ。

しかし、加熱調理をするためには、食物を効率的に集めて準備する必要があり、ハーヴァード大学のダニエル・リーバーマンによれば、現生人類が誕生した核心がそこにあるという。「燃料を供給するエネルギーがなければ、大きな脳を持つことはできないはずです」。リーバーマンは、わたしにそう語った。「そして燃料を供給するためには、狩猟採集に熟達する必要があります。誰もが思っている以上にむずかしいことです。ただベリーを摘んだり、イモを掘ったりするのとは違って、食物を加工処理する、つまり食べやすく消化しやすくし、安全に食べられるようにするということだし、道具づくりや意思疎通や協力も必要になってくる。それが、原始的な人類から現生人類への変化を促したものの中枢でしょう」。

実際、ヒトはかなり簡単に餓死してしまう。ヒトが栄養をとれる植物はきわめて少ない。特に、植物の主成分であるセルロースを利用できない。食べられる数少ない植物が、野菜として知られているものだ。あとは、いくつかの植物の最終産物、たとえば種や果実を食べるしかないが、それさえヒトには有毒なものが多い。しかし加熱調理することで、ずっとたくさんの食物から恩恵を受けられる。たとえば加熱調理したジャガイモは、生のままより約二十倍消化しやすくなる。

加熱調理はヒトに自由な時間も与えてくれる。ほかの霊長類は、噛むことだけに一日七時間ほどもかけている。ヒトの場合、確実に生き延びるために絶えず食べている必要はない。そう、現代人の悲劇は、それでも絶えず食べていることにある。

ヒトの食事の基本成分——主要栄養素、すなわち水、炭水化物、脂肪、タンパク質——はおよそ二百年前、イギリスの化学者ウィリアム・プラウトによって確認されたが、当時でさえ、きちんとした健康的な食事を生み出すには、ほかにもいくつか、もっと見つけにくい不可欠な成分があることは明らかだった。長年のあいだ、その成分とは具体的になんなのか誰にもわからなかったが、それが不足するとヒトは間違いなく脚気《かっけ》や壊血病などの欠乏性疾患にかかりやすくなった。

ビタミンとミネラルの発見

もちろん今では、それがビタミンやミネラルであることがわかっている。ビタミンは有機化合物である――つまり植物や動物のように生きている、あるいはかつて生きていたものに由来する〔訳注 今日では合成のものも含まれる〕――一方、ミネラルは土や水に由来する無機物だ。ぜんぶで約四十種類あるこういう小さな粒子を、ヒトは自分ではつくれないので、食物からとる必要がある。

ビタミンは、驚くほど最近生まれた概念だ。アメリカの栄養学者ウィルバー・アトウォーターが亡くなって四年を少し過ぎたころ、ロンドンで研究していたポーランド出身の化学者、カシミール・フンクがビタミンという概念を考え出した。ただし、本人は vitamin ではなく vitamine と綴っていた。〝生命に必要な（vital）〟〝アミン（amine）〟の略だ（アミンとは有機化合物の一種）。結局、一部のビタミンだけがアミンだとわかったので、のちに名前が縮められた（ほかにも、〝ニュートラミン〟〝フードホルモン〟〝補助栄養素〟などの名前が試されたが、定着しなかった）。フンクはビタミンを発見したわけではなく、その存在について正しく推測しただけだった。しかし、誰もその奇妙な成分を生成できなかったので、多くの専門家はそれが実在することを認めようとしなかった。イギリス医師会会長のサー・ジェームズ・バーは、「想像の産物」として退けた。

ビタミンの発見と命名は、一九二〇年代になろうかというころようやく始まったが、その過程は控えめに言っても波乱に富んでいた。最初、ビタミンはある程度きちんとアルファベット順――A、B、C、Dなど――に名づけられたが、のちにその体系は崩れ始めた。ビタミンBはひとつではなく複数のビタミンであることが発見され、B_1、B_2、B_3などに改名されて、B_{12}まで増えた。ところが、ビタミンB群は結局のところそれほど多様ではなかったと判断されて、いくつかが削除され、いくつかが分類し直されたので、今日ではあいだが抜けた六つのビタミンB群が残っている。B_1、B_2、B_3、B_5、B_6、B_{12}だ。他のビタミンも生まれては消えていったので、科学論文には「幽霊ビタミン」と呼んでもいいようなものがたくさん出てくる。M、P、PP、S、U、その他もろもろ。一九三五年、コペンハーゲンの研究者ヘンリク・ダムは、血液凝固にとって重要なビタミンを発見し、ビタミンKと名づけた（凝固を意味するデンマーク語の koagulere の頭文字）。翌年、別の研究者たちがビタミンPを発見した（血管透過性の増大を抑制する効果があることから、透過性を意味する permeability の頭文字をつけた）。この騒ぎは、まだ完全には終わっていない。たとえばビオチンはしばらくのあいだビタミンHと呼ばれていたが、その後ビタミンB_7になった。今日では、たいてい単にビオチンと呼ばれる。

フンクは〝ビタミン〟という言葉をつくったので発見者として評価されることが多いが、ビタミンの化学的性質を特定する現実の作業のほとんどを行なったのは、特にサー・フレデリック・ホプキンズなど、別の科学者たちだった。ホプキンズは、その研究によってノーベル賞を授与された。このことはフンクに一生消えない恨みを残した。

今日でも、ビタミンは定義のあいまいな物質だ。その言葉は、ヒトが円滑に機能するのに必要だが、自分ではつくれない十三種類の化学物質を表わす。ビタミン同士に密接な関係があると考えられがちだが、体に役立つという以外、共通点はほとんどない。たまに、〝体の外でつくられるホルモン〟と描写されることもある。なかなかうまい定義ではあるが、部分的にしか正しくない。あらゆるビタミンの中でも特に重要なビタミンDは、体内でもつくられるし（そこでは実際にホルモンとして働く）、摂取もされる（その場合はビタミンになる）。

ビタミンとその親戚であるミネラルについての知識の大部分は、驚くほど最近になってわかったことだ。たとえばコリンは、おそらく一度も聞いたことがない微量栄養素だろう。神経伝達物質をつくるのに中心的な役割を果たし、脳を円滑に働かせているが、一般に知られるようになったのは一九九八年のことだった。わたしたちが普段あまり食べない食物――レバー、芽キャベツ、ライマメなど――に豊富に含まれている。およそ九十パーセントの人が、ややコリン不足と考えられているのも当然のことだろう。

多くの微量栄養素については、体に必要な量はどのくらいか、摂取するとどんな役に立つのかさえよくわかっていない。たとえば臭素は体の至るところで見つかるが、体が必要とするからそこにあるのか、それとも単に偶然乗り込んできた乗客のようなものなのかはっきりしない。砒素は数種の動物には必須の微量元素だが、ヒトにとっても必須なものかどうかはわからない。クロムは間違いなく必要だが、ほんの少しで足りるので、とりすぎるとすぐさま有毒になる。クロム濃度は年齢とともに徐々に低くなるが、なぜ低くなるのか、それが何を意味するのかは不明だ。

ほとんどすべてのビタミンとミネラルは、とりすぎると、不足したときと同じくらい大きな危険がある。ビタミンAは、視力や健康な肌、感染症の撃退のために必要なので、食事でとることが必須だ。幸い、卵や乳製品など多くの一般食品に豊富に含まれていて、じゅうぶんすぎるほど簡単に摂取できる。しかし、それが厄介なところなのだ。一日当たりの推奨摂取量は女性七百マイクログラム、男性九百マイクログラムで、男女とも上限は約三千マイクログラム、習慣的にそれを超えると危険になる。大まかにでも、どのくらい食べれば正しいバランスが取れるか見当をつけられる人がいったい何人いるだろう？　同じく、鉄も健康な赤血球を維持するために不可欠だ。鉄が不足すると貧血になるが、とりすぎると中毒を起こす。一部の専門家は、かなり多くの人がとりすぎているのではないかと考えている。不思議なことに、鉄の過剰摂取と欠乏はどちらも同じ、嗜眠《しみん》という症状を引き起こす。「サプリメントという形で鉄をとりすぎると、体の組織に蓄積して、文字どおり器官をさびつかせてしまうことがある」と、ニューハンプシャー州のダートマス・ヒッチコック医療センターのレオ・ザカルスキは、二〇一四年、《ニュー・サイエンティスト》誌に語った。「さまざまな臨床的障害を招く、喫煙よりはるかに強力な危険因子といえる」。

二〇一三年、著名な学会誌である《米国内科学会紀要》は社説で、ジョンズ・ホプキンズ大学で行なわれた研究に基づき、高所得国ではじゅうぶんに栄養が足りている人がほとんどで、ビタミンなどの健康補助食品は必要なく、そういうものに金を浪費するのはやめるべきだと述べた。ところがその報告は、即座にきびしい批判を浴びた。ハーヴァード・メディカル・スクールのメイア・スタンプファー教授は、「このようなできの悪い論文が著名な雑誌に掲載されるとは」嘆かわしいことだと語った。疾病予防管理センターによると、食事でじゅうぶんに摂取しているどころか、アメリカの成人のおよそ九十パーセントはビタミンDとEの一日当たりの推奨用量がとれておらず、半数はじゅうぶんなビタミンAがとれていない。さらに、九十七パーセントもの人がカリウム不足であり、カリウムは心拍を円滑にして血圧を許容範囲内に保つのを助けるので、特に注意が必要だという。しかし、そうは言っても、具体的にどうすべきかについてはあちこちで意見の不一致が見られる。アメリカではビタミンEの一日当たりの推奨用量は十五ミリグラムだが、イギリスでは三～四ミリグラムとされる。かなり大きな違いだ。

いくらか自信を持って言えるのは、多くの人が健康補助食品を信奉していて、それが理にかなったレベルをはるかに超えていることだ。アメリカ人は、驚くなかれ八万七千種類もの栄養補助食品の中から好きなものを選ぶことができ、年間に四百億ドルというこれまた驚異的な金額を費やしている。

最大のビタミン論争を引き起こしたのは、アメリカの化学者ライナス・ポーリング（一九〇一～九四年）だった。ふたつものノーベル賞（一九五四年に化学賞、その八年後に平和賞）を受賞するという栄誉に輝いた人物だ。ポーリングは、ビタミンCの大量投与が風邪やインフルエンザ、ある種のがんにまで効果があると信じていた。一日四万ミリグラムのビタミンCをとり（一日当たりの推奨用量は六十ミリグラム）、ビタミンCの大量摂取のおかげで自分の前立腺がんを二十年間食い止めることができたと主張した。どの主張にも根拠はなく、すべてはのちの研究で、ほぼ信用に値しないと判断された。ポーリングのせいで、今でも多くの人がビタミンCをたくさんとれば風邪が治ると信じているが、そんなことはない。

わたしたちが食べ物からとる多くのもの（塩、水、ミネラルなど）の中で、三つだけは、消化管を進んでいくあいだに変化する必要がある。タンパク質と炭水化物と脂肪のことだ。順番に見ていくことにしよう。

タンパク質

タンパク質は複雑な分子だ。ヒトの体重の約五分の一を構成している。簡単に言えば、タンパク質とはアミノ酸の鎖だ。これまでに約百万種類のタンパク質が確認されていて、あといくつ見つかるかは誰にもわからない。すべてはたった二十種類のアミノ酸でできている。自然界には、同様の仕事ができるアミノ酸が何百種類も存在するというのに……。なぜ進化がわたしたちをそんなに数少ないアミノ酸と結びつけたのかは、生物学の大きな謎のひとつとなっている。これほど重要でありながら、タンパク質の定義は驚くほどあいまいだ。すべてのタンパク質はアミノ酸でできているが、一本の鎖にいくつのアミノ酸があればタンパク質と見なされるのかについて、一般に認められた定義はない。とにかくひとつ言えるのは、決まった数ではないが少数のアミノ酸が結合したものは、ペプチドと呼ばれるということだ。十個から十二個結合したものはポリペプチド。ポリペプチドがそれより大きくなり始めると、言葉では説明しようのないどこかの時点で、タンパク質になる。

不思議なことに、ヒトは摂取したすべてのタンパク質を分解して、まるでレゴのように新しいタンパク質に再構築する。二十種類のアミノ酸のうち八種類は体内でつくれないので、食事でとらなくてはならない。(28) わたしたちが食べるものの中にそれらが欠けていると、ある種の重要なタンパク質がつくれなくなる。肉を食べる人にはタンパク質不足の心配はほとんどないが、菜食主義者の場合は問題になることがある。必要なアミノ酸すべてがとれる植物は限られているからだ。興味深いことに、世界のたいていの伝統的な食事は、必要なアミノ酸すべてがとれる植物性食品の組み合わせを基本にしている。たとえばアジアの人々は米と大豆をたくさん食べる一方で、アメリカ先住民は昔からトウモロコシとクロマメまたはインゲンマメを組み合わせていた。どうやら味の問題だけではなく、バランスのよい食事の必要性を本能的に察知していると思われる。

炭水化物

炭水化物は炭素と水素と酸素の化合物で、これらが結合してさまざまな形の糖をつくっている。たとえばブドウ糖、ガラクトース、果糖、麦芽糖、ショ糖、デオキシリボース(DNAの主要成分)などだ。化学的に複雑で多糖類と呼ばれるもの、単純な形状で単糖類と呼ばれるもの、その中間で二糖類と呼ばれるものがある。すべて糖だが、すべてが甘いわけではない。パスタやジャガイモに含まれるデンプンは大きすぎて、舌の甘み感知器を活性化させられない。食品の中の炭水化物はほぼすべて植物由来だが、ひとつだけ明確な例外がある。牛乳由来の乳糖だ。

わたしたちは炭水化物をたくさん食べるが、すぐさま使い果たしてしまうので、体内の総量はいつでもあまり多くない。たいていは五百グラム以下だ。憶えておくべき肝心な点は、炭水化物が消化されると、もっとたくさんの糖になるということだ。しかも、往々にしてかなり増える。つまり、茶碗一杯の白米百五十グラム、あるいは小さなボウル一杯のコーンフレークが、血糖値に、ティースプーン九杯分の砂糖と同じ効果を与えるのだ。

脂肪

トリオの三番めのメンバー、脂肪も炭素と水素と酸素でできているが、その割合が異なっている。そこに、脂肪を蓄積しやすくする効果がある。体内で分解された脂肪は、コレステロールやタンパク質と協力してリポタンパク質と呼ばれる新たな分子になる。これが血流を介して全身に運ばれる。おもなリポタンパク質として、高密度と低密度の二種類がある。低密度リポタンパク質は、血管壁にプラーク沈着を起こしやすいので、よく「悪玉コレステロール」と言われる。コレステロールは、わたしたちが思いがちなほど、根本的に悪いものではない。それどころか、健康的な生活になくてはならないものだ。体内のコレステロールのほとんどは細胞内に閉じ込められていて、そこで有用な仕事をしている。ほんの一部――約七パーセント――が血流内に漂っている。その七パーセントのうち、三分の一が〝善玉〟、三分の二が〝悪玉〟と言われる。

つまりコレステロールをうまく扱う秘訣は、取り除くのではなく、健康的なレベルに維持することだ。ひとつの方法として、たくさん食物繊維をとることをお勧めする。食物繊維は果物、野菜、その他の植物性食品に含まれる、ヒトの体が完全には分解できない物質だ。カロリーもビタミンも含まないが、さまざまな利点の中でも特に、コレステロール値を下げ、糖が血流に入ってから肝臓で脂肪に変換される速度をゆるやかにするのに役立つ。

炭水化物と脂肪は体の主要な予備燃料だが、異なる方法で蓄えられ、利用される。体は燃料を必要とするとき、利用できる炭水化物を燃焼し、余分な脂肪は蓄える傾向がある。心に留めておくべき重要なポイントは――きっとシャツを脱ぐたびに実感するだろうが――ヒトの体が脂肪を貯めておきたがるということだ。摂取した脂肪の一部はエネルギーを得るために燃焼されるが、残りの大半は、体じゅうにある脂肪細胞という小さな貯蔵ターミナルに送られる。要するに、人体は燃料を取り込み、必要な分を利用し、のちの必要時に備えて残りを蓄えるよう設計されている。そのおかげで何時間か食べなくても動き回れるというわけだ。あなたの体の首から下は複雑なことをあまり考えないので、余分な脂肪を与えられれば喜んで貯めておこうとするし、すばらしい幸福感を与えて食べすぎを讃えさえする。

体内の脂肪は最終的にどこにたどり着くかによって、皮下脂肪（皮膚の下）または内臓脂肪（お腹まわり）と呼ばれる。複雑な化学上の理由から、内臓脂肪は皮下脂肪よりもずっと体に悪い。脂肪にはいくつか種類がある。「飽和脂肪（saturated fat）」はべとべとして不健康であるかのように聞こえるが〔訳注　saturate には液体があふれて濡れるという意味があるため〕、実際にはかじったときどのくらいの量が顎先に流れ落ちるかではなく、炭素と水素の結合を専門的に説明した言葉だ。一般に、動物性脂肪は飽和で、植物性脂肪は不飽和である傾向が強いが、たくさんの例外があり、その食品が飽和脂肪を多く含むかどうかは見ただけではわからない。たとえば、アボカドに小さなひと袋のポテトチップスの五倍の飽和脂肪が含まれていることを、誰が推測できるだろう？　あるいは、ラージサイズのカフェラテに、ほぼどんな菓子パンよりも脂肪が多く含まれていることは？　あるいは、ココナツオイルがほとんど飽和脂肪でできていることは？

もっと嫌われているのがトランス脂肪、植物油からつくられた人工的な脂肪だ。ドイツの化学者ヴィルヘルム・ノーマンが一九〇二年に発明し、長年のあいだバターや動物性脂肪の健康的な代用品と考えられていたが、まったく逆であることがわかった。硬化油とも呼ばれるトランス脂肪は、ほかのどんな脂肪よりもはるかに心臓に悪い。悪玉コレステロール値を上げ、善玉コレステロール値を下げて、肝障害の原因になる。ダニエル・リーバーマンのやや恐ろしげな表現によれば、「トランス脂肪は要するに、ゆっくり効いてくる毒のようなものだ」。

早くも一九五〇年代半ばには、イリノイ大学の生化学者フレッド・A・クンメローが、トランス脂肪の大量摂取と冠動脈の詰まりに関連があることを示す明らかな証拠を報告していたが、その発見は多方面から不興を買った。特に、食品加工産業によるロビー活動の影響が大きかった。二〇〇四年になってようやく、アメリカ心臓協会はクンメローが正しかったことを認めた。そして二〇一五年になって――クンメローが初めて危険を報告してから六十年近く過ぎたあとで――ようやく、アメリカ食品医薬品局は、トランス脂肪を食品として安全ではないと判断した。危険が知られていたにもかかわらず、アメリカでは二〇一八年七月まで食品への添加が合法だった。

最後に、微量栄養素の中で最も重要な、水について少し触れておこう。わたしたちは一日当たり約二・五リットルの水を摂取するが、ふつうはそのことに気づいていない。約半分は食物の中に含まれているからだ。誰もが一日当たりグラス八杯の水を飲むべきだという思い込みは、最もしつこく残る食事関連の誤解となっている。その説は、一九四五年のアメリカ食品栄養委員会の論文までたどることができる。論文には、それが平均的な人の一日当たりの摂取量だとある。ペンシルヴェニア大学のスタンリー・ゴールドファーブ医師は、二〇一七年、BBCラジオ4の番組『モア・オア・レス』でこう語った。「何が起こったかと言うと、人々はこれが必要摂取量だと勘違いしたのです。それからもうひとつの勘違いは、一日に八回二百五十ミリリットルとればいいのではなくて、食事で摂取する水分すべてに追加して飲むべきだと人々が言い出したことです。根拠は何ひとつありません」。

もうひとつ、水分摂取についてしつこく残る神話は、カフェイン入りの飲み物は利尿作用があるので、摂取量より多く尿で排出されてしまうという考えだ。そういう飲み物は、確かに飲み物の中でいちばん健康的な選択肢ではないかもしれないが、体内の水分バランスを整える実質的な役割は果たしてくれる。不思議なことに、喉の渇きは、どのくらい水が必要かの信頼できる指標にはならない。ひ

ど く喉が渇いたとき好きなだけ水を飲むことを許されると、人はたいてい、発汗で失った量の五分の一を飲んだだけで渇きが癒やされたと報告する。

とはいえ、水を飲みすぎると本当に危険な場合がある。通常、体はとてもうまく体液のバランスを取っているが、まれに水を飲みすぎると、腎臓による排出が間に合わず、血中のナトリウム値が危険なほど下がってしまい、低ナトリウム血症と呼ばれる状態になる。二〇〇七年に、ジェニファー・ストレンジという名のカリフォルニア州に住む若い女性が、地元のラジオ局が開催した明らかに無謀な水飲み競技会で、三時間に六リットルの水を飲んだのちに死亡した。同様に、二〇一四年、ジョージア州の高校のフットボール選手が、練習のあとこむら返りを起こしたと言って、七・五リットルの水と七・五リットルのスポーツドリンクを飲み干し、ほどなく昏睡に陥って死亡した。

飢餓よりも肥満に苦しむ人が多い時代

人間は一生のあいだに約六十トンの食物を食べる。カール・ジンマーが『大腸菌――進化のカギを握るミクロな生命体』で指摘したところによれば、小型車を六十台食べるのに相当するという。一九一五年、平均的なアメリカ人は週間所得の半分を食物に費やしていた。現在では、ほんの六パーセントだ。わたしたちは矛盾した状況の中で生きている。何世紀ものあいだ、人々は経済的な事情でやむを得ず不健康な食事をしていた。今日では、自ら進んでそうしている。飢餓より肥満に苦しむ人がはるかに多いという、歴史的にも類のない境遇にあるのだ。公正を期すために言うと、体重を増やすのはそれほどむずかしくない。一週間にチョコレートチップクッキーを一枚食べて、それを帳消しにする追加の運動をしなければ、一年に約一キログラム体重が増えることになる。

食べている多くのものがひどく健康を害することもあると気づくまでには、驚くほど長い時間がかかった。人々の啓発に最も貢献した人物は、ミネソタ大学の栄養学者アンセル・キーズだった。

キーズは一九〇四年、カリフォルニア州のそこそこ名門の家に生まれた（伯父が映画スターのロン・チェイニーで、ふたりは驚くほど顔が似ている）。頭はよかったが、意欲に欠ける子どもだった。子どもの知能を研究していたスタンフォード大学のルイス・ターマン教授（スタンフォード・ビネー知能検査の〝スタンフォード〟の由来になった人物）は、若きキーズに天才の素質があると断言したが、キーズは自分の素質を活かそうとはしなかった。それどころか十五歳で学校を中退し、商船の水夫からアリゾナ州でのコウモリの糞集めまで、いくつもの変わった仕事をした。その後ようやく、遅ればせながら学問の道に進むことに決めると、猛烈な勢いで失った時間を取り戻しにかかり、カリフォルニア大学バークリー校で生物学と経済学の学位をあっという間に取得し、カリフォルニア州ラホーヤのスクリップス海洋研究所では海洋学の博士号を、ケンブリッジ大学では生理学でふたつめの博士号を得た。さらにハーヴァード大学にしばらく腰を落ち着けて高高度生理学の世界的権威になったあと、ミネソタ大学の誘いを受けて生理衛生学研究室の創設者になった。キーズはそこで古典的な研究報告となる『人間の飢餓の生物学（*The Biology of Human Starvation*）』を書いた。食事と生存の専門家だったので、アメリカが第二次世界大戦に参戦すると、陸軍省はキーズに落下傘部隊のための栄養価の高いパック入り食品を開発するよう依頼した。その結果生まれたのが、「Kレーション」として知られる不朽の戦闘糧食だった。Kはキーズのイニシャルだ。

一九四四年、ヨーロッパの大半が戦争による破壊と窮乏で飢餓に陥る見込みに直面したとき、キーズはミネソタ飢餓実験として知られるようになる研究に着手した。まず三十六人の健康な男性被験者——全員が良心的兵役拒否者だった——を募集して、六カ月間一日二回（日曜日は一回）粗末な食事を与え、一日当たりの総摂取量が約千五百キロカロリーになるようにした。六カ月たつと、男性たちの平均体重は六十九キロから五十二キロに減った。実験の狙いは、人間が慢性的な飢餓状態にどのくらいうまく対処できるか、その後どのくらい順調に回復するかを明らかにすることにあった。基本的に、それは誰もが初めから推測できることを確認しただけだった。慢性的な飢えによって、被験者は怒りっぽく無気力でふさぎがちになり、病気にかかりやすくなった。プラス面としては、通常の食事が再開されると、被験者は失った体重と活力をすばやく取り戻した。キーズはこの研究に基づいて二巻から成る著書『人間の飢餓の生物学』を書き上げ、高く評価された。とはいえ、時宜を逸していたことは否めない。一九五〇年に著書が出版されたときには、ヨーロッパのほとんどの人はじゅうぶんな食事がとれるようになり、飢餓は問題ではなくなっていたからだ。

ほどなく、キーズはその名声を不朽のものとする研究に取りかかった。世界七カ国共同研究では、イタリア、ギリシャ、オランダ、ユーゴスラビア、フィンランド、日本、アメリカの七カ国に暮らす男性一万二千人の食習慣と健康状態が比較された。キーズは食物脂肪と心臓病の数値に直接的な相関関係があることを発見した。一九五九年、キーズは妻のマーガレットとともに『健康な食生活を送る方法（*How to Eat Well and Stay Well*）』という一般向けの本を書いた。この中で勧められている食事は、今では「地中海食」として知られている。この本は酪農業界と食肉業界を激怒させたが、キーズに富と名声をもたらし、食事学の歴史にとって大きな節目となった。キーズ以前は、栄養学研究はほとんど完全に欠乏疾患との闘いに向けられていた。こうして人々は、栄養が過多になったときの影響が、欠乏したときと同じくらい危険であることに気づき始めた。

近年、キーズの所見はやや辛辣な批評を受けている。よく耳にするクレームのひとつは、キーズが自分の主張を裏づける国に焦点を合わせ、そうでない国を無視したというものだ。たとえばフランス人は、地球上のほとんど誰よりもたくさんチーズを食べ、ワインを飲むが、心臓病の発症率は最も低い部類に入る。〝フレンチパラドックス〟として知られるこの現象が自分の所見と合致しなかったので、キーズはフランスを研究から除外したのだ、と批評家は主張した。ダニエル・リーバーマンはこう言う。「データが気に入らないと、キーズはあっさりそれを削除した。今日の基準なら、キーズは科学における不正行為で非難され、解雇されていただろう」。

しかしキーズの擁護者は反論として、フランス人の食生活に関する変則性が国外で広く注目されたのは一九八一年になってからなので、キーズはそのデータを含めるべきであることを認識していなかったはずだと指摘した。ほかに誰がどんな結論を出そうと、心臓の健康を保つうえで食事が果たす役割に注意を向けさせたのが、キーズの功績であることは間違いない。そして、本人の健康にもまったく害はなかったと言っておくべきだろう。キーズは、誰も地中海式食事法という言葉を知らなかったころから徹底してそれを実践し、百歳まで生きた（二〇〇四年に亡くなった）。

キーズの所見は、食事に関する勧告に長年のあいだ影響を及ぼしていた。ほとんどの国の公式指針では、脂肪は毎日の食事の三十パーセント以下で、飽和脂肪は十パーセント以下にすべきとされた。アメリカ心臓協会はそれよりさらに低く、七パーセントとしている。

しかし現在では、その勧告がどこまで信頼できるのか、定かではなくなってきた。二〇一〇年、ふたつの大規模研究（《アメリカ臨床栄養学会誌》と《内科学会紀要》に掲載）が十八カ国のおよそ百万人を対象に行なわれ、飽和脂肪を避けても心臓病のリスクが減る明らかな証拠はないという結論を出した。もっと最近の二〇一七年にイギリスの医学雑誌《ランセット》に掲載された同様の研究では、脂肪は「心血管疾患、心筋梗塞、あるいは心血管疾患の死亡率と有意に関連してはおらず」、したがって食事指針を書き換える必要があるとされた。どちらの結論も、一部の学者たちのあいだに激しい論争を巻き起こした。

あらゆる食事研究の問題は、人々が油、脂肪、善玉と悪玉コレステロール、糖、塩、さまざまな種類の化学物質が混じり合った食物を食べているので、特定の結果をどれかひとつの摂取のせいにするのは不可能であること、おまけに、ほかにも健康に影響を与えるありとあらゆる要因、たとえば運動や、体に脂肪を蓄える飲酒習慣、遺伝的体質、その他もろもろがあることだ。もうひとつのよく参照される研究によれば、四十歳の男性が毎日ハンバーガーを食べると、平均余命が一年短くなるらしい。厄介なのは、ハンバーガーをたくさん食べる人は喫煙や飲酒などをする傾向も強く、適度な運動をしないということだ。そういう習慣も同じくらい、この世から早めにチェックアウトさせる原因になる。ハンバーガーの食べすぎは体によくないが、それで寿命が決まるわけではない。

近ごろ最も頻繁に引き合いに出される悪者は、糖だ。たくさんの恐ろしい病気、とりわけ糖尿病と結びつけられてきたうえに、ほとんどの人が必要量よりはるかに多い糖を摂取しているのは疑いようがない。平均的なアメリカ人は、一日当たりティースプーン二十二杯分の添加糖を摂取している。若いアメリカ人男性の場合は、四十杯近くになる。世界保健機関は、最大五杯を推奨している。

この限度を超えるのはたやすいことだ。炭酸飲料の標準サイズ缶一本に含まれる糖は、成人の一日当たりの推奨最大量より約五十パーセント多い。アメリカの若者全体の五分の一は、清涼飲料で一日当たり五百キロカロリー以上を摂取している。糖はそれほどカロリーが高くない——ティースプーン一杯当たりたった十六キロカロリー——ことを考えると、いっそう驚かされる。たくさんカロリーを摂取するには、たくさん糖をとらなくてはならない。問題は、わたしたちがほとんどひっきりなしに糖をとっていることだ。

まず、ほぼすべての加工食品に添加糖が含まれることが挙げられる。ある推定によると、わたしたちが摂取する糖の約半分は、糖が入っていると気づいてさえいない食品に潜んでいる。たとえばパン、サラダドレッシング、スパゲッティーソース、ケチャップ、ふつう甘いとは感じられないその他の加工食品。全体で、加工食品の約八十パーセントには添加糖が含まれている。ハインツのケチャップは、およそ四分の一が糖だ。単位体積当たりの糖はコカ・コーラより多い。

ことを複雑にしているのは、体によい食べ物にもたくさんの糖が含まれていることだ。肝臓には、摂取した糖の出どころがリンゴなのかチョコレートバーなのかわからない。ペプシの五百ミリリットルボトルには、ティースプーン約十三杯分の添加糖が含まれているが、栄養価はまったくない。リンゴ三個でちょうど同じ量の糖をとることになるが、同時にビタミンやミネラルや食物繊維がとれるだけでなく、満足感もずっと大きい。とはいえ、リンゴですら必要以上に甘すぎる。ダニエル・リーバーマンの指摘によれば、現代の果物は昔より大幅に甘くなるよう選択的に品種改良されている。シェイクスピアが食べていた果物のほとんどは、おそらく現代のニンジンほども甘くなかっただろう。

現代の果物や野菜の多くは、ごく近い過去のものに比べても、栄養が乏しくなっている。テキサス大学の生化学者ドナルド・デイヴィスは二〇一一年に、一九五〇年のさまざまな食品の栄養価を現代のものと比較して、ほとんどあらゆる種類の食品で大幅な減少が見られることを示した。たとえば現代の果物は、一九五〇年代前半のものよりおよそ五十パーセント鉄が少なく、カルシウムは約十二パーセント、ビタミンAは十五パーセント減っている。結局のところ現代の農作業は、質を犠牲にして収穫量と成長の速さに重点を置いているのだ。

アメリカは、その国民が事実上世界で最も食べすぎているだけでなく、最も栄養不足でもあるという奇妙で矛盾した状況にある。過去との比較が少しむずかしいのは、一九七〇年に議会が、初の包括的な連邦政府栄養調査を、予備段階の結果が不体裁であることがわかったせいで中止してしまったからだ。「調査された母集団のかなりの割合が、栄養失調であるか、栄養上の問題を起こす危険性が高い」。同調査は中止される直前、そう報告していた。

これらをどう判断すればいいのかはよくわからない。《アメリカ合衆国統計概要》によれば、二〇〇〇年から二〇一〇年のあいだに平均的なアメリカ人が年間に食べた野菜の量は、十四キログラム減った。驚くほどの減少に見えるが、よく考えてみれば、アメリカで圧倒的な人気を誇る〝野菜〟はフライドポテトだ（アメリカ人の野菜摂取量全体の四分の一を占める）。最近食べる野菜が十四キロ減ったのは、食事が改善したしるしかもしれない。

栄養に関する助言がいかに混乱しがちかをはっきり警告していたのは、アメリカ心臓協会の諮問委員会による、ある発見だった。アメリカの栄養士の三十七パーセントが、ココナツオイル――実質的に液状の飽和脂肪にすぎない――を〝健康によい食品〟と評価しているのだ。ココナツオイルはおいしいかもしれないが、大きなスプーン一杯の焦がしバターと同じくらい、体にはよくない。ダニエル・リーバーマンは言う。「これは、食育がいかに不完全であるかを反映している。人々は事実を把握しているとはかぎらない。医者は、栄養学を学ばずに医学部を卒業することも可能だ。まったくどうかしている」。

塩をめぐるパラドックス

おそらく現代の食生活に関する知識のあいまいさを何より象徴しているのが、塩をめぐる長年未解決の論争だろう。塩はわたしたちが生きていくうえで欠かせないものだ。そこに疑問の余地はない。塩がなければヒトは死ぬ。だからこそ、塩専用の味蕾があるのだ。塩の不足は、水の不足とほとんど同じくらいの危険を招く。ヒトの体は塩をつくれないので、食事からとるしかないからだ。問題は、どのくらいが適量かを見定めることにある。少なすぎれば無気力になって衰弱し、最後には死んでしまう。多すぎれば血圧が急上昇し、心不全や脳卒中のリスクが高まる。

塩に含まれる厄介な成分はナトリウムというミネラルで、塩の体積の四十パーセントを占めるにすぎないが（残りの六十パーセントは塩素）、長期的な健康へのリスクはほぼすべてここにある。世界保健機関は一日当たりのナトリウム摂取量を二千ミリグラム以下にすべきだと推奨しているが、ほとんどの人は大幅にそれを超えて摂取している。平均的なイギリス人は一日当たり約三千二百ミリグラムのナトリウムをとり、平均的なアメリカ人は約三千四百ミリグラム、平均的なオーストラリア人は三千六百ミリグラムも摂取している。推奨限度を超えずにいるのはとてもむずかしい。スープとサンドイッチという、取り立てて塩辛いとは思えない軽めの昼食で、一日の限度を簡単に超えてしまう。ところが今、一部の専門家は、そういうきびしい限度が実のところ不必要で、むしろ有害かもしれないと言い始めている。

その結果、驚くほど矛盾した研究がずらりと並ぶことになった。イギリスで行なわれたある研究では、年間三万人もの国民が長期にわたって塩を摂取しすぎたせいで死亡したことが示されたが、ほぼ同時期に行なわれた別の研究では、塩は血圧の高い人以外にとっては無害だという結論に達し、また別の研究では、たくさん塩を摂取した人はむしろ長生きしたことがわかった。四十九カ国十三万三千人を対象にしたカナダのマックマスター大学のメタ分析では、塩のとりすぎと心臓疾患に関連があったのは高血圧がある群のみだった一方、塩の不足はどちらの群でも心臓疾患のリスクを高めることが確認された。つまり、マックマスター大学の研究によれば、塩の欠乏は少なくとももとりすぎと同じくらい危険だということだ。

結局、合意に達しないおもな理由は、双方が統計学者の言う確証バイアスに陥っているからだろう。簡単に言えば、どちらも互いの意見を聞こうとしないということだ。《国際疫学ジャーナル》に掲載された二〇一六年の研究では、対立する双方の研究者たちが頑《かたく》なに自分の意見を支持する論文を引用し、支持しない論文は無視するか退けていることがわかった。「わたしたちが見たところ、発表された文献には継続中の論争の痕跡はほとんどなく、明らかに異なるふたつの系統の学説が並んでいる」と、研究著者らは書いた。

答えを見つけるために、わたしはカリフォルニア州パロアルトにあるスタンフォード大学の栄養研究部長および医学部教授、クリストファー・ガードナーに会った。陽気でくつろいだ物腰の親切な人だ。六十歳近いが、少なくとも十五歳は若く見える（これはパロアルトのたいていの人に言えるようだ）。わたしたちは、近隣のショッピングセンター内にあるレストランで待ち合わせした。ガードナーは当たり前のように自転車で現われた。

ガードナーは菜食主義者だ。それは健康のためか、それとも倫理的な理由からかと尋ねてみた。「いや、正直に言えば、最初は女の子の気を引くためだったんです」。ガードナーがにんまりとして答えた。「一九八〇年代でしたからね。でもやがて、自分に合っているとわかりました」。それどころか、あまりにも好みに合っていたので、菜食主義レストランを始めることにしたほどだった。しかし、基礎をもっとよく理解する必要があると感じ、栄養学の博士号を取ったことで、学究的な世界のほうへそれていった。ガードナーは、何を食べるべきで何を食べるべきでないかについて、清々しいほど理にかなった考えかたをする。「原則としては、とてもシンプルです」とガードナー。「添加糖を減らし、精製された穀物を減らし、野菜を増やす。要するに、おおむねよいものを食べるように努めて、おおむね悪いものを避けるということ。そのために博士号は必要ありません」。

しかし実行するとなると、それほど単純にはいかない。わたしたちはみんな、ほとんど意識下のレベルで悪いものを選ぶ習慣がある。ガードナーの学生たちは、大学のカフェテリアでのみごとなほど単純な実験で、それを実証した。調理されたニンジンに、毎日違うラベルをつけてみたのだ。ニンジンはいつも同じで、ラベルに書かれていたことは事実だが、毎日違う特徴を強調していた。ある日のニンジンには〝あっさりしたニンジン〟というラベルがつけられ、翌日には〝減塩ニンジン〟、その翌日には〝高繊維ニンジン〟、最後に〝ニンジンのシロップ煮〟とされた。「学生たちは、甘そうに思えるニンジンのシロップ煮を二十五パーセント多く取りました」。ガードナーが、また満面の笑みを浮かべて言う。「みんな優秀な子どもたちです。体重やら健康やらに関するあらゆる問題への意識も高い。それでもやっぱり、悪いものを選んでしまう。反射的な行動なんです。アスパラガスとブロッコリーでも同じ結果になりました。潜在意識の命令に打ち勝つのは簡単ではありません」。

その弱点を、食品メーカーはとてもうまく操っている、とガードナーは話す。「食品の多くは、減塩や低脂肪や低糖として宣伝されていますが、メーカーはほぼ必ず、三つのうちひとつを減らすときには、それを補うために残りふたつを増やします。あるいは、ブラウニーにいくらかオメガ3脂肪を加えて、まるでそれが健康食品であるかのように、でかでかとパッケージに書いて強調する。でも結局はブラウニーですからね！　質の悪いものをたくさん食べているというのが、社会の問題なんです。フードバンク〔訳注　市場で流通できなくなった食品を、企業からの寄付として受け、生活困窮者などに配給する活動を行なう団体〕でさえ、たいていは加工食品を配っています。人々の習慣を変えなくてはなりません」。

ガードナーは、ゆっくりとではあるが、それが変わりつつあると考えている。「基盤が揺らぎ始めているという確信はあります」とガードナー。「でも、習慣というものは一夜では変えられませんからね」。

危険性を恐ろしげに訴えるのは簡単だ。加工肉を毎日ひと盛り食べれば、大腸がんになる危険性が十八パーセント高まるとよく書かれているし、それは確かに本当だろう。しかし、ニュースメディア《ヴォックス》のジュリア・ベルズはこう指摘した。「人が大腸がんになる生涯リスクは約五パーセントで、加工肉を毎日食べるとがんになる絶対リスクは一ポイント上がって、六パーセントになるようだ（生涯リスク五パーセントの十八パーセント分上がるので）」。つまり言い換えれば、百人が毎日ホットドッグやベーコンサンドイッチを食べていれば、一生のあいだにそのうちひとりが大腸がんになる（どちらにしろ発病する五人に加えて）。冒したくない危険かもしれないが、死刑宣告というわけでもない。

可能性と必然性を区別することが重要だ。肥満体、あるいは喫煙者やカウチポテト族だからといって、早死にする運命だとはかぎらないし、摂生に努めていたからといって危険を避けられるとはかぎらない。糖尿病や慢性高血圧、心血管疾患にかかった人のおよそ四十パーセントは、病気になる前はすこぶる健康であり、極度の肥満を抱える人のおよそ二十パーセントは、それにまったく対処しなくてもじゅうぶん長生きする。定期的に運動してたくさんサラダを食べたからといって、必ず長寿を手に入れられるとはかぎらない。長寿になれる可能性が高まるだけだ。

心臓の健康にはたくさんの不確定要素が絡んでいるので――運動やライフスタイル、塩やアルコール、糖、コレステロール、トランス脂肪、飽和脂肪、不飽和脂肪などの摂取――どれかひとつの要素に決定的な責任を負わせるのは明らかに間違っている。ある医師いわく、心臓発作は「五十パーセントが遺伝によるもの、五十パーセントがチーズバーガーによるもの」。もちろんそれは誇張しすぎだが、基本的な論点には一理ある。

最も賢明な選択肢は、バランスの取れた適度な食事をとることらしい。結局、分別のあるやりかたこそが、合理的な方法なのだ。

---

(27) 食事に関連したカロリーを本当に発明したのが誰なのかについては、驚くほど意見が一致していない。食物史学者の中には、早くも一八一九年にフランスのニコラ・クレマンがその概念を考案していたと言う者もいる。ドイツのユリウス・マイヤーが一八四八年に発明したと言う者もいれば、フランスのP・A・ファーブルとJ・T・ジルバーマンが一八五二年に協力してつくり出したと言う者もいる。確かなのは、アトウォーターがその概念に初めて遭遇した一八六〇年代までには、ヨーロッパの栄養学者たちのあいだで大流行していたということだ。

(28) その八種類は次のとおり。イソロイシン、ロイシン、リシン、メチオニン、フェニルアラニン、トリプトファン、トレオニン、バリン。大腸菌は、セレノシステインと呼ばれる二十一番めのアミノ酸を利用する能力を持つという点で、生物界でもまれな存在だ。

第十五章　全長九メートルの管で起こっていること

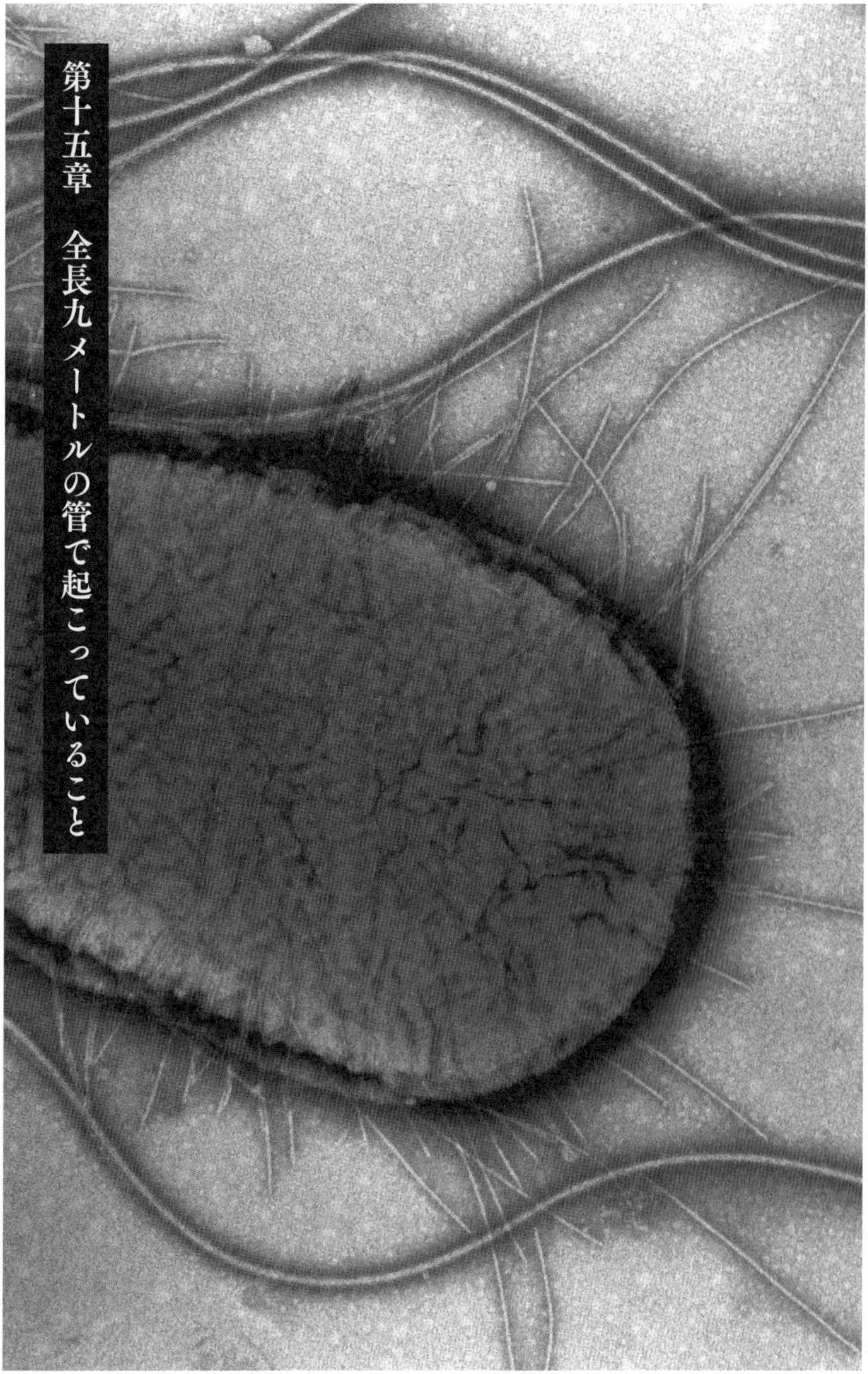

幸福とは、銀行口座が豊かで、よい料理人がいて、胃腸が丈夫なことだ。
——ジャン゠ジャック・ルソー

扉　大腸菌の電子顕微鏡写真。David GregoryとDebbie Marshallによる撮影。

胃は過大評価されている

あなたの内部はとてつもなく壮大だ。平均的な体格の男性なら、消化管の長さは約九メートル、女性ならそれより少し短い。その管組織すべての表面積を合わせると、約四百平方メートルになる。

専門家によれば、食物の腸通過時間は人それぞれに特有で、大きなばらつきがあるうえに、個人の中でもその日にどのくらい活動したかや、何をどのくらい食べているかによって異なる。男性と女性は、この点については驚くほどの違いを見せる。男性の場合、口から肛門までの平均移動時間は五十五時間だ。女性の場合は通常、七十二時間ほどかかる。食物が女性の中に丸一日近く長くとどまることで、どんな影響があるのかはよくわかっていない。

ともあれ、大ざっぱに言えば、毎回の食事は胃に約四〜六時間、さらに小腸に六〜八時間とどまってから――栄養（あるいは脂肪）になるものはここですべてはぎ取られ、体の他の部分に送られて利用されるか、困ったことに蓄積される――結腸に最長三日間留め置かれ、そこで何十億もの細菌が、他の腸には選別できなかったものをなんでも拾い出す。たいていは食物繊維だ。だからあなたは、しきりにもっと食物繊維をとりなさいと言われる。腸内細菌を喜ばせ続けると同時に、理由はよくわからないが、心臓病や糖尿病、大腸がん、それどころかあらゆる種類の死のリスクを減らせるからだ。

ほとんどの人は胃の位置をお腹とだいたい同じと考えているが、実際にはそれよりずっと上で、かなり中央から左に偏っている。長さ約二十五センチで、ボクシング用グラブのような形をしている。グラブの手首の端に当たる部分は、食物を腸へ送り出す幽門、拳に当たる部分は胃底と呼ばれる。胃は、あなたが考えるほど重大な働きはしていない。人々の意識の中で、胃はひどく過大評価されている。筋肉の収縮で内容物を押しつぶし、塩酸に浸すことで、化学的にも物理的にも少しばかり消化に貢献しているが、その貢献は不可欠というより、役に立っているという程度だ。多くの人は、胃を切除しても深刻な結果に陥ることはない。本当の消化と吸収――体の栄養摂取――はずっと下で起こる。

ヒトの胃の容量は約一・四リットルで、他の動物に比べてあまり大きくない。大型犬の胃は、ヒトの胃より二倍も多くの食物を詰め込める。食べた物がエンドウマメのスープくらいの粘度になると、それは糜粥《びじゅく》と呼ばれる。ちなみに、消化管のゴロゴロいう音は、胃ではなくおもに大腸によるものだ。あのゴロゴロ音は専門用語で「腹鳴」と呼ばれる。

胃の重要な仕事のひとつは、多くの微生物を塩酸に浸して殺すことだ。「胃がなければ、もっと多くの食物のせいで具合が悪くなっているでしょう」と、ノッティンガム大学の一般外科医で講師のケイティー・ロリンズは言った。

胃を通過してもなんらかの微生物が生き延びられるのは奇跡に思えるが、生き延びるものもいることを、誰もがつらい経験を通して知っている。問題は、わたしたちがたくさんの汚染された食品で自分自身を攻撃していることだ。二〇一六年のアメリカ食品医薬品局の調査によると、鶏胸肉の八十四パーセント、牛ひき肉のおよそ七十パーセント、ポークチョップの半分近くに、腸内の大腸菌が含まれていることがわかった。当の大腸菌以外にとっては、よい知らせではない。

食物が媒介する病気は、アメリカの密かな流行病だ。合衆国では毎年、小さな町の人口に相当する三千人が食中毒で死亡し、およそ十三万人が入院している。ぞっとする死にかたであることは間違いない。一九九二年十二月、ローレン・ベス・ルドルフは、カリフォルニア州カールズバッドの〈ジャック・イン・ザ・ボックス〉でチーズバーガーを食べた。五日後、ローレンは激しい腹部の痙攣と出血性下痢で病院に搬送された。容態は急速に悪化していった。病院で三回の重篤な心停止を起こしたあと、ローレンは死亡した。まだ六歳だった。

その後数週間で、四州七十三店舗の〈ジャック・イン・ザ・ボックス〉を訪れた七百人の客が食中毒になり、そのうち三人が死亡した。永続的な臓器不全を起こした人もいた。原因は、加熱不足の肉に存在した大腸菌だった。《食品安全ニュース》によると、〈ジャック・イン・ザ・ボックス〉社は、ハンバーガーが加熱不足であることを知っていたが、「義務づけられていた摂氏六十八度まで加熱すると硬くなりすぎると判断していた(29)」。

同じくらい有害なのがサルモネラ菌で、「自然界で最もありふれた病原体」と呼ばれてきた。アメリカでは毎年四万例のサルモネラ菌食中毒が報告されるが、実際の数はずっと多いと考えられる。ある推定では、報告症例一例につき、報告されない症例がさらに二十八例あるという。だとすれば、年間百十二万例になる。アメリカ農務省の研究によれば、食料品店で売られている鶏肉の四分の一はサルモネラ菌に汚染されている。そしてサルモネラ菌食中毒に対する治療法はない。

サルモネラ菌(salmonella)は、魚のサケ(salmon)とはなんの関係もない。アメリカ農務省の科学者ダニエル・エルマー・サーモンにちなんで名づけられた。とはいえ、実際に発見したのは助手のセオボールド・スミスだった。医学史における忘れられたヒーローのひとりだ。スミスは一八五九年、ドイツ移民(姓はシュミットだった)の息子としてニューヨーク州北部に生まれ、ドイツ語話者として育ったので、アメリカで同時代に活躍したたいていの研究者よりもすばやくロベルト・コッホの実験を追いかけ、正しく理解することができた。細菌を培養するコッホの方法を独学で覚えた結果、ほかのアメリカ人研究者よりはるかに先立つ一八八五年に、サルモネラ菌の分離に成功した。ダニエル・サーモンはアメリカ農務省畜産局の局長で、主として管理職を担っていたが、当時は、局の論文には局長の名前を主執筆者として載せるのが慣例だったので、細菌にはその名前がつけられることになった。スミスはさらに、感染性原虫バベシアの発見の功績も奪われた。この原虫には、ルーマニアの細菌学者ヴィクトル・バベシュの名前が誤ってつけられた〔訳注　バベシュが一八八八年、スミスが一八八九年に発見したとも言われる〕。長く輝かしい経歴の中で、スミスは黄熱、ジフテリア、アフリカ睡眠病、飲用水の糞便汚染などについても重要な研究を行ない、ヒトと家畜が異なる細菌で結核にかかることを示し、ロベルト・コッホの見解の誤りを証明した。さらに、コッホは結核が動物からヒトにはうつらないと考えていたが、スミスはそれも間違いであることを示した。この発見のおかげで、牛乳の低温殺菌が標準的な習慣になった。つまりスミスは、細菌学の黄金時代に活躍した最も偉大なアメリカの細菌学者だったが、現在ではほとんど完全に忘れ去られている。

ちなみに、吐き気を催させる微生物のほとんどは、ヒトの体内で増殖して具合を悪くさせるまでにしばらくかかる。黄色ブドウ球菌など、いくつかはほんの一時間ほどで体調を悪化させるが、ほとんどは早くても二十四時間かかる。デューク大学のデボラ・フィッシャー医師は《ニューヨーク・タイムズ》でこう述べた。「人は最後に食べたもののせいにする傾向があるが、おそらく最後より以前に食べたもののせいだろう」。実のところ、多くの感染は、はっきり現われるまでにそれよりはるかに長い時間がかかる。アメリカで年間約三百人を死亡させるリステリア症は、症状が現われるまでに最長七十日かかるので、感染源を突き止めるのは悪夢のような作業になる。二〇一一年には、リステリア症の感染源――コロラド州産のカンタロープメロン――が特定される前に、三十三人が亡くなった。

食物媒介性疾患の最大の原因は、一般に考えられているのとは違って、肉や卵やマヨネーズではなく、緑色の葉物野菜だ。あらゆる食中毒の五分の一を占めている。

胃に穴があいたままの男

長年のあいだ、胃に関するほとんどすべての知識は、一八二二年に起こった不運な事故のおかげで得られたものだった。その年の夏、ミシガン州北部のヒューロン湖のマキノー島で、雑貨店の客がライフルを調べていたところ、いきなり暴発した。不運なことに、アレクシ・サンマルタンという若いカナダの猟師がほんの一メートル先の、まさに弾道上に立っていた。銃弾はサンマルタンの左胸のすぐ下に穴をあけ、本人が特に望んでいなかったものを与えた。医学史上最も有名な胃だ。サンマルタンは奇跡的に回復したが、傷は完全には塞がらなかった。サンマルタンの主治医でアメリカ軍医のウィリアム・ボーモントは、二・五センチ幅の穴を、猟師の内部をのぞくための風変わりな窓として使えば、その胃を直接調べられることに気づいた。ボーモントはサンマルタンを家に連れ帰って面倒を見たが、それは泊まり客に対して自由に実験を行なってよいという了解のもとで（正式契約を結んで）のことだった。ボーモントにとって、これはまたとない機会だった。一八二二年には、食物が喉の奥へ消えたあとどうなるのか、誰も詳しくは知らなかったからだ。サンマルタンは、直接調べられる地球上でただひとつの胃を持ったことになる。

ボーモントの実験は主として、絹糸でさまざまな食物をつるしてサンマルタンの胃に挿入し、一定の時間を置いてから引き出し、どうなっているか調べるという方法で行なわれた。ときどき、ボーモントは科学的な興味からその内容物の味見をして、そのぴりっとした酸味を確認し、胃の主要な消化因子を塩酸だと推定した。胃部研究界にセンセーションを巻き起こした大発見であり、ボーモントは有名になった。

サンマルタンは最高に協力的な被験者というわけではなかった。よく姿を消すことがあり、一度などは四年も行方をくらましたあとで、ボーモントがようやく捜し当てた。そういう中断がありながらも、ボーモントはついに画期的な著書『胃液と消化生理学についての実験と観察（*Experiments and Observations on the Gastric Juice and the Physiology of Digestion*）』を出版した。約一世紀のあいだ、消化過程に関するほとんどあらゆる医学知識は、サンマルタンの胃から得られたものだった。

皮肉なことに、サンマルタンはボーモントより二十七年も長生きした。数年あちこち放浪したあと、故郷のケベック州サントマに戻り、結婚して六人の子どもを育て、一八八〇年に七十八歳で亡くなった。彼を有名にした事故から、六十年近くが過ぎていた。(30)

薬剤師助手であるというだけで開腹手術をさせられた男

消化管の中枢は、小腸にある。小腸は七メートルほどの曲がりくねった管で、体内の消化のほとんどを担っている。小腸は伝統的に三つの部位に分けられる。十二指腸（duodenum〝十二〟という意味で、古代ローマの平均的な男性の場合、この部分の長さが指の幅十二本分と見なされたため）、空腸（jejunum〝食物がない〟という意味で、死体の空腸が空であることが多かったため）、回腸（ileum〝鼠径部〟という意味で、位置がそこに近いため）。しかし実際には、区分はあくまで理論上のものだ。自分の小腸を取り出して地面に広げてみても、ひとつの部位がどこから始まってどこで終わるのかわからないだろう。

小腸には絨毛《じゅうもう》と呼ばれる細かい毛のような突起物が並んでいて、それが表面積を大幅に広げている。食物は蠕動《ぜんどう》と呼ばれる収縮過程によって運ばれる。腸が行なうウェーブのパフォーマンスといったところだ。食物は、一分当たり約二・五センチの速さで進む。なぜ猛烈な消化液が自分自身の消化管の内側を溶かしてしまわないのか、という素朴な疑問がわいてくる。それは、消化管が上皮と呼ばれる保護細胞の単一層で覆われているからだ。自分の体が消化されてしまうのを防いでいるのは、警戒を怠らないその細胞と、それが生成するねばねばした粘液だけ。もしその組織が破れて、腸の中身が体の他の部分に入ってしまったらものすごく具合が悪くなるだろうが、そういうことはめったに起こらない。この最前線の細胞たちはひどく酷使されるので、それぞれが三日か四日ごとに交換され、全身でほぼ最も回転率が高くなっている。

庭塀のように小腸の外側を囲んでいるのが、大腸として知られる長さ二メートル弱のもう少し太い管だ。小腸と大腸をつなぐ部分（体の右側、骨盤の斜め上）に、盲腸と呼ばれる嚢があり、草食動物にとっては重要な器官だが、ヒトにとっては不可欠というほどでもない。盲腸から突き出ている指のようなものが虫垂で、特定の目的を持たない器官だが、破裂したり感染症を起こしたりして毎年世界で約八万人を死なせている。

虫垂（vermiform appendix）という名前がついたのは、蠕虫《ぜんちゅう》のような形をしているからだ。長いあいだ虫垂について言われていたのは、切除しても別に名残惜しくないということだけで、その器官にはなんの目的もないことが強く示唆されていた。しかし現在では、虫垂が腸内細菌の貯蔵所として働いているという説が有力になっている。

先進諸国の約十六人にひとりはどこかの時点で虫垂炎になるのだから、緊急手術の最も一般的な要因と言ってもおかしくない。アメリカ外科学会によると、アメリカでは年間約二十五万人が虫垂炎で入院し、約三百人が死亡している。手術をしないと、多くの虫垂炎患者は死ぬ。昔はかなりよくある死因だった。裕福な国々での急性虫垂炎の発生率は、今日では一九七〇年代の約半分になっているが、なぜなのかはよくわからない。依然として発展途上国より豊かな国々で多く見られるものの、発展途上国の発生率は急速に上昇している。おそらく食生活の変化が原因だろうが、やはり確かなことはわからない。

わたしの知る最も並外れた虫垂切除術患者の物語は、第二次世界大戦中、南シナ海の日本の支配海域にいたアメリカの潜水艦〈シードラゴン〉の船上で起こった。カンザス州出身の水兵ディーン・レクターは、明らかな急性虫垂炎を発症した。免許のある医療従事者がいなかったので、司令官は船の薬剤師の助手、ホイーラー・ブライソン・ライプス（知っているかぎりでは、本書の著者との親戚関係はない）という人物に手術を行なうよう命じた。ライプスは医学訓練を受けたこともなければ、虫垂がどんな見た目なのか、どこにあるのかも知らず、使える手術器具もないと言って抵抗した。司令官は、乗船しているベテランの医療関係者としてとにかくできることをやるようにと指示した。

ライプスの患者に対する接しかたは、おそらくあまり心強いものではなかっただろう。レクターへの励ましの言葉は、こんな感じだった。「なあ、ディーン、わたしは一度もこういうのをやったことがないんだが、このまま放っておいても、きみが回復する見込みはあまりないんだ。さて、どうする?」。

ライプスはレクターに麻酔をかけることに成功し――投与量の指示がなかったのだから、それ自体が偉業だ――次に、外科用マスクがわりに裏にガーゼを貼った茶こしを着け、救命救急マニュアルに毛の生えたようなものを手引として、調理用ナイフでレクターの腹部を切り、真っ赤に腫れ上がった虫垂をどうにか見つけて切除し、傷を縫合した。レクターは奇跡的に生き延び、完全に健康を回復した。しかし不運にも、健康な人生を存分に楽しむことはできなかった。虫垂切除術を受けた三年後、レクターは、ほぼ同じ海域での別の潜水艦戦闘で死亡した。ライプスは一九六二年まで海軍に勤務し、八十四歳という高齢まで生きたが、二度と手術はしなかった。もちろん、それが正解だ。

小腸は、回盲括約筋と呼ばれる接合部を介して大腸につながる。大腸はまさに発酵タンクのようなところで、便とガスと多様な微生物叢の生息地、そして何もかもがゆるやかに進む場所だ。二十世紀初頭、サー・ウィリアム・アーバスノット・レーンという、ある面を除けば高名なイギリスの外科医は、ゆっくり流れる汚物すべてが病的な毒素の蓄積を促して、本人いわく自家中毒の症状を引き起こすと信じるようになった。あげく、〝レーンの屈曲〟として知られるようになる異常を特定し、患者の大腸の一部を外科的に切除し始めた。レーンは徐々に手術の範囲を拡大し、とうとう完全な結腸切除を行なうようになった。まったく不必要な処置だった。世界じゅうの人々が、自分の腸に別れを告げるためにレーンのもとに押し寄せた。〝レーンの屈曲〟が完全な想像の産物であることが示されたのは、この外科医の死後だった。

アメリカでは、ニュージャージー州のトレントン州立病院の院長、ヘンリー・コットンが、同じく大腸に、持たなくていい関心を持った。コットンは、精神障害の原因が脳ではなく、先天的にゆがんだ腸にあると信じるようになり、どう見ても素質がないにもかかわらず手術計画を開始した。そして患者の三十パーセントを死なせ、誰ひとり治療できなかった——とはいえ、誰にも治療が必要な病気などなかったのだ。またコットンは、抜歯マニアにもなり、一九二一年の一年間に、麻酔を使わずに約六千五百本（患者ひとり当たり十本）の歯を抜いた。

実際には、大腸はたくさんの重要な仕事をしている。たとえば、大量の水分を再吸収して体内に戻す。また、小腸が取り残したものをなんでも食べる微生物の巨大なコロニーの温かい住処となり、その食事の過程でたくさんの役立つビタミン、たとえばB_1、B_2、B_6、B_{12}、Kなどを捕捉し、それも体内に戻す。残ったものを、便として排泄する。

欧米諸国の成人は、一日に約二百グラムの便を出す。年間では約八十キログラム、生涯では六千三百五十キログラムだ。便は主に、細菌の死骸と、消化されなかった食物繊維、剝がれ落ちた腸細胞、赤血球の死骸の残留物から成る。便一グラムには、四百億個の細菌と一億個の古細菌が含まれている。さらに、便試料を分析すると、多くの真菌やアメーバ、バクテリオファージ、アルベオラータ、子囊菌、担子菌、ほかにも山ほどの微生物が見つかるが、その一部については、永住しているのか、ただ通りかかっただけなのかはほとんどわからない。便試料を二日あけて採取すると、驚くほど異なる結果が出る。同じ便の両端から取った試料でさえ、まったく別人のものに見えることがある。

腸に発生するほぼすべてのがんは大腸に見られ、小腸にはまず見られない。なぜなのかはっきりとはわからないが、多くの研究者は、大腸におびただしい数の細菌がいるせいではないかと考えている。

オランダのユトレヒト大学のハンス・クレヴァース教授は、食生活に関連していると考える。「マウスは小腸にがんができるが、大腸にはできない」とクレヴァースは言う。「しかし、欧米風の食事を与えると逆になる」。欧米に移り住んで欧米風のライフスタイルを送るようになった日本人にも、同様の現象が見られる。胃がんより、大腸がんにかかりやすくなるのだ。

近代になって、便というものに綿密な科学的興味をいだいた最初の人物が、テオドール・エシェリヒ(一八五七~一九一一年)だった。ミュンヘンに住む若い小児科学研究者で、十九世紀後半に乳児の便を顕微鏡で調べ始めた。エシェリヒはそこに、予想よりも大幅に多い十九種類の微生物を発見した。明白な供給源は、母乳と吸っている空気しかないはずなのにだ。最も数多く存在した細菌が、エシェリヒに敬意を表してエシェリヒアコリ(大腸菌)と呼ばれるようになった(エシェリヒ自身は「バクテリアコリコミューン」と呼んだ)。

大腸菌は、地球上で最も研究された微生物になった。すばらしい著書『大腸菌』でこの並外れた桿菌だけに焦点を当てたカール・ジンマーによれば、大腸菌はまさに、何十万本もの論文を生んだという。大腸菌のふたつの菌株に見られる遺伝的変異性は、地球上の全哺乳類に見られる変異性を合わせた数より多い。亡きテオドール・エシェリヒにとって、そんなことは知る由もなかった。エシェリヒアコリという名前がつけられたのは一九一八年、エシェリヒの死の七年後で、公式にその名前が認められたのは一九五八年のことだった。

最後に、おならを上品に表わした言葉、腸内ガスについても少し触れておこう。腸内ガスは主に、二酸化炭素(最大五十パーセント)、水素(最大四十パーセント)、窒素(最大二十パーセント)から成るが、正確な割合は人によって、いや、日によっても異なる。約三分の一の人は悪名高い温室効果ガス、メタンを出すが、三分の二の人はまったく出さない(あるいは少なくとも、検査されたときには出さなかった。

腸内ガス検査には、それほどきびしい規律があるわけではない）。おならのにおいは、主として硫化水素によるものだが、硫化水素は排出される成分の約百万分の一〜三を占めるにすぎない。高濃度の硫化水素――下水ガスのような――は致死的になるが、なぜわたしたちがごく微量のガスにこれほど敏感なのかは、科学がまだ解き明かせていない疑問だ。興味深いことに、致死量まで上昇すると、ヒトはそのにおいをまったく感じなくなる。メアリー・ローチが、消化に関するありとあらゆることを研究したみごとな著書『消化管をめぐる冒険（*Gulp*）』で述べたように、「嗅神経が麻痺してしまう」からだ。

腸内のすべてのガスが合わさるとかなり爆発しやすくなることは、一九七八年にフランスのナンシーで、悲劇的な形をもって実証された。外科医が六十九歳の男性の直腸に電気で熱したワイヤーを通してポリープを焼灼しようとしたところ、爆発が起こって、気の毒な男性をまさにばらばらにしてしまったのだ。《胃腸病学》誌によると、これは「肛門手術中の大腸ガス爆発に関する多くの記録例」のひとつにすぎなかった。今日では、ほとんどの患者は、二酸化炭素の注入で腹部を膨らませてから腹腔鏡手術や鍵穴手術を受ける。おかげで苦痛や傷跡を減らせるだけでなく、爆発事故の危険性もなくなる。

（29）大腸菌は、ほとんどの菌株がヒトにとって無害なうえに一部は明らかに有益である――間違った場所に行き着きさえしなければ――という点で、奇妙な生物だ。たとえば、大腸の中の大腸菌はビタミンKをつくってくれる。それはとてもありがたいことだ。ここでは、ヒトに害をもたらす、あるいは歓迎されない場所に行き着いた大腸菌株について話している。

（30）サンマルタンは、いっときヴァーモント州キャヴェンディッシュに住んでいた。もうひとりの不運な労働者、フィニアス・ゲージの頭蓋骨を鉄棒が貫通する事故が起こった場所だ。また、Y染色体を発見したネッティー・スティーヴンズの出身地でもある。しかし、誰も同時期にキャヴェンディッシュにいたことはない。

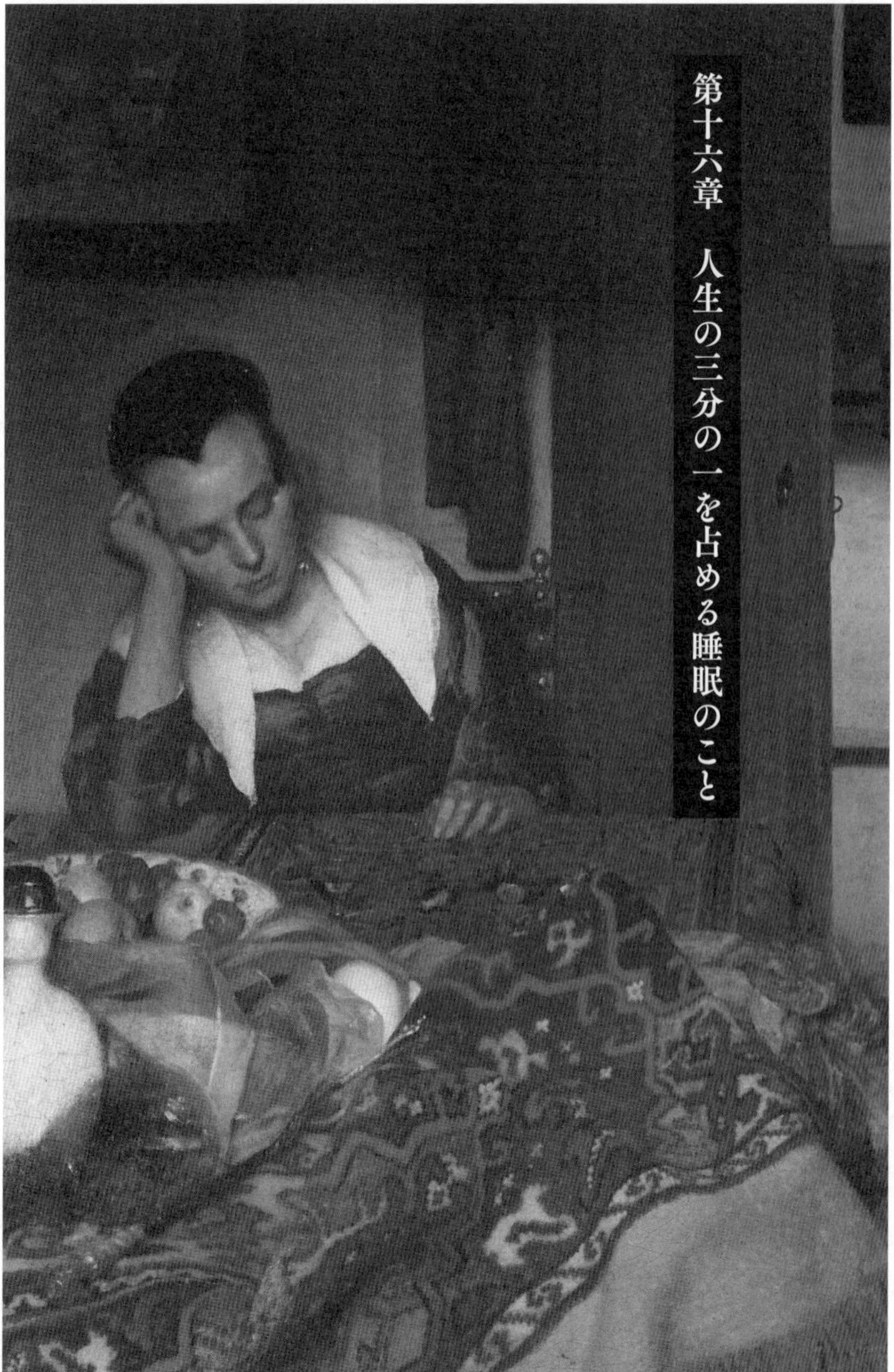

第十六章　人生の三分の一を占める睡眠のこと

おお、眠り、おお、安らかな眠り、大自然の優しい乳母よ
――ウィリアム・シェイクスピア『ヘンリー四世　第二部』

扉　ヨハネス・フェルメール画「眠る女」（1656年頃）メトロポリタン美術館蔵。

クマは「冬眠」しているのではない

睡眠は、わたしたちの最も謎めいた行為だ。それが不可欠なことはわかっているが、なぜなのかはよくわからない。睡眠がなんのためにあるのか、最大限の健康と幸福のためにはどのくらい眠るのが適切なのか、なぜ簡単に眠れる人もいるのに、どうにか眠りを得ようと絶えずもがいている人がいるのか、はっきりしたことは何ひとつ言えない。ヒトは人生の三分の一を睡眠に費やしている。わたしは、これを書いている時点で六十六歳だ。人生における睡眠時間を合計すれば、二十一世紀になってからずっと眠っていたことになる。

体のどこだろうと、睡眠の恩恵を受けない部分、不眠の悪影響を受けない部分はひとつもない。長期にわたって睡眠を奪われれば死んでしまう——が、具体的に睡眠不足の何が原因で死ぬのかも、やはり謎だ。一九八九年、残酷すぎて二度と行なわれそうにない実験が行なわれた。シカゴ大学の研究者たちが、ラットを死ぬまで眠らせずにいたところ、十一日から三十二日のあいだで完全に消耗して死亡した。剖検《ぼうけん》では、ラットに死亡の原因といえる異常は見つからなかった。ただ、体が動くのをやめてしまうのだ。

睡眠は、とてもたくさんの生物学的過程と結びついている——記憶の固定、ホルモンバランスの回復、脳に蓄積した神経毒の除去、免疫系のリセット。高血圧の初期兆候がある人が、それまでより毎晩一時間長く眠ると、血圧の数値が大幅に改善することが示された。要するに、睡眠とは夜ごとに体を調整してくれるものらしい。カリフォルニア大学サンフランシスコ校のローレン・フランク教授は、二〇一三年に《ネイチャー》誌でこう述べた。「睡眠は、記憶を脳の別の場所に移動するのに重要だと誰もが言う。問題は、基本的にその説に直接の証拠がないということだ」。しかも、なぜそのためにこれほど完全に意識を失う必要があるのかも、まだ解明されていない。眠っているあいだ、わたしたちは外の世界から切り離されているだけでなく、大半の時間まったくの無力なのだから。

睡眠は明らかに、ただの休息ではない。興味深いことに、冬眠（hibernation）している動物にも、眠りの時間がある。ほとんどの人にとっては驚きだろうが、冬眠と睡眠は、少なくとも神経学と代謝の観点から見れば、まったく別のものだ。冬眠は脳震盪を起こしたか麻酔をかけられた状態に近い。当事者は意識を失っているが、眠ってはいない。だから冬眠している動物は、長い無意識の中で毎日数時間、いつもの睡眠をとる必要がある。もっと驚きなのは、冬に眠り込む最も有名な動物であるクマが、実際には冬眠していないことだ。本当の冬眠では、深い無意識状態になり、体温が大幅に下がる――一〇度近くになることも多い。この定義によれば、クマは冬眠していない。体温は正常近くにとどまり、簡単に目を覚ますからだ。クマの冬の眠りは、「非活動状態」と呼ぶほうが近い。

睡眠が生物に何を与えてくれるにしても、それは回復に役立つ単なる不活動期間ではない。わたしたちが山賊や捕食動物の攻撃に対してひどく無防備になってまで、心から切望するだけの何かがあるはずだ。ところが、わかっているかぎりでは、目を覚ましたまま休んでいるとき以上のことを睡眠がしてくれているとは言いがたい。また、なぜ人が、非現実的で、ときに不気味な「夢」と呼ばれる幻覚を経験しながら夜の大半の時間を過ごすのかもわかっていない。一見したところ、何時間も暗闇で過ごすあいだ、ゾンビに追いかけられたり、どういうわけかバス停に裸で立っていたりするのが、元気回復にすばらしく役立つ方法とは思えないのだが。

それでも一般に、眠りはなんらかの奥深く根本的な必要を満たしているはずだと考えられている。著名な睡眠研究者アラン・レヒトシャッフェンは何年も前にこう述べた。「もし睡眠が生命に絶対に必要な機能を果たしていないなら、進化の過程がつくった最大の失敗といえるだろう」。ともかく、わたしたちが知るかぎり、睡眠がやっているのは（別の研究者の言葉によれば）「起きるのに適した状態にしてくれる」ことだけだ。

あらゆる動物は眠るらしい。線虫やショウジョウバエのようなごく単純な生物でさえ、一定のあいだ静止する。必要な睡眠時間は動物によって大きなばらつきがある。ゾウとウマは一晩に二、三時間だけで生きていける。なぜそんなに少なくて済むのかはわからない。ほかの哺乳類のほとんどは、ずっと長い睡眠を必要とする。哺乳類の眠りの王者と考えられていた動物、ミツユビナマケモノは、今でもよく一日に最長で二十時間眠ると言われるが、それは捕獲されたナマケモノから得た数字で、周囲に捕食動物がいないうえに、やることがあまりなかったからだろう。野生のナマケモノの睡眠時間は一日に十時間程度で、ヒトよりずっと多いわけでもない。なんとも不思議なことに、鳥と海洋哺乳類の中には、一時的に脳の半分のスイッチを切っておけるものもいる。半分は警戒を続け、もう半分はうたた寝できるというわけだ。

睡眠中のほうが活発に活動する前脳

睡眠について現代的な理解が得られ始めたのは、一九五一年十二月のある夜にさかのぼると言っていいかもしれない。シカゴ大学の若き睡眠研究者ユージーン・アセリンスキーは、研究所が購入した脳波を測定する機械を試していた。アセリンスキーが初日に行なった試験の有志の被験者は、八歳の息子アーモンドだった。

幼いアーモンドがいつもならば安らかなはずの夜の睡眠に入った九十分後、モニターのロールグラフ用紙が突然がくんと動き出し、活発な覚醒を示唆するギザギザした波形を描き始めたのを見て、アセリンスキーは驚いた。ところが、アセリンスキーが隣室をのぞくと、アーモンドはぐっすり眠っていた。しかし、目は明らかにまぶたの下で動いていた。アセリンスキーはこのとき、ヒトの夜間睡眠周期の中で最も興味深く謎めいている、急速眼球運動(レム)睡眠を発見したのだった。しかし、特に急いでその情報を活字にはしなかった。二年近くたってようやく、発見を伝える小さな記事が《サイエンス》誌に載った[31]。

現在では、通常の夜間睡眠が一連の周期から成り、四または五段階ある(誰の分類法を使うかによる)ことがわかっている。まず初めに、意識を手放す段階があり、たいていの人は達成するまでに五〜十五分かかる。次に、昼寝のときのような、軽いが回復に役立つ眠りが二十分ほど続く。このふたつの段階では眠りがとても浅いので、眠っていても起きているかのように思えるかもしれない。そのあと深い眠りが訪れて、約一時間続く。眠っている人をこの段階で起こすのは、ずっとむずかしくなる(一部の専門家は、この期を二段階に分けて、睡眠周期を五段階とする)。最後に急速眼球運動(レム)期が訪れ、わたしたちはほとんどの夢をこの段階で見る。

レム期のあいだ、眠っている人はほとんど身動きが取れなくなるが、閉じたまぶたの下で、目はまるで緊迫したメロドラマを見ているかのようにキョロキョロ動き、脳は目覚めているどんなときにも劣らず活発に働く。それどころか、前脳のいくつかの部分は、はっきり目覚めて動き回っているときより、レム睡眠中のほうが活発になる。

レム睡眠中になぜ目が動くのかはよくわからない。誰でも思いつく説によると、夢を〝見ている〟からだ。レム期には、体の器官すべてが麻痺状態になるわけではない。心臓と肺は明白な理由から機能し続けているし、目は明らかに自由に動き回っている。しかし、体の動きをつかさどる筋肉はすべて抑制される。動けなくなれば、悪夢の中でのたうち回ったり、攻撃から逃げたりしても自分を痛めつけずに済むというのが最もよく耳にする説明だ。ごくまれに、レム睡眠行動障害と呼ばれる状態になる人もいる。手足の動きが抑制されないので、実際にときどきのたうち回って、自分やパートナーを痛めつけることがある。逆に、覚醒時に麻痺がすぐには収まらず、目覚めているのに体が動かせなくなる人もいる。ひどくうろたえてしまいそうだが、ありがたいことに、ほんの数分しか続かないことが多い。

レム睡眠は、毎晩の睡眠の最大二時間、全体のおよそ四分の一を占める。夜が過ぎるにつれて、レム睡眠の時間は長くなる傾向があるので、夢にとらわれるのはたいてい目覚める前の最後の時間になる。

睡眠周期は、ひと晩に四、五回繰り返される。各周期は約九十分続くが、人によって違う。レム睡眠は、どうやら発達にとって重要らしい。新生児は、睡眠時間（つまりほとんどの時間）の少なくとも五十パーセントをレム期の中で過ごす。胎児の場合は、八十パーセントにもなる。長年のあいだ、ヒトはすべての夢をレム睡眠中に見ると考えられていたが、ウィスコンシン大学の二〇一七年の研究では、七十一パーセントの人がノンレム睡眠中に夢を見ることがわかった（レム睡眠中に見る人は九十五パーセント）。ほとんどの男性は、レム睡眠中に勃起する。女性にも、性器への血流の増加が見られる。理由はわからないが、性的な衝動と明白な関連があるわけではないようだ。通常、男性はひと晩に二時間ほど勃起する。

夜間、わたしたちは気づいているより落ち着きなく身動きしている。平均的な人で、ひと晩に三十回から四十回、寝返りを打ったり大きく姿勢を変えたりする。しかも、思っているよりはるかに多く目を覚ましている。夜間の気づかれることのない覚醒や短い目覚めを合計すると、最大三十分にもなる。作家のA・アルヴァレスは一九九五年の著書『夜（*Night*）』の取材で睡眠専門クリニックを訪れ、自分では夜間に切れ目なく眠っていると考えていたが、朝になってグラフを見たとき、二十三回目覚めていたことを知った。夢を見ている時間も五回あったが、内容は思い出せなかった。

通常の夜間睡眠に加えて、わたしたちはよく、目覚めている時間にとぎれとぎれの睡眠をとり、気づかないうちに覚醒と無意識のはざまのような、「ヒプナゴジア」と呼ばれる状態に陥ることがある。気がかりなことに、長距離飛行に携わる十二人の航空機パイロットを睡眠学者が調べたところ、ほぼ全員が飛行中何度も、気づかずに眠っていたか、眠っていたも同然の状態になっていたことがわかった。

眠っている人と外の世界の関係は、なかなか興味深い。たいていの人は、寝ている間に入眠時痙攣、または「ミオクローヌス」と呼ばれる、落下するような突然の感覚を経験したことがあるだろう。なぜそれが起こるのかは誰にもわからない。一説によると、その起源は、ヒトが木の上で眠り、落ちないように気をつけなくてはならなかった時代にまでさかのぼるという。痙攣は、消防訓練のようなものなのかもしれない。こじつけのように思えるが、考えてみれば、どれほど深く眠っていても、どれほど落ち着きなく身動きしても、ホテルなどの慣れないベッドで寝ているときでさえ、めったにそこから落ちないという興味深い事実がある。ぐっすり眠り込んでいても、体内のなんらかの見張り番が、ベッドの端がどこかを把握し、転げ落ちないようにしている（ひどく酔ったときや高熱がある場合を除いて）。どんなに熟睡している人でさえ、体のどこかの部分が外の世界に注意を払っているようだ。ポール・マーティンが著書『人生、寝たもの勝ち』で引用したオックスフォード大学の研究では、被験者が眠っているあいだ、自分の名前が読み上げられるたびに脳波の波形が小さく動いたが、ほかの知らない名前が呼ばれても反応しなかったことがわかった。また実験では、人は目覚まし時計なしでも、あらかじめ決めた時間に起きるのがかなり得意であることが示された。つまり、眠っている頭のどこかが、頭蓋骨の外の現実世界を追いかけているに違いない。

夢は、こういう夜ごとの脳の大掃除で出る副産物にすぎないのかもしれない。脳が老廃物を取り除いたり記憶を固定したりするとき、神経回路はランダムにインパルスを発し、短く断片的なイメージを生み出す。何か見るものはないかとテレビのチャンネルを次々と切り替えることに少し似ている。脳は記憶や不安、空想、抑えた感情などの支離滅裂な流れに立ち向かって、そのすべてから理にかなった物語をつくろうとしているのだろう。あるいは、脳も休んでいるのだから、無理はせず、ただ支離滅裂な電気パルスの流れをそのまま流しているのかもしれない。だとしたら、夢に強烈な印象を受けても、たいていあまり内容を憶えていないことに説明がつく気がする。実のところたいして意味があるわけでも、重要なわけでもないということだ。

「体内時計」という発見

一九九九年、インペリアル・カレッジ・ロンドンの研究者ラッセル・フォスターは、十年の綿密な研究のあと、あまりにも意外でほとんど誰も信じようとしなかったことを証明した。ヒトの目に、周知の杆体と錐体に加えて、第三の光受容細胞があることを発見したのだ。感光性網膜神経節細胞と呼ばれるこの新たな受容体は、視覚とは関係なく、明るさを感知するため、つまり昼か夜かを知るためだけに存在する。その情報は、脳内の視床下部に埋め込まれたピンの頭ほどの小さなふたつの束になったニューロンに伝えられる。「視交叉上核《しこうさじょうかく》」と呼ばれるこのふたつの束（各半球にひとつずつ）が、概日《がいじつ》リズムを制御している。つまり体内時計だ。いつ起床して、いつ仕事を切り上げればいいかを教えてくれる。

すべてはすばらしく合理的で役立つ知識に思えるが、フォスターが発見したことを発表すると、眼科学界からとてつもなく大きな非難の声が上がった。目の細胞型のような基本的なことが、こんなに長いあいだ見逃されてきたなんて、ほとんど誰も信じようとしなかった。フォスターが発表を行なったある機会では、聴衆のひとりが「でたらめだ！」と叫んで出ていってしまったほどだ。

「彼らは、百五十年間研究してきたもの、つまりヒトの目に、これまですっかり見逃してきた機能を持つ細胞があったことを、なかなか認められなかったんです」とフォスターは言う。しかし実際フォスターは正しく、のちに名誉を回復した。「今ではみんな、ずっと寛大になりましたよ」と冗談交じりに言う。現在、フォスターはオックスフォード大学眼科学ナフィールド研究所の所長および概日神経科学教授を務めている。

ハイストリートからすぐのブレーズノーズカレッジ内のオフィスで会ったとき、フォスターはこう話してくれた。「第三の受容体が本当におもしろいのは、視覚とは完全に独立して機能することです。実験として、わたしたちは全盲の女性──遺伝病のせいで杆体と錐体を失った女性──に、部屋の明かりのスイッチが切り替わったと感じたら教えてくれるように頼みました。女性は、何も見えないのだから無理だと言いましたが、わたしたちはとにかく試してみてほしいとお願いした。すると、女性は毎回正解したんです。まったく視力がない──光を〝見る〟ことができない──にもかかわらず、脳は意識下において完璧な精度で光を感知した。女性はびっくりしていました。わたしたち全員がびっくりしましたよ」。

フォスターの発見以来、体内時計は脳だけではなく、全身──膵臓、肝臓、心臓、腎臓、脂肪組織、筋肉、ほぼあらゆる部分──にあり、それらは独自の時刻表に従って働き、いつホルモンを放出するかや、いつ器官が最も忙しく働き、最も弛緩するかを指示していることがわかってきた。[32]たとえば、反射神経は午後半ばに最も鋭敏になり、血圧は夕方にかけて頂点に達する。男性は、一日の後半よりも朝早くに多くのテストステロンを分泌する。こういうシステムのどれかがうまく同期しなくなると、問題が起こる。体の概日リズムの乱れは、糖尿病や心臓病、うつ病、深刻な体重増加の一因となる（場合によっては直接の原因となる）と考えられている。

視交叉上核は、久しく謎に包まれている近くの豆粒大の構造物、松果体と密接に連携して働く。松果体は、ほぼ頭の真ん中にある。その中心的な位置と、周囲から孤立した独自のありかた——脳内のほとんどの構造物は対になっているが、松果体はひとつしかない——から、哲学者のルネ・デカルトは、松果体こそが魂の宿る場所だという結論を導き出した。実際には、脳が一日の長さを把握するのを助けるメラトニンというホルモンを産生する機能をつかさどっているのだが、それは一九五〇年代にようやく発見され、解明された主要な内分泌腺の最後のひとつになった。メラトニンが具体的にどのように睡眠に関連しているのかは、まだよくわかっていない。メラトニンの分泌量は夕方になると増えて真夜中に最大になるので、眠気と結びつけるのは論理的に思えるが、実のところメラトニンの産生は、夜に最も活動的になる夜行性動物でも増えるから、眠気を促進するわけではない。それはともかく、松果体は昼夜のリズムだけではなく、季節の変化も把握する。冬眠動物や季節繁殖動物にとっては、とても重要だ。ヒトにも大きな影響を及ぼしているが、たいていは気づきにくい形で現われる。たとえば、体毛は夏季のほうが早く伸びる。デイヴィッド・ベインブリッジがうまいことを言っている。「松果体はわたしたちの魂ではなく、わたしたちのカレンダーだ」。しかし、これまたとても興味深いことに、哺乳類仲間のいくつか——たとえばゾウやジュゴンなど——には松果体がなく、それで困っているようにも見えない。

ヒトでは、メラトニンの季節ごとの役割はあまりはっきりしていない。メラトニンは、ほぼどこにでもある分子で、細菌やクラゲ、植物、その他概日リズムの支配下にあるほとんどの生物にも見つかる。ヒトの場合、年を取ると産生が大幅に減少する。七十歳で産生されるメラトニンの量は、二十歳の量のたった四分の一になる。なぜなのか、それがどんな影響を及ぼすのかは、まだ解明されていない。

確かなのは、正常な毎日のリズムが乱されると、概日システムに重大な混乱が起こりかねないということだ。一九六二年の有名な実験で、フランスの科学者ミシェル・シフレは、アルプス山脈の山奥に約八週間こもった。日光も時計も、そのほか時間の経過の手がかりとなるものが何もない中で、一日の長さに見当をつけなくてはならず、三十七日が過ぎたと推定した時点で、実際には五十八日たっていたことを知って愕然とした。しかも、短い時間の経過を測ることさえまったくできなくなっていた。当て推量で二分測るように言われると、シフレは五分以上黙っていた。

近年になってフォスターと同僚たちは、以前考えていたよりヒトが季節的なリズムを持っていることに気づいた。フォスターは言う。「思いがけないたくさんの領域で、リズムが見つかっています――自傷、自殺、児童虐待。パターンが北半球から南半球へ六カ月ごとに変化するので、こういう物事に季節的な上下動があるのがただの偶然でないことはわかっています」。北半球の春に人々がなんらかのことをすれば――たとえば大勢が自殺するなど――六カ月後に南半球の人々が同じことをするのだ。

概日リズムは、服用する薬の効き目も大きく変えるかもしれない。マンチェスター大学の免疫学者ダニエル・デイヴィスの指摘によると、今日使用されている医薬品売上トップ百のうち五十六種類は、時間に敏感な体の部位を標的にしている。「こういうベストセラーの医薬品の約半数は、服用後ほんの短時間しか効果が持続しない」と、デイヴィスは『美しき免疫の力』で書いている。間違った時間に服用すれば、おそらく効き目が弱くなるか、まったく効かないこともあるだろう。

生きとし生けるものにとっての概日リズムの重要性は、やっと理解され始めたばかりだが、おそらくあらゆる生物、細菌でさえ体内時計を持っている。ラッセル・フォスターはこう言う。「もしかするとそれは、生命の証なのかもしれない」。

睡眠不足がわたしたちにもたらすもの

わたしたちが眠くなったり、寝床に入りたくなったりするのは、視交叉上核のせいばかりではない。睡眠恒常性と呼ばれるものがつかさどる自然な睡眠圧――うとうとせずにはいられない強い衝動――にも支配されている。起きている時間が長くなるほど、睡眠への圧力は高まる。これはおもに、一日が過ぎるにつれて、脳に化学物質が蓄積していくからだ。具体的には、細胞の動力源となる強いエネルギーを持つ小さな分子、アデノシン三リン酸（ＡＴＰ）放出の副産物であるアデノシンが挙げられる。アデノシンが蓄積していくほど、強い眠気を感じるようになる。カフェインはその効果をわずかだが抑えるので、コーヒーを一杯飲むと元気になるわけだ。通常、視交叉上核と睡眠圧のふたつのシステムは同時に働いているが、ときどきずれることがある。たとえば、飛行機の長距離フライトでいくつかの時間帯を超え、時差ボケになったときなどだ。

具体的にどのくらいの睡眠が必要かは個人の問題であるようだが、ほとんどの人が毎晩必要とする睡眠時間は七〜九時間のあいだに収まる。多くは、年齢、健康状態、最近何をしているかなどによって変わってくる。年を取るにつれて、睡眠時間は短くなる。新生児は一日十九時間、幼児は最長十四時間、小さい子どもは十一〜十二時間、ティーンエイジャーと若い成人は十時間ほど眠ったほうがいい――が、たいていの大人と同じく、子どもたちも夜ふかししすぎなうえに、早起きしすぎているので、じゅうぶんな睡眠をとっていない可能性がある。とりわけ、ティーンエイジャーにとっては深刻な問題だ。彼らの概日周期は年長者たちの周期と最大二時間ずれているので、相対的にかなりの夜ふかしになってしまう。ティーンエイジャーが朝なかなか起きられないのは怠惰だからではなく、生物学の問題なのだ。アメリカでは、《ニューヨーク・タイムズ》の社説が指摘するところの〝危険な伝統――異常に早い高校の始業時間〟によって、事態がさらに悪化している。その社説によると、アメリカの高校の八十六パーセントは朝八時半前に始まり、十パーセントは七時半前に始まる。もっと始業時間を遅くしたほうが、出席率もテスト結果もよく、自動車事故は少なくなり、うつ病や自傷まで減ることが示されているという。

わたしたちの睡眠時間があらゆる年齢層で昔より減っていることについて、専門家の意見はほぼ一致している。《ベイラー大学医療センター紀要》によると、出勤前夜の平均睡眠時間は、五十年前の八時間半から現在では七時間未満に減少している。別の研究では、学童に同じ減少が見られた。この睡眠不足が常習的欠勤やパフォーマンスの低下を招くせいでアメリカ経済がこうむる損害は、六百億ドル以上と推定される。

さまざまな研究によると、世界の成人の十〜二十パーセントは不眠に悩まされている。不眠は糖尿病、がん、高血圧、脳卒中、心臓病、そして（驚くまでもなく）うつ病と関連している。《ネイチャー》誌に掲載されたデンマークのある研究では、夜間勤務をする女性は昼間に働く対照群に比べて五十パーセント乳がんになる危険性が高かった。

「しかも今では、睡眠不足の人は、正常な睡眠をとる人よりβアミロイド（アルツハイマー病に関連するタンパク質）の値が高いことを示す有力なデータがあります」とフォスターは言った。「睡眠障害がアルツハイマー病を引き起こすとは言いませんが、おそらく要因のひとつであり、衰弱を加速させると思われます」。

多くの人にとって、不眠のおもな原因はパートナーのいびきだ。とてもありふれた問題といえる。約半数の人は、少なくともたまにいびきをかく。いびきとは、無意識状態で弛緩しているとき、咽頭の組織が震えて立てる音のことだ。弛緩すればするほど、いびきも大きくなる。だから、酔った人は特に盛大にいびきをかく。いびきを減らす最善策は、体重を減らし、横向きに眠って、寝る前にアルコールを飲まないことだ。睡眠時無呼吸（sleep apnea 〝息がない〟を意味するギリシャ語に由来）は、睡眠中に気道が塞がれて、いびきに加え、呼吸が止まってしまうか、止まった状態に近くなることをいう。一般に認識されているよりよく起こっている症状だ。いびきをかく人の約五十パーセントは、いくぶんか睡眠時無呼吸がある。
最も極端で恐ろしい不眠は、致死性家族性不眠症と呼ばれるごくまれな病気で、つい最近、一九八六年に初めて医学的に説明された。遺伝病で（だから家族性と呼ばれる）、世界で四十家族足らずしか症例がないことがわかっている。患者は完全に眠る能力を失い、疲労と多臓器不全でゆっくりと死んでいく。この病気は、例外なく死をもたらす。破壊因子は、プリオン（タンパク性感染粒子）と呼ばれる、一種の壊れたタンパク質だ。プリオンはひどく厄介な変異タンパク質で、クロイツフェルト・ヤコブ病や狂牛病（牛海綿状脳症）、ほかにもいくつかの恐ろしい神経疾患の原因となる。たとえば、ゲルストマン・ストロイスラー・シャインカー病などだ。ありがたいことにきわめてまれなので、ほとんどの人は聞いたこともない病気だろう（だが、例外なく協調と認知に深刻な事態を引き起こす）。一部の専門家は、アルツハイマー病とパーキンソン病にもプリオンが関わっているのではないかと考えている。致死性家族性不眠症では、プリオンが視床を冒す。視床は、脳の深部にあるクルミ大の部位で、血圧、心拍、ホルモン分泌などの自律反応を制御している。プリオンによる破壊が具体的にどのくらい睡眠を妨げるのかは不明だが、悲惨な経過をたどるのは確かだ。[33]
睡眠を乱すもうひとつの障害が、ナルコレプシーだ。一般に、不適切な場面での強い眠気と結びつけられるが、この病気を抱える人は、目覚めたままでいることと同じくらい、眠り続けることにも苦労する。「ヒポクレチン」（オレキシン）と呼ばれる脳内の化学物質の欠乏が原因で起こる。ヒポクレチンはほんのわずかな量しか存在しないので、一九九八年になってようやく発見された。覚醒状態を維持する神経伝達物質だ。これがないと、患者は会話の最中や食事中に突然うとうとし始めたり、意識があるというより幻覚を見ているかのような、もうろう状態に陥ったりする。逆に、疲れ切っているのにまったく眠れないこともある。悲惨な状況になる場合もあり、治療法もないが、ありがたいことにごくまれで、欧米諸国では二千五百人にひとりしかかからず、世界全体の患者数は四百万人ほどだ。

もっとよくある睡眠障害で、ひとまとめに「睡眠時随伴症」と呼ばれているものとしては、夢遊病、錯乱性覚醒（患者は目覚めているように見えるが、すっかり混乱している）、悪夢、夜驚症が挙げられる。最後のふたつを区別するのはむずかしい。ただ、夜驚症のほうが症状が激しく、患者が大きく動揺する傾向があるが、なぜか翌朝になるとその出来事を思い出せないことが多い。ほとんどの睡眠時随伴症は大人より幼い子どもによく見られ、ほぼ思春期前後で消える。

人間が意図的に眠らずに過ごした最長記録は、一九六三年十二月、サンディエゴの十七歳の高校生ランディー・ガードナーが、学校の科学研究として挑んだときの二百六十四・四時間（十一日と二十四分）だ。[34] 最初の二日ほどは比較的たやすかったが、徐々にいらいらして混乱し、ついにはぼんやりした幻覚にすっかりとらわれたかのようになった。挑戦を終えると、ガードナーはベッドに倒れ込んで十四時間眠った。「目が覚めたとき、頭がぼうっとしていたけど、ふつうの人がぼうっとするのとたいして変わらなかったよ」。ガードナーは、二〇一七年にナショナル・パブリック・ラジオの司会者に語った。睡眠パターンは正常に戻り、目立った悪影響は何もなかったという。しかし、のちにひどい不眠症を経験し、それを若気の至りの「因果応報」と考えている。

最後に、謎めいてはいるが、人類共通の疲労の先触れであるあくびについて少し触れておこう。なぜわたしたちがあくびをするのか、誰にもわからない。赤ちゃんは子宮の中であくびをする（しゃっくりもする）。昏睡状態の人もあくびをする。人生にはつきものだが、具体的になんの役に立っているのかは不明だ。一説では、なんらかの形で余分な二酸化炭素の排出に関係しているらしいが、どんな方法なのかを説明できる人はいない。別の説では、頭に涼しい空気が送り込まれるので少し眠気を追い払えるというが、あくびをしたあとすっきりしてやる気が出た人には会ったことがない。もっと重要なのは、あくびと活力の関係が示された科学研究がないということだ。しかもあくびは、どれほど疲れているかと必ずしも相関しているわけではない。それどころか、いちばんあくびが出るのは、ひと晩ぐっすり眠り、じゅうぶんに休養して目覚めたあとの最初の二、三分であることが多い。

おそらく、あくびのいちばん不可解な点は、尋常でないほど他者にうつりやすいことだろう。誰かがあくびをしているのを見るとたいていつられてしまうだけでなく、単にあくびについて聞いたり考えたりしただけで、あくびが出てくる。あなたは今、ほぼ間違いなくあくびがしたいだろう。もちろん、遠慮することはない。

---

(31) アセリンスキーは、せわしげだがおもしろい人物だった。一九四九年に二十七歳でシカゴ大学にやってくる前に、ふたつの大学に通い、立て続けに社会学、医学部進学過程、スペイン語、歯科学を専攻したが、どれも修了しなかった。一九四三年、陸軍に徴兵され、片目が見えないにもかかわらず、爆弾処理専門家として戦争を経験した。

(32) 歯でさえ、毎日ほんの少しずつ成長することで、木の年輪のように時の経過を刻み、二十歳ごろになると成長を止める。科学者たちは古代人の歯の年輪を数えて、遠い昔には子どもの成長にどのくらい時間がかかったのかを突き止めようとしている。

(33) プリオンは、カリフォルニア大学サンフランシスコ校のスタンリー・プルシナーによって発見された。一九七二年、プルシナーは、まだ神経科医としての研修を受けていたころ、突発性認知症にかかった六十歳の女性を診察した。病状は深刻で、ドアに鍵を差すなど、最も単純でやり慣れた作業すらできないほどだった。プルシナーはその原因が、変形した感染性のタンパク質にあると確信するようになり、そのタンパク質をプリオンと名づけた。その説は長年のあいだ嘲笑されたが、プルシナーは最終的に名誉を回復し、一九九七年にノーベル賞を受賞した。ニューロンの死は、脳にぽつぽつと小さな空洞を残し、海綿のようにしてしまうので、そこから海綿状脳症という用語が生まれた。

(34) この記録に挑戦した人は驚くほど少ない。二〇〇四年、イギリスのチャンネル4の『シャッタード』というテレビシリーズで、誰がいちばん長く眠らずにいられるかを十人が競い合った。優勝したクレア・サザンは百七十八時間起きていたが、ランディー・ガードナーの記録には三日以上及ばなかった。

第十七章　わたしたちの下半身で何が起こっているのか

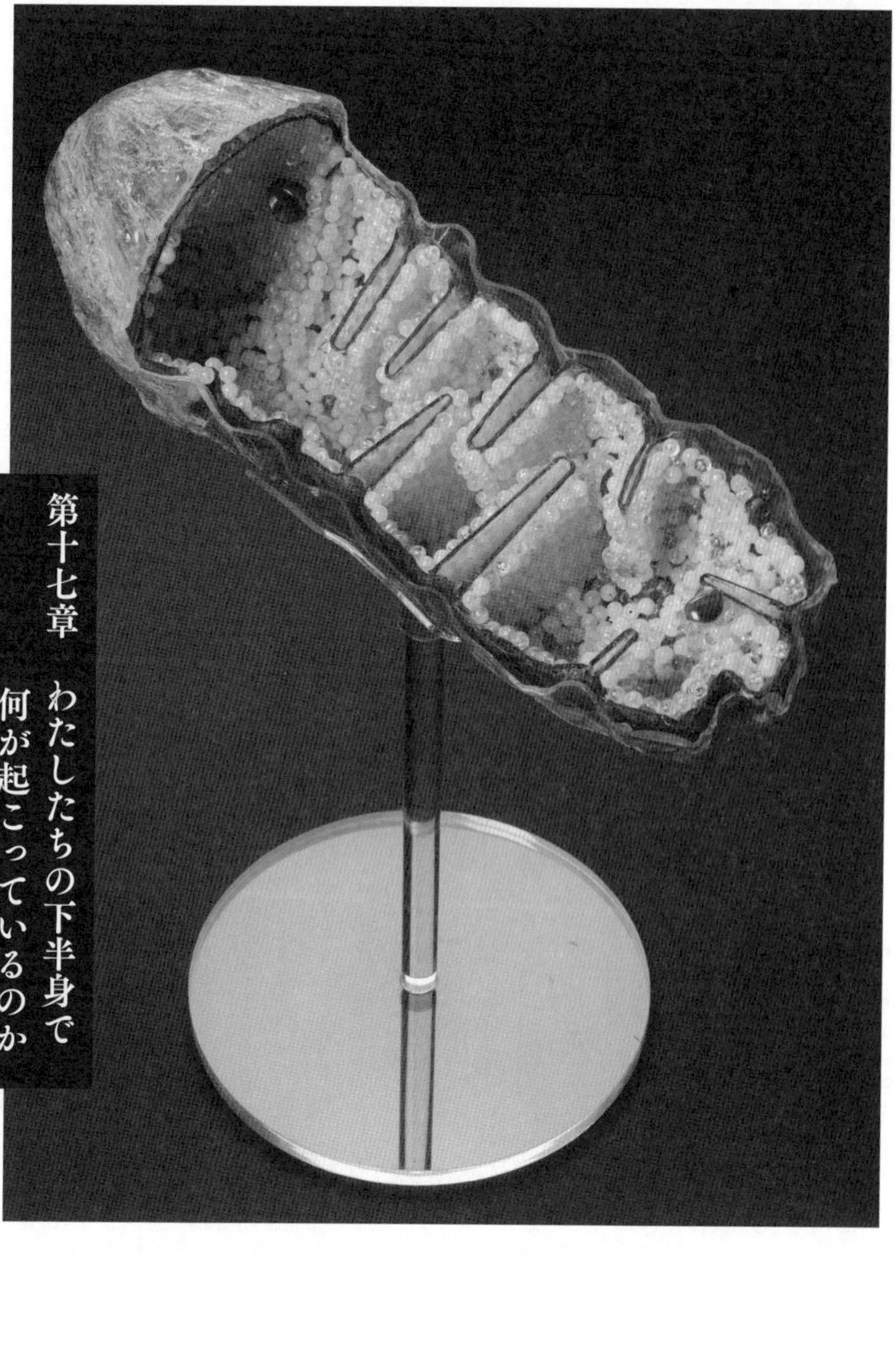

大統領夫妻が農場を訪れたとき、妻のクーリッジ夫人は案内係に、雄鶏は一日に何回交尾するのかと尋ねた。

「何十回もです」というのが返事だった。

「それを夫に伝えてちょうだい」とクーリッジ夫人は頼んだ。

鶏舎を通りかかった大統領は、雄鶏の話を聞かされると、こう尋ねた。

「毎回同じ雌鳥とかい？」

「いいえ、大統領、毎回違う雌鳥とです」

大統領は、ゆっくりうなずいてから言った。

「それを妻に伝えてくれ」

——《ロンドン・レビュー・オブ・ブックス》一九九〇年一月二十五日

扉　ミトコンドリアの模型（イギリス、サイエンス・ミュージアム蔵）。

消えゆくY染色体

ややや衝撃的な事実だが、かなり長いあいだ、なぜ男に生まれる人と女に生まれる人がいるのか、わたしたちにはわかっていなかった。染色体は一八八〇年代に、ごてごてと飾りすぎた名前を持つドイツ人、ハインリヒ・ヴィルヘルム・ゴットフリート・フォン・ヴァルダイヤー＝ハルツ（一八三六～一九二一年）に発見されていたものの、その重要性は理解も認識もされていなかった（染色体と名づけられたのは、顕微鏡下で化学染料をよく吸収するからだった）[35]。もちろん現在では、女性にはX染色体が二本、男性にはX染色体とY染色体が一本ずつあり、それが性の相違をもたらすことがわかっているが、その知識が得られるまでには長い時間がかかった。十九世紀後半になっても、科学者たちは一般に、化学作用ではなく、食事や気温、果ては妊娠初期の女性の気分などといった外部要因によって性別が決まるのだと考えていた。

問題解決に向けた第一歩が踏み出されたのは、一八九一年、ドイツ中部にあるゲッティンゲン大学の若い動物学者ヘルマン・ヘンキングが、ホシカメムシと呼ばれる昆虫の精巣を観察している最中、奇妙なものに気づいたときだった。どの標本を観察しても、ひとつの染色体は常に他の染色体から離れた位置にあった。ヘンキングはこれを〝X〟と名づけた。形が似ているからだと思われがちだが、実際には謎めいていたからだ。その発見は他の生物学者たちの興味をそそったが、ヘンキング自身の心はとらえなかったらしい。その後間もなくドイツ水産業協会の職を得て、北海の魚種資源について調査しながら残りの人生を過ごし、知られているかぎりでは、二度と昆虫の精巣を見ることはなかった。

ヘンキングの偶然の発見から十四年たったころ、大西洋の対岸で、本物の大発見があった。ペンシルヴェニア州のブリンマー大学の科学者ネッティー・スティーヴンズは、ゴミムシダマシの幼虫の生殖器で同様の研究をしているとき、離れた位置にあるもうひとつの染色体を発見し、すばらしい洞察力によって、それが性別を決定する役割を担っているらしいと気づいた。スティーヴンズはこれを、ヘンキングがつけたアルファベット順にならって、Y染色体と呼んだ。

ネッティー・スティーヴンズは、もっとよく知られてよい人物だ。一八六一年、ヴァーモント州キャヴェンディッシュ（偶然にも、フィニアス・ゲージが十三年前、鉄道建設中に鉄棒が頭蓋骨を貫通する事故に遭った町）に生まれたスティーヴンズは、質素な暮らし向きの家庭で育ち、高等教育を受けるという夢を、とても長い時間をかけてかなえた。数年にわたって教師兼司書として働いたあと、ようやく一八九六年、三十五歳でスタンフォード大学に入学し、四十二歳でついに博士号を取得したが、悲しいことにそのときにはもう、短い生涯の終わりに近づいていた。ブリンマー大学で下位研究者の地位に就くと、猛烈な勢いで活動を開始し、三十八本の論文を発表したうえに、Y染色体まで発見した。

もしこの発見の重要性がもっと広く認識されていたら、スティーヴンズはほぼ間違いなくノーベル賞を受賞していただろう。ところが長年のあいだ、その功績はたいてい、エドマンド・ビーチャー・ウィルソンにあるとされてきた。ウィルソンは、ほとんど同時期に独自に同じ発見をしていたが（正確には誰が一番手だったのかは長年の論争の種になっている）、その重要性をじゅうぶんに認識してはいなかった。明らかにスティーヴンズのほうがずっと優れた成果を挙げていたが、乳がんを患い、一九一二年、正規の科学者の職を得てからわずか八年後、五十歳の若さで亡くなった。

図解では、X染色体とY染色体は決まってXとYの形に描かれるが、実際にはほとんどの時間、どのアルファベットとも似た形はしていない。細胞分裂のとき、X染色体は確かに短いあいだX形になるが、すべての非性染色体にも同じことがいえる。Y染色体がYに似ているのも表面上だけのことだ。ときおり一時的にその名前に似た形になるのは、まれにある偶然にすぎない。

昔は、染色体の観察はかなりむずかしかった。ほとんどの時間を細胞核のはっきりしない塊の中で丸まって過ごしているからだ。一本ずつ数える唯一の方法は、細胞分裂時に生きた細胞から試料を取り出すことだったが、それは無理な注文だった。かつての細胞生物学者たちは「犯罪者が処刑された直後、染色体が凝集する前に精巣の組織を固定するために、文字どおり絞首台の下で待ち構えていた」という報告もある。それでも、染色体は重なり合ったり輪郭があいまいになったりする傾向があり、大ざっぱに数えることくらいしかできなかった。しかし一九二一年、テキサス大学の細胞学者セオフィラス・ペインターは、良好な画像を手に入れたと発表し、自信たっぷりに、染色体は二十四対あることがわかったと断言した。その数字は疑われもせず一般に定着し、三十五年が過ぎてようやく一九五六年に綿密な調査が行なわれ、ヒト染色体には二十三対しかないことが判明した。長年のあいだに、誰かが労を惜しまず数えてみれば、写真で（なんなら、ある有名な教科書の図版でも）はっきり見て取れる事実だった。

具体的に何が男女の区別をつくるのかについて知識が得られたのは、さらに最近になってからだ。一九九〇年になって初めて、ロンドンのイギリス国立医学研究所と王立がん研究基金の二チームが、Y染色体上にある性決定領域（Sex-Determining Region on the Y）を特定し、頭文字をとって「SRY遺伝子」と名づけた。何世代にもわたって小さな男の子や女の子をつくり続けたあとでようやく、人間はその仕組みを知った。

セックスという優れた「生存戦略」

Y染色体は、興味深い小さなやつだ。ほかの染色体は二千個もの遺伝子を持つのに、およそ七十個しか持っていない。しかも、Y染色体は一億六千万年にわたって縮み続けている。現在の速度で衰えていけば、あと四百六十万年で完全に消えてしまうと推定されている[36]。幸いにも、四百六十万年後に男性が絶滅するわけではない。おそらく男女の特質を決める遺伝子が、単に別の染色体に移動するだけだろう。それに、四百六十万年たてば生殖過程を操作するわたしたちの能力もきっと向上しているから、眠れなくなるほど心配する必要はない。

興味深いことに、生殖にとってセックスは必ずしも必要ではない。かなり多くの生物が、その方法を捨て去っている。ヤモリという、熱帯地方で壁に貼りついている姿をよく見かける小さな緑色のトカゲは、雄をすっかりなくしてしまった。男性なら少し不安になる考えかただろうが、わたしたちが生殖というパーティーに持ち込んでいるものは、たやすく切り捨ててしまえる。ヤモリは、母親のクローンである卵を産み、それが新しい世代のヤモリに育つ。母親の視点から見れば、自分の遺伝子が百パーセント受け継がれるわけだから、すばらしいやりかただ。昔ながらのセックスでは、それぞれのパートナーが半分だけ遺伝子を譲り渡すので、その数は世代が下るとともに容赦なく減少する。あなたの孫は、あなたの遺伝子を四分の一しか受け継いでおらず、曾孫はほんの八分の一、玄孫はたった十六分の一、とさらに縮小していく。もし遺伝子の不死が目的なら、セックスはお粗末な方法だ。シッダールタ・ムカジーの『遺伝子——親密なる人類史』によれば、人間は実のところ複製《リプロデュース》という意味の生殖はしていない。ヤモリがしているのが複製なら、人間がしているのは再結合《リコンバイン》とでも呼ぶべきだろう。

セックスは、子孫に対するわたしたちの個人的な貢献を弱めていくかもしれないが、種にとっては優れた戦略だ。遺伝子を混ぜ合わせることで多様性が得られ、安全性と回復力が高まる。全人口に蔓延する病気は出にくくなる。進化が可能になるということでもある。有益な遺伝子が保たれ、集団としての幸福を妨げる遺伝子は捨てられるだろう。クローンとして増殖すれば、繰り返し同じものが現われる。セックスは、アインシュタインやレンブラントをつくる——と同時に、もちろん役立たずもたくさんつくる。

おそらく、人間の存在に関する領域で、セックスほど不確かで、開かれた議論が制限されてきたものはほかにないだろう。そしてたぶん、「外陰部（pudendum）」——外性器、特に女性のものを意味する——という言葉ほど、生殖器の問題に対する潔癖さについて多くを語るものはほかにないだろう。〝恥ずべき〟を意味するラテン語に由来する言葉だ。娯楽としてのセックスをめぐっては、なんについても確かな数字を手に入れることは不可能に近い。どのくらいの人が、パートナーとの関係が続いているあいだに浮気をしたことがあるかという統計にしても、たくさんの研究のどれを見るかによって、結果は二十パーセントから七十パーセントまでさまざまに異なる。

誰も驚きはしないだろうが、問題のひとつは、調査の回答者が、答えの真偽を確かめるすべはないと気づくと、事実を少々ねじ曲げる傾向があることだ。ある研究では、女性の回答者が嘘発見器につながれていると信じていると、思い出せる性的パートナーの数が三十パーセント増えた。驚くべきことに、シカゴ大学と全国世論調査センターが共同で行なった〝アメリカの性行動に関する社会組織〟と呼ばれる一九九五年の調査では、回答者がインタビューされるあいだ、別の誰か、たいていは子どもか現在の性的パートナーが同席しても問題にならなかった。これでは、じゅうぶんに正直な答えが返ってくるとは考えにくい。実際、過去一年間にふたり以上の相手とセックスしたと答えた人の割合は、第三者がいた場合には十七パーセントから五パーセントに下がったことがのちに示された。

この調査は、ほかにもたくさんの欠陥があったことで批判された。資金調達の問題で最初に計画していた二万人ではなく三千四百三十二人しかインタビューしなかったし、回答者がすべて十八歳以上だったせいで、ティーンエイジャーの妊娠や避妊の実施、そのほか公序良俗をめぐるきわめて重要な多くの問題について、結論を差し出せなかった。しかも、調査は家庭のみに焦点を合わせていたので、寮などの施設に住む人々、特に大学生、囚人、軍人などが除外されていた。すべてを考え合わせると、調査結果はまったく無益だとは言わないまでも、信用に欠けた。

セックス調査のもうひとつの問題は――これを繊細に言い表わす方法はないのだが――人々がときどきひどくばかげた答えをすることだ。ケンブリッジ大学のデイヴィッド・シュピーゲルハルターがそのすばらしい著書『統計学はときにセクシーな学問である』で報告した別の分析では、どのような行為をセックスと呼ぶと思うか尋ねられると、およそ二パーセントの男性回答者は、挿入性交をセックスではないと答え、「最後まで行ったと感じるまでに」彼らはほかにどんなことを期待しているのだろうかとシュピーゲルハルターを戸惑わせた。

こういう困難さから、セックス研究の分野には、疑わしい統計値が出されてきた長い歴史がある。一九四八年の著書『人間男性の性行動』で、インディアナ大学のアルフレッド・キンゼイは、四十パーセント近くの男性にはオーガズムに達した同性愛の経験があり、農場で育った若い男性の五分の一近くは家畜と性交したことがあると報告した。どちらの数字も、現在ではほぼありえないと考えられている。さらに疑わしいのは、一九七六年の『ハイト・リポート――新しい女性の愛と性の証言』と、そのすぐあとに出版された対となる『ハイト・リポート　男性版』だった。著者のシェア・ハイトはアンケートを使ったが、その回答率はとても低かったうえに、調査対象は無作為ではなく、きわめて選択的だった。それにもかかわらず、ハイトは自信たっぷりに、女性の八十四パーセントが男性パートナーに満足しておらず、結婚五年以上になる女性の七十パーセントは浮気していると主張した。この調査結果は当時きびしく批判されたが、本はどちらも大ベストセラーになった（もっと科学的でもっと最近のアメリカ国民健康社会生活調査では、既婚女性の十五パーセントと既婚男性の二十五パーセントが浮気をしたことがあると答えた）。

そのうえ、セックスという題材には、よく繰り返されるがまったく根拠のない言説と統計値があふれている。昔からあるふたつの数字は、「男性は七秒おきにセックスのことを考えている」と「生涯でキスに費やされる平均時間は二万百六十分（三百三十六時間）」というものだ。実のところ、きちんとした研究によると、大学に通う年齢の男性は一日に十九回、起きているあいだのおよそ一時間に一回セックスについて考えている。食べ物について考える頻度と同じくらいだ。大学に通う年齢の女性は、セックスについてより食べ物について考える時間のほうが長いが、どちらについてもそれほど頻繁には考えない。たぶん呼吸とまばたき以外の何かを、七秒に一回している人はいないだろう。同じく、平均して生涯のどのくらいの時間がキスに注ぎ込まれているかや、二万百六十分という奇妙なほど具体的でいつまでも変わらない数字がどこから出てきたのかは、誰も知らない。

いくらか自信を持って言える明るい話題としては、セックスにかかる平均時間は（少なくともイギリスでは）九分だが、前戯をしたり服を脱いだりするのを含めた行為全体では、二十五分ほどになる。デイヴィッド・シュピーゲルハルターによれば、性行為一回の平均エネルギー消費は、男性約百キロカロリー、女性約七十キロカロリーだという。メタ分析では、高齢者はセックスのあと最大三時間、心臓発作を起こすリスクが高まることが示されたが、それは雪かきをしたときも同様だった。セックスは雪かきより楽しいはずだ。

女性はミトコンドリアの神聖な番人

ときどき、男と女のあいだには、ヒトとチンパンジーのあいだよりも大きい遺伝的な差があると言われる。まあ、そうかもしれない。すべては遺伝的な差をどう測るかによって変わる。しかし、どちらにしてもその主張は、実質的にはまったく無意味だ。チンパンジーとヒトは遺伝子の九十八・八パーセントまでが同じだが（これもどう測るかによる）、だからといって、生物として一・二パーセントしか違わないというわけではない。チンパンジーは会話できないし、夕食もつくれないし、ヒトの四歳児より賢くはなれない。どんな遺伝子を持っているかではなく、遺伝子がどう発現するか――どう利用されるかの問題なのは明らかだ。

とはいえ、男と女は確かに、たくさんの重要な点でかなり違っている。女性（ここで言っているのは健康で元気な女性のこと）は、健康で元気な男性よりも約五十パーセント多く脂肪を身につけている。そのおかげで女性は、求愛者たちにとって快い柔らかさと見栄えのよさを手に入れるだけでなく、いざという時にも母乳をつくれるだけの脂肪を蓄えておける。女性は、特に閉経後に骨が脆くなっていくので、高齢期に骨折しやすくなる。女性はアルツハイマー病に二倍かかりやすく（ひとつには長生きでもあるため）、自己免疫疾患を経験する割合が高い。アルコールの代謝のしかたが異なるので、酔いやすく、肝硬変などのアルコール関連の病気を男性よりも早く発症しやすい。

女性は、バッグの持ちかたまで男性とは違っていることが多い。腰の幅が広いので、腕を振って歩くとき絶えず脚に当たることがないよう、前腕の角度が少し外側を向く必要があるのだと考えられる。だから女性はたいてい手のひらを前に向けて（腕が少し外に広がるようにして）バッグを持ち、男性は手のひらを後ろに向けてバッグを持つ。それよりはるかに重大なのは、女性と男性の心臓発作の起こしかたがまったく違うことだ。心臓発作を起こした女性は、男性より腹痛や吐き気を覚えることが多いので、誤診につながる可能性も高い。

男性にも独自の特徴がある。パーキンソン病にかかりやすく、臨床的うつ病の発生率は低めだが、自殺する割合が高い。また、女性より感染症にかかりやすい（ヒトにかぎらず、ほぼあらゆる種にいえる）。まだ特定されていないなんらかのホルモンや染色体の違いのせいかもしれないし、単に男性が総じて、危険度が高く感染症になりやすい生活を送っているせいかもしれない。男性は感染症や肉体的な怪我で死亡する割合も高いが、これもホルモンによって危険が増すからなのか、ただ自尊心が強くて馬鹿なのですぐに病院に行かないせいなのか（もしくはその両方なのか）は答えの出ない疑問だ。

これらすべてが重要なのは、最近まで薬の臨床試験で女性が除外されることがかなり多かったからだ。女性の月経周期が結果をゆがめる恐れがあるというのがおもな理由だった。ユニヴァーシティ・カレッジ・ロンドンのジュディス・マンクが、二〇一七年にBBCラジオ4の番組『インサイド・サイエンス』で語ったところによると、「人は、女性が男性よりただ二十パーセント小さいだけで、そのほかはたいして変わらないと考えてきた」。現在では、もっとずっと複雑であることがわかっている。二〇〇七年、《ペイン》誌は、過去十年に同誌で発表された研究結果すべてを再検討し、およそ八十パーセントが男性のみの治験で得た結果であることを突き止めた。がんの治験についても、何百もの臨床試験で、同様の性差による偏向が二〇〇九年の《がん》誌に報告された。そういう調査結果には、とても重大な意味がある。女性と男性は、臨床試験では見逃されがちな形で、薬にまったく違う反応を示す可能性があるからだ。フェニルプロパノールアミンという薬は何年ものあいだ、風邪や咳の市販薬として一般に使われていたが、女性の場合、脳出血の危険性がかなり高まることがわかった。男性にはその影響は見られなかった。同じく、ヒスマナールという抗ヒスタミン薬とポンディミンという食欲抑制剤は、女性に深刻なリスクをもたらすことが示されたのち販売中止になったが、ヒスマナールは十一年、ポンディミンは二十四年のあいだ市販されていた。アメリカでよく使われる睡眠薬アンビエンは、二〇一三年に女性の推奨投与量が半分に減らされた。服用した女性が高い確率で、翌朝に車の運転をした際にパフォーマンスの低下を見せることがわかったからだ。男性には、同様の症状は何も見られなかった。

女性はもうひとつ、とても重要な点で解剖学的に異なっている。わたしたちの細胞にとって不可欠な小さい発電所、ミトコンドリアの神聖な番人を務めているからだ。受精の最中、精子のミトコンドリアはひとつも渡されないので、すべてのミトコンドリア情報は母親からのみ、世代から世代へ受け継がれる。そういうシステムの場合、途中でたくさんの断絶が起こることになる。女性は子どもたち全員に自分のミトコンドリアを与えるが、その機構を将来の世代に伝えていけるのは娘だけだ。だから、もし女性が息子以外に子どもを持たなければ——もちろん、そういうことはよくある——個人的なミトコンドリア系統はその女性とともに死に絶える。女性の子孫全員にミトコンドリアはあるが、それは他の遺伝系統に連なる他の母親に由来するものだ。結果として、ヒトミトコンドリアのプールは、こういう局所的な断絶のせいで世代ごとに少しずつ縮小する。時がたつにつれてヒトミトコンドリアのプールはどんどん縮小し、にわかには信じがたいがなかなかすばらしいことに、今ではすべての人類のミトコンドリアをたどると、たったひとりの祖先に行き着くことがわかっている。約二十万年前にアフリカで暮らしていた女性だ。その女性が「ミトコンドリア・イブ」と呼ばれるのを聞いたことがあるかもしれない。ある意味で、彼女はわたしたち全員の母親といえるだろう。

誤解まみれの生殖器

歴史の大半にわたって、女性について、さらには女性の体の仕組みについての知識は、愕然とするほど乏しかった。メアリー・ローチが楽しく傍若無人な著書『セックスと科学のイケない関係』で指摘したところによれば、妊娠と女性の一般的な幸福感にとって重要であるにもかかわらず、「膣分泌物は、ほとんど何ひとつ知られていない唯一の体液だった」。

女性に特有の物事――とりわけ月経――は、医学にとってほとんど完全に謎だった。女性の人生にとって明らかにもうひとつの重大事であるはずの閉経が公式な注目を集めたのは、一八五八年になって、その言葉が初めて英語で《ヴァージニア・メディカル・ジャーナル》に記されたときだった。腹部の診察はめったに行なわれず、膣の診察はほぼまったく行なわれず、首から下のあらゆる検査は通常、医者が天井をじっと見上げながら、毛布の下を手探りして行なった。多くの医者は人体模型を用意して、女性が患部を見せたりはっきり言ったりせずに、模型を指させば事足りるようにした。ルネ・ラエンネックが一八一六年にパリで聴診器を発明したとき、最大の利点は音響伝送が改善したことではなく（実際には胸に耳を当てても同じくらいよく聞こえる）、医者が女性の体に直接触れずに、心臓や他の内部の働きを確認できることだった。

現在でさえ、女性の身体構造について、わかっていないことは山のようにある。「Ｇスポット」について考えてみよう。これは、ドイツの婦人科医で科学者のエルンスト・グレフェンベルクにちなんで名づけられた。ナチスドイツからアメリカに亡命し、当初はグレフェンベルク・リングと呼ばれていた子宮内避妊器具を開発した人物だ。一九四四年、グレフェンベルクは《ウェスタン・ジャーナル・オブ・サージェリー》に、膣壁に性感帯を発見したという記事を書いた。《ウェスタン・ジャーナル・オブ・サージェリー》は、通常それほど大きな注目を集めない雑誌だったが、この記事はみんなが回し読みした。そのおかげで、新たに発見された性感帯は「グレフェンベルク・スポット」として知られるようになり、その後Ｇスポットに縮められた。しかし本当に女性にＧスポットがあるのかどうかについては、ときに白熱した議論が今も続いている。もし誰かが、男性にはまだじゅうぶんに活用されていない性感帯があるとほのめかしたなら、どれだけ多くの研究資金が拠出されるだろうかと想像してみてほしい。二〇〇一年、《アメリカ産科・婦人科ジャーナル》は、Gスポットを「現代婦人科学の神話に過ぎない」と断じたが、他の複数の研究では、少なくともアメリカの女性の半数以上が、自分にはあると考えていることが示された。

また、男性は驚くほど女性の身体構造を知らないように思える。別の方面ではどれほど熱心に知りたがっているかを考えればなおさらだ。〝婦人科がん啓発月間〟と呼ばれるキャンペーンと連動して行なわれた千人の男性の調査では、大多数が女性の陰部のほとんど――外陰部、陰核（クリトリス）、陰唇などをきちんと定義したり識別したりできないことがわかった。半数は、図の中で膣を見つけることもできなかった。では、ここで簡単に説明しておくことにしよう。

外陰部とは、膣口、陰唇、陰核などをひとまとめにした性器の総称のことだ。外陰部の上の盛り上がった部分は恥丘と呼ばれる。外陰部の上端にあるのが陰核（clitoris〝小丘〟を意味するギリシャ語に由来するといわれるが、諸説ある）で、ここには約八千の神経終末が詰まっていて――単位面積当たりで女性の体のどこよりも多い――わかっているかぎりでは、悦びを与えるためだけに存在する。女性を含めたほとんどの人が、陰核の目視できる部分、亀頭がただの先端であることを知らない。陰核の残りの部分は体内に埋まっていて、約十三センチにわたって膣の両側に伸びている。一九〇〇年代前半になるまで、〝clitoris〟は一般に〝クライトラス〟と発音されていたようだ。

膣（vagina ラテン語で〝鞘〟の意味）は、外陰部とその奥にある子宮頸部（cervix）と子宮をつなぐ通路だ。子宮頸部はドーナツ形の弁で、膣と子宮のあいだにある。〝cervix〟はラテン語で〝子宮の頸〟というまさにそのままの意味だ。門番の役割を果たし、いつ物質（精子など）を入れ、いつ他のもの（月経時の血液、出産時の子ども）を出すかを決めている。男性器の大きさによっては、性交時に子宮頸部に当たることがあり、それに快感を覚える女性もいれば、不快感や痛みを覚える女性もいる。

子宮は子どもが育つ場所だ。子宮の重さは通常五十グラムほどだが、妊娠末期には一キロにもなる。子宮の両側にあるのが卵巣で、ここは卵子を蓄えるだけでなく、エストロゲンやテストステロンなどのホルモンを産生する場所でもある（男性ほど量は多くないが、女性もテストステロンを産生する）。卵巣と子宮をつないでいるのがファロピウス管（卵管）だ。この名称は、一五六一年に初めて構造を詳しく説明したイタリアの解剖学者、ガブリエレ・ファロッピオに由来する。卵子はふつう卵管で受精してから、子宮へと押し出される。

さて、これでごく簡単にだが、女性特有の性的仕組みの基本がわかっただろう。

男性生殖器の仕組みは、それに比べるとかなり単純だ。基本的に、体外にある三つの部位、陰茎（ペニス）、睾丸、陰嚢から成り、誰もが少なくとも大まかにはそのことを知っている。それでも念のために記しておくと、睾丸は精子といくつかのホルモンをつくる工場で、陰嚢はそれらが収まっている袋、陰茎は精子（精液の活動的な部分）を送り出す装置および尿の出口という役割を持つ。しかしその陰で脇役を務める、副性器と呼ばれるその他の構造は、あまり知られてはいないがきわめて重要だ。おそらくほとんどの男性は、自分の陰嚢にしまい込まれている精巣上体（epididymis）というものの存在を聞いたことがないだろうし、それが左右合わせて十二メートル――ロンドンのバスの全長くらい――あると知ったら少し驚くだろう。精巣上体はコイル状にまとまった細い管組織で、ここで精子が成熟する。〝epididymis〟という言葉は〝睾丸〟を意味するギリシャ語に由来し、やや意外なことに、英語ではベン・ジョンソンの一六一〇年の戯曲『錬金術師』で初めて使われた。観客は誰もどういう意味か知らなかったはずだから、たぶん作家は物知りぶってみせたのだろう。

ほかにも、よく知られていないが同じくらい重要な副性器がある。潤滑液をつくる尿道球腺（十七世紀の発見者の名前からカウパー腺とも呼ばれる）、おもに精液がつくられる場所となる精嚢、そして、誰でも聞いたことはあるはずの前立腺。ただし、五十歳以下でそれがなんなのかきちんと知っている一般人には会ったことがない。前立腺は男性の成人期を通じて精液をつくり、後年になってからは心配の種になるといえるかもしれない。その特性については、のちの章で取り上げることにしよう。

男性生殖器の仕組みをめぐる永遠の謎は、なぜ睾丸が、外傷を受けやすい外側についているのかということだ。たいてい、涼しい空気にさらしたほうが睾丸の機能がよくなるからと言われるが、この説は、多くの哺乳類が体内に埋没した睾丸で完璧にうまくやっていることを見落としている。たとえば、ゾウ、アリクイ、クジラ、ナマケモノ、アシカもそうだ。温度調節は確かに睾丸の能率を上げる一因かもしれないが、人体は何も睾丸を不安なほど無防備にしなくても、温度調節に完璧に対処する能力がある。なにしろ、卵巣は安全な場所に隠されているのだから。

ペニスの大きさはどのくらいが標準なのかをめぐっても、よくわからないことがたくさんある。一九五〇年代、生殖に関するキンゼイ研究所は、勃起したペニスの平均的な長さを五～七インチ（十二・七～十七・八センチ）と記録した。一九九七年には、千人以上の男性をサンプルに、四・五～五・七五インチ（十一・四～十四・六センチ）としていて、かなり減少が目立つ。男性が縮んでいるのか、それとも、昔よりもペニスのサイズがはるかに多様になっているのか。要するに、よくわからない。

精子は、ほぼ間違いなく生殖能力への関心から、もっと注意深い臨床研究を享受（という表現がふさわしいかはともかく）しているようだ。専門家の一致した意見によると、オーガズムに達したときに放出される精液の平均量は三～三・五ミリリットル（ティースプーン約一杯）で、平均の噴出距離は十八～二十センチだそうだが、デズモンド・モリスによると、約一メートルの射出が科学的に記録されているという（どんな状況での記録かは明記していない）。

精子をめぐる最も興味深い実験は、ほぼ確実に、カリフォルニアの実業家ロバート・クラーク・グレアム（一九〇六～九七年）が行なったものだろう。グレアムは眼鏡の飛散防止レンズを開発してひと財産つくったあと、一九八〇年に〈リポジトリー・フォー・ジャーミナル・チョイス〉を設立した。ノーベル賞受賞者と並外れて知性の優れた人物のみの精子を貯蔵していると請け合う精子バンクだ（グレアムは選り抜きの名士の中に、遠慮がちに自分も加えている）。女性たちに現代科学が提供できる最高の精子を与え、天才の赤ちゃんを授かるよう手助けするという発想だった。バンクの努力の結果、およそ二百人の子どもが生まれたが、どうやら際立った天才や、優秀な眼鏡職人すら誕生した形跡はないらしい。その精子バンクは一九九九年、創設者が亡くなった二年後に閉鎖され、取り立てて惜しまれはしなかったようだ。

(35) 経歴のほとんどの期間、彼の名前はただの「ヴィルヘルム・ヴァルダイヤー」だった。仰々しい称号がついたのは一九一六年、晩年になってドイツ政府に爵位を授けられたからだ。

(36) 注目すべきことに、遺伝学者の中には、その消滅が起こるまであと十二万五千年しかないと言う者もいれば、まだ一千万年あると言う者もいる。

第十八章　命の始まり

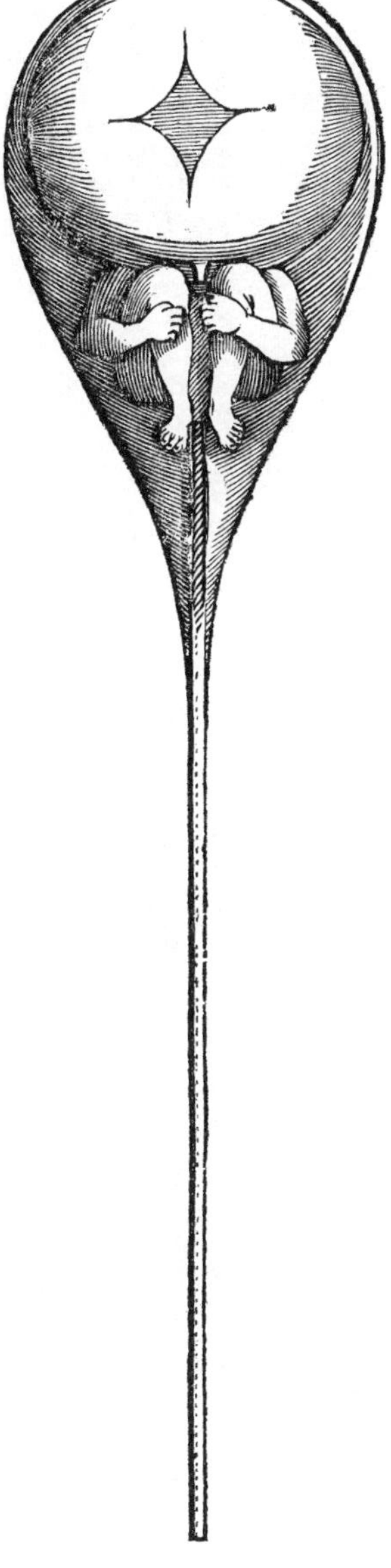

人生の物語をまず出生から始めるとするなら、
ぼくが生まれたときのことを記しておこう。
——チャールズ・ディケンズ『デイヴィッド・コパフィールド』

扉　オランダの科学者ニコラス・ハルトゼーカーの著書『屈折光学試論』（*Essai de Dioptrique*、1694年）の挿絵。精子のなかに小人「ホムンクルス」がいると考えられていた。

極端に非効率なヒトの生殖

精子をどう考えたらいいのかは少しむずかしい。[37] 一方では、英雄的な存在だ。ヒト生物学における宇宙飛行士、唯一わたしたちの体を離れて別の世界を探検するよう設計された細胞。

しかし、一方では、うかつな愚か者でもある。子宮に向けて発射されるときも、進化が与えた重要な任務を果たすには、奇妙なほど準備不足に思える。泳ぎが恐ろしく下手で、方向感覚がほとんどまったくないように見えるのだ。独力では、精虫は一センチ程度泳ぐのに十分かかる。だから男性のオーガズムは、あれほどの力強い奮闘になる。男性には純粋な悦びの爆発に思えるが、実際にはロケットの発射みたいなものだ。いったん放出されると、精子は幸運に恵まれるまでランダムに動き回るのか、それともなんらかの化学信号によって待ち構える卵子に引きつけられるのか、よくわかっていない。

どちらにしても、唖然とするほど失敗が多い。一回の無作為なタイミングでの性行為で受精に成功する確率は、たった三パーセントだ。そして欧米諸国では、事態はどんどん悪くなっているらしい。現在、カップルの約七組にひと組は、生殖補助医療に頼っている。

複数の研究で、ここ数十年のあいだに精子数が大幅に減少していることが報告された。約四十年に及ぶ百八十五の研究に基づく《ヒューマン・リプロダクション・アップデート》誌のメタ分析では、欧米諸国の男性の精子数は一九七三年から二〇一一年のあいだに五十パーセント以上減少したという結論に達した。

考えられる原因として、食事、ライフスタイル、環境要因、射精の頻度、果てはきつい下着の着用（まじめな話）までが挙げられているが、実際のところは誰にもわからない。《ニューヨーク・タイムズ》に掲載された「あなたの精子に問題はあるか？」という記事で、コラムニストのニコラス・クリストフは、確かに問題があるようだと結論を下し、原因を「プラスチック、化粧品、ソファー、農薬、その他数え切れないほどの製品に含まれる一般的な内分泌攪乱物質」にあるとした。クリストフによれば、アメリカの平均的な若者の精子は、約九十パーセントに欠陥があるという。デンマーク、リトアニア、フィンランド、ドイツ、その他の研究でも、精子数の急激な減少が報告された。

イェール大学の人類学、生態学、進化生物学教授のリチャード・ブリビエスカスによれば、精子数の報告の多くは疑わしく、たとえ正しいとしても、全体的な生殖能力が低下していると考える理由はないという。食事、ライフスタイル、検査時の体温、射精の頻度のすべてが、精子数に影響を与えると考えられ、同じ人でもその時によって総数は大きく変わるかもしれない。「たとえ実際に精子数にゆるやかな減少が起こっていたとしても、男性の生殖能力が損なわれているとはかぎらない」と、ブリビエスカスは『男たち――進化と生活の歴史（*Men: Evolutionary and Life History*）』で書いた。

本当のところは、よくわからない。どちらにしても、健康な男性の精子数には、とてつもなく大きなばらつきがあるからだ。壮年期の平均的な男性がつくる精子の数は、一ミリリットル当たり百万から一億二千万までの幅があり、平均は一ミリリットル当たり約二千五百万。平均の射精量が約三ミリリットルなので、通常の性行為一回で、少なくとも中規模の国の人口に相当する精子が射出されることになる。うごめく可能性の数になぜそんなに大きな幅があるのか、しかも最終的にはたったひとつの精子しか受精に必要とされないのに、なぜそこまで過剰につくられるのかという疑問に、まだ科学は答えを用意できない。

女性も同じく、驚くほど過剰な生殖の可能性を与えられている。興味深いことに、すべての女性は、一生分の卵子をあらかじめ備えて生まれてくる。まだ子宮の中にいるうちに卵子は形成され、何年も何年も卵巣で待ち続けたあと活用される。女性が卵子を山ほど抱えて生まれてくるという説を初めて提唱したのは、仰々しい名前の偉大なドイツの解剖学者、ハインリヒ・フォン・ヴァルダイヤー＝ハルツだったが、彼でさえ、発達過程にある胎児の中でどれほど早い時期に豊富に卵子がつくられるかを知ったら、びっくりしたに違いない。二十週めの胎児は体重が百グラムほどしかないが、すでに体内に六百万個の卵子を備えている。その数は誕生時には百万個に減り、速度はゆっくりになるが、生涯にわたって減り続ける。出産適齢になると、約十八万個の卵子が成熟し、準備を整える。なぜ途中でそんなにたくさんの卵子を失うのか、それでも今後必要な分よりはるかにたくさんの卵子を持って出産適齢を迎えるのはなぜなのかというふたつの疑問も、人生におけるたくさんの謎に含めていいだろう。

肝心なのは、女性が年を取るにつれて卵子の数と質は低下するので、出産適齢の後期まで母親になることを先延ばしする人に問題が起こる可能性があることだ。あらゆる先進国で、まさにその先延ばしが行なわれている。六カ国——イタリア、アイルランド、日本、ルクセンブルク、シンガポール、スイス——では、女性の初産の平均年齢が今や三十歳を超え、別の六カ所——デンマーク、ドイツ、ギリシャ、香港、オランダ、スウェーデン——では三十歳をわずかに下回っている（アメリカは外れ値《はずれち》となっている。初産の平均年齢は二十六・四歳で、富裕国の中では最も若い）。こういう全国平均の中には、社会または経済集団内のもっと大きなばらつきが埋もれている。たとえばイギリスでは、女性の初産の平均年齢は二十八・五歳だが、大学卒業者では三十五歳だ。経口避妊薬の開発者であるカール・ジェラッシは《ニューヨーク・レビュー・オブ・ブックス》の評論で、三十五歳までには女性の卵子の蓄えは九十五パーセントが使い果たされていて、残りは欠陥や予期しない結果——たとえば多子出産など――を招きやすくなると指摘した。女性は三十歳を過ぎると双子を産む可能性がかなり高くなる。出産についてひとつ確実に言えるのは、両当事者が年を取るにつれて、子どもができる可能性が低くなり、できたとしても問題にぶつかる場合が多くなるということだ。

生殖をめぐるひとつの興味深い矛盾は、女性の出産年齢が遅くなっているのに、そのための準備は早くなっていることだ。初潮の平均年齢は、少なくとも欧米では、十九世紀後半の十五歳から、今日では十二歳半に下がっている。ほぼ間違いなく、栄養環境が改善したからだろう。しかし、説明がつかないのは、最近になって年齢の低下がさらに加速していることだ。一九八〇年以降だけでも、思春期が始まる年齢がアメリカでは十八カ月早まった。約十五パーセントの女子が、今では七歳で思春期に入る。これは警鐘を鳴らす理由になるかもしれない。《ベイラー大学医療センター紀要》によれば、エストロゲンにさらされる期間が長くなると、後年に乳がんや子宮がんになる危険が大幅に高まるというエビデンスがあるからだ。

それはともかく、たくましい、あるいは幸運なひとつの精子が、待っていた卵子のもとにたどり着くという幸福な物語を仮定してみよう。卵子は、ペアを組む精子より百倍大きい。ありがたいことに、精子は無理に入ろうとする必要はなく、やけに小さいのは気になるが長らく消息不明だった友人であるかのように歓迎される。精子は透明帯と呼ばれる外側の壁を通過し、万事うまくいけば卵子と融合する。卵子はすぐさま周囲に電気の力場《りきば》のようなものを作動させて、ほかの精子が入ってこられないようにする。次に、精子と卵子のＤＮＡがいっしょになり、接合子と呼ばれる新たな存在になる。新たな生命の始まりだ。

この時点では、成功はまったく保証されていない。おそらくすべての受精卵の半数ほどは、気づかれることなく失われてしまう。しかしそうでなければ、先天性欠損症の割合が、二パーセントではなく十二パーセントになっているだろう。受精卵の約一パーセントは、ファロピウス管か、子宮ではないどこか別の場所に着床してしまう。子宮外妊娠（ectopic pregnancy〝間違った場所〟という意味のギリシャ語に由来）と呼ばれる状態だ。現在でもこれはとても危険で、昔は死の宣告に等しかった。

しかし万事うまくいけば、一週間のうちに接合子は多能性幹細胞と呼ばれる細胞を十個ほどつくる。体の万能細胞であり、生物のすばらしい奇跡のひとつだ。これらの細胞が数十兆個もの細胞すべての性質と構成を決め、可能性の小さな塊（正式には胚盤胞《はいばんほう》として知られる）を、機能的なかわいらしい小さな人間（赤ちゃんとして知られる）に変化させる。細胞が分化し始めるこの変化の時期は原腸形成と呼ばれ、人の生涯で最も重要な出来事と描写されることが多い。

とはいえそのシステムは完璧ではなく、ときどき受精卵が分裂して一卵性の双子をつくることがある。一卵性の双子はクローンだ。同じ遺伝子を持ち、たいていは外見がよく似ている。それとは対照的に、二卵性の双子は、同時期に排卵されたふたつの卵子が別の精子によって両方とも受精した結果生まれる。その場合、ふたりの赤ちゃんは子宮の中でとなり合って育ち、いっしょに生まれるが、ふつうのきょうだい程度にしか似ていない。自然出産の約百例に一例で二卵性の双子が生まれ、二百五十例に一例で一卵性の双子、六千例に一例で三つ子、五十万例に一例で四つ子が生まれているが、不妊治療が多子出産の可能性を大幅に高めている。双子などの多子出産は、今日では一九八〇年当時より約二倍、一般的になった。すでに双子を授かっている女性は、そうでない女性よりもふたたび双子を産む確率が十倍高くなる。

さて、事態は速度を増していく。三週間が過ぎると、発達し始めた胚に、鼓動を打つ心臓が現われる。百二日が過ぎると、まばたきできる目が現われる。二百八十日たつころには、新しい子が生まれる。途中、およそ八週で、発達中の子は胚（embryo〝大きくなる〟を意味するギリシャ語およびラテン語に由来）と呼ばれなくなり、胎児（fetus〝実り多い〟を意味するラテン語に由来）になり始める。受精から完全に形成された小さな人間になるまでに、必要な細胞分裂周期は全体でたった四一回だ。

この初期の大半、母親はつわり（morning sickness）に苦しむことが多い。妊婦ならほとんど誰でも知っているように、朝だけに起こるわけではない。約八十パーセントの妊婦は、とりわけ最初の三カ月には吐き気に悩まされるが、その症状が妊娠期間中ずっと続く不運な妊婦も少数いる。ときにはあまりにも重症なので、妊娠悪阻《おそ》という病名がつくこともある。そういう場合は、入院が必要になるかもしれない。なぜ女性がつわりになるのかを説明する最も一般的な説は、妊娠初期に用心深く食事をするよう促すためというものだが、だとしたら、妊娠中はずっと食べ物を慎重に選ばなくてはならないはずなのに、なぜたいてい数週間後にはつわりが止まるのかや、なぜ安全であっさりした食事をとっている女性もやはり吐き気を催すのかを説明できない。つわりの治療法がない大きな理由のひとつは、つわりを抑えるためにつくられたサリドマイドによる一九六〇年代の悲劇的な経験のせいで、製薬会社が妊婦のための薬は一切つくりたがらなくなったからだ。

母《マターニティ》になることとあの世に行《エターニティ》くこと

妊娠・出産という仕事は、過去も現在も決して簡単ではない。今の分娩がどれほど長く痛みを伴うものだとしても、昔はそれよりはるかにひどい状況だった。近代になるまで、医療と専門技術のレベルはぞっとするほど低いことが多かった。女性が妊娠しているかどうかの判断だけでも、医師にとっては長年の課題だった。一八七三年になっても、ある専門家がこう書いている。「わたしたちの知る例では、三十年の経歴を持つ開業医が、腫瘍の病的増殖を治療しているつもりで、臨月の腹部に火膨れをつくっていた」。本当に信頼できる検査は、九カ月待って赤ん坊が出てくるかどうか確かめることだった、とある医者は皮肉っぽく記した。イギリスの医学生は、一八八六年までは産科について一切学ぶ必要がなかった。

つわりに悩まされ、軽率にもそれを打ち明けた女性たちは、瀉血《しゃけつ》されたり、浣腸されたり、アヘンを投与されたりした。症状が何もないのに、予防として瀉血される女性もいた。そして、コルセットをゆるめ、〝夫婦間の楽しみ〟を慎むよう忠告された。

生殖に関するほとんどすべてのものが、うさんくさいと見なされた。とりわけ快楽が標的にされた。一八九九年の人気書『若い女性が知っておくべきこと（*What a Young Woman Ought to Know*）』で、アメリカの医師で社会改革主義者だったメアリー・ウッド＝アレンは女性たちに、「性的欲望を覚えない」という条件を守るかぎりは、婚姻内での性交渉を持ってもよいと教えた。同じころ、外科医たちは卵巣摘出術という新しい処置を開発した。十年近くのあいだ、それは、月経痛や腰痛、吐き気、頭痛、果ては慢性の咳に悩む裕福な女性たちが選択する手術だった。一九〇六年には、推定十五万人のアメリカの女性たちが卵巣摘出術を受けた。言うまでもないことだが、まったく無意味な処置だった。

最高の医療を受けたとしても、命をつくり生み出す長い過程には、苦痛と危険があった。聖書の教義に「あなたは苦しんで子を産む」〔訳注『創世記』三章十六節〕とあるので、痛みはおおむねその過程に必要なものと見なされた。母親か子ども、もしくは両方が死亡することもまれではなかった。「母になること《マターニティ》とあの世に行くこと《エターニティ》は同じ意味」とまで言われていた。

二百五十年のあいだ、最大の恐怖は産褥熱《さんじょくねつ》だった。ほかの多くの病気と同じく、それはどこからともなく突然その醜い姿を現わした。一六五二年にドイツのライプツィヒで初めて記録されたあと、ヨーロッパじゅうに広まった。多くの場合、出産が無事に終わり、母親となった女性の体調がとてもよいときに突如として発症し、患者は熱を出してうわごとを言い、たいていは死亡した。何度か大流行したときには、患者の九十パーセントが死亡することもあった。女性たちの多くは、出産のとき病院に連れていかないでほしいと懇願した。

一八四七年、ウィーンで医学講師を務めていたハンガリー出身のセンメルヴェイス・イグナーツは、医者が直接的な検査をする前に手を洗えば、この病気がほとんど消え去ることに気づいた。「いったい何人の女性を、早すぎる死に追いやってきたことだろう」。すべては衛生の問題だったと気づいたとき、センメルヴェイスは絶望に駆られて書いた。不幸なことに、誰ひとり耳を傾けはしなかった。普段からあまり落ち着いた性格ではなかったセンメルヴェイスは職を失ったあと、精神を病んで、ウィーンの通りを歩き回り、宙に向かってわめき散らすようになった。ついには精神病院に閉じ込められ、そこで看守に殴り殺されてしまった。通りや病院にその名がついてしかるべきなのに、気の毒な人だ。

衛生への関心は徐々に広まっていったが、それは苦しい戦いだった。イギリスでは、外科医のジョゼフ・リスター（一八二七〜一九一二年）が、手術室にコールタールの抽出物である石炭酸の使用を導入したことで有名だ。またリスターは、患者の周囲の空気を滅菌する必要があると考えたので、手術台のまわりじゅうに石炭酸を霧状にして散布する装置をつくった。特に眼鏡をかけている人にとっては、かなり不愉快だったに違いない。石炭酸は実際、恐ろしい消毒剤だった。患者だけでなく医師も、皮膚から吸収して腎障害を起こす可能性があった。どちらにしても、リスターの習慣は手術室の外にはあまり広まらなかった。

結果として産褥熱は、必要もなくいつまでも問題になり続けた。一九三〇年代になっても、ヨーロッパとアメリカでは、妊婦の院内死亡の十例に四例は産褥熱が原因だった。一九三二年の時点で、妊婦の二百三十八人にひとりは出産時（あるいは出産後）に死亡した（比較のために記しておくと、今日のイギリスでは一万二千二百人にひとり、アメリカでは六千人にひとり）。そのせいもあって、女性たちは近代になっても病院を避け続けた。一九三〇年代でも、病院で出産する女性はアメリカでは半分以下、イギリスではおよそ五分の一だった。今日では、どちらの国の割合も九十九パーセントになっている。最終的に産褥熱が克服されたのは、衛生の改善ではなくペニシリンの登場のおかげだった。
ところが現在でも、先進諸国のあいだには、妊婦死亡率に大きなばらつきがある。出産時に死亡する女性の数は、イタリアでは十万人当たり三・九人、スウェーデンでは四・六人、オーストラリアでは五・一人、アイルランドでは五・七人、カナダでは六・六人となっている。イギリスは出産数十万例につき死亡数八・二例で、二十三位という順位はハンガリー、ポーランド、アルバニアより低い。しかし、デンマーク（十万人に九・四人）とフランス（十・〇人）も驚くほど成績が悪い。先進国の中でアメリカは特異な状況にあり、十万人当たり十六・七人という妊婦死亡率で、三十九位に位置している。

世界のほとんどの女性にとって、出産がはるかに安全になったのは、よいニュースだ。二十一世紀の最初の十年で、出産時死亡率が上がっているのは世界で八カ国だけだった。悪いニュースは、アメリカがその八カ国に入っていることだ。《ニューヨーク・タイムズ》によると、「膨大な費用をかけているにもかかわらず、アメリカは先進国の中で乳児死亡率と妊婦死亡率の両方が最も高い国のひとつだ」。アメリカでの平均出産費用は、普通出産で約三万ドル、帝王切開で五万ドルで、どちらもオランダでの費用の約三倍にのぼる。なのに、アメリカの女性はヨーロッパの女性より出産で死亡する可能性が七十パーセント高く、妊娠関連の死亡率がイギリス、ドイツ、日本、チェコより約三倍高い。乳児も同じくらい危険にさらされている。アメリカでは新生児の二百三十三人にひとりが死亡しているが、フランスでは四百五十人にひとり、日本では九百九人にひとりとなっている。キューバ（三百四十五人にひとり）やリトアニア（三百八十五人にひとり）も、アメリカよりずっと成績がいい。

アメリカでの死亡率が高い原因には、高い母体肥満率、不妊治療の多用（不成功に終わる結果が増える）、子癇《しかん》前症と呼ばれる少し謎めいた病気の高い発生率などがある。以前は妊娠中毒症として知られていた子癇前症は、妊娠中の母親を高血圧にする疾患で、母体と胎児の両方を危険にさらす。妊婦の約三・四パーセントはこの病気にかかるので、めずらしくはない。胎盤の構造的変形によって起こると考えられているが、原因のほとんどは謎のままだ。食い止めなければ、子癇前症はもっと深刻な子癇という病気に進行して、痙攣や昏睡、死亡に至ることもある。

子癇前症や子癇について求めている知識が足りないとすれば、それはおもに、胎盤について必要な知識が足りないせいだ。胎盤は、〝人体の中で最も理解されていない器官〟と呼ばれてきた。何年ものあいだ、出産に関する医学研究は、ほとんど発達中の赤ちゃんだけに注目していた。胎盤は、妊娠という過程にとって有用で、必要ではあるが、あまりおもしろくないただの付属物のような扱いだった。近年になってようやく、胎盤には、単に老廃物を濾過して酸素を通すよりはるかに多くの働きがあることに、研究者が気づき始めた。胎盤は、子どもの発達に積極的な役割を果たしている。母親から胎児への毒素の通過を妨げ、寄生体と病原体を殺し、ホルモンを分配し、たとえば母親の喫煙や飲酒、夜ふかしなどのせいで不足したものを補うためにできることはなんでもやる。ある意味、発達中の赤ちゃんにとっては最初の母親のようなものだ。母親があまりにも困窮していたり怠慢だったりすれば奇跡のように働きはしないが、状況を改善することはできる。

とにかく現在では、ほとんどの流産と、その他の妊娠に関わる障害は、胎児ではなく胎盤の問題が原因であることがわかっている。胎盤は病原体に対するバリアとして働くが、効果は一部に対してのみだ。悪名高いジカウイルスは胎盤のバリアを通過でき、恐ろしい先天性欠損症を引き起こすが、よく似たデングウイルスはバリアを通過できない。なぜ胎盤が一方を止め、他方を止めないのかは誰にもわからない。

よいニュースとしては、理にかなった的確な妊婦健診を行なえば、さまざまな症状による結果を大きく改善できる。カリフォルニア州は、〝産科医療の改善に向けた共同研究〟と呼ばれるプログラムを通じて、子癇前症のほか、出産時の妊婦死亡のおもな原因に取り組み、二〇〇六年から二〇一三年にかけて、出産時の死亡率を十万人当たり十七人から、七・三人にまで減らした。しかし残念ながら、同じころ、全国の死亡率は十万人当たり十三・三人から二十二人に増加した。

進化の代償としての難行

誕生の瞬間、新たな人生の始まりは、まさに奇跡だ。子宮の中では胎児の肺は羊水で満たされているが、誕生の瞬間にすばらしいタイミングで羊水は流れ出し、肺が膨らみ、小さな心臓から送り出された血液が初めて体をひと巡りする。一瞬前までいわば寄生体だったものが、今では完全に独立した、自己保持能力を持つ存在になろうとしている。

　何が誕生の引き金になるのかはわかっていない。何かが二百八十日というヒトの妊娠期間をカウントダウンしているに違いないが、どういう機構がどこにあるのかや、何がアラームを鳴らすのかはまだ解明されていない。わかっているのは、プロスタグランジンというホルモンを母体が産生し始めると、普段は組織の損傷に対処しているそのホルモンが子宮を活性化させ、徐々に痛みを増していく収縮を開始して、赤ちゃんを誕生に向けた定位置へ移動させることだ。この第一段階は、初産の場合は平均で約十二時間続くが、その後の出産ではたいていもっと早くなる。

　ヒトの出産の問題点は、〝児頭骨盤不均衡〟だ。簡単に言えば、母親なら誰でも進んで証言するように、赤ちゃんの頭が大きすぎて、産道をするりと通り抜けられない。平均的な女性の産道は、平均的な新生児の頭の幅より約一インチ（約二・五センチ）狭い。自然界で最も痛い一インチといえるだろう。この狭苦しい場所を無理やり進むため、赤ちゃんは九十度回転するというあきれるほどの難題をこなしながら骨盤を抜けなくてはならない。出産という行為は、インテリジェント・デザイン〔訳注　〝知性ある設計者〟によって宇宙や生命が誕生したとする思想〕という概念への挑戦だ。どんなに敬虔な女性でも、出産時に「神さま、わたしのために考え抜かれたデザインをありがとうございます」と言うはずはない。

自然が与えてくれるちょっとした手助けは、赤ちゃんの頭蓋骨がまだひとつに融合していないので、少しだけ頭を圧縮できることだ。こういうさまざまな無理難題が生じるのは、直立歩行を可能にするために骨盤の設計が何度も調整されなくてはならず、そのせいでヒトの出産がますます時間のかかるつらい仕事になったからだ。霊長類の中には、二、三分で出産できる種もいる。人間の女性たちは、そのくらい楽ならいいのに、と夢見ることしかできない。

その過程を耐えやすくする方法については、驚くほど進歩が遅れている。二〇一六年に《ネイチャー》誌が指摘したように、「分娩中の女性が選べる疼痛《とうつう》緩和のオプションは、曾祖母の時代とほとんど変わっていない——すなわち、笑気ガスの吸入、ペチジン（オピオイド鎮痛薬の一種）の注射、あるいは硬膜外麻酔だ」。いくつかの研究によると、女性は出産のつらさを忘れずにいるのがあまり得意ではないらしい。これはほぼ確実に、次の出産に備えさせるための精神的な防衛機制の一種だろう。

赤ちゃんは無菌状態で子宮を離れる、と一般に考えられているが、産道を通り抜けるときに、母親の常在微生物を大量にぬぐい取っている。女性の膣にいる微生物叢の重要性と特質は、最近になってようやく理解され始めた。帝王切開で生まれた赤ちゃんは、初めて微生物にさらされる機会を奪われてしまう。そのせいで、赤ちゃんに重大な影響が及ぶことがある。さまざまな研究によると、帝王切開で生まれた人は、1型糖尿病、喘息、セリアック病、さらには肥満になるリスクが大幅に高まり、アレルギーを発症するリスクは八倍に達することがわかった。帝王切開で生まれた赤ちゃんも、最終的には産道から生まれた赤ちゃんと同様の微生物叢を獲得し、生後一年までにはたいてい見分けがつかないくらいになるが、産道で初めて菌を浴びることに、長期的な違いをもたらす何かがある。なぜそうなるのかは、まだ解明されていない。

医師と病院は、普通出産より帝王切開出産のほうに高い代金を請求できるし、女性は当然ながら具体的にいつ出産することになるのか知りたがる。現在、アメリカでは三分の一の女性が帝王切開で出産し、帝王切開の六十パーセントは医学的な必要ではなく便宜のために行なわれている。ブラジルでは全出産の六十パーセント近くが帝王切開で、イギリスでは二十三パーセント、オランダでは十三パーセント。医学的な理由にかぎって行なわれるなら、その割合は五パーセントから十パーセントになるだろう。

有益な微生物の中には、母親の皮膚からもらうものもある。ニューヨーク大学の医師および教授のマーティン・ブレーザーの指摘によれば、赤ん坊を生まれてすぐに急いで洗ってしまうと、保護の役割を果たす微生物を奪うことになるかもしれないという。

そのうえ、女性の十人に約四人は、分娩中に抗生物質を与えられている。つまり医者は、赤ちゃんが受け取ろうとしている微生物に戦いを挑んでいるということだ。これが赤ちゃんの長期的な健康にどう影響するのかはわからないが、よいことはなさそうに思える。すでに、ある種の有益な細菌が絶滅しかけているという危惧がある。母乳の重要な微生物、ビフィドバクテリウム・インファンティスは、発展途上諸国の子どもの最大九十パーセントに見られるが、先進諸国の子どもではわずか三十パーセントだ。

帝王切開で生まれたかどうかはともかく、平均的な赤ちゃんの場合、一歳までには約百兆個の微生物を蓄積していると推定される。しかし理由は不明だが、そのころでは、ある種の病気になりやすい傾向を覆すには遅すぎるらしい。

幼少期に関わる最も並外れた特色のひとつは、授乳期間中の母親が、母乳の中に二百種類以上の複合糖類――正式名称はオリゴ糖――をつくることだ。ヒトは必要な酵素を持っていないので、赤ちゃんはそれを消化できない。オリゴ糖はあくまでも、赤ちゃんの腸内細菌のために――いわば賄賂として――つくられる。母乳は共生細菌を育てるだけでなく、たくさんの抗体に満ちている。授乳期間中の母親は、母乳を飲む赤ちゃんの唾液を乳管からわずかに吸収して、自分の免疫系で分析し、必要に応じて赤ちゃんに供給する抗体の量と種類を調節しているといういくつかのエビデンスがある。生命とはなんとすばらしいことか。

一九六二年には、母乳で子どもを育てるアメリカの女性は二十パーセントしかいなかった。一九七七年までには四十パーセントに増えたが、それでも明らかに少数派だった。今日では、八十パーセントのアメリカの女性が出産直後に授乳しているが、その数字は半年後には四十九パーセント、一年後には二十七パーセントに下がる。イギリスでは、その割合は八十一パーセントから始まるが、半年後では三十四パーセント、一年後では〇・五パーセントにまで急激に下がり、先進諸国の中では最低の割合だ。貧しい国々では多くの女性たちが、広告によって長年、母乳より乳児用調製粉乳のほうが赤ちゃんのためによいと信じ込まされてきた。しかし調製粉乳は高価なので長持ちさせるために水で薄められることが多く、ときには手に入る水が母乳より不衛生な場合があった。その結果、往々にして子どもの死亡率は上がった。

調製粉乳は長年のあいだに大きく改良されたものの、どれも母乳の免疫学的効果を完全には再現できていない。二〇一八年夏、ドナルド・トランプ政権は、母乳育児を推進する国際的な決議に反対して多くの保健当局者を困惑させたうえに、決議に賛成する予定だったエクアドルに対し、立場を変えなければ貿易制裁を加えると脅したという。皮肉な批評家たちは、年間七百億ドルに値する乳児用調製粉乳産業が、アメリカの立場を決めるのに一役買っているのだろうと指摘した。アメリカ保健福祉省の報道官は、そうではなく、アメリカは単に「赤ちゃんの栄養について最良の選択ができるよう女性の権利を守り」、調製粉乳の入手を妨げられないようにするために努力しているだけだと述べた。決議でそんなことになるはずはないのだが。

一九八六年、サウサンプトン大学のデイヴィッド・バーカー教授は、〝バーカー仮説〟、あるいは少し簡潔さに欠けるが〝成人病胎児期起源説〟と呼ばれるようになるものを提唱した。疫学者のバーカーは、子宮内で起こることが、人の生涯にわたる健康と幸せを決めるのではないかと仮定した。「どの器官にも、たいていとても短い臨界期があり、発達はそのあいだに完了する」と、バーカーは二〇一三年、亡くなる少し前に述べた。「それは異なる時に、異なる器官で起こる。誕生後は、肝臓と脳と免疫系だけが可塑性を保っている。ほかはすべて完成している」。

現在ほとんどの専門家は、影響を受けやすい重要な時期を、受精の瞬間から二回めの誕生日まで延長している。「最初の千日」として知られるようになった期間だ。人生におけるこの比較的短い形成期は、以後何十年ものあいだどのくらい快適に生きられるかに大きな影響を及ぼす。

この傾向の有名な実例は、一九四四年の冬にきわめて深刻な飢饉を生き抜いた人々を対象に、オランダで行なわれた研究によって明らかになった。ナチスドイツが、その時点でまだ支配下に置いていた地域への食糧輸送を遮断したせいで起こった飢饉だ。飢饉のあいだ母親の胎内にいた子どもたちは、奇跡的に正常な体重で生まれてきた。おそらく母親が本能的に発育中の胎児のほうに栄養を回したからだろう。そして、翌年ドイツの敗北によって飢饉は終わったので、子どもたちは世界のほかの子どもたちと同じくらい健康的にたくさん食べて育った。関係者全員が喜んだことに、子どもたちは〝飢餓の冬〟のあらゆる影響を免れたらしく、ストレスの少ないほかの環境で生まれた子どもと見分けがつかなかった。ところがその後、気がかりなことが起こった。飢饉のときに生まれた子どもたちが五十代、六十代になると、他の地域で同時期に生まれた子どもに比べて、心臓病を発症する割合が二倍になり、がんや糖尿病、その他の命に関わる病気の発生率も高くなったのだ。

最近では、新生児がこの世に運んでくる負の遺産は、栄養不足ではなくその逆だ。つまり子どもたちは、たくさん食べてあまり運動しない人々の家庭に生まれてくるだけでなく、好ましくないライフスタイルがもたらす病気に生まれつきかかりやすい。
今日育つ子どもたちは、近代史の中で初めて、親より寿命が短く、不健康な生活を送ることになるだろうと言われている。どうやらわたしたちは、自分を早死にさせる食べかたをしているだけでなく、このままでは子どもたちまで道連れにしてしまうらしい。

---

(37) 〝種をまく〟という意味のギリシャ語に由来する〝精子(sperm)〟は、十四世紀に書かれたチョーサーの『カンタベリー物語』で初めて英単語として記されている。当時と、少なくともシェイクスピアの時代までは、一般に〝スパアム〟に近い発音だった。〝spermatozoa〟という正式名称のほうが新しく、一八三六年のイギリスのある解剖学手引書に初めて登場する。

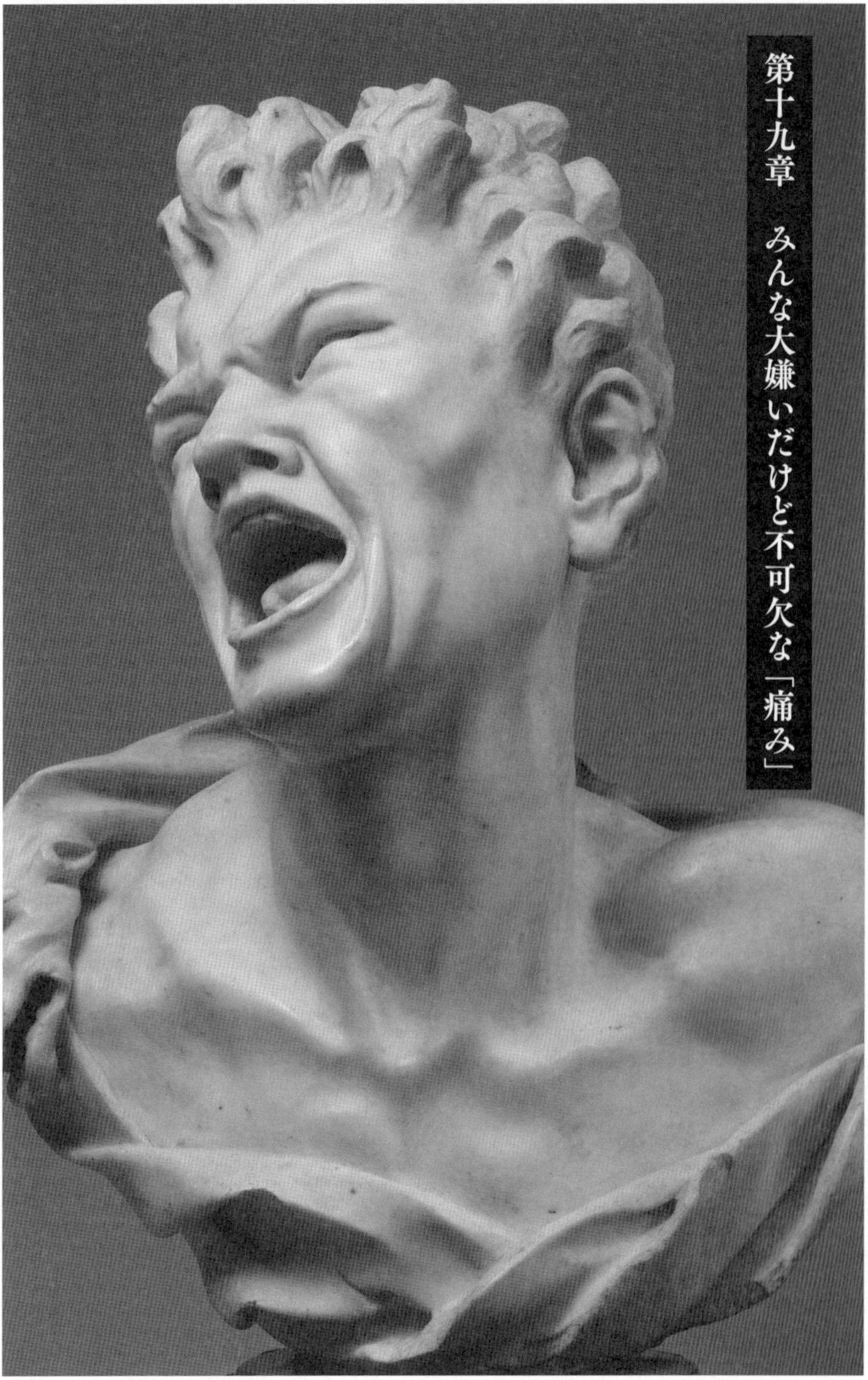

第十九章　みんな大嫌いだけど不可欠な「痛み」

痛みには空白の要素があり、
いつ始まったのか
やんだ日が一日でもあったのか
思い出すことができない。
——エミリー・ディキンソン

扉　古代ギリシャの半人半獣マルシュアース。アポロンに音楽の技比べを挑んだが敗れ、
生皮を剝がされた。バルタザール・ペルモーザー作。メトロポリタン美術館蔵。

痛みとは、奇妙で厄介なものだ。人生にとって、これほど必要だがうれしくないものはほかにない。痛みは人類最大の関心事であり悩み事であるとともに、医学最大の挑戦でもある。

電気的な衝撃から飛びのいたり、熱い砂の上を裸足で歩いたりするたびにまざまざと思い出すように、痛みは命を救ってくれることもある。わたしたちは脅威となる刺激にとても敏感なので、脳が知らせを受け取る前に、体が痛みを伴う物事に反応したりそこから身を引いたりするようにプログラムされている。それは間違いなくよいことだ。しかし、かなり多くの場合——ある推定では最大四十パーセントの人にとって——痛みはただひたすら続き、まったく目的がないように思える。

痛みは矛盾にあふれている。最も自明な特徴は、痛いということだ——なにしろ痛みはそのためにあるのだから——が、ときどき痛みが少しだけすばらしく感じられることがある。たとえば、長距離を走ったあと筋肉がうずくときや、風呂に滑り込んで一瞬耐えられないほど熱いのになぜか心地よく思えるときだ。まったく説明できないような痛みもある。あらゆる痛みの中でもとりわけ深刻で困難なのが、事故や切断でなくした体の部位に激しい苦痛を覚える「幻肢痛」だと言われる。わたしたちが感じる最大の痛みのひとつが、もう存在しない部分にあるというのは皮肉にほかならない。もっと悪いことに、ふつうの痛みなら傷が癒えればたいてい和らぐが、幻肢痛は一生続くこともある。理由はまだ誰にも説明できない。一説によると、なくした体の部位の神経線維からの信号を受け取らなくなった脳が、それを細胞が死滅するほど深刻な損傷と解釈し、まるで止められない盗難警報機のように、果てしない苦痛の叫びを発しているのだという。現在ではたいてい、手足を切断する予定がある場合、外科医があらかじめ数日のあいだ患部の神経を麻痺させ、感覚の喪失に向けて脳に準備をさせる。この方法で、幻肢痛を大幅に減らせることがわかっている。

もし幻肢痛にライバルがいるとするなら、それは「三叉神経痛」だろう。名前は顔の主要な神経に由来し、歴史的には「疼痛性チック」として知られる（tic douloureux 文字どおり〝痛みを伴う痙攣〟という意味のフランス語）。症状は、顔面の鋭い刺すような痛みを特徴とする。ある疼痛の専門医いわく「電気ショックのような痛み」だそうだ。たいてい明確な原因がある――たとえば腫瘍が三叉神経を圧迫している場合など――が、まったく原因が見つからないこともある。患者は、警告なく唐突に始まって終わる周期的な発作に苦しむ。耐えがたいほど痛むかと思えば、何日も何週間もぴたりと止まったままになり、やがてまた現われる。時とともに、痛みは顔じゅうを移動する。なぜ移動するのか、どうして現われたり消えたりするのか、まったくわからない。

どのように痛みを数値化するか

ご想像のとおり、具体的に痛みがどのように働くのかは、いまだ大部分が謎だ。脳には、痛みの中枢、痛みの信号が集まるひとつの場所はない。思考が記憶になるには海馬を通過しなくてはならないが、痛みは脳のほとんどどこにでも出現できる。つま先を尖ったもので刺せば、その感覚が脳の一連の部位に伝わり、ハンマーで打てば、別の部位が活性化する。その経験が繰り返されると、パターンが変わることもある。

おそらく何より奇妙な皮肉は、脳自体には痛みの受容体がないのに、あらゆる痛みがそこで感じられることだろう。「痛みは、脳がそれを把握して初めて現われます」と、オックスフォード大学ナフィールド臨床神経科学部の学部長で世界的な痛みの権威であるアイリーン・トレーシーは言う。「痛みは足の親指で始まるかもしれませんが、〝痛い！〟と思わせるのは脳なのです。そうなるまでは痛みではありません」。

あらゆる痛みは、自分だけのきわめて個人的なものだ。意味のある定義など、とてもできない。国際疼痛学会は痛みを、「実際に起こった、あるいは起こりそうな組織の損傷に伴う、またはそのような損傷に関連して表現される不快な感覚的かつ情動的な経験」と要約している。つまり、文字どおりでも比喩的にでも、痛いもの、痛いかもしれないもの、まるで痛いかのようなもの、まるで痛いかのように感じられるもの、痛みとはそのすべてということだ。銃で撃たれた傷から、人間関係の破綻による心痛まで、あらゆるいやな経験がほとんど含まれる。

最もよく知られている痛みの尺度のひとつは、一九七一年にモントリオールのマギル大学のロナルド・メルザックとウォレン・S・トーガソンが考案したマギル疼痛質問表と呼ばれるものだ。その名のとおり詳しい質問表で、回答者にはさまざまなレベルの不快感を表現する七十八語のリストが渡される――〝刺すような〟、〝チクチクする〟、〝鈍い〟、〝うずく〟などなど。用語の多くは、あいまいだったり紛らわしかったりした。誰が〝うっとうしい〟と〝煩わしい〟や、〝つらい〟と〝恐ろしい〟をはっきり使い分けることができるだろうか？　そういうわけで今日のほとんどの疼痛研究者は、もっと単純な十段階評価を使っている。

痛みという経験全体が、明らかに主観的なものだ。「わたしは子どもを三人産んで、どこに痛みの上限があるかという体感が変わりました。本当よ」。アイリーン・トレーシーは、オックスフォード大学ジョン・ラドクリフ病院のオフィスで会ったとき、心得たような満面の笑みを浮かべて言った。トレーシーは、オックスフォード大学でいちばん忙しい人物かもしれない。広範囲にわたる学部と研究に関わる校務に加えて、二〇一八年後半にわたしが訪れた当時は引っ越したばかりで、二回の海外出張から戻った直後だったうえに、マートンカレッジの学長を引き継ごうとしていた。

トレーシーの職業人生は、痛みがどのように知覚されるか、どうすれば緩和できるかの解明に捧げられている。むずかしいのは、痛みを理解することだ。「脳が具体的にどんなふうに痛みという経験を構築しているのか、まだわかっていません」とトレーシー。「でも、かなり進歩しているし、痛みの理解に関わる全体像は、これから数年で劇的に変わると思います」。

前世代の疼痛研究者たちよりトレーシーが有利な点は、とても強力な磁気共鳴画像装置（ＭＲＩ）があることだ。トレーシーとそのチームは実験室で被験者たちに対し、ピンで刺したり、第六章で扱ったスコヴィル値とトウガラシの辛味の元になる化学物質カプサイシンを塗りつけたりして、科学研究のための穏やかな拷問を行なっている。罪のない人々に痛みを与えるのは慎重を要する仕事だ――本当に痛みを感じさせる必要があるが、深刻な、あるいは永続的な損傷を与えてはならないという明確な倫理規範もある――が、そのおかげでトレーシーたちは、被験者の脳が加えられた痛みに反応する様子をリアルタイムで観察できる。

ご想像のとおり、多くの人は純粋に商売に役立つという理由から、他人の脳の中をのぞいて、どんなときに痛みを感じるのか、嘘をつくのか、あるいはマーケティング戦略に好意的に反応するのかまで知りたがるだろう。人身傷害を扱う弁護士は、法廷で証拠として痛みの履歴を使えるとしたら大喜びするだろう。「まだそこまでは達していません」。トレーシーは、少しほっとしたような調子で言う。「でも、本当にめざましい進歩を遂げているのは、痛みを管理、制御する方法を学ぶという部分で、それは多くの人の助けになっています」。

痛みの経験は、皮膚のすぐ下にある「侵害受容器（nociceptor）」と呼ばれる特殊な神経終末で始まる（〝noci〟はラテン語で「痛み」を意味する）。侵害受容器は、熱刺激、化学刺激、機械刺激の三種類の疼痛刺激に反応する。あるいは少なくとも、一般にそう考えられている。驚いたことに、科学者たちはまだ機械刺激に反応する侵害受容器を発見していない。つくづく驚愕すべきことに、ハンマーで親指を打ちつけたときや針でどこかを刺したとき、体の表面下で実際に何が起こっているかはわかっていないのだ。ただ言えるのは、あらゆる種類の痛みの信号が、二種類の線維——すばやく伝導するAデルタ線維（ミエリンで覆われているので、いわば滑りがよい）とゆっくり伝導するC線維——によって脊髄と脳へ伝えられるということだ。ハンマーの一撃を受けると、すばやいAデルタ線維が鋭い痛みを感じさせる。ゆっくりしたC線維は、その後に続くずきずきした痛みを伝える。侵害受容器は、不愉快な（あるいは不愉快になりそうな）感覚にしか反応しない。ふつうの接触の信号——足が地面を蹴ったり、手がドアノブを握ったり、頬がサテンの枕に触れたりする感触——は、別の一連のAベータ神経が持つ異なる受容器によって伝えられる。

神経信号は、特にすばやいというわけではない。光は一秒に三億メートル進むが、神経信号は明らかにもっとゆったりした速度で、一秒に百二十メートルしか進まない——約二百五十万分の一の速度だ。それでも、一秒に百二十メートルなら一時間に四百三十二キロなので、たいていの場合ヒトの体内の空間ではじゅうぶんにすばやく、ほとんど一瞬で伝わる。そのうえ、すばやく反応するための補助として、反射がある。つまり中枢神経系は、脳に伝わる前の信号を解釈し、それに基づいて行動できる。だから、ひどく不快な何かに触ってしまったとき、それが何かを脳が認識する前に、手がぱっと引っ込む。要するに、脊髄は体と脳のあいだにメッセージを運ぶただの無感動な一本のケーブルではなく、能動的で決定力のある感覚器官の一部なのだ。

侵害受容器のいくつかは多モード（ポリモーダル）で、さまざまな刺激に誘発される。だから、たとえばスパイスの効いた食べ物は熱く感じられるのだ。口の中にある、本物の熱に反応するのと同じ侵害受容器が、化学的に活性化する。舌には辛さと熱さの違いがわからない。脳でさえ、少し混乱する。理性のレベルでは、舌に文字どおり火がついているわけではないとわかっているが、確かにそんなふうに感じられる。何より奇妙なのは、侵害受容器がなんらかの方法で、激辛カレーなら楽しい刺激、熱いマッチの先ならギャッと叫ぶような刺激として知覚させることだ。どちらも同じ神経を活性化させているのだが。

初めて侵害受容器を特定した人物――それどころか、中枢神経系の開祖と呼んでもいい人物――は、チャールズ・スコット・シェリントン（一八五七～一九五二年）で、近代屈指の偉大な、そしてなぜか忘れ去られてしまったイギリスの科学者たちのひとりだ。シェリントンは、十九世紀の少年向けの冒険物語からそのまま写し取ったかのように思える人生を送った。運動能力に優れ、サッカー選手としてイプスウィッチ・タウンに所属し、ケンブリッジ大学在学中にはボート選手として輝かしい成績を収めた。何よりも、秀でた学生として数々の優等賞を授与されたうえに、謙虚な態度と鋭い知性で会う人すべてを感動させた。

一八八五年に卒業したシェリントンは、ドイツの偉大な医師ロベルト・コッホのもとで細菌学を研究したあと、目もくらむほど多様で実り多いキャリアを築き始め、破傷風、産業疲労、ジフテリア、コレラ、細菌学、血液学について重要な研究を行なった。そして筋肉の相反神経支配の法則を提唱した。ひとつの筋肉が収縮すると、対になる筋肉は弛緩する――要するに、筋肉がどのように働くかを説明する法則だ。

シェリントンは脳を研究する過程で、「シナプス」という概念を発展させ、その用語を新しくつくり出した。それがさらに「固有受容性感覚」――これもシェリントンがつくった新語――という発想につながった。体が空間の中で自分の位置を知る能力のことだ（目を閉じていても、自分が横たわっているか、両腕を広げているかなどがわかる）。そしてこれがさらに、一九〇六年の侵害受容器、痛みを警告する神経終末の発見につながった。そのテーマを扱ったシェリントンの画期的な著書『神経系の統合作用』は、関連分野に大変革をもたらすほどの重要さから、ニュートンの『プリンシピア――自然哲学の数学的原理』やハーヴェイの『動物の心臓ならびに血液の運動に関する解剖学的研究』と並び称されてきた。

しかし、シェリントンの称賛すべき資質は、それだけにとどまらなかった。誰に聞いても、なかなかすばらしい人物だったらしく、愛妻家で、パーティでは親切なもてなし役を務め、いっしょにいて楽しく、教師として愛された。教え子の中には、第四章で取り上げた記憶の権威ワイルダー・ペンフィールド、ペニシリンの開発に貢献してノーベル賞を受賞したハワード・フローリー、アメリカの一流の神経外科医になったハーヴェイ・クッシングなどがいた。一九二四年、シェリントンは一冊の詩集を書き上げて、親しい友人たちさえも驚かせた。彼の詩集は広く称賛された。八年後には、反射の研究が評価されてノーベル賞を受賞した。王立協会の名高い会長であり、博物館や図書館の後援者、世界屈指の蔵書を持つ熱心な愛書家でもあった。一九四〇年、八十三歳のとき、ベストセラーとなる作品『人間の本性(*Man on His Nature*)』を書いた。これは何度か版を重ね、一九五一年には英国祭で現代イギリスの優良図書百冊の一冊に選ばれた。著書の中でシェリントンは、精神活動の比喩として「魔法の機織《はた》り」という表現を生み出した。そして現在、どういうわけか、シェリントンは専門分野の外部ではほとんど完全に忘れられ、内部でさえさほど有名ではなくなっている。

よい痛みと無意味な痛み

神経系は、構造を見るか機能を見るかによって、さまざまな分けかたがある。解剖学的には、ふたつに分けられる。中枢神経系は脳と脊髄で、この中枢から放射状に広がる神経――体の各部位まで伸びている神経――が末梢《まっしょう》神経系だ。また、神経系は機能によって、自発行為(頭をかいたりなど)を制御する体性神経系と、心臓の鼓動など、考えなくても自動的に働くあれこれを制御する自律神経系に分けられる。自律神経系はさらに、交感神経系と副交感神経系に分かれている。交感神経系は、体が突然の行動――一般に闘争・逃走反応と呼ばれるもの――を必要とするときに反応する部分だ。副交感神経系は、「休息と消化」系あるいは「食事と繁殖」系と呼ばれることもあり、一般にあまり緊急ではない、他の雑多な物事、たとえば消化や老廃物の処理、唾液や涙の生成、性的興奮（激しいこともあるが、闘争・逃走という意味での緊急性はない）などを制御している。

ヒトの神経の奇妙な点として、末梢神経系は損傷しても回復して再生するが、もっと重要な脳と脊髄の神経系にはそれができないことが挙げられる。指を切っても神経はふたたび伸びてくるが、脊髄を損傷してしまえば不運としか言いようがない。脊髄損傷は、愕然とするほどよく起こっている。アメリカでは百万人以上がそのせいで麻痺状態にある。アメリカでの脊髄損傷の半数以上は、自動車事故か銃創によるものなので、ご推察のとおり、男性は女性より脊髄損傷を負う可能性が四倍高い。特に、十六歳から三十歳のあいだに負傷しやすい。銃や車を持てるが、まだまだ無分別でそれを誤用してしまう年ごろだ。

痛みにも、神経系自体と同じくさまざまな分類法があり、専門家によってその種類と数は異なる。最も一般的なのは侵害受容性疼痛で、刺激によって生じる痛みを表わす。つま先を何かにぶつけたり、転んで肩が外れたりしたときに覚える痛みだ。患部を休ませて治る時間を与えるように命じる痛みだという意味で、「よい痛み」と呼ばれることもある。ふたつめは炎症性疼痛で、組織が腫れて赤くなったときに起こる。三つめは機能障害性疼痛で、外的刺激がなく、神経の損傷や炎症を引き起こさない痛みを表わす。明らかな目的のない痛みだ。四つめの痛みは神経障害性疼痛で、外傷が原因の場合や、明白な理由がない場合もあるが、神経が損傷したり敏感になったりして起こる。

痛みがいつまでも消えないと、それは急性から慢性になる。二十年ほど前、イギリスの一流の神経科学者パトリック・ウォールは、各界に影響を及ぼした著書『疼痛学序説――痛みの意味を考える』

で、一定のレベルと継続期間を超える痛みはまったく無意味に等しいと主張した。ウォールの指摘によれば、これまでに見たほとんどあらゆる教科書には、痛みが防御反射として役立つことを示すために、炎や熱い表面から手をぱっと引っ込める絵が載っていた。「わたしはあのつまらない図が大嫌いだ」とウォールは、少し面食らうほどの熱を込めて書いた。「一生のあいだに、危険な刺激からうまく身を引くのに費やす時間は数秒だと考えられる。しかし残念ながら、わたしたちは一生を通じて何日も何カ月も痛みの中で過ごしている。そのどれもが、あのばかばかしい図では説明できない」。

ウォールは、がんの痛みを「無意味の最たるもの」として挙げている。ほとんどのがんは、治療を受けることを促す警告になる罹患初期には、痛みを生じない。しかもたいてい、がんの痛みは警告としては遅すぎて意味がなくなったころに初めて現われる。ウォールのこの意見には、実感がこもっていた。なにしろその当時、前立腺がんで死に瀕していたのだから。著書は一九九九年に出版され、ウォールはその二年後に亡くなった。疼痛研究の観点からすると、そのふたつの出来事は、ひとつの時代の終わりを告げていた。

アイリーン・トレーシーは、痛みを二十年にわたって研究していて——偶然にも、ウォールが亡くなってからの期間にほぼ一致する——そのあいだに臨床的な痛みのとらえかたがすっかり変わるのを見てきた。

「パトリック・ウォールは、人々が慢性疼痛の目的を説明しようと努力し続けていた時代の人でした」とトレーシー。「急性疼痛には、明らかな意味があります。何かがおかしい、対処が必要だと教えてくれる。みんな、慢性疼痛にもそういう意味があると思いたがった——目的があって存在するのだ、と。でも、慢性疼痛に目的はありません。がんがシステムの故障であるのと同じように、ただシステムが故障しているのです。現在では、数種類の慢性疼痛は、症状というより独自の病気だと考えられています。急性疼痛とは異なる生物学的な働きで痛みが引き起こされ、持続しているのです」。

痛みの核心には矛盾があり、それが治療をとりわけ困難にする。「体のほとんどの部位は、損傷すると働かなくなる――つまりスイッチを切ります」とトレーシー。「でも、神経は損傷するとまったく逆のことをする――スイッチを入れるのです。ときにはただスイッチを切れなくなって、そういうときに慢性疼痛が起こります」。トレーシーによると、最悪の症例では、痛みの強度調節つまみが最大まで上げられたかのようになる。強度を下げる方法を突き止めるのは、医学における有数の難題であることがわかってきた。

ふつう、わたしたちは内臓のほとんどには痛みを感じない。そこから発生する痛みはどれも「関連痛」として知られる。体の別の場所に〝関連〟しているからだ。たとえば、冠動脈性心疾患の痛みは腕や首、ときには顎に感じられることもある。また、脳にも感覚はないのだが、それなら頭痛はいったいどこから来るのかという素朴な疑問がわく。その答えは、頭皮、顔、そのほか頭部の外側部分すべてに、たくさんの神経終末があるからだ――たいていの頭痛の原因となるのにじゅうぶんすぎるほどの。頭痛が頭の奥深くから来ているように思えたとしても、いつもの頭痛はほぼ間違いなく表面上の出来事だ。頭蓋骨の中では、脳の保護カバーである髄膜にも侵害受容器があり、脳腫瘍で痛みが起こるのは髄膜が圧迫されるせいだが、ありがたいことに、ほとんどの人は一生そういう経験はしないで済む。

人類共通の病気があるとすれば、それは頭痛だと思うかもしれないが、四パーセントの人は一度も頭痛になったことがないという。国際頭痛分類は、頭痛を十四種類に分けている。片頭痛、外傷による頭痛、感染症による頭痛、恒常性障害による頭痛などなど。しかし、ほとんどの専門家は、ふたつの幅広いカテゴリーに分けている。片頭痛や緊張性頭痛など、特定できる直接的な原因のない原発性頭痛と、感染症や腫瘍など、引き金となる他のイベントが存在する二次性頭痛だ。

頭痛の中で最も謎めいているのは、片頭痛（migraine）だろう（頭の半分を意味するフランス語の〝demicraine〟が訛ったもの)。十五パーセントの人々が片頭痛に悩まされているが、男性よりも女性のほうが三倍なりやすい。片頭痛については、ほとんど何もかもが謎に包まれている。その痛みはきわめて個人的なものだ。オリヴァー・サックスは、片頭痛に関する本で、百種類近くの片頭痛を解説した。患者の中には、片頭痛を発症する前に驚くほどすばらしい気分になるという人もいる。作家のジョージ・エリオットは、片頭痛が始まる直前に、いつも「危険なほど調子がよくなる」と言った。逆に、何日も体調が悪くなったり、どうしようもなく死にたくなったりする人もいる。

痛みは不思議なほど変わりやすい。時と場合によって、増したり、和らいだり、脳に無視されたりもする。極端な状況では、まったく現われないこともある。有名な事例によると、ナポレオン戦争中、アスペルン・エスリンクの戦いで、馬に乗って作戦行動を指揮していたオーストリアの大佐は、自分の右脚が銃で吹き飛ばされていることを、副官に知らされた。「ちくしょう、そうらしいな」。大佐は淡々と言って、戦い続けた。

ふさぎ込んだり悩んだりしていると、必ずと言っていいほど痛みの知覚レベルが増す。しかし同じように、快い香りや、心を静めてくれる画像、愉快な音楽、おいしい食物、セックスなどで痛みが和らぐこともある。ある研究によると、思いやりと愛情に満ちたパートナーがそばにいるだけで、報告される喉の痛みは半分に減るという。〝期待〟の作用もきわめて重要だ。アイリーン・トレーシーとそのチームが行なったある実験では、痛みを訴える被験者に何も言わずにモルヒネを投与したところ、鎮痛効果が著しく下がった。いろいろな意味で、わたしたちは感じると予期している痛みを感じているのだ。

何百万もの人にとって、痛みは逃れられない悪夢だ。米国医学アカデミーによると、アメリカの成人の約四十パーセント——一億人——は、いつでも慢性疼痛を感じている。その五分の一は、二十年以上もその痛みに悩まされている。合計すると、慢性疼痛は、がんと心臓病と糖尿病を合わせたより多くの患者を苦しめている。痛みは、恐ろしく体を消耗させることがある。フランスの作家アルフォンス・ドーデは、名著『痛みの地にて（*La Doulou*）』でおよそ百年前、梅毒の影響にゆっくりむしばまれていくあいだ、襲いかかる痛みのせいで「他の人々や、人生や、この惨めな体を除く何もかもが、見えも聞こえもしなくなった」と書いた。

当時の医学は、安全で持続的な痛みの緩和という点では、ほとんど何も差し出せなかった。現在でも、さほど進歩はしていない。インペリアル・カレッジ・ロンドンの疼痛研究者アンドリュー・ライスは二〇一六年、《ネイチャー》誌にこう語った。「今ある薬は、わたしたちが治療している患者のおよそ四人にひとりから七人にひとりの痛みの五十パーセントを緩和している。それが最良の薬の効果だ」。言い換えれば、およそ七十五パーセントから八十五パーセントの人は、最良の鎮痛薬を使ってもまったく効果が得られず、効果を得ている人もたいていは満足していない。トレーシーが言うには、痛みの緩和は「薬理学の墓場」になっている。製薬会社は何十億ドルも薬の開発に注ぎ込んできたが、痛みを効果的に制御し、なおかつ依存症を引き起こさない薬を、いまだつくり出せずにいる。

ひとつの不幸な結果が、悪名高いオピオイド危機だ。今では誰でも知っているはずのオピオイドは、アヘンやヘロインとほぼ同じように作用する鎮痛剤で、同じように常習性のある化合物からつくられる。長いあいだオピオイドは、おもに手術後やがんの治療で短期間の疼痛緩和として控えめに使用されることがほとんどだった。しかし、一九九〇年代後半、製薬会社は長期的な痛みの解決策としてオピオイドを勧め始めた。オピオイド系鎮痛薬オキシコンチンのメーカー、パーデュー・ファーマがつくったプロモーションビデオでは、疼痛治療を専門とする医師がカメラをまっすぐ見据え、誠実そうな顔つきで、オピオイドはまったく安全で、常習性はほとんどないと主張していた。「わたしたち医師は、オピオイドが長期には使えないという間違った考えかたをしていました。使えるし、使うべきなのです」と医者はつけ加えた。

現実はだいぶ違っていた。アメリカの人々は瞬く間に依存症になり、多くは死にかけた。ある推定によると、一九九九年から二〇一四年のあいだに、二十五万人がオピオイドの過量摂取で死亡した。オピオイドの乱用は現在も、ほぼアメリカ独自の問題になっている。アメリカは世界人口の四パーセントを有しているだけだが、世界のオピオイドの八十パーセントを消費している。約二百万人のアメリカ人が、オピオイド依存症だと考えられる。さらに一千万人ほどが使用者だ。経済へのコストは、逸失利益、医療費、刑事訴訟を含めて年間五千億ドル以上にもなる。オピオイド使用は巨大ビジネスになったので、今や、製薬会社がオピオイド乱用の副作用を抑える薬をつくっているという現実離れした状況に陥っている。何百万人もの依存症患者をつくる後押しをしてきた業界が、今ではその依存症を少し楽にするために考案された薬物で儲けているのだ。これまでのところ、危機が去る気配はない。毎年、オピオイドは（合法であれ非合法であれ）、自動車事故死よりはるかに多い、四万五千人のアメリカ人の命を奪っている。

この出来事から生まれたひとつのポジティブな面は、オピオイドによる死亡数が臓器提供の増加につながったことだ。《ワシントン・ポスト》によれば、二〇〇〇年には、オピオイド依存症の臓器提供者は百五十人未満だったが、今日その数は三千五百人を超えている。

医薬品が完璧ではない中で、アイリーン・トレーシーは「自由鎮痛」と呼んでいるものに焦点を当て、どうすれば認知行動療法と訓練を通じて痛みに対処できるようになるかを理解しようと努めている。「とても興味深い研究です」とトレーシー。「痛みを耐えやすいものにするのに脳が大きな役割を果たしていることを理解してもらうため、脳に働きかけるよう人を説得するとき、神経画像検査がすごく役立ってきました。それだけでも、たくさんのことを成し遂げられます」。

疼痛を管理する上での大きな武器のひとつは、わたしたちが不思議なほど暗示にかかりやすいことだ。もちろん、だからこそ、よく知られる「プラシーボ効果」がうまく働く。プラシーボ効果という概念は、ずっと昔からあった。近代医学の観点から心理的な効用のために与えられたものとしては、一八一一年、イギリスの教科書に初めての記録があるが、「プラシーボ」(placebo)という言葉自体は中世から英語に存在する。歴史の大半を通じて、それはおべっか使いや追従者を意味した(チョーサーが『カンタベリー物語』の中で、その意味で使っている)。「喜ばせる」という意味のラテン語に由来する言葉だ。

神経画像検査は、プラシーボがどのように働くのかについて、いくらか興味深い洞察を与えてくれるが、まだまだ謎は多い。ある実験では、親知らずを抜いた直後の人に、超音波装置で顔のマッサージをしたところ、気分がよくなったという報告が圧倒的多数だった。おもしろいのは、機械のスイッチを切っていても、入れているときと同じくらい処置に効果があったことだ。別の研究では、四角い色つきの錠剤を与えられた人は、ふつうの白い錠剤を与えられたときより気分がよくなったと報告した。赤い錠剤は、白い錠剤より速く効くように感じられる。緑と青の錠剤は、鎮静作用が高く感じられるという。パトリック・ウォールは、痛みに関する著書の中で、ある医者が患者に錠剤を渡すときに、鉗子《かんし》で挟んで差し出し、強力すぎて素手で触れることができないと説明して効果を上げたことを報告した。驚異的なことに、プラシーボはプラシーボであることを患者が知っていても、効き目がある。ハーヴァード・メディカル・スクールのテッド・カプチャクは、過敏性腸症候群に悩む人に砂糖の錠剤を与え、ただの砂糖だと伝えた。それでも、五十九パーセントの被験者は症状が和らいだと報告した。

ひとつ、プラシーボの困った点は、心の持ちかたでいくらか制御できる物事については効果があるものの、意識下にある問題には役立たないことだ。プラシーボでは腫瘍は小さくならないし、狭まった動脈のプラークは除去できない。けれど、それを言うならもっと強力な鎮痛剤も同じことだし、少なくともプラシーボは人を早死にさせはしない。

第二十章　まずい事態になったとき

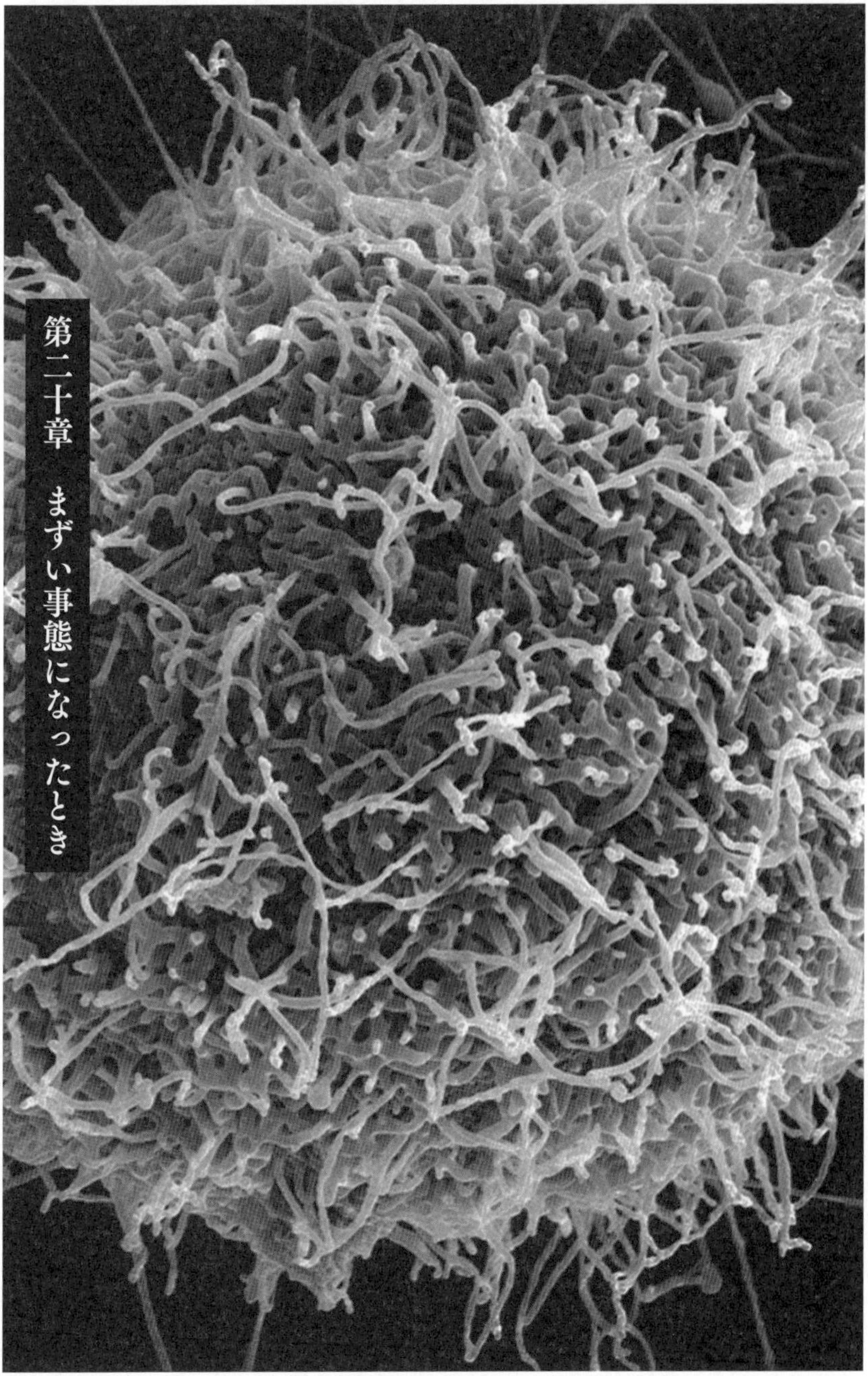

腸チフスの項目まで来て――症状を読み――自分が腸チフスで、もう何カ月も気づかないうちに罹患していたことを発見し――ほかにどんな病気にかかっているのだろうと考えて、舞踏病に行き当たり――予想どおり、それにもかかっていることを悟って――こうなると興味がわいてきたので、徹底的に調べることに決め、アルファベッド順に取りかかって――ague（マラリア熱）の項目を読み、それになりかけていること、急性期はこれからおよそ二週間で始まることを知った。ほっとしたことに、ブライト病は軽い型にかかっているだけで、この病気に関しては、まだ何年も生きられそうだった。

――ジェローム・K・ジェローム『ボートの三人男』より
医学の教科書を読みながら

扉　エボラ・ウイルス。アメリカ国立アレルギー・感染症研究所（NIAID）撮影。

どこからともなく現われ、消えていくウイルス

一九四八年秋、アイスランドの北海岸にある小さな町アークレイリの住民が、ある病気にかかり始めた。最初は灰白髄炎《かいはくずいえん》と見なされたが、やがてそうではないことがわかった。一九四八年十月から一九四九年四月までのあいだに、九千六百人の人口のうちおよそ五百人が罹患した。症状は、不思議なほどいろいろあった——筋肉痛、頭痛、神経過敏、不穏、うつ、便秘、睡眠障害、記憶喪失、そして全般的に元気がなく、それがかなり重度だった。死亡する人はいなかったものの、患者のほとんど全員を、ときには何カ月ものあいだ惨めな気持ちにさせた。集団発生の原因は謎だった。病原体のあらゆる検査は陰性で返ってきた。発生場所が奇妙なほどどこの近隣に限られていたので、この病気はアークレイリ病として知られるようになった。

およそ一年のあいだ、それ以上は何も起こらなかった。それから、妙に離れた別のいくつかの場所で発生し始めた——ケンタッキー州ルイヴィル、アラスカ州スワード、マサチューセッツ州ピッツフィールドとウィリアムズタウン、イギリスの北の果てにある小さな農村ダルストン。一九五〇年代を通じて、合計で十回の集団発生がアメリカで、三回がヨーロッパで記録された。どこでも症状はおおむね似ていたが、その土地特有の症状も多く見られた。いくつかの場所の人々は、異常なほど憂うつな気分や、ごく限定的ではあったが筋肉の圧痛を訴えた。蔓延するにつれて、この病気には、ほかにもさまざまな名前がつけられた。[38] ウイルス感染後症候群、非定型灰白髄炎、そして現在最も広く知られている流行性神経筋無力症。なぜ集団発生が近隣の共同体へと放射状に広がらず、大きな地理的範

囲に飛び火するのかは、この病気の腑に落ちないさまざまな面のひとつだ。

どこの集団発生も局所的な注目を集めたにすぎなかったが、何年かの鎮静期のあと、一九七〇年にテキサス州ラックランド空軍基地に、その流行病がふたたび現われた。ここに至ってようやく、医学研究者たちが病気を詳しく調べ始めた――が、はっきり言って、大した成果は上がらなかった。ラックランドの集団発生では二百二十一人が病気にかかり、たいていは一週間程度で治ったが、最長で一年症状が続く人もいた。一部局にひとりしかかからないこともあれば、ほぼ全員がかかることもあった。ほとんどの患者は完全に回復したが、何週間後か何カ月後かにぶり返す人も少数いた。例のごとく、この集団発生には論理的なパターンに収まるものが何もなく、すべての細菌性あるいはウイルス性因子の検査は陰性で返ってきた。患者の多くは暗示にかかるには幼すぎる子どもだったので、説明のつかない集団発生の解釈に最もよく使われるヒステリーはありえなかった。流行病は二カ月余り続いたあと収まり（ぶり返しを除いて）、二度と発生しなかった。《ジャーナル・オブ・ジ・アメリカン・メディカル・アソシエーション》に掲載された研究報告の結論によれば、患者は「潜在する心因性の病気を悪化させる影響もある、とらえにくいが主として器質的な疾患」に苦しめられていた。要するに、「さっぱりわからない」ということだ。

ご推察のとおり、感染症とは不思議なものだ。アークレイリ病のように、あちこち飛び回ってランダムに現われたあと、しばらく静まって、また別の場所に現われるように見えるものもある。征服者のように地表を突っ切って進むものもある。たとえば西ナイルウイルスは、一九九九年にニューヨークに現われ、四年足らずで全米に広がった。また、大混乱を引き起こしたあと静かに立ち去り、ときには何年も、場合によっては永遠に現われない病気もある。一四八五年から一五五一年にかけて、イギリスは粟粒熱《ぞくりゅうねつ》と呼ばれる恐ろしい病気に繰り返し襲われ、無数の人々が命を落とした。その後、病気はぴたりと収まり、二度と現われることはなかった。二百年後、とてもよく似た病気がフランスに現われ、そこではピカルディー熱と呼ばれた。やがて、それも消え去った。病気がどこにどのように潜伏していたのか、なぜそのタイミングで消えたのか、今どこにいるのかは見当もつかない。

不可解な集団発生、特に小さなものは、一般に考えられているよりよく起こっている。アメリカでは毎年、おもにミネソタ州北部で、約六人がポワッサンウイルスに感染する。軽い風邪のような症状で済む患者もいるが、不治の神経障害を負う患者もいる。十パーセントは死亡する。治療薬や治療法はない。ウィスコンシン州では、二〇一五〜一六年の冬に、十二の郡に住む五十四人が、エリザベスキンギアと呼ばれるほとんど知られていない細菌に感染して病気になった。患者のうち十五人が死亡した。エリザベスキンギアはありふれた地中の微生物だが、めったにヒトに感染することはない。なぜ突然、州の広域にわたって凶暴化して、その後静まったのかは誰にもわからない。マダニによって広まる感染症ツラレミア（野兎病《やと》）は、アメリカで毎年およそ百五十人を死亡させているが、発生場所には不可解なほどばらつきがある。二〇〇六年から二〇一六年の十一年間に、アーカンソー州では二百三十二人が死亡したが、近隣のアラバマ州では、気候や地被植物やマダニの数など類似点がたくさんあるのに、死亡者はひとりだけだった。ほかにも、例を挙げればきりがない。

おそらく、バーボンウイルスほど説明がむずかしい事例はほかにないだろう。この名は、二〇一四年にウイルスが初めて現われたカンザス州の郡に由来する。その年の春、カンザスシティーの約百四十キロ南に位置するフォートスコット在住の健康な中年男性、ジョン・シーステッドは、所有地で働いているとき、マダニに嚙まれたことに気づいた。しばらくたつと、うずくような痛みを感じ、熱が出てきた。症状がよくならなかったので、地元の病院に入院し、ダニ媒介感染症用の薬、ドキシサイクリンを投与されたが、効き目がなかった。次の一、二日で、シーステッドの病状は悪化の一途をたどった。続いて、臓器不全が起こった。十一日めに、シーステッドは死亡した。

バーボンウイルスは、まったく新しい種類のウイルスであることがわかってきた。トゴトウイルス属と呼ばれるグループに属し、アフリカ、アジア、東ヨーロッパなどの地域に限定的に存在するが、このウイルス株はまったくの新種だった。なぜ突然、アメリカ合衆国のど真ん中に現われたのかは謎だ。フォートスコットやカンザス州の別の場所で感染した人はほかにいなかったが、一年後、四百キロ離れたオクラホマ州で、男性が同じ病気を発症した。以後、少なくともほかに五例が報告されている。不思議なことに、疾病予防管理センター（ＣＤＣ）は数字を公表したがらない。ただ「二〇一八年六月の時点で、限られた数のバーボンウイルス病の症例が、アメリカ中西部および南部で発見された」と述べるにとどまっている。どの病気の感染数にも限度などないのは明らかなのだから、少しばかり奇妙な表現だ。本書の執筆時点で確認されている最新の症例は、五十八歳の女性で、ミズーリ州東部のメラメック州立公園で働いていたときマダニに嚙まれ、その後ほどなく死亡した。

もしかすると、もっと多くの人が、こういうとらえどころのない病気に感染しているが、軽症なので気づいていないのかもしれない。「その感染症に限定した臨床検査を行なわないかぎり、医師は見逃してしまうでしょう」。ＣＤＣのある科学者は、二〇一五年、ナショナル・パブリック・ラジオで、さらにもうひとつの謎めいた病原体（そういうものは本当にたくさんある）、ハートランドウイルスについて記者を相手に語った。ハートランドウイルスは、二〇〇九年にミズーリ州セントジョゼフ近郊に最初に現われて以来、二〇一八年後半の時点でおよそ二十人に感染し、人数は不明だが死亡者も出している。しかし今のところ確実に言えるのは、少数のひどく不運な人だけがこういう病気に感染し、彼らは互いに遠く離れた場所にいて、明らかなつながりは何もないということだけだ。

ときには、新しい病気に思えたものが、まったく新しくないと判明することもある。そういう事例が証明されたのは、一九七六年、ペンシルヴェニア州フィラデルフィアのベルヴュー・ストラトフォードホテルで、アメリカ在郷軍人大会の出席者たちが、専門家にも特定できない病気に倒れ始めたときだった。ほどなく、患者の多くが死に瀕した。二、三日のうちに三十四人が死亡し、さらに百九十人ほどが罹患して、一部は重症になった。しかも不思議なことに、患者の約五分の一はホテルに足を踏み入れておらず、通りかかっただけだった。CDCの疫学者たちは、二年がかりで原因を突き止めた。「レジオネラ属」と名づけられた新しい菌だ。ホテルの空調用ダクトを通じてまき散らされたのだった。不運な通りがかりの人は、エアコンの排気を浴びて感染してしまったのだ。

ずっとあとになって、一九六五年にワシントンDCで、その三年後にはミシガン州ポンティアックで、よく似た不可解な病気の集団発生が起こったのは、ほぼ間違いなくレジオネラが原因であることがわかった。実のところ、ベルヴュー・ストラトフォードホテルでは、二年前のオッドフェローズ独立共済会の大会中にも小規模で致死率の低い肺炎の集団発生を起こしていたが、死亡者が出なかったのでほとんど注目を集めなかった。現在では、レジオネラが土壌や淡水に広く分布し、たいていの人が思うよりレジオネラ症がありふれた病気であることがわかっている。アメリカでは毎年十カ所余りでの集団発生が報告され、約一万八千人が入院を必要とする病気になっているが、CDCによれば、その数字はおそらく過小報告だろう。

アークレイイリ病についても、ほぼ同じことがあった。詳しく調べてみると、似たような集団発生が、一九三七年と一九三九年にスイスで、そしておそらく一九三四年にロサンゼルスで起こっていた（軽症型の灰白髄炎と見なされた）ことがわかった。それ以前にもどこかで起こっていたかどうかは不明だ。

病気が流行するかどうかは、四つの要因によって決まる。「致死率の高さ」「感染力の強さ」「封じ込めのしにくさ」「そしてワクチンの効きにくさ」だ。ひどく恐ろしい病気だからといって、四つすべてに長けているとはかぎらない。実は、その恐ろしい性質のせいで拡散の効率が悪くなることが多い。たとえばエボラはあまりにも怖いので、感染地域の住民は病気になる前に逃げ、ウイルスにさらされないよう全力を尽くす。しかも、エボラは患者を瞬く間に無力にするので、どちらにしてもほとんどの患者は病気を広める以前に、ウイルスの循環から除外される。エボラはあきれるほど感染力が強い――この〝o〟という文字ほどの大きさしかない一滴の血液に一億個のエボラウイルスが含まれ、そのひとつひとつが手榴弾と同じくらい致命的だ――が、拡散が下手なので制御されている。

成功するウイルスとは、あまり感染者を死なせずに、広く循環できるウイルスだ。だからこそ、インフルエンザは年間を通してあれほどの脅威になる。典型的なインフルエンザは、症状が出る約一日前から回復後一週間ほど患者に感染性を持たせるので、あらゆる患者を媒介者にしてしまう。一九一八年のスペイン風邪の大流行で、全世界の死亡者数が数千万人に達した――いくつかの推定では一億人とも言われる――のは、特に死亡率が高かったせいではなく、持続性があり、きわめて感染しやすかったせいだ。死亡したのは患者の約二・五パーセントのみだったと考えられている。エボラも、もっと効率的になり、長期的にはもっと危険になるかもしれない。とはいえそれは、もし軽症型に変異して共同体にそれほどパニックを起こさず、患者が何も知らない人たちと接触するのが容易になればの話だ。

もちろん、だからといって安心はできない。エボラは一九七〇年代に公式に確認され、最近まで集団発生はすべて、隔絶した場所で短期間起こるだけだった。しかし二〇一三年、それはギニア、リベリア、シエラレオネの三カ国に広がり、二万八千人が感染して、一万一千人が死亡した。たいへんな集団発生だ。飛行機旅行のせいで、何度か他国へ飛び火したこともあったが、幸いどの場合も封じ込められた。常に幸運が続くとはかぎらない。極度に高い毒性のせいで病気は広がりにくいが、広がらないという保証があるわけではない。[39]

もっとひどいことが頻繁に起こらないのが不思議に思えてくる。エド・ヨンが《アトランティック》誌に報告した推定によると、種の壁を飛び越えてヒトに感染する可能性がある鳥類と哺乳類のウイルスは、八十万種類にものぼると考えられる。潜在的な危険性は、それほど多いのだ。

感染症は畜産の発達の副産物である

ときどき、やや冗談交じりに、歴史上最悪の健康政策は農業の発明だったと言われることがある。ジャレド・ダイアモンドはそれを、「わたしたちを二度と立ち直れなくさせた大災害」と呼んだ。皮肉にも、農業は食事を改善することはなく、ほぼ世界じゅうに質の悪い食事をもたらした。選択肢の少ない主食を中心にすると、ほとんどの人は少なくともなんらかの栄養不足に陥るが、そのことに気づくとはかぎらない。しかも、そばに家畜を置いて暮らし始めたせいで、動物たちの病気が自分たちの病気になった。ハンセン病、ペスト、結核、発疹チフス、ジフテリア、はしか、インフルエンザ――すべてはヤギやブタ、ウシその他の動物から直接ヒトにうつった病気だ。ある推定では、あらゆる感染症の約六十パーセントは人獣共通感染症だという。農業は交易と読み書き能力の進歩、そして文明の果実へとつながったが、千年にわたる虫歯と発育不全と健康悪化をもたらしたともいえる。

ごく最近まで多くの病気が壊滅的な影響を及ぼしていたことを、わたしたちは忘れがちだ。ジフテリアを例に取ってみよう。一九二〇年代、ワクチンの導入以前には、アメリカで年間二十万人以上がこの病気にかかり、一万五千人が死亡していた。特に、子どもがかかりやすかった。たいてい微熱と喉の痛みで始まるので、最初は風邪と誤診されやすかったが、しばらくするとはるかに深刻になり、死んだ細胞が喉に蓄積して革のように硬い膜ができた（diphtheriaという病名は〝革〟を意味するギリシャ語に由来する）。そのせいで呼吸が次第に困難になり、病気が体じゅうに広がって臓器をひとつずつ冒していった。続いてすみやかな死が訪れることが多かった。一回の集団発生で、両親が子ども全員を失うこともよくあった。今日、ジフテリアはごくまれになったので――ここ十年の調査によるとアメリカでは五例のみ――多くの医師は診断に苦労すると思われる。

腸チフスも恐ろしさでは引けを取らないし、少なくとも同じくらいの苦痛をもたらした。フランスの偉大な微生物学者ルイ・パスツールは、同時代の誰よりも病原体を理解していたが、それでも五人の子どものうち三人を腸チフスで失った。腸チフスと発疹チフスは、名前と症状が似ているが異なる病気だ。どちらも細菌性で、激しい腹部の痛みとだるさと錯乱の傾向を特徴とする。発疹チフスは、リケッチア属の一種が原因で起こる。腸チフスはサルモネラ属の一種が原因となって起こり、発疹チフスより症状が重い。腸チフスに感染した人のごく一部――二～五パーセント――は、感染力を持つが病気の症状が出ないので、たいてい意図せずにだが、きわめて効率的な媒介者になる。そういう保菌者で最も有名なのは、メアリー・マロンという名の謎の料理人兼家政婦だった。二十世紀初頭、「腸チフスのメアリー」として悪名をとどろかせた人物だ。

メアリーの出自については、ほとんど何も知られていない。当時は、アイルランド出身、あるいはイギリスまたはアメリカ出身と、さまざまに報道された。確実に言えるのは、こういうことだ。メアリーは、若いころからおもにニューヨーク市近郊の何軒もの裕福な家庭で働いていたが、行く先々で必ずふたつの出来事が起こった。人々が腸チフスになり、メアリーが唐突に姿を消す。一九〇七年、特にひどい集団発生が起こったあと、メアリーは居所を突き止められて検査され、その過程で無症状保菌者と確認された最初の人物になった。つまり、感染力はあるが、本人に症状は出なかったのだ。人々は震え上がり、強制的にメアリーを三年間、保護措置下に置いた。そして、二度と食品を扱う仕事には就かないと約束させてから解放した。ところが、残念ながら、メアリーは最高に信頼できる人間というわけではなかった。ほとんどすぐさま、ふたたび厨房で働き始め、いくつもの新たな場所に腸チフスをばらまいた。何年もうまく逃げおおせていたが、一九一五年、メアリーが偽名で料理人として働いていたマンハッタンのスローン婦人科病院で、二十五人が腸チフスにかかった。患者のうちふたりが死亡した。メアリーは逃げたがふたたび捕らえられ、残りの二十三年間の人生を、イースト川のノースブラザー島に軟禁されて過ごし、一九三八年に死亡した。メアリーはひとりで少なくとも五十三人を腸チフスに感染させ、確認されているだけで三人を死亡させる原因となったが、おそらく実際の数はもっと多いだろう。この事件について特に悲しいのは、もしメアリーが食品を扱う前に手を洗っていれば、不運な患者を生み出さずに済んだかもしれないということだ。

腸チフスはかつてほど人を悩ませなくなったが、現在も世界じゅうで年間二千万人以上が感染し、どの統計値を信頼するかにもよるが、二十万から六十万人が死亡している。アメリカでは推定で年間五千七百五十人が罹患し、約三分の二は外国から持ち込まれているが、二千人近くは国内で感染している。

病気があらゆる点で悪い方向へ進んだらどうなるのかを想像したいのであれば、天然痘を例に取るのが最もふさわしいだろう。天然痘はほぼ間違いなく、人類史上最も恐ろしい病気だ。ウイルスにさらされたほとんど全員が感染し、患者の約三十パーセントが死亡した。二十世紀だけで、死者数はおよそ五億人にのぼると考えられる。天然痘の驚くべき感染力がはっきり示されたのは、一九七〇年にドイツで、若い旅行者がパキスタンからの帰国後に発病したときだった。男性は病院の隔離病棟に入れられていたが、ある日窓をあけてこっそり煙草を吸った。報告によると、それだけで二階分離れた場所にいた十七人が感染してしまった。

天然痘はヒトにしか感染しない。それが致命的な弱点だとわかった。他の感染症――とりわけインフルエンザ――は、ヒトの集団からは消えても、鳥やブタや他の動物の中でいわば〝休息〟している。天然痘にはそういう隠れ家になる保有体がなく、次第に地球上の狭い場所へ狭い場所へと追いやられていった。遠い過去のどこかの時点で、ヒトだけに的を絞るため、他の動物に感染する能力を失ったのだ。しかし結局は、選ぶ敵を間違えたといえる。

現在では、ヒトが天然痘になるとすれば、ヒトの手で感染させた場合だけだ。不幸なことに、それは起こった。一九七八年、バーミンガム大学の医療写真家ジャネット・パーカーは、晩夏のある午後、仕事から早めに帰宅し、ひどい頭痛を訴えた。病状はみるみる悪化して、発熱し、譫妄《せんもう》状態になって、全身が膿疱《のうほう》に覆われた。階下にある研究室の通風管を通じて、天然痘に感染していたのだ。研究室ではウイルス学者ヘンリー・ベドスンが、いまだ研究を許されていた地球上にわずかに残る天然痘ウイルスの試料を調べていた。ベドスンは、手持ちのウイルス株が廃棄される期限を目前にして必死で働いていて、ウイルスの安全管理という面で明らかに不注意になっていた。気の毒なジャネット・パーカーは、ウイルスにさらされた二週間後に亡くなり、それによって天然痘で死亡した最後の人になった。実は、十二年前にこの病気の予防接種を受けていたのだが、天然痘ワクチンの効果は長続きしない。ベドスンは、研究室から天然痘が漏れて罪のない人を死なせたことを知ると、自宅の物置小屋で自殺した。つまりある意味では、ベドスンが天然痘の最後の犠牲者といえる。パーカーが入院していた病棟は、五年間封鎖された。

パーカーの痛ましい死から二年が過ぎた一九八〇年五月八日、世界保健機関は、天然痘が地球から根絶されたこと、初めてで今のところ唯一の撲滅されたヒトの病気になったことを発表した。公式には、世界に残っている天然痘ウイルス株はふたつだけだ。ジョージア州アトランタの疾病予防管理センター（CDC）にある政府の冷凍庫と、シベリアのノヴォシビルスク近郊にあるロシアのウイルス学研究所に保管されている。どちらの国も、残っている株を廃棄すると何度か約束したが、決して実行しない。二〇〇二年、CIAはおそらくフランス、イラク、北朝鮮にも株があるだろうと主張した。ほかにも偶然生き残った試料があるのか、あるとすればいくつあるのか、誰にもわからない。二〇一四年、メリーランド州ベセスダにあるアメリカ食品医薬品局の施設の倉庫を調べていた人物が、一九五〇年代の日付だがまだ生存している天然痘ウイルスの瓶数本を発見した。瓶は廃棄されたが、そういう試料がどれほど見逃されやすいかを示す、ぞっとする出来事だった。

天然痘が去った今日では、結核が地球上で最も危険な感染症といえるだろう。毎年百五十万から二百万人がこの病気で死亡している。これもほとんど忘れられた病気のひとつだが、ほんの二、三世代前には壊滅的な影響を及ぼしていた。ルイス・トマスは一九七八年、《ニューヨーク・レビュー・オブ・ブックス》に掲載された小論で、医学生だったころの一九三〇年代、結核のあらゆる治療法がどれほど無意味だったかを回想した。トマスの指摘によれば、誰でもかかる可能性があり、感染から身を守るためにできることはまったくなかった。感染してしまえば、それで終わりだった。「患者と家族の両方にとって、この病気の最もつらい部分は、死ぬまでにとても長い時間がかかることだった」とトマスは書いた。「唯一の気休めは、〝肺病の希望〟と呼ばれる、末期近くに起こる奇妙な現象で、患者は急に希望に満ちて楽観的になり、少しはしゃぎさえした。しかし、それは最悪の兆候だった。〝肺病の希望〟は、死が迫っていることを意味したからだ」。

実のところ、結核は、時がたつにつれてますます厄介な病気になった。十九世紀後半までは消耗性疾患（consumption）と呼ばれ、遺伝すると考えられていた。しかし、一八八二年に微生物学者のロベルト・コッホが結核菌を発見すると、紛れもなく感染性疾患――家族や看護人にとってはるかに不安の大きい問題――であることに医学界が気づき、病気は結核（tuberculosis）としてさらに広く知られるようになった。これまで患者は、ただ本人のために療養所に送られていたが、以降はもっと差し迫った追放の感があった。

ほとんどどこでも、患者はきびしい摂生を強いられた。いくつかの施設では、医師が患者の肺活量を減らすために横隔膜につながる神経を切断するか（横隔膜神経圧挫術と呼ばれる方法）、肺が完全に膨らまないように胸腔にガスを注入した。イギリスのフリムリー療養所では、正反対の方針が試された。入院患者は、弱った肺が鍛えられるはずだという考えのもと、つるはしを持たされ、過酷で無意味な労働をさせられた。どれひとつとしてこれっぽっちも役立ちはしなかったし、役立つはずもなかった。とはいえ、他のほとんどの療養所で採られた方法は、ただひたすら患者を安静にさせて、病気が肺から体の他の部位に広がらないようにすることだった。患者は話したり、手紙を書いたり、本や新聞を読んだりすることさえ、その内容に不必要に興奮するといけないという理由で禁じられた。ベティー・マクドナルドは、今日でもおもしろく読める一九四八年のベストセラー『病気と私』で、ワシントン州の結核療養所で過ごした自身の経験について語り、自分も他の入院患者も、子どもたちとは月に一回十分間だけ、配偶者や他の大人とは木曜と日曜に二時間の面会しか許されなかったと記した。患者たちは不必要に話したり笑ったりすること、ましてや歌ったりすることは絶対に禁じられた。日中の起きている時間のほとんどを身じろぎもせず横になって過ごすよう命じられ、かがむことも、何かに手を伸ばすことも禁じられた。

わたしたちのほとんどが結核を意識していないとすれば、それは年間百五十万人以上の死者の九十五パーセントが、低中所得国で発生しているからだろう。世界人口の約三人にひとりは結核菌を保有しているが、病気にかかるのはそのごく一部にすぎない。しかし、病気はまだ存在している。アメリカでは、年間約七百人が結核で死亡する。ロンドンのいくつかの自治区では現在、ナイジェリアやブラジルの値に匹敵するほどの感染率になっている。同じくらい憂慮すべきなのは、結核菌の薬物耐性株が、新たな症例の十パーセントを占めていることだ。いつかそれほど遠くない将来、薬で治療できない結核の集団発生に向き合わされることもじゅうぶんにありうる。

かつて猛威をふるった多くの病気は、まだどこかにいて、完全に抑えられてはいない。まさかと思うだろうが、腺ペストさえまだ存在している。アメリカでは、年間に平均七人が発病し、ほぼ毎年ひとりかふたりが死亡する。そして、先進国のほとんどの人はかからないで済むが、広い世界にはほかにもたくさんの病気がある。たとえば、リーシュマニア症、トラコーマ、フランベジアなどは、ほとんど誰も聞いたことがないだろう。その三種とほか十五種の病気はまとめて「顧みられない熱帯病」（NTD）として知られ、世界じゅうで十億人以上を罹患させている。ほんの一例を挙げると、一億二千万人以上が、外見に重度の変形を残す寄生虫感染症、リンパ系フィラリア症にかかっている。とりわけ残念なのは、食卓塩に単純化合物を加えるだけで、どこに現われるフィラリア症だろうと回避できたかもしれないことだ。「顧みられない熱帯病」にはほかにも、途方もなく恐ろしいものがある。メジナ虫は患者の体内で一メートルの長さに成長してから、皮膚を破って外へ出てくる。現在でさえ、唯一の治療法は、虫が出てきたら棒に巻きつけてできるだけ速く取り除くことだけだ。

こういう病気との戦いで得られた進歩は、たいへんな苦労を要したと言うだけではとても足りない。しばしば熱帯医学の父と呼ばれるドイツの偉大な寄生虫学者テオドール・ビルハルツ（一八二五〜六二年）が果たした貢献について考えてみよう。ビルハルツは、常に自身を危険にさらしながら、世界最悪の感染症のいくつかを理解し克服することに職業人生のすべてを捧げた。とてつもなく恐ろしい住血吸虫症という病気──彼の業績を称えてビルハルツ住血吸虫症と呼ばれることもある──をよりよく理解するために、有尾幼虫（セルカリア）の蛹《さなぎ》を自分のお腹に包帯で留め、その後数日間、幼虫が皮膚から潜り込んで、肝臓に侵入していく様子を注意深く記録した。この体験で命を落とすことはなかったが、その後間もなく、カイロで起こった発疹チフスの集団発生を食い止めようとしているときに感染し、わずか三十七歳で亡くなった。同様に、細菌のリケッチア属を発見したアメリカの病理学者ハワード・テイラー・リケッツ（一八七一〜一九一〇年）は、発疹チフスを研究するためにメキシコへ出かけたが、自らも感染して死亡した。同業のアメリカ人で、ジョンズ・ホプキンズ大学医学部出身のジェシー・ラジア（一八六六〜一九〇〇年）は、一九〇〇年にキューバへ赴き、黄熱が蚊によって広がることを証明しようとし、病気にかかって──おそらく意図的に自らを感染させて──死亡した。ボヘミアのスタニスラウス・フォン・プロワゼク（一八七五〜一九一五）は、感染症を調査するために世界を旅して、トラコーマの原因となる病原体を発見したが、一九一五年、ドイツの刑務所で起こった発疹チフスの集団発生に対処している最中に自身も病に倒れた。ほかにも、例を挙げればきりがない。医学において、病理学と寄生虫学ほど、無私無欲の気高い研究者の一団を生み出した分野はほかにない。彼らは十九世紀後半から二十世紀初頭にかけて、世界じゅうの最も破滅的な病気を克服するために、自ら危険を冒し、たいていは命を失うことになった。どこかに、彼らのための記念碑を建てるべきだろう。

いちばん危険なのは進化のはやいインフルエンザ

人が伝染病で死ぬことは少なくなったとしても、その隙間を埋める病気はほかにもたくさんある。他の原因で先に死ぬことがないからともいえるのだが、とりわけ二種類の病気が、以前よりも目立つようになってきた。

ひとつは、遺伝病だ。二十年前には、五千種類の遺伝病が知られていた。現在では七千種類になった。遺伝病の数は変わっていない。変わったのは、それを見つけるわたしたちの能力だ。ときには、たったひとつの異常な遺伝子が故障を起こすことがある。たとえば、ハンチントン病がそうだ。かつてはハンチントン舞踏病（Huntington's chorea）と呼ばれていた。chorea は〝踊り〟を意味するギリシャ語に由来し、患者の不随意運動を、奇妙にもひどく無神経に表現した名称だった。どこから見ても痛ましい病気で、約一万人にひとりが罹患する。症状が最初に現われるのはたいてい三十代か四十代のころで、病状の進行は避けられず、認知機能障害と早すぎる死をもたらす。すべての原因は、体内で有数の長く複雑な、ハンチンチンというタンパク質をコードするハンチンチン遺伝子の突然変異にある。ハンチンチンタンパク質がなんの役に立っているのかは、まったくわからない。

複数の遺伝子が関係していることのほうがはるかに多く、たいていその仕組みは複雑すぎて完全には理解できない。たとえば、炎症性腸疾患に関わっている遺伝子の数は、優に百個を上回る。2型糖尿病には、少なくとも四十個の遺伝子が関連づけられていて、そこへさらに健康状態やライフスタイルなど別の決定要因も加わる。

ほとんどの病気には、数々の複雑な誘因がある。つまり多くの場合、原因の特定は不可能ということだ。たとえば多発性硬化症は、徐々に麻痺が始まって体の自由が利かなくなる中枢神経系の病気で、ほぼ必ず四十歳前に発症する。間違いなく遺伝病だが、誰にも説明できない地理的な要素もある。北ヨーロッパの出身者は、温暖な国々の出身者よりずっとこの病気にかかりやすい。デイヴィッド・ベインブリッジの指摘によれば、「なぜある気候の中で暮らすと自分で自分の脳や脊髄を攻撃するようになるのかは、よくわからない。しかしその影響は明らかであり、もし北国生まれなら、思春期前に南方へ移転すればリスクを減らせるだろう」。また、不自然なほど男性よりも女性のほうが罹患しやすいが、その理由もまだ解明されていない。

ありがたいことに、ほとんどの遺伝病はごくまれで、発生率がゼロに近いものも多い。まれな遺伝病にかかった有名人のひとりが、画家のアンリ・ド・トゥールーズ゠ロートレックで、濃化異骨症を患っていたと考えられている。思春期までは正常な体格だったが、やがて両脚の成長が止まる一方で、胴体は正常な大人のサイズに成長し続けた。その結果、立ち上がっても、まるでひざまずいているように見えた。これまでに約二百例しか記録されていない障害だ。希少疾患は、二千人にひとり未満の罹患率の病気と定義されるが、その核心部分に矛盾がある。それぞれの病気にかかる人は多くないが、すべてを合わせればたくさんの人がかかっているのだ。合計で、約七千種類の希少疾患がある――あまりに多いので、先進諸国に住む約十七人にひとりはどれかひとつに罹患している。もはや希少とはいえない。しかし悲しいことに、病気になる人が少数であるうちは、研究上の注目が集まりにくい。

希少疾患の九十パーセントには、効果的な治療法がまったくない。

現代にますます増え、ほとんどの人にとってはもっと危険性の高いふたつめの病気のカテゴリーは、ハーヴァード大学のダニエル・リーバーマン教授が「ミスマッチ病」と呼ぶもの――つまり、怠惰で不摂生な現代のライフスタイルがもたらす病気だ。要するに、大ざっぱに説明すれば、わたしたちは狩猟採集民の体を持って生まれたのに、カウチポテト族として人生を送っている。健康でいたいなら、遠い先祖がしていたように、食後にもう少し動き回る必要がある。塊茎《かいけい》を食べてヌーを狩るべきだと言っているのではない。加工食品や糖分の多い食品の摂取をぐっと減らして、食事量も減らし、もっと運動をすべきだということだ。しかしそれができないので、2型糖尿病や心血管疾患などの病気が広がり、大勢の命が奪われつつある。リーバーマンによれば、むしろ医療は、ミスマッチ病の症状を効果的に治療しすぎて「原因をついそのままにしてしまう」ことで、事態を悪化させている。リーバーマンは、冷淡なほど率直にこう述べる。「あなたが死ぬときは、十中八九ミスマッチ病が原因だろう」。さらに冷淡な調子で、人々を死なせている病気の七十パーセントは、もう少し分別のある生きかたをするだけで簡単に予防できる、とリーバーマンは忠告する。

ワシントン大学のマイケル・キンチにセントルイスで会ったとき、わたしは彼に、今いちばん危険な病気はなんだと思うか尋ねた。「インフルエンザです」と、キンチはすぐさま答えた。「インフルエンザは、みなさんが思うよりはるかに危険なんです。まず第一に、すでにたくさんの人がこの病気で死んでいる。アメリカでは年間三万から四万人にもなりますが、それがいわゆる〝よい年〟の数字ですよ。しかもウイルスは瞬く間に進化し、そのせいでいっそう危険になるんです」。

毎年二月、世界保健機関（ＷＨＯ）とアメリカ疾病予防管理センター（ＣＤＣ）は集まって話し合い、たいていは東アジアの状況に基づいて、次のインフルエンザワクチンをどのウイルス型からつくるべきかを決める。問題は、インフルエンザウイルス株には変異型がきわめて多いので、予測がひどくむずかしいことだ。あらゆるインフルエンザに、H5N1とかH3N2などの名前がついていることにはお気づきだろう。どのインフルエンザウイルスも表面に二種類のタンパク質――ヘマグルチニン(hemagglutinin)とノイラミニダーゼ(neuraminidase)――を持っているからで、HとNはそれを表わす。H5N1とは、ウイルスが五番めに知られた種類のヘマグルチニンと、一番めに知られた種類のノイラミニダーゼの組み合わせでできているということで、どういうわけかとりわけ厄介な組み合わせとなっている。「H5N1は〝鳥インフルエンザ〟として一般に知られる亜型で、患者の五十パーセントから九十パーセントが死亡します」とキンチは言う。「幸い、ヒト間ではたやすく感染しません。今世紀に入ってからこれまでのところ、約四百人が死亡しています――感染した人のおよそ六十パーセントです。しかし、突然変異に注意しなくてはなりません」。

WHOとCDCが、手に入るあらゆる情報に基づいて二月二十八日に決定を発表すると、世界のあらゆるインフルエンザワクチンメーカーは、同じウイルス株で製造に取りかかる。キンチは言う。「二月から十月まで、メーカーは次の大きなインフルエンザ流行期に備えられることを願って、新しいワクチンをつくります。しかし、本当に破滅的な新しいインフルエンザが現われたとき、正しくそのウイルスを標的にできる保証はありません」。

最近の例を見てみると、二〇一七~一八年のインフルエンザ流行期に予防接種を受けた人が発病する確率は、受けなかった人に比べて三十六パーセントしか下がらなかった。その結果、アメリカではインフルエンザに関して〝悪い年〟になり、死亡者数は八万人にのぼったと推定される。本当に壊滅的な大流行が発生すれば――たとえば子どもや若者に大勢の死者が出た場合など――たとえワクチンが効果的でも、全員に接種できるほどすばやくワクチンをつくることはできないだろうとキンチは考える。

「実のところ」とキンチは言う。「わたしたちは百年前にスペイン風邪で何千万もの人が死亡したときより、恐ろしい集団発生にきちんと備えられているとは言えません。ああいう経験がまだ繰り返されていないのは、わたしたちが特別しっかり警戒しているからではありません。これまでが幸運だっただけなのです」。

(38) 症状が似ていることと診断のむずかしさから、慢性疲労症候群(CFS)とひとくくりにされることがあるが、実際にはまったく違う病気だ。CFS(正式には筋痛性脳脊髄炎)は個人がかかる傾向が強いが、流行性神経筋無力症は集団に発生する。

(39) 病気について語るとき、伝染性(contagious)と感染性(infectious)を区別なく使う人が多いが、そこには違いがある。感染症は微生物が引き起こす病気を表わし、伝染病は接触によってうつる病気を意味する。

第二十一章　もっとまずい事態（つまり、がん）になったとき

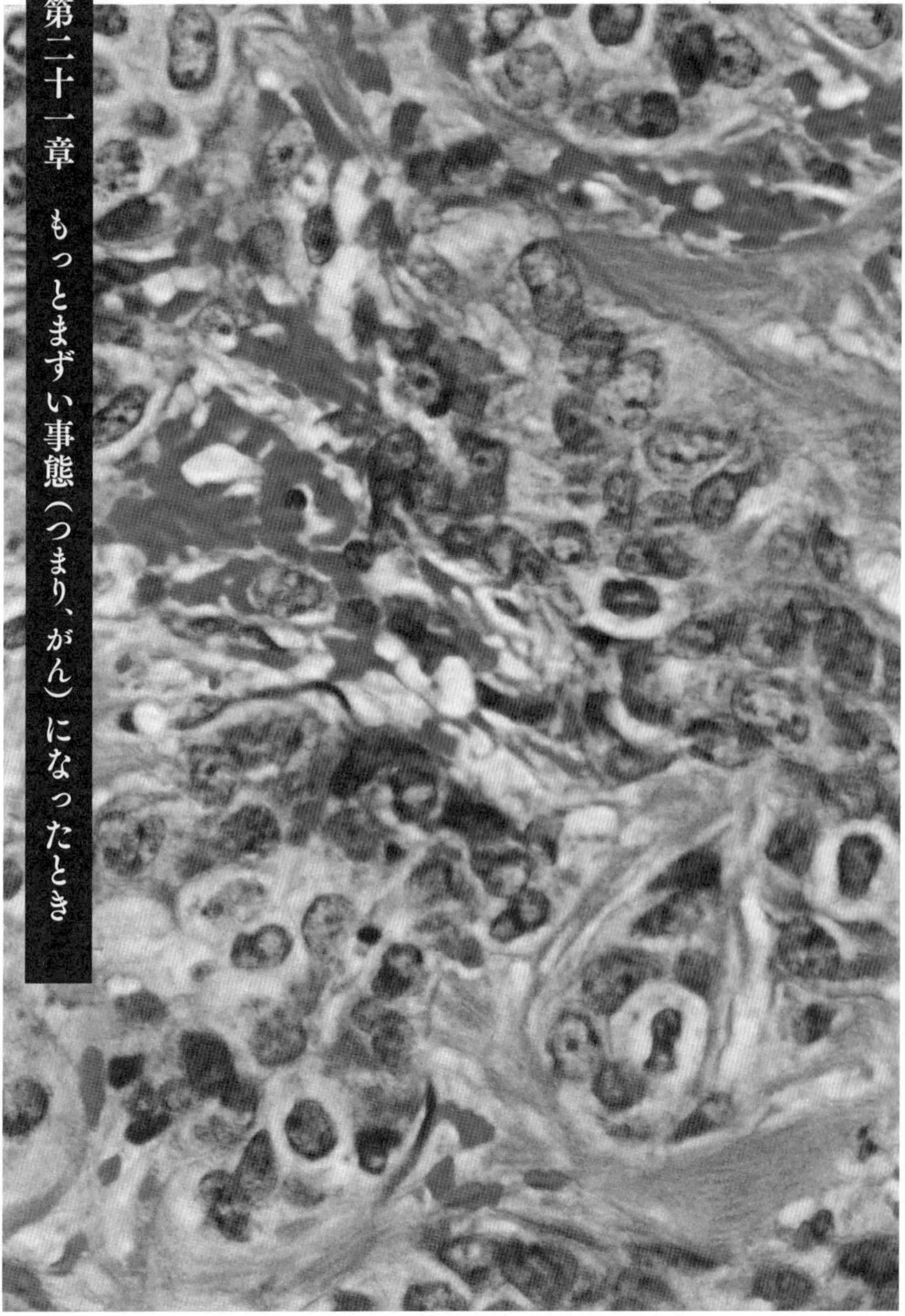

ぼくたちは肉体だ。故障もする。
――トム・ラボック『追って通知があるまで、ぼくは生きている』
(*Until Further Notice, I Am Alive*)

扉　乳がんのがん細胞。セシル・フォックス博士撮影。アメリカ国立衛生研究所。

がんは「許可なき自殺」

がんは、ほとんどの人が何よりも恐れる病気だが、その恐怖の大半はごく最近生まれたものだ。一八九六年に《アメリカン・ジャーナル・オブ・サイコロジー》が人々に最も恐ろしい健康危機は何かと尋ねたとき、がんを挙げる人はほとんどいなかった。ジフテリア、天然痘、結核が最も気がかりな病気で、がんよりも破傷風や溺死、狂犬病の動物に噛まれること、地震に遭うことのほうが、平均的な人にとっては恐ろしいことだった。

ひとつには、昔の人は、大勢ががんになるほど長生きしなかったからだ。『がん――400年の歴史』の著者シッダールタ・ムカジーに、ある同僚は言った。「がんの初期の歴史をひもとくと、がんには初期の歴史がほとんどないことがわかる」。がんがまったく存在しなかったわけではなく、起こりそうな恐ろしいこととして人の心に刻まれていなかったのだ。そういう意味では、現在の肺炎に似ていた。肺炎は今も死因の第九位だが、肺炎で死ぬことをひどく恐れる人はあまりいない。どちらにしてももうすぐこの世を去る虚弱な高齢者と結びつけられる傾向が強いからだ。長いあいだ、がんについても同じことがいえた。(40)

そのすべては二十世紀に変わった。一九〇〇年から一九四〇年のあいだに、がんは死因の八位から二位に急上昇し(一位は心臓病)、それ以来、死に対するわたしたちの認識に大きな影響を及ぼし続けている。今日では、四十パーセントの人が、人生のどこかの時点で自分ががんであることに気づく。それよりずっと多くの人が、知らないうちに発病しているが、気づく前に別の原因で死ぬ。たとえば、六十歳を超えた男性の半数、七十歳を超えた男性の四分の三は、死亡時に気づかずに前立腺がんを患っている。それどころか、男性は全員、長生きすれば前立腺がんになるだろうと言われている。

二十世紀のがんは、大きな恐怖であるだけでなく、偏見の対象にもなった。一九六一年に行なわれたアメリカの医師を対象にした調査では、十人のうち九人は患者にがんを告知していなかったことがわかった。その病気に対する屈辱と恐怖があまりにも強かったからだ。ほぼ同時期にイギリスで行なわれた調査では、がん患者のおよそ八十五パーセントは、自分が死に瀕しているのならそれを知りたがっていたが、医者の七十～九十パーセントはどちらにしても告知を拒んでいたことがわかった。

わたしたちはがんのことをつい、細菌感染症のようにどこかからうつるものと考えてしまいそうになる。しかし実際には、がんは何もかも内部だけで起こること、体が自分自身に襲いかかる病気だ。二〇〇〇年、科学雑誌《セル》に掲載された画期的な論文には、あらゆるがん細胞が持つとりわけ特徴的な六つの性質が列挙された。

際限なく分裂する。

ホルモンなど外部の物質の指示や影響を受けずに成長する。

血管形成を行なう。つまり、体をだまして血液を供給させる。

成長を止めるためのあらゆる信号を無視する。

アポトーシス、すなわちプログラムされた細胞死には屈しない。

転移する、つまり体の他の部位に広がる。

唖然とすることに、がんとは結局、自分の体が全力で自分を殺そうとすることなのだ。許可のない自殺。

「だから、がんはうつらない」と、オランダのユトレヒトにある新しいプリンセス・マキシマ小児がんセンターに小児血液・腫瘍学科を創立した臨床部長、ヨゼフ・フォアモア医師は言う。「自分で自分を攻撃しているんだ」。フォアモアは古い友人で、初めて会ったのは、彼が以前、ニューカッスル大学の北部がん研究所の所長を務めているときだった。二〇一八年夏にプリンセス・マキシマが開院する少し前、こちらへ移った。

がん細胞は、ものすごい勢いで増殖する以外は、正常な細胞とまったく変わらない。一見あまりにも正常なので、体はときどき見逃してしまい、異物に対する免疫反応を発動し損なう。だから、初期のほとんどのがんは痛みがなく、目に見えない。腫瘍が大きくなり、神経を圧迫するか、しこりを形成して初めて、何かがおかしいと気づく。何十年もかけて静かに増大したあと、ようやく明らかになるがんもある。まったく明らかにならないままのがんもある。

がんは、ほかの病気とはまったく違う。たいてい、その攻撃は容赦ない。がんに勝つにはたいへんな努力が必要で、患者の健康全般に多大な負担がかかることも多い。がんは猛攻撃を受けて撤退し、再編成して、もっと強力な体制で戻ってくることもある。打ち負かされたように見えても、「潜伏細胞」を残していて、何年も休眠状態を保ってからふたたび活気づくかもしれない。何より、がん細胞は自己中心的だ。正常なヒト細胞は自分の仕事をしたあと、体のためになるよう、他の細胞に指示されればそれに従って死ぬ。がん細胞は死なない。自分のためだけに増殖する。

「がんは、発見されずに済むよう進化したんだ」とフォアモアは言う。「薬から隠れられる。耐性を獲得できる。他の細胞を集めて手助けさせることもできる。休止状態に入って、有利な状況になるのを待つことも可能。いくつもの技を繰り出して、こっちがなかなか殺せないようにするんだ」。

つい最近になってわかったのは、がんは転移する前に、遠く離れた標的の器官への侵攻に備えて、おそらくなんらかの化学信号を通じて地固めができるということだ。フォアモアはこう続ける。「つまり、がん細胞はほかの器官へ広がるとき、単にひょっこり現われてうまくいくように期待しているだけじゃない。すでに目的地の器官に、ベースキャンプを置いているんだ。なぜ、ある種のがんが、しばしば遠く離れたある種の器官に向かうのかは、昔からの謎だ」。

　今ここで話題にしているのは、頭脳を持たないただの細胞なのだと、ときどき自分に言い聞かせる必要がある。わざと意地悪をしているのではない。わたしたちを殺そうとたくらんでいるのでもない。彼らがやっているのは、あらゆる細胞がやろうとしていることと同じ——生き残ることなのだ。「世界は過酷な場所だ」とフォアモア。「あらゆる細胞は、ＤＮＡ損傷から自分を守るのに役立つさまざまなプログラムを進化させてきた。がん細胞は、実行するようプログラムされていることをやっているだけなんだ」。さらに、フォアモアの同僚のひとり、オラフ・ハイデンライヒはこう説明してくれた。「がんは進化の代償です。細胞が変異できなければ、決してがんにはなりませんが、進化もできません。永遠に固定されたままです。つまり実際問題として、進化はときに個人にとっては過酷ですが、全体として種のためには役立つのです」。

　実は、がんはひとつの病気ではなく、二百種類以上の病気をひとまとめにしたもので、原因と予後もさまざまに異なる。がんの八十パーセントはがん腫と呼ばれ、上皮細胞、つまり皮膚や器官の上皮をつくる細胞に生じる。たとえば乳がんは、胸の中ででたらめに増殖するのではなく、ふつうは乳管で始まる。上皮細胞は、すばやく頻繁に分裂するので、特にがん化しやすいと考えられる。結合組織に見られるがんは約一パーセントのみで、これは肉腫と呼ばれる。

　がんは何より、年齢に関連している。生まれてから四十歳までにがんになる可能性は、男性では七十一人にひとり、女性では五十一人にひとりだけだが、六十歳を超えると、男性では三人にひとり、女性では四人にひとりに跳ね上がる。八十歳の人は、ティーンエイジャーよりがんになる可能性が一千倍も高い。

ライフスタイルは、誰ががんになるかを決める大きな要因になる。いくつかの推定によると、半数以上の症例は、自分でどうにかできること——おもに喫煙、過剰な飲酒、食べすぎ——が原因で起こっている。アメリカがん協会は、太りすぎと、肝臓、乳房《にゅうぼう》、食道、前立腺、大腸、膵臓、腎臓、子宮頸、甲状腺、胃——つまりほぼあらゆる器官のがんの発生率に、「有意な関連性」を見出した。正確にはどのくらいの体重で影響が現われるのかはまったくわかっていないが、明らかに関連性があるようだ。

環境からの有害物質の摂取も、がんの重大な原因になっている。おそらく、ほとんどの人が認識しているよりも重大だろう。環境とがんの関係に最初に気づいた人物は、イギリスの外科医パーシヴァル・ポットだった。一七七五年、ポットは、陰嚢がんが不均衡なほど煙突掃除夫に多く発生していることに目を留めた。実際、あまりにもその職業に特有の病気なので、「煙突掃除夫のがん」と呼ばれたほどだった。彼らの苦境に対するポットの調査は、『白内障、鼻ポリープ、陰嚢がんなどに関する外科学的観察（*Chirurgical Observations: Relative to the Cataract, the Polypus of the Nose, the Cancer of the Scrotum, Etc.*）』という著書にまとめられた。がんの環境要因を特定しているだけでなく、気の毒な煙突掃除夫たちにいくらか同情を示している点でも注目に値する本だった。きびしく非情な時代、彼らはそれでなくても見捨てられた集団だったからだ。ポットの記録によると、煙突掃除夫たちはごく幼いころから「しばしばひどく残忍な扱いを受け、寒さと飢えにさいなまれ、狭いうえに熱いことも多い煙突をのぼらされ、その中で打撲傷や火傷を負ったり窒息しかけたりし、思春期になれば、この上なく不快で痛みを伴う不治の病に特にかかりやすくなる」。ポットは、がんの原因が、煙突掃除夫の陰嚢の襞《ひだ》に蓄積したすすにあることを発見した。週に一回きちんと洗うとがんの発生を防げるが、ほとんどの煙突掃除夫は週一回の入浴さえしていなかったので、陰嚢がんは十九世紀後半まで問題になっていた。

基本的に測定が不可能なので、環境要因がどの程度までがんの原因になっているのかは誰にもわからない。今日の世界では八万種類以上の化学物質が商業的に製造されていて、ある試算によると、ヒトへの影響が一度も検査されたことがないものは八十六パーセントにのぼる。身のまわりにあるよい化学物質や、どちらでもない化学物質についてさえ、よくわかっていない。カリフォルニア大学サンディエゴ校のピーター・ドレスタインは、二〇一六年、《ケミストリー・ワールド》誌の記者にこう話した。「人間の生活圏で最も豊富にある分子十種類は何かときかれても、誰も答えられない」。ヒトに害を及ぼすかもしれないものの中で、本当に広範囲に研究されているのは、ラドン、二酸化炭素、タバコの煙、アスベストだけだ。残りはおもに推測で判断されている。わたしたちはホルムアルデヒドをたくさん吸い込んでいる。難燃剤や家具を貼り合わせるための接着剤に使われている化学物質だ。ほかにも、たくさんの二酸化窒素、多環式炭化水素、有機化合物、種々雑多な粒子をつくって吸いながら生きている。食品を料理したり、ろうそくを燃やしたりするときにも、体によくない粒子が放出される可能性がある。空気や水の汚染物質がどの程度がんの原因になっているのかは誰にもわからないものの、二十パーセントを占めるだろうと推定されている。

ウイルスや細菌もがんを引き起こす。二〇一一年の世界保健機関の推定では、先進諸国のがんの六パーセント、低中所得国のがんの二十二パーセントが、ウイルスのみを原因としている。かつて、これは過激な発想だった。最近正当に評価されるようになった研究者、ペイトン・ラウスは、一九一一年、ニューヨークのロックフェラー研究所で、ウイルスがニワトリにがんを引き起こすことを突き止めたが、その発見はありとあらゆる人に退けられた。反対意見やいくらかの嘲笑にまでさらされて、ラウスはその考えを捨て、別の研究を始めた。発見から半世紀以上たった一九六六年になってようやく、ラウスはノーベル賞を受賞して、公式に名誉を回復した。現在では病原体が、子宮頸がん（ヒトパピローマウイルスによって引き起こされる）、バーキットリンパ腫、B型およびC型肝炎への感染によって起こるがん、その他いくつかのがんの原因になることがわかっている。推定によると、病原体によるがんは、世界のあらゆるがんの合計四分の一を占めている。
さらに、がんは残酷なほど気まぐれになることもある。肺がんになる男性の約十パーセント、女性の約十五パーセントは喫煙者ではなく、わかっているかぎりでは、環境危険因子にさらされてもいないし、他の高いリスクに直面してもいない。ただ、ものすごく不運だっただけのように思える。しかし、その不運が宿命的なものなのか、遺伝的なものなのかは、たいていの場合はっきりしない。[41]
しかし、すべてのがんに共通することがひとつある。治療が荒っぽいということだ。

麻酔なしの切開手術

一八一〇年、イギリスの作家ファニー・バーニーは、フランスに滞在中、五十八歳で乳がんになった。これがどれほど恐ろしいことだったかは、想像しがたいほどだ。二百年前だって、あらゆるがんは恐ろしかったが、乳がんは特にそうだった。ほとんどの患者は何年ものあいだ苦痛にさいなまれ、言語に絶する恥辱を味わわされることが多かった。腫瘍は徐々に胸を食い尽くし、ぽっかり穴をあけ、そこから悪臭のする分泌液がにじみ出て、気の毒な患者は他の人たち、ときには家族とさえ交われなくなった。手術が唯一見込みのある治療法だったが、麻酔が登場する以前の時代には、少なくともがん自体と同じくらいの痛みと苦しみをもたらすうえに、ほぼ必ず命取りになった。

バーニーは、乳房切除術を受ける以外に望みはないと言われた。その試練――「筆舌に尽くしがたい恐怖」――について、姉のエスターに手紙で詳しく語っている。現在でも、読むのがつらい内容だ。九月のある午後、バーニーの主治医、アントワーヌ・デュボアが、六人の助手――医師四人と学生ふたり――を連れて自宅にやってきた。ベッドは部屋の中央に移動され、周囲はチームの作業のために片づけられた。

「デュボア先生がわたしをマットレスに寝かせて、顔にキャンブリックのハンカチをかぶせました」と、バーニーは姉に書いた。「でも透けていたので、ベッドの周囲をすぐさま七人の男性とわたしの看護人が取り囲むのが見えました。わたしは、押さえつける手を拒みました。でも、キャンブリック生地を通してはっきりと、磨かれた鋼の刃が見えると——わたしは目を閉じました（中略）恐ろしい刃が胸に突き刺さり——静脈を——動脈を——肉を——神経を切り裂くと、わたしには悲鳴をこらえるなという命令は必要ありませんでした。わたしは叫び始め、それは切開のあいだじゅう、絶え間なく続きました。今でも耳の奥で鳴り響いているような気がしてなりません。苦痛はあまりにも耐えがたいものでした（中略）器具が——曲線を描いて——言ってみれば、きめに逆らって切り進むのを感じ、肉はものすごい力で抵抗して、執刀医の手を阻み、疲れさせようとしているようで、先生は右手から左手に刃を持ち替えざるをえませんでした。そのあとわたしは本当に、事切れたのだと思いました。もう目をあけようともしませんでした」。

バーニーは手術が終わったのだと思ったが、デュボアはまだ胸に腫瘍が残っていることに気づき、切除を再開した。「ああ、そんな！　それから刃は、胸骨に当たって——そこをがりがりとこすったのです！」。外科医は数分かけて筋肉と病んだ組織を切り取り、ようやくできるかぎり切除できたと確信した。バーニーは最後の部分を無言で耐えた——「声を失うほどの絶対的な苦悶の中で」。

手術全体にかかった時間は十七分半だったが、気の毒なファニー・バーニーにとっては無限の長さに感じられたことだろう。驚くべきことに、手術は成功した。バーニーはその後二十九年間生き長らえた。

十九世紀半ばに開発された麻酔は、手術の直接的な痛みと恐怖を取り除くのにとても役立ったが、乳がんの治療は現代に入るにつれてむしろもっと乱暴になった。そしてその原因をほぼひとりでつくったのが、近代外科学史で屈指の並外れた人物、ウィリアム・スチュアート・ホールステッド（一八五二〜一九二二年）だった。ニューヨークの裕福な実業家の息子だったホールステッドは、コロンビア大学で医学を学び、卒業後すぐに、手際のよい革新的な手術で頭角を現わした。第八章では、胆嚢手術を真っ先に始めた大胆な外科医のひとりとして取り上げた。ニューヨーク北部の自宅のキッチンテーブルで、母親に対して行なったあの手術だ。またホールステッドは、ニューヨークで初の虫垂切除術を試み（患者は死亡した）、それより幸運なことに、アメリカで真っ先に輸血を成功させた。妹のミニーが出産時に激しい出血を起こしたときのことだ。瀕死状態で横たわるミニーに、ホールステッドは自分の腕から約一リットルの輸血を行ない、妹の命を救った。血液型の適合性が認識される前のことだったが、幸いふたりの血液型は適合した。

ホールステッドは、一八九三年にボルティモアに新たなジョンズ・ホプキンズ大学医学部が設立されると、初代外科教授に就任した。そこで次世代の一流外科医たちを訓練し、外科技術にたくさんの価値ある進歩をもたらした。特筆すべきなのは、手術用手袋を発明したことだ。ホールステッドは、学生たちにこの上なくきびしい基準の外科治療と衛生学を教え込んだことで有名になった。大きな影響力を及ぼした手法だったので、ほどなく「ホールステッド法」として広く知られるようになった。ホールステッドは一般に、アメリカ外科学の父と呼ばれる。

ホールステッドの業績をいっそう非凡なものにしているのは、経歴の大半のあいだ、彼が薬物常用者だったことだ。疼痛を緩和する方法を調べるあいだに、コカインを試し、ほどなく自分がすっかり病みつきになっていることに気づいた。常用癖に人生を支配されるにつれ、目立って態度が控えめになった――同僚のほとんどは、単にいっそう思慮深く内省的になったのだと考えた――が、著書の中では明らかに躁状態になっていたことが確認できる。一八八五年、母親の手術を行なったほんの四年後に書かれた論文の冒頭を見てみよう。「いくつの可能性が最もよい説明になるかについて無関心なわけでも、理解できず途方に暮れているわけでもないが、なぜ外科医が、そしてこれほど多くの人々が、まったく信頼を失わずに、ほんのわずかでも興味を示せたかもしれない、局所麻酔として、ほとんどの人にとって間違いなく証明できるものと、言明されてはいなくても、想定されてきた、特に彼らにとっては魅力的だが、いまだにわたしが同意できないのは、この状況、あるいはなんらかの意味での義務が……」――こういう文章が、一貫性のある要点にたどり着くことなく、さらに数行にわたって続いている。

薬物の誘惑から引き離し、習慣をやめさせるため、ホールステッドはカリブ海クルーズに送られたが、船の薬品庫の薬を探っているところをつかまった。その後、ロードアイランド州にある施設に入れられると、不運にも医師らはモルヒネを与えてコカイン中毒を治そうとした。結局ホールステッドは、両方の依存症になった。けれども、ひとりかふたりの直属の上司以外ほとんど誰にも、完全に薬物に頼って一日を切り抜けていることを気づかれずに一生を過ごした。彼の妻も依存症になったというくつかの証拠がある。

一八九四年、メリーランド州の会議で、依存症の真っ只中にいたホールステッドは、本人いわく最も画期的な新技術――根治的乳房切除術という概念を発表した。ホールステッドは、乳がんがまるでテーブルクロスにこぼしたワインの染みのように、放射状に外へ向かって広がると信じ込み、唯一の効果的な治療法は、腫瘍だけでなくできるかぎり大きく周囲の組織も切除することだという誤った考えを持つようになった。根治的乳房切除術は、手術というより穴掘りに近かった。乳房全体と周囲の胸の筋肉、リンパ節、ときには肋骨まで切除することもあった。即死さえしなければなんでもかんでも除去してしまう勢いだった。切除はあまりにも広範囲に及んだので、傷を閉じる唯一の方法は、太腿から大きな皮膚を移植することだけで、痛めつけられたかわいそうな患者にさらなる苦痛を与え、醜い傷跡を増やした。

しかし、結果は良好だった。ホールステッドの患者の約三分の一は、少なくとも術後三年は生き延び、その割合は他のがん専門医を驚嘆させた。さらに多くの患者は、少なくとも二、三カ月は、かつて多くの患者を世捨て人にさせた屈辱的な悪臭や浸出液に悩まされずにそこそこ快適に過ごした。

ホールステッドの方法が正しいと、誰もが信じたわけではなかった。イギリスでは、外科医のスティーヴン・パジェット（一八五五〜一九二六年）が、七百三十五例の乳がんを調査し、がんが染みのようには広がることはなく、むしろ遠い場所に突然現われることを突き止めた。乳がんはしばしば、肝臓に——さらに言うなら、肝臓の特定の場所に転移した。パジェットの発見は正しく、疑う余地はなかったが、およそ百年のあいだ誰の注目も集めなかった。そのあいだずっと、何万人もの女性たちが、必要な分よりはるかに大きく外見を損なわれることになった。

母親の腹部に放射線を当ててみた医師と物理学者の兄弟

そのころ、医学研究界の別の場所では、他のがん治療が開発されていた。それらは概して同じくらい患者に苦痛をもたらし、ときには治療者にもその苦痛が及ぶことがわかった。二十世紀初頭に大きな興奮を呼び起こしたもののひとつが、ラジウムだった。一八九八年にフランスのマリ・キュリーと夫ピエールが発見した元素だ。かなり早い時期から、ラジウムにさらされると骨に蓄積が見られることが知られていたが、それはよいことだと考えられていた。放射線はすべてにおいて、有益だと信じられていたからだ。結果として、放射性のある製品が多くの薬剤にふんだんに加えられ、ときには破滅的な影響を及ぼした。ラジソールと呼ばれる一般的な市販の鎮痛剤は、希釈したラジウムでつくられていた。ピッツバーグの実業家エベン・M・バイヤーズは、それを強壮剤と見なして、三年にわたって毎日ひと瓶飲み、ついには頭部の骨が、雨の中に放置した黒板のチョークのように、ゆっくりと軟化し溶解していることに気づいた。バイヤーズは顎のほとんどと頭蓋骨の何カ所かを失い、ゆっくりとした恐ろしい死を迎えた。

ほかの多くの人たちにとって、ラジウムは職業上の危険だった。一九二〇年代、アメリカでは四百万個のラジウム時計が販売されていて、時計製造会社には文字盤を塗るために二千人の女性が雇われていた。繊細な仕事で、筆の先を尖らせておくいちばん簡単な方法は、唇でそっと挟んで伸ばすことだった。ティモシー・J・ジョーゲンセンがすばらしい変遷史『奇妙な輝き――放射線の物語（*Strange Glow: The Story of Radiation*）』で指摘したところによれば、のちの推定で、平均的な文字盤塗装工は、このやりかたで放射性物質を週にティースプーン約一杯摂取していたことがわかった。空気中にはあまりにもたくさんのラジウム粉末が漂っていたので、女子工員の中には、暗闇で自分が光っていることに気づく者もいた。当然ながら、ほどなく女性たちの一部が病気になり、死に始めた。奇妙なほど虚弱になる者もいた。ある若い女性は、ダンスフロアで踊っていただけで足の骨が折れた。

放射線治療に真っ先に興味を持った人物のひとりが、シカゴのハーネマン医科大学の医学生、エミール・H・グラブ（一八七五〜一九六〇年）だった。一八九六年、ヴィルヘルム・レントゲンがX線の発見を発表したほんのひと月後、グラブは放射線を扱う資格を持っていないというのに、試しにがん患者にX線を使ってみることに決めた。グラブの初期の患者は全員、瞬く間に死亡した――どちらにしても末期の患者ばかりだったので、おそらく今日の治療でも救いようがなく、グラブは推測だけで線量を決めていた――が、この若い医学生はあきらめずに努力を続け、経験を積むにつれて成功するようになっていった。しかし不幸にも、自身の被曝量も制限しなくてはならないことを理解していなかった。一九二〇年代までには、全身に腫瘍ができ始め、中でもいちばん目立つのは顔だった。それらの腫瘍を手術で取り除くと、異様なほど外見が損なわれてしまった。患者が離れていき、医業は失敗に終わった。ジョーゲンセンはこう書いている。「一九五一年までには、複数の手術によってひどく外見を損なわれたせいで、アパートの大家に、その異様な姿が住人たちをおびえさせるので出ていってくれと求められた」。

幸い、ときにはよい結果が得られることもあった。一九三七年、サウスダコタ州の教師で主婦のグンダ・ローレンスは、腹部のがんで死の床にあった。ミネソタ州のメイヨークリニックの医師団は、余命三カ月と診断した。幸運にも、ローレンス夫人には非凡なうえに愛情深い息子がふたりいた。才能ある医師のジョンと、二十世紀屈指の優れた物理学者アーネストだ。アーネストはカリフォルニア大学バークリー校の新しい放射線研究所の所長で、サイクロトロンを発明したばかりだった。陽子にエネルギーを与える過程で膨大な量の放射線を生じる粒子加速器だ。兄弟は事実上、百万ボルトのエネルギーを生み出せる、国で最も強力なX線装置を自由に使うことができた。どんな結果になるのか確信が持てないまま――このようなものを人間に試した人は誰もいなかったので――ふたりは重陽子ビームを、母親の腹部に直接当てた。気の毒なローレンス夫人にとっては苦痛に満ちた経験で、あまりの痛みと苦しみに、このまま死なせてくれと息子たちに懇願したほどだった。「何度か、母の言うとおりにしない自分がひどく冷酷に思えた」と、ジョンはのちに書き記した。幸いにも、数回の治療を行なったあと、がんは寛解になり、ローレンス夫人はその後二十二年間生き延びた。もっと重要なのは、がん治療の新たな分野が生まれたことだった。

また、バークリーの放射線研究所では、研究者たちが一連の実験後に機械のそばにマウスの死体を見つけたことで、ようやく遅ればせながら、放射線の危険性について懸念を募らせ始めた。アーネスト・ローレンスは、機械から発生する膨大な量の放射線がヒトの組織にとって危険かもしれないと気づいた。そこで防護壁が設置され、機械が動いているあいだ操作者は別の部屋にこもることにした。のちに、マウスは被曝ではなく窒息して死んだことがわかったが、どちらにしても安全対策を進めたのはよいことだった。

手術と放射線に次ぐがん治療の三本めの柱である化学療法も、同じくらい思いも寄らない形で生まれた。第一次世界大戦後、化学兵器は国際条約で禁止されたものの、いくつかの国は、他国が同じことをした場合に備えるためという名目で、相変わらず製造を続けていた。アメリカも違反国だった。明らかな理由から事実は伏せられていたが、一九四三年、マスタードガス爆弾を積荷の一部として運んでいたアメリカ海軍の補給船〈ジョン・ハーヴィー〉号が、イタリアの港湾都市バーリでドイツ軍による空襲に見舞われた。船は爆破されて、広範囲にわたってマスタードガスの煙が放出され、人数は不明だが、大勢が死亡した。不慮の事態ではあるが、殺傷物質としてのマスタードガスの効力を検査するすばらしい機会だと気づいた海軍は、化学の専門家スチュアート・フランシス・アレクサンダー中佐を派遣し、乗組員と近隣の人々へのマスタードガスの影響を調べさせた。後世のためによかったのは、アレクサンダーが目先の利く勤勉な調査官であり、見逃されてもおかしくない現象に気づいたことだった。マスタードガスにさらされた人は、白血球の生成の速度が大幅に遅くなっていた。そこから、マスタードガスのなんらかの派生物が、一部のがんの治療に役立つかもしれないことがわかった。こうして、化学療法が生まれた。

「じつに驚くべきことに」と、あるがん専門医がわたしに言った。「実質的に、マスタードガスは今も使われているんです。もちろん精製はされていますが、第一次世界大戦で両軍が互いに使っていたものと、それほど違いはありません」。

もし、最近のがん治療がどこまで進んでいるのか見てみたいなら、ユトレヒトの新しいプリンセス・マキシマ小児がんセンターを訪れるのも悪くない。ヨーロッパ最大の小児がんセンターで、オランダの七つの大学病院の小児腫瘍学ユニットの合併によって創設され、国のあらゆる治療と研究が一堂に集められている。惜しみない資金提供を受けた、明るくて、驚くほど活気のある場所だ。ヨゼフ・フォアモアが案内してくれるあいだ、わたしたちはときどきわきに寄り、幼い子どもたちがペダル式ゴーカートに乗って——どの子も髪がなく、鼻孔に酸素チューブをつけている——猛烈な速度でわたしたちの横やあいだを走り抜けるのを待たなくてはならなかった。「まあ、病院じゅうを好きなように走り回らせているんだよ」。ヨゼフはうれしそうに謝った。

がんは、子どものあいだではまれな病気だ。毎年、世界でがんと診断される千四百万例のうち、十九歳以下の割合は約二パーセントにすぎない。小児がんの症例の約八十パーセントを占めるおもな原因は、急性リンパ性白血病だ。五十年前、それは死刑宣告だった。薬で一時的な寛解は得られるが、すぐに再発した。五年生存率は〇・一パーセント未満だった。現在では、約九十パーセントになっている。

飛躍的進歩の瞬間がやってきたのは、一九六八年、テネシー州メンフィスにあるセント・ジュード小児研究病院のドナルド・ピンケルが、新しい方法を試したときだった。ピンケルは、当時の標準的なやりかただった中用量の投薬では、一部の白血病細胞が逃れてしまい、治療をやめると再発してしまうのだと確信した。だから、寛解はいつも一時的なのだ。ピンケルは、入手できるあらゆる種類の薬をしばしば組み合わせて、常に可能なかぎり高用量で投与し、放射線治療も同時に行なって白血病細胞を攻撃した。最長二年続く過酷な治療法だが、それはうまくいった。生存率が劇的に向上したのだ。

「今でも原則として、白血病治療の先駆者たちの方法に従っているよ」とヨゼフ。「その後の年月でぼくたちがやってきたのは、微調整することだけだ。化学療法の副作用に対処したり、感染症と戦ったりする方法は改善したが、基本的にはピンケルがやったことを今でもやっている」。

それはどんな人間の体にとってもつらい治療だが、まだ成長中の子どもにとってはなおさらだ。小児がんによる死亡のかなりの割合を占めるのは、がん自体ではなく、その治療を原因とする死だ。

「二次的な悪影響はたくさんある」とヨゼフは言う。「治療はがん細胞だけでなく、多くの健康な細胞にも作用するからね」。それが最も目立つ形で現われるのが毛母細胞の損傷で、患者は脱毛を経験する。もっと重大な問題として、心臓や他の器官に長期的な損傷を生じることも多い。化学療法を受けた女の子は、早期に閉経する可能性が高く、後年に卵巣障害を起こす高いリスクがある。男女ともに、生殖能力が損なわれる可能性がある。多くは、がんの種類や治療形態にもよる。

それでも、おおむね見通しは明るい。それは小児がんだけでなく、あらゆる年齢のがんについてもいえる。先進諸国では、肺がん、大腸がん、前立腺がん、ホジキン病、精巣がん、乳がんによる死亡率はすべて、ここ二十五年ほどで二十五パーセント〜九十パーセントの大幅な減少を見せている。アメリカだけでも、ここ三十年のあいだにがんで死亡した人は、死亡率が変わらなかった場合と比べて、二百四十万人も少なくなった。

多くの研究者の夢は、早期発症型のがんがもっと簡単に治療できるうちに発見されるよう、血液や尿、あるいは唾液の化学的性質のわずかな変化を検出する方法を見つけることだ。ヨゼフは言う。「問題は、今、早期にがんを検出できたとしても、それが悪性なのか良性なのかわからないことだ。圧倒的な割合で、そもそもがんが発生するのを防ぐよりも、がんが発生してから治そうとすることに重点を置いている」。ある見積もりによれば、世界的に見て、予防に費やされるがんの研究資金は、ほんの二〜三パーセントにすぎない。

「一世代で、どれだけの物事が改善したか、想像もできないほどだよ」。見学が終わりに近づくと、ヨゼフが思案顔で言った。「ここにいる子どもたちのほとんどが、治って家に帰り、人生を再開できるとわかっているのは、世界でいちばん喜ばしいことだ。でも、あの子たちが最初からここに来なくて済めば、もっとすばらしいんじゃないかな？　それが夢なんだ」。

(40)もともと、「がん」(cancer)は、なかなか治らないあらゆる腫れ物を表わしていて、「潰瘍」(canker)という単語と関連がある。より特定的な現代の意味の起源は、十六世紀にさかのぼる。〃カニ〃を意味するラテン語に由来する言葉だ(だから空と星占いの星座はかに座[Cancer]と呼ばれる)。古代ギリシャの医師ヒポクラテスは、腫瘍の形がカニを思わせたので、その言葉を使ったと言われている。

(41)目ざとい読者は、こういうパーセンテージを合計すると百パーセント以上になることに気づくだろう。ひとつには、それが推定値で——憶測にすぎない場合もある——情報源が異なるからであり、またひとつには、二重、三重計算だからでもある。たとえば、引退した炭鉱労働者の場合、労働環境か、四十年喫煙を続けたせいか、あるいはその両方が、致命的な肺がんの原因になるかもしれない。たいてい、がんの原因は誰にもわからない。

第二十二章　よい薬と悪い薬

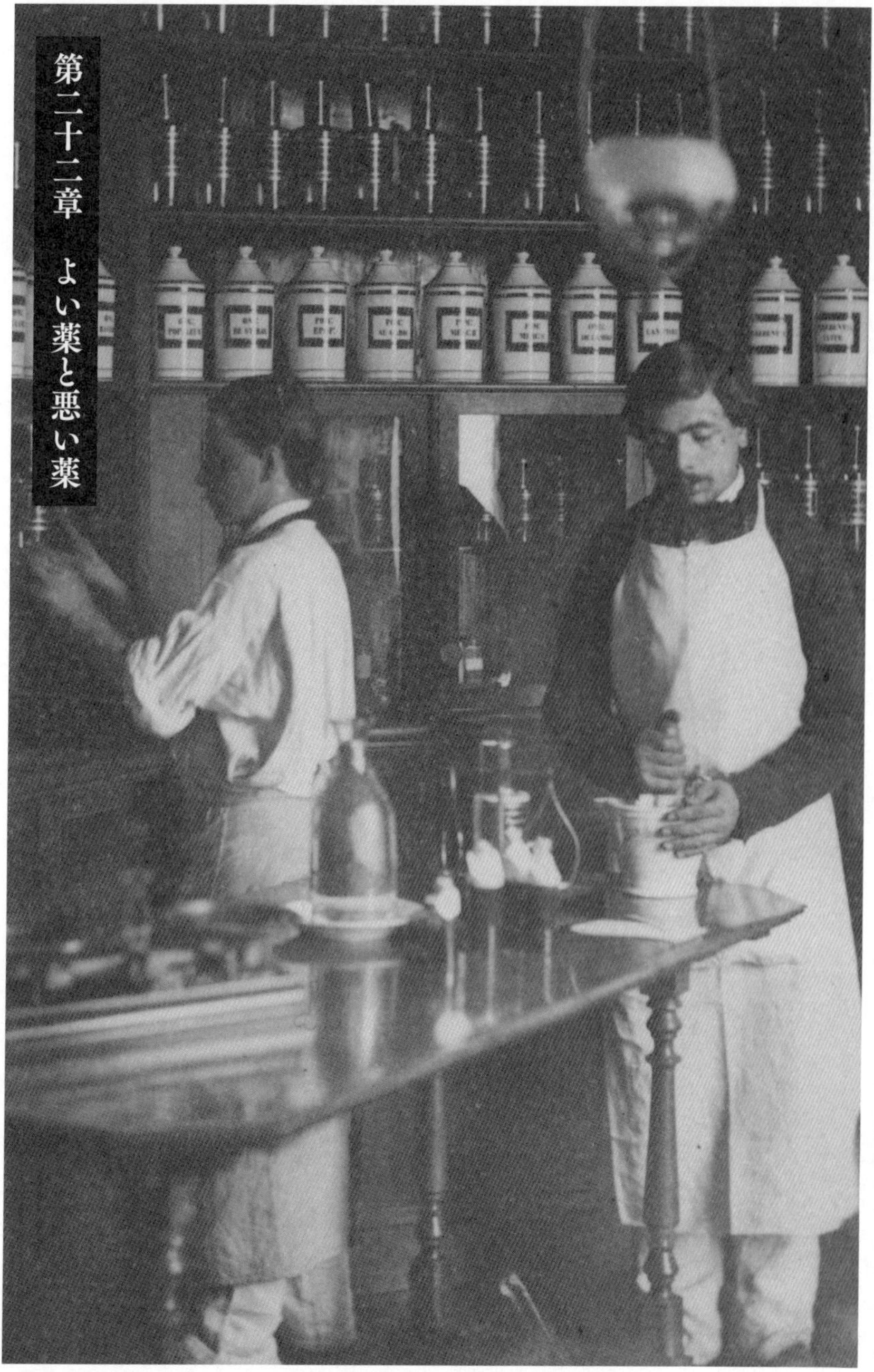

医者1「なんのためにジョーンズの手術をしたんだ？」
医者2「百ポンドのためさ」
医者1「そうじゃなくて、どういう理由で？」
医者2「百ポンドだよ」
――《パンチ》の風刺漫画（一九二五年）

扉　フランスのヴァンセンヌの薬局（1858年頃）。シャルル・ネグル撮影。
メトロポリタン美術館蔵。

盗まれた栄誉

まずはアルバート・シャッツについて、ひとこと言っておきたい。人々が少しのあいだ感謝を捧げるべき人物がいるとすれば、それは彼だからだ。一九二〇年に生まれ二〇〇五年に没したシャッツは、コネティカット州の貧しい農家の出身だった。ニュージャージー州のラトガーズ大学で土壌生物学を学んだのは、土壌に情熱をいだいていたからではなく、当時ユダヤ人の大学入学者数が制限されていたせいで一流大学に入れなかったからだ。土壌肥沃度について学んだことなら、少なくとも家の農場に戻れば役に立つだろう、とシャッツは考えた。

そういう不公平な状況が、最終的にたくさんの命を救うことにつながった。一九四三年、まだ学生だったシャッツは、地中の微生物から、新たな薬ペニシリンと並ぶもうひとつの抗生物質をつくり出せるかもしれないという自分の勘に従うことにした。ペニシリンは貴重ではあったが、グラム陰性として知られる種類の細菌には効かなかった。そこには、結核の原因となる細菌も含まれていた。シャッツは何百もの試料を根気よく調べ、ほんの一年足らずで、グラム陰性菌に打ち勝つ初めての薬、ストレプトマイシンを発見した。二十世紀有数の重要な微生物学の大躍進だった[42]。

シャッツの指導教官セルマン・ワクスマンはすぐさま、シャッツの発見の可能性を見て取った。そして新薬の臨床試験の主導権を握り、その過程でシャッツに、特許権をラトガーズ大学に譲るという合意書に署名させた。その後間もなくシャッツが知ったのは、ワクスマンが発見をすべて自らの功績にし、称賛や注目を浴びる場になったはずの集会や会議にシャッツが招待されるのを阻んでいたことだった。しかも、時がたつにつれて、ワクスマン自身は特許権を譲渡せず、かなり大きな利益の分配にあずかっていたこともわかった。その金額は、ほどなく年間数百万ドルにもなった。

何ひとつ納得できるはずもなく、シャッツはとうとうワクスマンとラトガーズ大学に対して訴訟を起こし、勝利した。調停によって、特許権使用料の一部と、共同発見者としての明示を獲得したが、訴訟はシャッツの評判をだいなしにした。当時、学問の世界では、上司を訴えるのはきわめて無作法なことと見なされた。長年のあいだ、シャッツがありつけた仕事は、ペンシルヴェニア州の小さな農業大学の職だけだった。論文は、一流雑誌に何度も却下された。ストレプトマイシン発見について、ありのままの詳細を書いたところ、掲載してくれそうな媒体は《パキスタン歯科レビュー》しか見つからなかった。

一九五二年、現代科学最大ともいえる不当な判断によって、セルマン・ワクスマンがノーベル生理学・医学賞を受賞した。アルバート・シャッツは何も授与されなかった。ワクスマンはその後も一生、発見を自分の功績にし続けた。ノーベル賞の受賞スピーチでもシャッツについては触れず、一九五八年に発表した自伝でも、ついでのように、発見の際にはある大学院生の助力を得たと記しただけだった。ワクスマンが一九七三年に死亡したとき、多くの死亡記事で「抗生物質の父」と称されたが、それはどう考えても間違いだった。

ワクスマンの死から二十年後、アメリカ微生物学会は、遅まきながらいくらか修正を試みて、ストレプトマイシン発見五十周年の機会に、学会で演説するようシャッツに依頼した。そして彼の功績に対して、おそらくこれまでの経緯をよく考えないまま、最高の栄誉、つまりワクスマン賞を授与した。人生とは、ときにずいぶんと不公平なものだ。

この話に希望が持てる教訓があるとすれば、どちらにしても医学は進歩するということだろう。たいていは無名の英雄として生涯を閉じる、アルバート・シャッツのような無数の人のおかげで、自然の猛襲に対抗するための武器が、世代を経るごとにどんどん強力になってきた。幸いなことに、それは世界じゅうでの寿命の劇的な延びに、はっきり表われている。

ある見積もりによると、世界の平均寿命は、二十世紀の百年だけで、過去八千年分と同じくらい向上したという。アメリカ人男性の平均寿命は一九〇〇年には四十六歳だったが、二十世紀末には七十四歳に延びた。アメリカ人女性ではさらに延びて、四十八歳から八十歳になった。その他の場所でも、息をのむほどの延びが見られる。今日シンガポールに生まれた女性は、平均で八十七・六歳まで生きられる。曾祖母が期待できた寿命の二倍以上だ。世界全体の平均寿命は、男性の場合、一九五〇年（信頼できる全世界の記録として最古の年）の四十八・一歳から、今日では七十・五歳に延び、女性の場合は五十二・九歳から七十五・六歳に延びた。二十カ国以上で、現在の平均寿命は八十歳を超えている。一位は香港の八十四・三歳、僅差で日本の八十三・八歳とイタリアの八十三・五歳が続く。イギリスは八十一・六歳となかなかよくやっているが、アメリカはこれから説明する理由で、明らかにぱっとしない七十八・六歳という平均寿命になっている。しかし世界的に見れば、発展途上国も含むほとんどの国で、たった一、二世代のあいだに四十〜六十パーセントの寿命の延びを記録したのだから、これは成功物語として数えてもいいだろう。

また、死にかたも昔とは違っている。一九〇〇年と現在の主要な死因のリストを比べてみてほしい（付随の数字は、各カテゴリーの人口十万人当たりの死者数を示す）。

一九〇〇年
肺炎およびインフルエンザ　二百二・二
結核　百九十四・四
下痢　百四十二・七

心臓病　百三十七・四
脳卒中　百六・九
腎臓病　八十八・六
事故　七十二・三
がん　六十四・〇
老衰　五十・二
ジフテリア　四十・三

現在

心臓病　百九十二・九
がん　百八十五・九
呼吸器疾患　四十四・六
脳卒中　四十一・八
事故　三十八・二
アルツハイマー病　二十七・〇
糖尿病　二十二・三
腎臓病　十六・三
肺炎およびインフルエンザ　十六・二
自殺　十二・二

ふたつの時代の最も際立った違いは、一九〇〇年には死亡の半数近くが感染症を原因としていたのに対し、今ではその割合がたった三パーセントになっていることだ。結核とジフテリアは現代の死因のトップテンから消え、がんと糖尿病に場所を譲った。死因としての事故は七位から五位に上がったが、それはわたしたちの運動神経が鈍くなったからではなく、上位から他の原因が取り除かれたからだ。同様に、一九〇〇年には心臓病の死亡者は年間に十万人当たり百三十七・四人で、現在では十万人当たり百九十二・九人となり、四十パーセント増えているが、これはほぼ完全に、昔は別の原因で先に死亡していたからだ。がんにも同じことがいえる。

ひとつ指摘しておくと、平均寿命の数字には問題がある。あらゆる死因のリストは、とりわけ高齢者についてはいくらか恣意的につくられている。高齢者はたくさんの消耗性疾患を抱えているかもしれず、そのうちのどれかで死亡することがあっても、すべてが死因に関わっている。一九九三年、アメリカのふたりの疫学者、ウィリアム・フェイギーとマイケル・マクギニスは、《ジャーナル・オブ・ジ・アメリカン・メディカル・アソシエーション》に発表した有名な論文で、死亡表に記録されている主要な死因――心臓発作、糖尿病、がんなど――はたいてい別の条件から生じた結果で、本当の原因は喫煙、粗悪な食事、薬の不法な使用など、死亡証明書では見逃された行動にあると論じた。

もうひとつの問題は、過去の死亡が往々にして、驚くほどあいまいで想像力に富んだ言葉で記録されていることだ。一例を挙げると、作家で旅行家のジョージ・ボローが一八八一年にイギリスで死亡したとき、死因は「自然による腐敗」と記載された。それがどんな死因なのか、誰にわかるだろう? ほかにも、「神経性の熱」や「体液の停滞」、「歯痛」、「恐怖」、その他たくさんのまったく当てにならない原因で死んだと記録された人たちがいる。そういう不明瞭な表現があるので、現在と過去の死因を信頼できる形で比較するのはほとんど不可能だ。先ほどのふたつのリストでさえ、一九〇〇年の「老衰」と今日の「アルツハイマー病」にどのくらいの重なりがあるのかははっきりしない。

また、過去の平均寿命の数字は、常に子どもの死によって歪曲されていたことを心に留めておく必要がある。一九〇〇年のアメリカ人男性の平均寿命が四十六歳だったと書かれているとき、それはほとんどの男性が四十六歳になるとばったり倒れたという意味ではない。平均寿命が短かったのは、とてもたくさんの子どもが乳児期に死亡し、全員の平均値を引き下げたからだ。子ども時代を乗り切れば、そこそこ高齢まで生きられるチャンスはかなりあった。多くの人が早死にしたが、老齢まで生きる人がいても不思議でもなんでもなかった。アメリカの生物学者マーリン・ズックいわく、「老齢は新規の発明というわけではなく、それがふつうになったことが新規なのだ」。とはいえ、最近の最も希望の持てる進歩は、幼い子どもたちの死亡率の著しい改善だ。一九五〇年には、子ども千人当たり二百十六人——四分の一近く——が、五歳までに死亡していた。今日では、幼児期の死亡数は千人当たりわずか三十八・九人になった。七十年前の五分の一だ。

長生きしたければ金がいる

あらゆる不確かさを考慮に入れても、二十世紀初め、先進諸国の人々が健康状態を改善して長生きできる見込みは、それまでよりずっと高くなった。ハーヴァード大学の生理学者ローレンス・ヘンダーソンがこう言ったのは有名だ。「一九〇〇年から一九一二年のどこかの時点で、任意の病気になった任意の患者が任意に選んだ医者にかかったとき、その診察が役に立つ確率が、史上初めて五分五分以上になった」。歴史家と学者のあいだでおおむね意見が一致したとおり、医学は二十世紀に入ると同時に何かの拍子で好転し、百年のあいだにますます向上し続けた。

その進歩には、いくつもの理由が挙げられてきた。ペニシリンと、アルバート・シャッツのストレプトマイシンを始めとする他の抗生物質の登場は、感染症に対して明白で重要な効果をもたらしたが、時代が進むにつれて他の医薬品も市場にあふれ始めた。一九五〇年には、処方箋で手に入る医薬品の半分は、過去十年以内に発明あるいは発見されたものだった。もうひとつ、医学を大きく後押ししたのは、ワクチンだろう。一九二一年、アメリカでは約二十万例のジフテリアが発生したが、一九八〇年代初期までには、予防接種によってその数はわずか三例になった。ほぼ同じ時期、百日咳とはしかは、年間約百十万例から千五百例にまで減少した。ワクチンが登場する以前には、年間二万人のアメリカ人が灰白髄炎にかかっていた。一九八〇年代には、その数字は年間七人にまで減った。イギリスのノーベル賞受賞者マックス・ペルーツによると、二十世紀のあいだに、ワクチンは抗生物質以上に多くの命を救ったと考えられる。ひとつ誰も疑わなかったのは、ほとんどすべてのすばらしい進歩が、間違いなく医学のおかげで起こったということだった。ところが一九六〇年代初頭、イギリスの疫学者トマス・マキューン（一九一二〜八八年）は記録を調べ直して、やや奇妙なずれに気づいた。多くの病気による死亡――結核、百日咳、はしか、そして特に猩紅熱《しょうこうねつ》――は、効果的な治療が受けられるようになるかなり前から減少し始めていた。イギリスでは、結核の死亡数は一八二八年の百万人当たり四千人から、一九〇〇年には千二百人に減り、一九二五年にはわずか八百人になった。一世紀で八十パーセント減少したことになる。医学では、その理由を何ひとつ説明できない。子どもの猩紅熱での死亡は、やはりワクチンや他の効果的な医学的介入なしで、一八六五年の一万人当たり二十三人から、一九三五年には一万人当たりたったひとりに減少した。全体から見て、医学で説明できる改善はおそらく二十パーセント程度だろうと、マキューンは指摘した。そのほかはすべて、公衆衛生や食事の改善、健康的なライフスタイル、さらには、新鮮な肉や野菜を都市の住民に運んで食品流通を改善した鉄道の登場など、さまざまな物事の結果だという。

マキューンの主張は少なからぬ批判を招いた。反対派は、マキューンが自分の主張の説明に使う病気を周到に選んでいるうえ、多くの場所で改善された医療の役割を無視あるいは軽視していると反論した。批判者のひとり、マックス・ペルーツも、十九世紀の衛生基準はまったく進歩しておらず、人々が大挙して新たな工業都市に集まり、むさくるしい状態で生活していて引き続き劣悪だったと、説得力のある主張をした。たとえば、ニューヨーク市の飲料水の質は、十九世紀のあいだ着実に、危険なほど劣化していた。一九〇〇年には、マンハッタンの住民はすべての水を沸かしてから使うように指示されていたほどだ。市に初の浄水場がつくられたのは、第一次世界大戦の直前になってからだった。ほぼアメリカのどこの主要都市圏でも同じ状況で、経済成長の速度が、安全な水や効率的な下水設備を提供する地方自治体の能力や意向をしのいでいた。

寿命の延びの要因を何に求めるにしても、肝心なのは、現代のほぼすべての人が、曾祖父母たちをよく病気にしていた伝染病や感染症に昔よりうまく抵抗できるようになったのと同時に、必要なときには圧倒的に優れた医療に頼れることだ。つまり、これほど生きやすい時代はない。

あるいは少なくとも、そこそこ裕福に暮らしているなら、これほど生きやすい時代はない。今日、警戒し懸念しなければならないことがひとつあるとすれば、それは前世紀の利益がどれほど不公平に分配されたかだろう。イギリス全体としての平均寿命は急上昇したかもしれないが、ジョン・ランチェスターが二〇一七年に《ロンドン・レビュー・オブ・ブックス》の評論で指摘したところによれば、今日グラスゴーのイーストエンドに住む男性の平均寿命は五十四歳で、インドの男性より九年も短い。まったく同様に、ニューヨークのハーレムに住む三十歳の黒人男性は、バングラデシュ人の三十歳の男性よりずっと死亡のリスクが高い——麻薬や街での暴力のせいだと思うかもしれないが、そうではなく、脳卒中や心臓病、がんや糖尿病が原因だ。

欧米諸国のほとんどあらゆる大都市でバスか地下鉄に乗れば、短距離の移動で同様の大きな格差を経験できる。パリでは、メトロBラインに乗ってポール・ロワイヤルからラ・プレーヌ・スタッド・ド・フランスまで五つの駅を移動すると、知らぬ間に、街の中心部に住む人々より年間の死亡率が八十二パーセントも高い人々に囲まれていることに気づく。ロンドンでは、地下鉄ディストリクト線でウェストミンスターから東へ向かって二駅進むごとに、平均寿命が確実に一年短くなる。ミズーリ州セントルイスでは、裕福なクレイトンから市街地のジェフ・ヴァンダー・ルー地区まで二十分のドライブをすれば、一分走るごとに一年、一マイル走るごとに二年余り平均寿命が短くなる。

今日の世界の平均寿命について、確実に言えることがふたつある。まず、長生きしたければ金持ちであるほうがいい。あなたが中年で並外れて裕福で、高所得国の生まれなら、八十代後半まで生きられるチャンスはかなり高い。他の条件は同じだが、貧しい人——同じくらい運動をし、同じ時間だけ眠り、似通った健康な食事をとっているが、銀行預金だけが少ない人——は、十年から十五年早く死亡する可能性がある。ライフスタイルが同じにしてはずいぶん大きな違いだが、それをどう説明すべきかははっきりしない。

もうひとつ平均寿命について言えるのは、長生きしたいのであれば、アメリカ人でいるのは得策ではないということだ。他の先進工業国の同等の人たちに比べると、たとえ裕福でも、この国ではあまり長生きの役には立たない。無作為に選ばれた四十五歳から五十四歳のアメリカ人は、スウェーデンの同じ年齢層の人たちより、どんな原因でも二倍以上死ぬ確率が高い。考えてみてほしい。中年のアメリカ人なら、ウプサラやストックホルムやリンショーピングの街で無作為に選んだ誰かより、早死にするリスクが二倍以上高いのだ。他の国の人々と比べても、だいたい同じような結果になる。毎年の中年の死亡者数を見てみると、アメリカ人四百人当たり、オーストラリアでは二百二十人、イギリスでは二百三十人、ドイツでは二百九十人、フランスでは三百人だ。

こういう健康上の弱みは、生まれたときに始まり、生涯ずっと続く。アメリカの子どもは、他の富裕な国々の子どもより、幼少期に死亡する可能性が七十パーセント高い。豊かな国の中で、アメリカは医療上の健康に関わるほとんどあらゆる基準について最下位か、それに近い位置にいる。慢性病、うつ、薬物乱用、殺人、十代の妊娠、ＨＩＶなど、すべての割合が高い。囊胞性線維症の患者でさえ、アメリカよりカナダに住んでいるほうが、平均で十年長く生きる。おそらく最も驚くべきなのは、社会経済的に同等の他の外国と比べてみると、こういうお粗末な結果が、恵まれない人々だけでなく、裕福な大学出の白人の国民にも当てはまることだろう。

アメリカが他のどんな国より医療にお金を費やしていることを考えると、すべてが少しばかり信じがたく思える。世界のあらゆる先進国より、平均でひとりにつき二・五倍も多い額だ。アメリカ人が稼ぐ全金額の五分の一――国民ひとり当たり年間一万二百九ドル、全体で三兆二千億ドル――が医療に費やされる。それは国で六番めに大きい産業であることを意味し、雇用の六分の一を提供している。医療をこれ以上重要な国家的議題にするつもりなら、国民全員に白衣か白い制服を着せることになる。

ところが、惜しみなく金を使っているうえに、アメリカの病院と医療は間違いなく高品質であるにもかかわらず、アメリカの平均寿命の世界ランキングは三十一位で、キプロス、コスタリカ、チリより低く、かろうじてキューバとアルバニアを上回っている。

このような矛盾をどう説明すればいいだろう？　まず第一に、どうしても避けられない問題として、アメリカ人は他国のほとんどの人々より不健康な生活を送っていて、それは社会のあらゆる階層に当てはまる。アラン・S・デツキーが《ニューヨーカー》の記事で述べたとおり、「裕福なアメリカ人でさえ、多すぎる食事量、運動不足、ストレスでいっぱいのライフスタイルと無縁ではない」。たとえば、平均的なオランダ人あるいはスウェーデン人は、平均的なアメリカ人より摂取カロリーが約二十パーセント少ない。ものすごく食べすぎているようには思えないかもしれないが、一年続ければ約二十五万キロカロリーのプラスになる。週に約二回、座ってチーズケーキを丸ごと一個食べれば、アメリカ人と同じくらい摂取カロリーを増やせるだろう。

さらに、アメリカでの生活は、特に若い人たちにとってリスクがとても高い。アメリカのティーンエイジャーは、外国の若者に比べて、自動車事故で死亡する可能性が二倍高く、銃で死亡する可能性は八十二倍高い。アメリカ人は、ほぼどこの国の人より頻繁に飲酒運転し、イタリア人を除くすべての富裕国の誰よりもシートベルトの着用率が低い。ほぼすべての先進国が、オートバイの運転者と同乗者にヘルメットの着用を義務づけている。アメリカでは、六十パーセントの州が義務づけていない。三州では何歳でもヘルメットは必要なく、十六州では二十歳以下の運転者のみ着用の義務がある。そういう州の住民は、大人になれば、バイクに乗って風に髪をなびかせるだけでなく、往々にして舗道に髪をかき乱されることになる。ヘルメットをかぶるだけで、運転者が脳損傷を負う可能性は七十パーセント低くなり、衝突事故で死亡する可能性も約四十パーセント低くなる。こういうあらゆる要因が重なった結果、アメリカでは毎年十万人当たり十一人という実に驚異的な数の交通事故死が記録されている。比較すると、イギリスでは三・一人、スウェーデンでは三・四人、日本では四・三人だ。

アメリカが他国と本当に異なる部分は、その高額な医療費にある。《ニューヨーク・タイムズ》の調査によると、血管造影の費用は、アメリカでは平均で九百十四ドル、カナダでは三十五ドルだ。インスリンの費用は、アメリカではヨーロッパの約六倍になる。平均的な人工股関節置換術の費用はアメリカでは四万三百六十四ドルで、スペインのおよそ六倍、MRIスキャンの費用はアメリカでは千百二十一ドルで、オランダの四倍だ。システム全体が巨大すぎて非効率的なうえに、費用がかかりすぎることでよく知られている。アメリカには約八十万人の開業医がいるが、支払い制度を管理する人がその二倍必要だ。当然の結果として、アメリカで高い医療費を払わされたとしても、コストが高いだけで、よい医療を受けられるとはかぎらないということになる。

一方で、支出が少なすぎる国もあり、イギリスは間違いなく、高所得国の中でそのカテゴリーの先頭に立つつもりらしい。イギリスは、富裕な三十七カ国中、ひとり当たりのCTスキャナーの数では三十五位、MRIスキャナーの数では三十六カ国中三十一位、人口規模に対する病床数では四十一カ国中三十五位だ。《ブリティッシュ・メディカル・ジャーナル》の二〇一九年初めの報告によると、イギリスでは、二〇一〇年から二〇一七年の医療および社会的ケアの予算削減が、約十二万人を早死にさせているという。かなり衝撃的な調査結果だ。

医療の質を測る物差しとしてよく使われるのが、がんの五年生存率で、国によって大きな格差がある。大腸がんの場合、五年生存率は韓国で七十一・八パーセント、オーストラリアで七十・六パーセントだが、イギリスでは六十パーセントとかなり低い（アメリカもあまり優秀ではなく六十四・九パーセント）。子宮頸がんの場合、日本が一位で七十一・四パーセント、僅差で続くデンマークが六十九・一パーセント、アメリカはまずまずの六十七パーセントで、イギリスは最下位に近い六十三・八パーセントだ。乳がんの場合、アメリカは世界ランキング一位で、患者の五年生存率九十・二パーセント、次いでオーストラリアが八十九・一パーセント、かなり引き離されたイギリスは八十五・六パーセントとなっている。注目すべきなのは、全体としての生存率には、多くの厄介な民族的格差が隠れていることだ。たとえば子宮頸がんの場合、アメリカの白人女性の五年生存率は六十九パーセントで世界ランキングの上位だが、黒人女性は五十五パーセントに過ぎず、最下位に近い（金持ちか貧乏かに関係なく、すべての黒人女性に当てはまる）。

まとめると、オーストラリア、ニュージーランド、北欧諸国、極東の富裕国はどこもすばらしい成績で、他のヨーロッパ諸国もなかなかよい成績を挙げている。アメリカの場合、結果はまちまちだ。イギリスのがん生存率はきびしい結果で、国民的関心事になってもおかしくない。

健康な人とは「まだ検査を受けていない人」のこと

ともあれ、医学については何ひとつ単純化して言えることはなく、ほぼどこの国でも、結果をひどく複雑にしているもうひとつの重大な問題がある。過剰治療だ。

指摘するまでもなく、歴史の大半を通じて、医学の目的は病気の人をよくすることにあったが、現在の医師たちは次第に、スクリーニングなどのプログラムによって病気が現われる前に問題を阻止することに全力を傾けるようになり、医療全体の力学が変わってきた。医学には、特にこの状況にぴったりに思える古いジョークがある。

質問　健康な人の定義とは？
答え　まだ検査を受けていない人だ。

多くの現代医療の背景にある考えかたは、用心するに越したことはないし、たくさん検査を受けるに越したことはないというものだ。確かに理論的には、よく調べて、どんなに小さくても何か潜在的な問題があれば、悪いものに変わる前に対処したり取り除いたりしたほうがいい。しかしこの方法の欠点は、偽陽性と呼ばれるものがあることだ。乳がん検査を例に取ってみよう。複数の研究で、乳がん検査後に異常なしとされた女性の二十〜三十パーセントには実は腫瘍があったことが示された。しかし逆に、検査によって心配しなくてもいい腫瘍が見つかり、実際には必要のない介入が行なわれることも多い。がん専門医は、「滞在時間」と呼ばれる概念を用いる。がんが検査で発見可能になる時点から、症状として現われるまでの期間のことだ。多くのがんには長い滞在時間があり、とてもゆっくり進行するので、患者はたいていがんにつかまる前に別の原因で死亡する。イギリスのある研究では、乳がんになった女性の三人にひとりが、体に大きな傷を負わせ、もしかするとまったく不必要に命を縮めさえするかもしれない治療を受けていることがわかった。その点で、マンモグラフィは微妙な検査方法だ。正確に読み取るのはむずかしい仕事といえる。多くの医療専門家が認識しているよりもずっとむずかしい。ティモシー・J・ジョーゲンセンの指摘によると、百六十人の婦人科医に、五十歳の女性のマンモグラフィが陽性だった場合、乳がんである可能性はどのくらいかと尋ねたところ、医師の六十パーセントは十中八、九の可能性があると考えていた。「実のところ、女性が本当にがんである可能性は、十のうちひとつにすぎない」とジョーゲンセンは述べる。驚くべきことに、放射線科医たちの考えも婦人科医とたいして変わらない。

残念ながら、結果として乳がん検査はあまり多くの命を救えていない。検査を受けた女性千人のうち、四人はどちらにしても乳がんで死亡する（がんが見逃されるか、進行が早すぎて治療が効かないため）。検査を受けなかった女性千人のうち、五人が乳がんで死亡する。つまり、検査は千人当たりひとりの命を救っているわけだ。

男性たちも、前立腺がん検査で同じくらい不吉な見通しに向き合わされる。前立腺とは、クルミくらいの大きさで重さ三十グラム弱の小さな腺で、おもに精液の生成と分配に関わっている。膀胱の下にきちんと――厳重にとは言わないまでも――しまわれ、尿道を取り囲む位置にある。前立腺がんは、男性のがんによる死亡原因の第二位（一位は肺がん）で、五十代以上の男性に起こることが多い。問題は、ＰＳＡ検査と呼ばれる前立腺がん検査が信頼できないことだ。検査では、前立腺特異抗原（ＰＳＡ）という化学物質の血液中の濃度が測定される。高いＰＳＡ値はがんの可能性を示す――が、あくまで可能性だけだ。がんが存在するかどうかを確かめるには、生検をするしかない。長い針を直腸経由で前立腺に突き刺し、複数の組織試料を採取することになる。どんな男性でも、喜々として受けたがる種類の処置ではない。針は無作為にしか前立腺に挿入できないので、腫瘍にぶつかるかどうかは運次第だ。腫瘍を見つけられなければ、がんが悪性か良性かは、現在の技術では判断できない。この不確かな情報に基づいて、手術で前立腺を除去するか――しばしばがっかりさせる結果を招くむずかしい手術だ――あるいは放射線治療を受けるかを決めなくてはならない。男性の二十～七十パーセントが、治療後に勃起不全や尿失禁に悩まされる。五人にひとりは生検だけで合併症を起こす。

PSA検査は「せいぜいコイン投げくらいの効果しかない」と、アリゾナ大学のリチャード・J・アブリン教授は書いた。この人が言うのだから、間違いない。一九七〇年に前立腺特異抗原を発見した人物だからだ。アメリカの男性たちが前立腺検査に少なくとも年間三十億ドル費やしていることを指摘し、アブリンはこうつけ加えた。「四十年前のわたしの発見が、このような利益最優先の惨事につながるとは夢にも思わなかった」。

三十八万二千人の男性を対象にした六つの無作為化対照試験のメタ分析によると、前立腺がん検査を受けた男性千人につき、約ひとりの命が救われたという。その人にとってはすばらしい知らせだが、残りの生涯を尿失禁や勃起不全を抱えて過ごすことになるかもしれない大勢の人にとっては、あまりよい話ではない。大半の人は、重大だがもしかすると無益な処置を受けたことになる。

それでも、男性はPSA検査を、女性は乳がん検査を避けるべきだと言っているわけではない。欠点はあるにしても、これらの検査はいまのところ利用できる最良の手段だし、紛れもなく命を救っている。ただ、検査を行なっている人たちは、もう少し欠点をよく知るべきだろう。どんな重要な医療問題についても言えるように、もし心配なことがあるのなら、信頼できる医者に診てもらうのがいちばんだ。

過剰医療で得をするのは誰か

日常的な検査の最中に偶然何かを発見することはとても頻繁に起こるので、医者たちのあいだにはそれを表現する「偶発腫瘍」という言葉がある。米国医学アカデミーの推定によると、年間七千六百五十億ドル——全医療費の四分の一——は、無意味な予防措置に費やされている。ワシントン州の同様の研究では、浪費の金額はさらに高く、五十パーセント近いとされ、術前の臨床検査の八十五パーセントまでもが完全に不必要だという結論に達した。

過剰医療の問題は、訴訟に対する恐怖や、要するに一部の医者の利益を膨らませたいという欲望によって、多くの場所でますます深刻になっている。作家で医者のジェローム・グループマンによると、アメリカのほとんどの医者は「治療について心配するより、訴訟を起こされることや、自分の収入を最大限にすることについて頭を悩ませている」。あるいは、別の解説者はもっとおどけた調子でこう言った。「誰かに過剰な治療をすれば、別の誰かの懐が潤う」。

製薬業界は、このあたりの事情に詳しい。製薬会社は一般に、自社の薬を売り込むため医者に気前よく謝礼を差し出すからだ。《ニューヨーク・レビュー・オブ・ブックス》に寄稿したハーヴァード大学医学部のマーシャ・エンジェルによれば、「ほとんどの医者は、何かにつけ製薬会社から金や贈り物を受け取っている」。一部の企業は、高級リゾートでの会議に医者を無料で招待し、医者はそこでゴルフをして楽しむだけで、ほかにはほとんど何もしない。また一部の企業は、医者に金を支払って、実際には書いていない論文に彼らの名前を載せたり、実際にはやっていない〝研究〟の報酬を渡したりしている。エンジェルの推定によると、アメリカの製薬会社は全体として毎年、直接的または間接的な医者への支払いに「何百億ドル」も費やしている。

医療は今、明らかにわけのわからない段階に達してしまった。そこでは製薬会社が、設計どおりではあるが、必ずしも治療に役立つわけではない薬をつくっている。その代表例が、血圧を下げる目的でつくられたアテノロールというβ遮断薬で、一九七六年以来広く処方されてきた。二万四千人を対象にした二〇〇四年の研究では、アテノロールは確かに血圧を下げるが、まったくなんの治療もしなかった場合と比べて、心臓発作や死亡者の数を減少させることはなかった。アテノロールを服用していた人は、ほかの人と同じ割合で亡くなったが、ある観察者によれば、「死ぬときの血圧の数値だけはよかった」という。

製薬会社は、必ずしも最高に倫理的なふるまいをしてきたとはいえない。パーデュー・ファーマ社は二〇〇七年、詐欺的な主張でオピオイド系鎮痛剤オキシコンチンを販売したことで六億ドルの罰金を払った。メルク社は抗炎症薬バイオックスの問題点を開示しなかったことで九億五千万ドルの罰金を払った。バイオックスは市場から回収されたが、そのときにはすでに、おそらく十四万人もの人が、避けられたはずの心臓発作を起こしていた。グラクソ・スミスクライン社は現在、いくつもの違反で罰金の最高記録を保持していて、その額は三十億ドルに達する。しかし、今一度マーシャ・エンジェルの言葉を引用すると、「こういう種類の罰金は、商売のための単なるコスト」なのだ。たいていの場合、その金額は、不実な製薬会社が法廷に引っぱり出される前に稼いだ巨額の利益を帳消しにするには程遠い。

研究に没頭できる最善の環境にあっても、新薬開発は本質的に運任せの事業だ。ほとんどの国では、人間に対する薬品の効果を試す前に、動物実験を行なわなければならないと法律で定められているが、必ずしも動物がよい代理になるとはかぎらない。代謝のしかたも、刺激に対する反応も、かかる病気も違う。何年も前にある結核研究者が観察したとおり、「マウスは咳をしない」のだから。この問題は、アルツハイマー病治療薬の試験で、苛立たしいほどはっきり示された。マウスは本来アルツハイマー病にならないので、人間のアルツハイマー病に関連している特定のタンパク質、βアミロイドが脳に蓄積するよう遺伝子操作しなくてはならない。そうやって改変されたマウスをBACE阻害剤と呼ばれる薬で治療したところ、βアミロイドの蓄積は消え去り、研究者たちを大いに喜ばせた。しかし同じ薬を人間に試すと、被験者の認知症は逆に悪化した。二〇一八年後半、製薬会社三社は、BACE阻害剤の臨床試験を断念すると発表した。

臨床試験のもうひとつの問題として、被験者たちがほかの病気を抱えていたり、ほかの薬を服用していたりすると、結果が複雑になるという理由で、ほぼ必ず対象から外されることが挙げられる。交絡変数と呼ばれるものを排除するためだ。問題は、薬を試験するときにはなくても、実生活には交絡変数があふれていることにある。つまり、たくさんの起こりうる結果が試験されていないということだ。たとえば、さまざまな薬を併用したとき何が起こるかはほとんどわかっていない。ある調査によると、イギリスでは入院の六・五パーセントは薬の副作用が原因で、多くは他の薬を併用したせいだという。

あらゆる薬には利益とリスクが混じり合って存在するが、それらはあまり詳しく研究されていないことが多い。低用量のアスピリンを毎日服用すると、心臓発作を防ぐのに役立つかもしれないという話を聞いたことがあるだろう。それは事実だが、〝ある程度まで〟にすぎない。低用量のアスピリンを毎日五年間服用していた人を対象にしたある研究によると、千六百六十七人にひとりは心血管障害を免れ、二千二人にひとりは非致死性の心臓発作を免れ、三千人にひとりは非致死性の脳卒中を免れたが、三千三百三十三人にひとりは、薬を服用しなければ起こさなかったはずの重大な胃腸出血を起こした。つまりほとんどの人にとっては、毎日アスピリンを飲むことで危険な内出血を起こす可能性が、心臓発作や脳卒中を防げる可能性と同じくらいあるが、いずれにしても、どのリスクもきわめて小さいということだ。

二〇一八年夏、事態がさらに混乱したのは、オックスフォード大学臨床神経学教授ピーター・ロスウェルと同僚たちが、体重七十キロ以上の場合、低用量のアスピリンを服用しても心臓病あるいはがんのリスクを下げる効果がまったくない——にもかかわらず、深刻な内出血を起こすリスクだけはあることを発見したときだった。約八十パーセントの男性と五十パーセントの女性はその閾値を超えているので、多くの人は毎日アスピリンを飲んでも効果が得られる可能性はなく、あらゆるリスクだけが維持されることになる。ロスウェルは、七十キロ以上の人の場合、用量を二倍にして一日二度服用するとよいと示唆したが、それは知識に基づくただの推測にすぎなかった。

現代医学の膨大な、疑う余地のない貢献を過小評価するつもりはないが、医学が完璧とは程遠いのは紛れもない事実であり、そのことは必ずしも広く知られていない。二〇一三年、ある国際的な研究チームは、一般的な医療行為を調査し、そのうち百四十六種について、「現在の標準的な処置にはまったく効果がなかったか、以前の処置より劣っていた」ことを発見した。オーストラリアの同様の研究では、百五十六種の一般的な医療行為が「おそらく安全ではない、あるいは効果がない」と判明した。

単純な事実として、医学だけで何もかもこなせるわけではない——とはいえ、その必要はないのだ。ほかの要素も、ときには驚くような形で結果に大きく影響する。たとえば、ただ患者に優しく接すること。二〇一六年、ニュージーランドで糖尿病患者を対象に行なわれたある研究では、思いやりの評価が高い医者に治療された患者の場合、重い合併症を起こす割合が四十パーセント下がったことがわかった。ある観察者によると、それは「糖尿病の最も強力な内科的治療で見られる効果に匹敵する」という。

つまり、共感や良識などのありふれた特質が、最先端の医療機器と同じくらい重要なのかもしれない。少なくともその意味では、トマス・マキューンの言うことにも一理あったのだろう。

(42) グラム陰性菌とグラム陽性菌の〝グラム〟は、重さや長さとはなんの関係もない。デンマークの細菌学者ハンス・クリスチャン・グラム(一八五三〜一九三八年)にちなんで名づけられた。グラムは一八八四年に、主要な二種類の細菌を、顕微鏡スライドガラス上で染色したときに変わる色で識別する技術を開発した。二種類の違いは、細胞壁の厚さや、抗体に認識されやすいかどうかに関係している。

第二十三章　命が終わるとはどういうことか

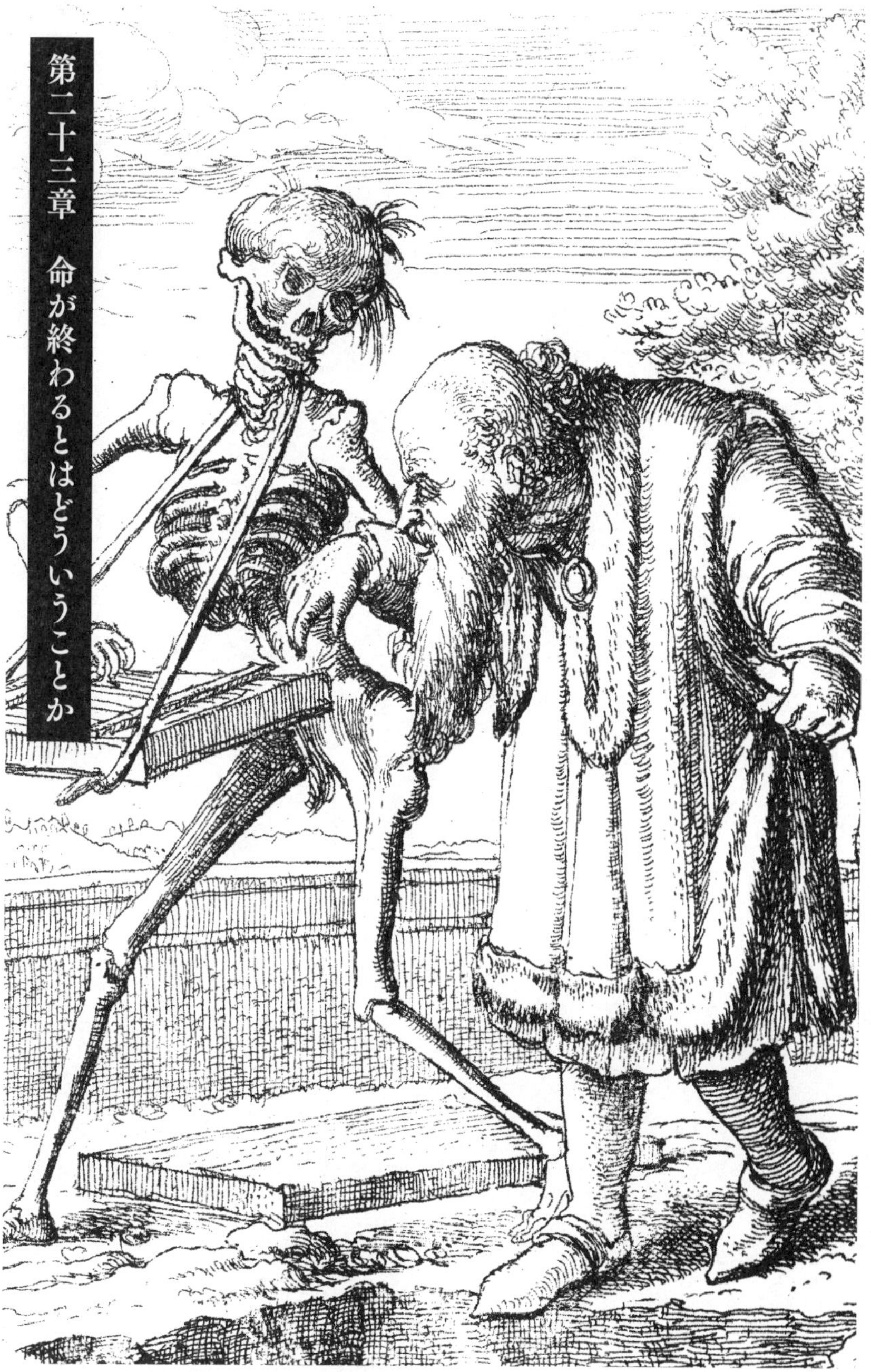

ほどほどに食べ、定期的に運動し、どちらにせよ死ぬ。

——作者不明

扉　ハンス・ホルバイン（子）の「死の舞踏」を下絵にした木版画。Wenceslaus Hollar画、18世紀末。メトロポリタン美術館蔵。

「人を死なせるのはライフスタイル」という時代

二〇一一年、人類の歴史の中で、興味深い節目となる出来事があった。心不全、脳卒中、糖尿病などの非感染性疾患による世界の死亡者数が、あらゆる感染症による合計の死亡者数を初めて上回ったのだ。わたしたちは、たいていの場合、ライフスタイルのせいで死ぬ時代に生きている。つまり、あまり深い考えや見通しを持っていないとしても、事実上、どう死ぬかを自分自身で選んでいる。

あらゆる死の約五分の一は、心臓発作や自動車事故で突然訪れ、さらに五分の一は短期間の病気に続いてすばやく訪れる。しかし大多数の約六十パーセントは、長引く消耗性の病気によるものだ。わたしたちは長く生き、長い時間をかけて死ぬ。「六十五歳以降に死亡するアメリカ人の三分の一近くは、人生の最後の三カ月を集中治療室で過ごす」。二〇一七年に《エコノミスト》は淡々と指摘した。

人々がかつてないほど長生きしていることは疑いようがない。現在アメリカに暮らす七十歳の男性なら、来年死ぬ確率はたったの二パーセントだ。一九四〇年には、その確率が望めるのは五十六歳だった。全体として先進諸国では、九十パーセントの人は六十五歳の誕生日を迎えることができ、その大部分は健康を維持している。

しかし、今や寿命の延びも限界に達しつつあるようだ。ある推定によれば、たとえあしたすべてのがんを治す方法が見つかったとしても、全体的な平均寿命は三・二年しか延びない。あらゆる心臓疾患をひとつ残らず根絶しても、五・五年延びるだけだ。こういう病気で死ぬ人はすでに高齢であることが多いので、がんや心臓疾患にかからなくても別の病気になるだろう。アルツハイマー病にもまったく同じことがいえる。生物学者レナード・ヘイフリックによれば、アルツハイマー病を撲滅しても、平均寿命はたった十九日しか延びない。

わたしたちは、驚異的なほど寿命が延びた代償を支払っている。ダニエル・リーバーマンの指摘によれば、「一九九〇年以降に延びた寿命一年につき、健康でいられる期間は十カ月しかない」。すでに五十歳以上の人の半分近くは、なんらかの慢性痛や障害を抱えている。ヒトは寿命を延ばすことには成功したが、生活の質を改善することにはあまり成功していない。高齢者は経済に大きな負担をかける。アメリカでは、高齢者は人口の十分の一強を占めるにすぎないが、病床の半分を埋め、あらゆる医薬品の三分の一を消費している。疾病予防管理センターによると、高齢者の転倒だけでアメリカ経済に年間三百十億ドルのコストがかかっている。

退職後に過ごす時間は大幅に延びているが、その資金を得るための仕事量は増えていない。一九四五年以前に生まれた平均的な人は、この世を永遠に去るまでに約八年の余生しか期待できなかったが、一九七一年生まれの人は二十年近い余生を期待でき、一九九八年生まれの人は、現在の傾向からすると、おそらく三十五年が期待できる——が、その資金を得るには、ひとりにつきおよそ四十年の労働が必要になる。ほとんどの国は、ただ長生きし続ける、医療行為が必要だが生産力のない人々にかかる長期的なコストにまだ向き合おうとしていない。要するにわたしたちはみんな、個人的にも社会的にも先行きにたくさんの問題を抱えている。

動作が緩慢になり、活力と弾力が徐々に失われ、自己修復能力が避けがたく着実に減少していくこと——ひとことで言えば老化——は、すべての種に共通している。それは内在的なもの、つまりあらゆる生物の内部で起こることだ。ある時点で、体は老化現象を見せ始め、やがて死ぬだろう。堅実なライフスタイルにきちんと従えば、その過程を少しゆるやかにできるが、いつまでも逃げられはしない。言い換えれば、わたしたちはみんないつか死ぬ。ほかの人より急ぐ人もいる。

なぜ老化するのかは見当もつかない――いや、あれこれ見当をつけてはいるが、そのなかに正しい答えがあるかどうかはわかっていないのだ。三十年ほど前、ロシアの生物老年学者ジョレス・メドヴェージェフは、なぜヒトが老化するのかを説明しようとした約三百のまじめな科学理論を数え上げたが、その数は数十年たっても絞り込まれていない。バレンシア大学のホセ・ビニャ教授と同僚たちが最近の考えかたをまとめたところによると、仮説は大きく三つに分類される。遺伝子変異説（遺伝子が機能しなくなって死に至る）、消耗説（単に体が消耗する）、細胞への老廃物蓄積説（細胞が有毒な副産物で詰まる）。三つの要素すべてがともに働いているのかもしれないし、どれかふたつはもうひとつの副作用なのかもしれない。あるいは、まったく別の何かが原因かもしれない。すべては謎に包まれている。

わたしたちの寿命は細胞にプログラムされている

一九六一年、当時はフィラデルフィアのウィスター研究所の若き研究者だったレナード・ヘイフリックは、同分野のほとんど誰もがとうてい受け入れられない発見をした。培養したヒトの幹細胞――つまり生体内ではなく実験室で育てた細胞――が、約五十回しか分裂できず、そのあとはなぜか生きる力を失ってしまうことを突き止めたのだ。要するに、老化して死ぬようにプログラムされているらしい。この現象は「ヘイフリック限界」として知られるようになった。それは生物学にとって重大な瞬間だった。老化が細胞のレベルで起こっている過程であることが、初めて示されたからだ。さらにヘイフリックは、培養した細胞を凍結していつまでも保管でき、解凍すれば中断されていたその時点から老化が再開されることも発見した。明らかに、中にある何かが、何回分裂したかを記録する集計装置のような役割を果たしていた。細胞がなんらかの形で記憶を保持し、自らの死へ向かってカウントダウンできるという発想はあまりにも過激だったので、ほとんどあらゆる人に退けられた。

約十年のあいだ、ヘイフリックの発見は放置された。ところが、カリフォルニア大学サンフランシスコ校の研究者チームは、テロメアと呼ばれる、各染色体の末端にあるひと続きの特殊化されたDNAが、集計装置の役割を果たしていることを発見した。それぞれの細胞が分裂するたびにテロメアが短くなり、やがてあらかじめ決められた長さ（細胞の種類によって大きく異なる）に達すると、細胞は死ぬか、不活性になる。この発見によって、ヘイフリック限界はにわかに信憑性を帯び、老化の秘密として熱烈に迎えられた。テロメアの短縮を阻止すれば、細胞の老化をそこで止められるかもしれない。世界じゅうの老年学者は色めき立った。

悲しいことに、何年にもわたるその後の研究で、テロメアの短縮は、老化の過程のほんの一部を占めるにすぎないことがわかった。六十歳を超えると、死のリスクは八年ごとに二倍になる。ユタ大学の遺伝学者たちによる研究では、テロメアの長さは、その追加的なリスクの四パーセントを占めるにすぎないらしいことがわかった。二〇一七年、老年学者ジュディス・キャンピージは、医学・健康ニュースサイト《スタット》でこう語った。「もし老化がテロメアだけのせいなら、老化の問題はずっと前に解決されていただろう」。

わかってきたのは、老化にはテロメア以外にもずっと多くの要素が関わっているうえに、テロメアが老化以外にもずっと多くの過程に関わっていることだった。テロメアの化学作用は、テロメラーゼという酵素に調節されている。細胞があらかじめ決められた分裂回数に達すると、テロメラーゼが細胞のスイッチを切る。しかしがん細胞の場合、テロメラーゼは細胞に分裂をやめるように指示せず、際限なく増殖させておく。そのことから、細胞内のテロメラーゼを標的にすることでがんと闘える可能性が提起された。つまり、老化を理解するためだけでなく、がんを理解するためにもテロメアが重要なのは明らかなのだが、残念ながらどちらについても、じゅうぶんに理解するまでの道のりはまだまだ遠い。

あまり重要とはいえないが、老化の考察でよく耳にするあとふたつの言葉は、「遊離基《フリーラジカル》」と「抗酸化物質」だ。フリーラジカルは、代謝の過程で体に蓄積される細胞の老廃物のかすで、酸素を吸うときの副産物として発生する。ある毒物学者いわく、「老化とは、呼吸の生化学上の代償なのだ」。抗酸化物質はフリーラジカルを中和する分子なので、サプリメントとしてたくさん摂取すれば老化作用に対抗できるのではないかという考えがある。残念ながら、それを支持する科学的なエビデンスはない。

もしカリフォルニア州の研究化学者デナム・ハーマンが一九四五年に、妻の購読する《レディーズ・ホーム・ジャーナル》で老化についての記事を読み、「フリーラジカルと抗酸化物質がヒトの老化の要《かなめ》である」という理論を展開することがなかったら、ほとんどの人は、フリーラジカルも抗酸化物質も耳にすることはなかったはずだ。ハーマンの考えは直感以上のものではなく、その後の研究で間違っていることが証明されたが、とにかくその考えは根を下ろし、消えそうにない。今や抗酸化サプリメントの売上だけでも、年間二十億ドルを優に超えている。

「とんでもない悪徳商法だ」と、ユニヴァーシティ・カレッジ・ロンドンのデイヴィッド・ジェムズは、二〇一五年に《ネイチャー》誌で語った。「酸化と老化という概念がいつまでも消えない理由は、それで儲けている人々によって永遠に維持されているからだ」。

「いくつかの研究では、抗酸化サプリメントは有害かもしれないとも言われている」と《ニューヨーク・タイムズ》は指摘した。この分野の一流学術雑誌《抗酸化物質と酸化還元シグナリング》は、二〇一三年にこう述べた。「抗酸化サプリメントを摂取しても、加齢に伴う多くの疾患の発生率は下がらず、場合によっては死のリスクが高まった」。

アメリカには、食品医薬品局がサプリメントをほとんどまったく監督していないという、もうひとつのやや驚くべき問題もある。どんな処方薬も含まれず、人を死なせたりひどく害したりしないかぎり、メーカーはほぼ好き勝手にサプリメントを売ることができ、「純度や効能についてはなんの保証もなく、用量についての決まったガイドラインはなく、認可薬とともに製品を摂取したとき起こるかもしれない副作用についてなんの警告もないことも多い」と《サイエンティフィック・アメリカン》の記事は指摘した。サプリメント製品には効果があるかもしれない。誰もそれを証明しなくていいだけだ。

デナム・ハーマンはサプリメント産業とはまったく関係がなく、抗酸化理論の代弁者でもなかったが、抗酸化ビタミンCとEを大量に摂取し、抗酸化物質の豊富な果物や野菜を大量に食べるという健康法を生涯にわたって続け、それはなんの害も及ぼさなかったと言っていいだろう。ハーマンは九十八歳まで生きた。

たとえ健康に恵まれていても、老化の影響から逃れられる人はいない。年を取るにつれて膀胱は弾力を失い、これまでのようには持ちこたえられなくなる。だから、老化の呪いのひとつとして、常にトイレから目が離せないのだ。皮膚も弾力を失い、乾燥して硬くなる。血管が破れやすく、あざができる。免疫系が、以前ほど確実に侵入者を探知してくれない。色素細胞の数はたいてい減るが、残っているものがときどき増大して、染みや肝斑をつくる。肝斑といっても、もちろん肝臓とはなんの関係もない。皮膚と直接の関連がある脂肪層も薄くなるので、高齢者は体が冷えやすい。

もっと深刻なのは、年を取るにつれて、一回の心拍で押し出される血液量が徐々に減っていくことだ。先にほかの病気につかまらなくても、最後には心臓が力尽きるだろう。それは間違いない。そして、心臓から送り込まれる血液量が減るので、体内の器官が受け取る血液も少なくなる。四十歳を過ぎると、腎臓に届く血液量は平均で一年に一パーセント減少する。

女性は閉経すると、老化の過程をまざまざと実感させられる。ほとんどの動物は生殖能力をなくすとほどなく死んでしまうが、人間の女性は（もちろんありがたいことに）人生のおよそ三分の一を閉経後の状態で送る。ヒトは閉経を経験する唯一の霊長類で、ほかの動物たちの中でもきわめてめずらしい存在だ。メルボルンのフローリー神経科学・精神衛生研究所は、ヒツジを使って閉経を研究している。単純に、ヒツジはヒトと同じく閉経することが知られているほとんど唯一の陸上動物だからだ。少なくとも二種のクジラも、同じ経験をする。なぜこの数種の動物が閉経するのかは、まだよくわかっていない。

困ったことに、閉経期はひどくつらい場合がある。約四分の三の女性が、閉経期にホットフラッシュを経験する（理由はよくわかっていないが、ホルモンの変化に誘発されて、たいていは胸から上に突然のほてりを感じる症状のこと）。閉経はエストロゲン産生の低下と関連しているが、現在でもその状態をはっきり確認できる検査は存在しない。ウェルカム・トラストのウェブマガジン《モザイク》に寄稿されたローズ・ジョージの記事によると、女性が閉経期に入りつつあるとき（閉経周辺期と呼ばれる段階）の最上の指標は、月経が不規則になること、そしてしばしば「何かがしっくりこない感覚」を味わうことだという。

閉経も、老化そのものと同じく、なぜ起こるのか謎だ。おもにふたつの説が提示されていて、「母仮説」と「おばあさん仮説」というなかなか気の利いた名称で知られる。母仮説によれば、女性が年を取ると、もともと危険で困難な出産が、もっときびしくなるからだという。つまり、閉経は単なる保護戦略のようなものかもしれない。女性は、もう出産で消耗したり気を散らされたりせずに、自分の健康維持に集中できるようになり、子どもが最も充実した年齢になるときに子育てを終えられる。これは、自然に「おばあさん仮説」へつながる。女性が中年期に閉経するのは、子どもがその子どもを育てるのを助けるためだという説だ。

ちなみに、女性が卵子の蓄えを使い尽くすことで閉経が起こるというのは、つくり話だ。卵子はまだある。確かに多くはないが、妊娠するのにじゅうぶんすぎるくらいにはある。つまり、閉経の過程を引き起こすのは、文字どおりの卵子の枯渇ではない（多くの医者でさえそう考えているようだが）。具体的に何が引き金になるのかは誰にもわからない。

人が百十歳まで生きる確率は七百万分の一

ニューヨークのアルベルト・アインシュタイン医学校による二〇一六年の研究では、どれほど医療が進歩したとしても、百十五歳を超えて長生きする人は少ないだろうという結論が出た。一方で、ワシントン大学の生物老年学者マット・ケバラインは、現代の若者が、ごくふつうに今の寿命より最大五十パーセント長生きするかもしれないと考え、さらにカリフォルニア州マウンテンヴューのSENS研究財団の主任研究員オーブリー・デグレイ博士は、今生きている人の中には千歳まで生きられる人がいると信じている。ユタ大学の遺伝学者リチャード・コーソンは、少なくとも理論的には、そのくらい寿命を延ばすことが可能だと示唆した。

成り行きを見守るしかないだろう。ひとつ言えるのは、今のところ、百歳まで生きる人も約一万人にひとりしかいないということだ。それ以上生きる人については、あまり人数がいないせいもあって、よくわかっていない。カリフォルニア大学ロサンゼルス校（UCLA）の老年学研究グループは、世界のあらゆるスーパーセンテナリアン――つまり百十歳の誕生日を迎えた人――をできるかぎり追跡調査している。しかし、世界の大半の記録がずさんなのと、多くの人がさまざまな理由で実際より年寄りだと思ってもらいたがるので、UCLAの研究者たちは、この最高級会員制クラブへの入会希望者を承認することには慎重になりがちだ。通常は約七十人の確証のあるスーパーセンテナリアンがグループの名簿に記録されているが、おそらくその数は、世界じゅうにいる実際の数の半分ほどにすぎないだろう。

あなたが百十歳の誕生日を迎えられる確率は、約七百万分の一だ。女性であることは、かなり有利になる。男性より百十歳に達する可能性が十倍高い。興味深いことに、女性は昔から男性より長生きしている。男性はお産では死なないことを考えると、少し不思議な感じがする。しかも、歴史の大半を通じて、男性は病人の看護で接触感染する機会も少なかった。それでも歴史のあらゆる時代、調査されたあらゆる社会で、女性は常に、男性より平均で数年長生きしてきた。そして現在、ほぼ同一の医療を受けていても、やはりそれは変わらない。

最も長生きした人として知られているのは、フランスのアルル出身のジャンヌ゠ルイーズ・カルマンで、一九九七年に間違いなく高齢といえる百二十二歳と百六十四日で亡くなった。百二十二歳に達した初の人物というだけでなく、百十六歳、百十七歳、百十八歳、百十九歳、百二十歳、百二十一歳に達した人もほかにいなかった。カルマンはのんびりした人生を送った。父親は裕福な造船技師で、夫は成功した実業家だった。一度も働いたことはない。夫より半世紀以上、ひとり娘より六十三年長生きした。カルマンは生涯を通じて喫煙し――百十七歳でついにやめる直前まで、一日二本吸っていた――週に一キロのチョコレートを食べたが、最後の最後まで活動的で、健康に恵まれていた。年老いてから、微笑ましい自慢話としてよく口にしていたのが、「しわなんてできたことがないわ、今椅子の上にある部分の、一本以外はね」。

またカルマンは、この上なく愉快だが判断を誤ったある取引で、利益を受けた人物になった。一九六五年に資金難に陥ったとき、カルマンはある弁護士に、毎月二千五百フランを払ってくれれば、死後にアパートメントを譲り渡すと約束した。当時カルマンは九十歳だったので、弁護士にとってはかなりよい取引に思えた。ところが、その契約を結んだ三十年後に弁護士はカルマンより先に死亡し、結局、手に入れられなかったアパートメントのために、九十万フラン〔訳注　十八万四千ドル相当〕以上もカルマンに払い続けることになってしまった。

しばらくのあいだ、世界最高齢の人物は日本の木村次郎右衛門だったが、二〇一三年に百十六歳と五十四日で死亡した。木村は郵便局員として穏やかな人生を送り、京都近郊の村でとても長い隠居生活を過ごした。健康的な生活を送っていたが、それは何百万人もの日本人も同じだ。木村がほかの人たちよりこれほど長生きできたのはなぜなのかという疑問には答えようがないが、家族の遺伝子が重要な役割を果たしているようだ。ダニエル・リーバーマンが話してくれたところによると、八十歳まで生きるのはおもに健康的なライフスタイルに従った結果だが、そこから先はほとんど完全に遺伝子に関わる問題だという。あるいは、ニューヨーク市立大学名誉教授バーナード・スターによれば、「確実に長生きする最善の方法は、両親を選ぶことだ」。

執筆の時点では、確証のある百十五歳の人が世界には三人（日本人がふたり、イタリア人がひとり）と、百十四歳の人が三人いた（フランス人がふたり、日本人がひとり）。

あらゆる尺度から見て、推定よりも長生きする人たちがいる。ジョー・マーチャントの著書『「病は気から」を科学する』によると、コスタリカ人はアメリカ人の約五分の一しか個人的な財産を所有しておらず、医療もじゅうぶんではないが、長生きしている。そのうえ、コスタリカ有数の貧しい地域、ニコヤ半島の住民は、肥満や高血圧の割合がかなり高いにもかかわらず、中でもいちばん長寿なのだ。しかも、彼らのテロメアはふつうより長い。一説によると、親密な社会的結合と家族関係が恩恵をもたらしているのだという。興味深いことに、ひとり暮らしをしたり、最低一週間に一度子どもに会えない状態が続いたりすると、長いテロメアの利点は消えてしまうことがわかった。愛情に満ちたよい関係を築くことがＤＮＡを物理的に変えるというのは、驚くべき事実だ。逆に、二〇一〇年のアメリカの研究によれば、そういう関係を築かなければ、原因にかかわらず死亡するリスクが二倍になるという。

アルツハイマー病にお手上げ状態

一九〇一年十一月、フランクフルトの精神病院で、アウグステ・データーという名前の女性が、病理学者で精神科医のアロイス・アルツハイマー（一八六四～一九一五年）の診察を受け、このところ物忘れがひどくなってきたと訴えた。データー夫人には、自分の人格が砂時計の砂のように流れ出ていくのが感じられた。「自分をなくしてしまったんです」と夫人は悲しげに言った。

無愛想だが思いやりのあるバイエルン人で、鼻眼鏡をかけ口の端に常に葉巻をくわえている医師、アルツハイマーは強く興味を引かれたが、不運な女性の症状悪化をまったく抑えられないことに苛立った。アルツハイマー自身にとっても、つらい時期だった。その年の初めに、連れ添ってわずか七年の妻セシリアが、三人の子どもを残して亡くなった。だからデーター夫人が現われたとき、アルツハイマーは最も深い悲しみと同時に、臨床的な究極の無力感にも対処しなくてはならなかった。数週間が過ぎるあいだ、女性はますます混乱し、落ち着きを失ったが、アルツハイマーが何を試しても、症状はまったく緩和されなかった。

アルツハイマーは翌年ミュンヘンに移って新しい地位に就いたが、遠くからデーター夫人の病状を追い続け、ついに一九〇六年に夫人が亡くなったときには、解剖のために脳を送ってもらった。そして気の毒な女性の脳が、壊れた細胞の塊でいっぱいになっていることを発見した。アルツハイマーはこの発見を講演と論文で報告し、以後その名は永久に病気と結びつけられるようになったが、実のところ、一九一〇年にアルツハイマー病という名称を使い始めたのは同僚だった。驚くべきことに、アルツハイマーがデーター夫人から採取した組織試料は長いあいだ保管されていて、現代の技術で再調査された。その結果、夫人は他のどのアルツハイマー病患者に見られたものとも違う遺伝的変異を起こしていたことがわかった。どうやらアルツハイマー病ではなく、異染性白質ジストロフィーという別の遺伝病にかかっていたらしい。アルツハイマーは、自分の発見の重要性をしっかり理解できるほど長生きしなかった。一九一五年、ひどい風邪で合併症を起こし、五十一歳の若さで亡くなった。

現在では、アルツハイマー病は、患者の脳にβアミロイドというタンパク質の断片が蓄積して始まることがわかっている。適切に働いているときのアミロイドがどんな役に立っているのかははっきりしないが、記憶の形成になんらかの役割を担っているようだ。どちらにしても、通常なら利用されたあとはきれいに片づけられ、その後は必要とされない。しかしアルツハイマー病患者では、完全には掃除されず、プラークと呼ばれる塊になって蓄積し、脳の正常な機能を停止させる。

また、病気の後期になると、患者の脳には、たいてい「タウ・タングル（もつれ）」と呼ばれるタウタンパク質のもつれた小線維も蓄積する。タウタンパク質がアミロイドにどう関係するのかも、両方がアルツハイマー病にどう関係するのかも不明だが、要するに患者は、じわじわと進む後戻りのできない記憶障害に陥る。通常の進行の場合、アルツハイマー病はまず短期記憶を破壊したあと、すべて、あるいは大半の他の記憶へ向かい、さらには混乱、怒りっぽさ、抑制の喪失、やがては呼吸や嚥下《えんげ》を含む、あらゆる身体機能の喪失を招く。ある観察者いわく、最後には「人は筋肉のレベルで息の吐きかたも忘れてしまう」という。アルツハイマー病患者は二度死ぬと言ってもいい――最初に心が、次に体が。

ここまでは百年前から知られていたが、それ以上はほとんど何もかもが混迷している。困ったことに、アミロイドとタウの蓄積がなくても認知症になりうるし、認知症にならなくてもアミロイドとタウの蓄積が起こりうる。ある研究では、高齢者の約三十パーセントは、かなりのβアミロイドの蓄積が見られても、認知低下の兆しはまったくないことがわかった。

もしかするとプラークとタングルは病気の原因ではなく、単なる〝痕跡〟なのかもしれない――病気そのものが置き去りにした残骸だ。つまり、アミロイドとタウがそこにあるのは、患者がそれらをつくりすぎているせいなのか、あるいは単にきちんと片づけられないせいなのか、誰にもわからない。意見が一致しないので、研究者たちはふたつの陣営に分かれている。主としてβアミロイドタンパク質を原因と考える人たち（皮肉を込めてバプテストと呼ばれる〔訳注 beta-amyloid protein の頭文字から、キリスト教のバプテスト派を連想した名称〕）と、タウを原因と考える人たち（タウイストと呼ばれる）だ。ひとつわかっていることがある。プラークとタングルはゆっくり溜まっていき、その蓄積は認知症の兆候が明らかになるずっと前から始まるので、アルツハイマー病の治療の鍵は明らかに、本格的な破壊が始まる前に早くから蓄積に対処することにあるはずだ。今のところ、それを実行するための技術はない。アルツハイマー病を明確に診断することさえできない。病気を特定する唯一の確かな方法は、検死解剖だ——患者が亡くなったあとの。

最大の謎は、なぜアルツハイマー病になる人とならない人がいるのかということだ。いくつかの遺伝子にアルツハイマー病との関連が見つかっているが、どれも根本的な原因として直接関わってはいなかった。単に年を取ることでアルツハイマー病になる可能性は大幅に高まるが、ほとんどあらゆる悪い病気についても同じことがいえる。高い教育を受けているほどアルツハイマー病にはなりにくいが、活発で知識欲の旺盛な精神を持つこと——青春時代にただたくさんの授業に出席するだけでなく——こそが、きっとアルツハイマー病を防いでくれるものに違いない。健康的な食事をとり、少なくとも適度に運動し、健全な体重を保ち、まったくタバコを吸わず、酒を飲みすぎない人では、あらゆる種類の認知症にかかるリスクがかなりまれになる。立派な生活を送ってもアルツハイマー病のリスクを排除できるわけではないが、約六十パーセント減らすことができる。

アルツハイマー病は、認知症の全症例の六十〜七十パーセントを占め、世界じゅうでおよそ五千万人が罹患していると考えられるが、約百種類の認知症のひとつにすぎず、ほかの認知症と見分けるのがむずかしいことも多い。たとえばレヴィー小体型認知症（ドイツでアロイス・アルツハイマーとともに研究したフリードリヒ・H・レヴィーに由来する）は、神経タンパク質の障害が関わっている点でアルツハイマー病とよく似ている。前頭側頭型認知症は、たいてい脳卒中が原因で脳の前頭葉と側頭葉に損傷を負うせいで起こる。この病気は家族にとって、とてもつらいものになることが多い。患者はしばしば、抑制能力や衝動をコントロールする能力を失うので、みっともないことをしてしまいがちになる。人前で服を脱いだり、他人が捨てたものを食べたり、スーパーマーケットで万引をしたりといったことだ。十九世紀のロシアの研究者セルゲイ・コルサコフにちなんで名づけられたコルサコフ症候群は、たいてい慢性アルコール依存症が原因で起こる認知症だ。

総計で、六十五歳超の全人口の三分の一は、なんらかの認知症になって死亡する。社会的コストは莫大だが、ほとんどどこの国でも、その研究は不思議なほど資金不足に陥っている。イギリスでは、国民保健サービス（NHS）が認知症に費やしている額は年間二百六十億ポンドだが、研究資金は年間九千万ポンドにすぎない。それにひきかえ、心臓病には一億六千万ポンド、がんには五億ポンドが拠出されている。

アルツハイマー病ほど治療が効かない病気はめったにない。高齢者のあいだでは、心臓病とがんに次いで第三位の死因だというのに、効果的な治療法がまったくないのだ。臨床試験では、アルツハイマー病治療薬は九十九・六パーセントの失敗率であり、薬理学の全分野で屈指の高さとなっている。一九九〇年代後半には、治療薬の完成が目前に迫っていると多くの研究者が示唆していたが、それは早計だったことがわかった。ある有望だった治療薬は、被験者四人が脳炎を起こした結果、退けられた。第二十二章で触れたように、問題のひとつとして、治療薬の試験を実験用マウスで行なう必要があるが、マウスはアルツハイマー病にならないことが挙げられる。脳内にプラークが蓄積するように育てられたマウスは、薬に対する反応のしかたがヒトとは異なる。今では、多くの製薬会社がすべてを断念した。二〇一八年にはファイザーが、アルツハイマー病とパーキンソン病の研究から撤退し、ニューイングランドにある研究施設二カ所の従業員を三百人削減すると発表した。もし気の毒なアウグステ・データーが今の時代に医者に診てもらったとしても、およそ百二十年前にアロイス・アルツハイマーに診てもらったときより症状がよくなるわけではないと考えると、はっと胸を突かれる思いがする。

人が死んだあとに起こること

死は誰にでも訪れる。毎日、世界じゅうで十六万人が死んでいる。年間では約六千万人、つまり毎年のように、スウェーデンとノルウェーとベルギーとオーストリアとオーストラリアの全人口を絶滅させるのにほぼ等しいということだ。一方で、百人当たりほんの〇・七人ほどの死者数と計算することもできる。つまり、どの年にも、百人にひとり未満しか死んでいない。ほかの動物に比べれば、ずいぶん高い生存率だ。

年を取ることは、死へ向かう最も確実な道だ。欧米諸国では、がんによる死亡の七十五パーセント、肺炎の九十パーセント、インフルエンザの九十パーセント、あらゆる原因の死亡の八十パーセントは、六十五歳以上の人となっている。興味深いことに、アメリカでは一九五一年以来、少なくとも記録上、老衰で死んだ人はいない。その年に、「老衰」を死亡診断書の死因から外したからだ。イギリスではまだあるが、あまり使われることはない。

死はほとんどの人にとって、想像できるかぎり最も恐ろしい出来事だ。ジェニー・ディスキーは、がんによる差し迫った死（二〇一六年のことだった）に向き合い、《ロンドン・レビュー・オブ・ブックス》に掲載された一連のエッセイで、自分がもうすぐ死ぬと知っていることの「耐えがたい恐怖」について感動的な筆致で書いた——「かみそりのように鋭い鉤爪《かぎづめ》がこの内臓に食い込み、あらゆる忌まわしいものがそこを訪れて、引っかき、かじり、わたしの中に住み着こうとする」。しかし、どうやら人間には、ある程度の防衛機制が備わっているらしい。《緩和医療ジャーナル》に掲載された二〇一四年の研究によると、末期患者の五十〜六十パーセントは、迫りくる死について、鮮烈だがとても心安らぐ夢を見たと報告している。別の研究では、死に瀕すると脳内の化学物質が急増するというエビデンスが見つかった。死にかけて生還した人がよく強烈な体験を報告するのは、これが理由かもしれない。

死に瀕した人のほとんどは、最後の一、二日には飲食への欲求がなくなる。話す力をなくす人もいる。咳をしたり飲み下したりする能力を失うと、一般に死前喘鳴《ぜんめい》として知られるゴロゴロという音を立てることが多い。苦しそうに聞こえるかもしれないが、本人にとってはそうでもないらしい。しかし、死戦期呼吸と呼ばれる、また別のつらそうな息づかいをすることもあり、それはかなり苦しいらしい。死戦期呼吸は、心臓が止まりかけているせいでじゅうぶんな呼吸ができない状態で、ほんの数秒で途絶えることもあるが、ときには四十分以上も続き、患者にとってもそばにいる家族にとってもこの上なくつらい時間になることもある。神経筋遮断薬で止められるが、多くの医者は投与しない。必然的に死を早めてしまうので、たとえ死が目前に迫っているとしても、非倫理的、ことによると非合法とさえ考えられているからだ。

人間は死ぬことについてとびきり敏感なようで、避けがたい運命を先延ばしにするために、やみくもな手段を取ることも多い。ほぼどこの国でも、死にゆく人々への過剰治療が日常的に行なわれている。アメリカで、がんによって死に瀕している人々の八人にひとりは、効果がある時点をとっくに過ぎた、死の二週間前まで化学療法を受けている。三つの異なる研究によれば、人生最後の数週間に、化学療法ではなく緩和ケアを受けているがん患者のほうが、長生きし、苦痛もずっと少ないという。

死にかけているとしても、死を予測するのは簡単ではない。マサチューセッツ大学医学部のスティーヴン・ハッチ医師はこう書いている。「ある調査によると、平均生存期間が四週間の末期患者についても、医師が一週間後の生存を正しく予測したのは症例の二十五パーセントにすぎず、別の二十五パーセントでは、四週間以上も予測とずれていた」。

死は、とてもすばやくあらわになる。ほとんどすぐさま、血液が表面近くの毛細血管から失われ始め、死に伴う幽霊のような青白さを生じる。「人間の死体は、まるで真髄をなくしたかのように見えるが、まさにそのとおりなのだ。ぐったりして色を失い、もはやギリシャ人がプネウマと呼ぶ精気に満たされることもない」とシャーウィン・B・ヌーランドは『人間らしい死にかた』で書いた。死体に慣れていない人にとっても、たいてい死は一瞬で見て取れる。

組織の劣化は、ほとんどすぐさま始まる。だからこそ移植用臓器の「収穫」（間違いなく医学で最も不愉快な用語）は、あんなに大急ぎでやらなければならないのだ。血液は重力に従って体の最下部に溜まり、死斑と呼ばれる過程でその部分の皮膚を紫色に変える。体内の細胞は破れて酵素が漏れ出し、自身を消化する自己融解という過程が始まる。ほかの器官より長く機能しつづける器官もある。肝臓は、まったくその必要がないにもかかわらず、死後もアルコールを分解し続ける。細胞が死ぬ速度もまちまちだ。脳細胞は、わずか三、四分ほどですばやく死んでいくが、筋細胞と皮膚細胞は何時間も、おそらく丸一日ほど持ちこたえる。死後硬直と呼ばれる有名な筋肉の硬直は、死後三十分から四時間で起こり、顔の筋肉から始まって、体の下へ、四肢の先へと広がる。死後硬直は、一日ほど続く。

死体は、まだじゅうぶん生き生きしている。ただ、それはもはやあなたの命ではないというだけだ。あなたがあとに残したのは、細菌と、群れをなすその他もろもろの微生物。彼らが体を貪り食うあいだ、腸内細菌はさまざまなガスをつくる。たとえばメタン、アンモニア、硫化水素、二酸化硫黄、そして読んで字の如しの名前を持つ化合物、カダベリン〔訳注 〝死体のような〟を意味するcadaverousに由来〕とプトレシン〔訳注 〝腐敗〟を意味するputrescenceに由来〕。腐敗した死体のにおいは、たいてい二、三日、気温が高ければもっと短時間で恐ろしく強くなる。やがて、においは徐々に和らぎ始め、残った肉体が失われると、臭気を発するものはもう何もない。もちろん、細菌が生きて繁殖できないような氷河や泥炭湿地に死体がはまり込んだり、ミイラになるほど乾燥した状態に置かれたりすれば、腐敗の過程が中断されることもある。ちなみに、死後も髪や爪が伸び続けるというのはつくり話で、生理学的に不可能だ。死後には何も成長しない。

土葬されることを選んだ人の場合、封印された棺の中での分解には長い時間がかかる。ある推定によれば、遺体防腐処理《エンバーミング》をされなかった人たちでも、五年から四十年かかるという。墓参りは平均すると約十五年で途絶えてしまうので、ほとんどの人は、ほかの人たちの記憶から消えるよりもずっと長い時間をかけて地上から消える。百年前には火葬される人はおよそ百人にひとりしかいなかったが、今日ではイギリス人の四分の三、アメリカ人の四十パーセントが火葬されている。もし火葬されたなら、遺骨の重さは約二キロといったところだ。

これで、あなたは消え去った。けれど、命が続いていたあいだは、なかなか楽しかったのではないだろうか。

短いあとがき

二〇二〇年一月八日、《ニューヨーク・タイムズ》は、「中国が肺炎に似た病気を引き起こす新たなウイルスを特定」という見出しの香港発の記事を掲載した。

新型コロナウイルスが原因と特定されたその病気は、中国東中部に位置する人口一千百万人の都市、武漢で発生し、前年十二月初旬に初の症例が報告されて以来、その時点までに五十九人が罹患していた。

幸いにも、ウイルスがヒトからヒトへたやすく感染することを裏づける根拠はない、と記事は読者を安心させた。

「このウイルスの感染性は、それほど高くないと考えられる」と、香港大学のある感染症科教授は言った。その結論を出すのは明らかに、少し早すぎた。

それから二週間もたたない一月二十一日、アメリカが初の症例を報告した。武漢から帰国したばかりのワシントン州在住の三十代男性だった。

一方、中国では報告された感染者数が三百人に達し、科学者たちはヒトからヒトへの感染を疑い始めたが、どのくらい感染しやすいのかはまだ不明だった。

それどころか、ほとんど何もわかっておらず、病気にはまだ名前もなかった。最初の症例が報告されて二カ月余りがたった二月十一日、世界保健機関はようやくその病気に正式名称を与えた。2019新型コロナウイルス感染症（Coronavirus Disease 2019）、略称 Covid-19。この病気を引き起こすウイルスは、SARS-Cov-2と名づけられた。

二月上旬のこの時点までには、中国での症例数は四万四千六百五十人に急増し、病気は広がり続けて、二十四カ国で新たに三百九十三例が報告されていた。

ほどなく他の国々が中国に追いつき、そして追い越していった。イタリアでは、二月初旬にわずか五例だった患者数が、六週間後には十七万人を超えた。スペイン、フランス、ドイツ、イギリス、ヨーロッパ内外のその他多くの国々で、同様の増加率が見られた。アメリカのニューヨーク州では、三月一日に初の症例が確認された。イランへの旅行から帰国したばかりのマンハッタン在住の三十九歳の医療従事者だった。四月中旬には、ニューヨーク州で記録された感染者数は、わずか一例から二十万例を超えるまでになっていた。世界全体では、公式な感染者数は三カ月で二百二十五万人に達した。しかも、実際の数ははるかに多いのではないかと推測された。既知の死者数は十五万人を優に超えていた。

その後何が起こったかは、お話しするまでもないだろう。というより、その後何が起こったかはお話しできない。なぜなら、わたしはこの文章を、二〇二〇年四月にイギリスの自宅で自粛生活を送りながら書いているからだ。未来がどこへ向かうつもりなのかは、見当もつかない。

現時点でも、世界を変えてしまったこの新しい病気については、愕然とするほど何もわかっていない。どのような経緯で発生したのか、実際どのくらい感染しやすいのか、女性のほうが男性より重症化のリスクが低いらしいのはなぜか、死亡率はどのくらいなのか、回復した人たちは持続的な（あるいはいくらかでも）免疫を獲得できるのか、ワクチンはいつできそうなのか。

読者のみなさんは、わたしがこれを書いている時点の世界に存在する誰よりも、そういうあれこれについてずっと多くを知っているだろう。しかし、どの時点にいようと、誰もがきっと同意するはずだと思うことがひとつある。

「次回はもっとしっかり備えておこう」。

謝辞

本書の執筆時ほど、多くの人々から専門的な助言や指導を惜しみなく与えていただいた経験は、これまでになかったと思う。特に、この上なくきめ細かな手助けをしてくれたふたりに感謝の意を表したい。わたしの息子で、リヴァプールのオールダー・ヘイ小児科病院の小児整形外科特別研究員であるデイヴィッド・ブライソン医師、そしてわたしの親友で、ノッティンガム大学外傷外科臨床准教授およびノッティンガム・クイーンズ医療センター外傷外科部長であるベン・オリヴィエ氏。

次のかたがたにも、たいへんお世話になった。

イギリスでは――ノッティンガム大学およびクイーンズ医療センターのケイティー・ロリンズ医師、マーギー・プラットン医師、シオバーン・ラウナ医師。オックスフォード大学のジョン・ワス教授、アイリーン・トレーシー教授、ラッセル・フォスター教授。ロンドン大学衛生熱帯医学大学院のニール・ピアス教授。ダラム大学コンピューターサイエンス学部のマグナス・ボードウィッチ博士。ロンドンの王立化学会のカレン・オーグルヴィーとエドウィン・シルヴェスター。マンチェスター大学の炎症研究マンチェスター共同研究センター免疫学教授および研究部長であるダニエル・M・デイヴィスと、その同僚であるジョナサン・ウォーボーイズ医師、ポピー・シモンズ、ピッパ・ケネディー医師、カロリーナ・トゥオメラ。ニューカッスル大学のロッド・スキナー教授。ニューカッスル・アポン・タイン病院NHS財団トラストの腎臓学部長であるチャールズ・トムソン医師。ノース・ブリストルNHSトラストのマーク・ゴンペルズ医師。よき友ジョシュア・オリヴィエにも、特別の感謝を捧げる。

アメリカでは――ハーヴァード大学のダニエル・リーバーマン教授。ペンシルヴェニア州立大学のニーナ・ジャブロンスキー教授。フィラデルフィアのモネル化学感覚研究所のレスリー・J・スタイン医師とゲーリー・ボーシャン医師。セントルイス・ワシントン大学のアラン・ドクター医師とマイケル・キンチ教授。スタンフォード大学のマシュー・ポーチャス医師とクリストファー・ガードナー教授。オハイオ州コロンバスのコロンバス・メトロポリタン図書館のパトリック・ロジンスキーとその親切なスタッフたち。

オランダでは――ユトレヒトのプリンセス・マキシマ小児がんセンターのヨゼフ・フォアモア医師とブリタ・フォアモア医師、ハンス・クレヴァーズ教授、オラフ・ハイデンライヒ医師、アン・リオス医師。ヨハンナ・フォアモアとベネディクト・フォアモアにも特別の感謝を捧げたい。

また、次のかたがたにも心からお礼を申し上げる。ペンギン・ランダムハウス社のゲリー・ハワード、デイム・ゲイル・リーバック、スザンナ・ウェイドソン、ラリー・フィンレー、エイミー・ブラック、クリスティン・コクラン。すばらしいアーティストであるニール・ガウアー。ロンドンのマーシュ・エージェンシーのカミラ・フェリアーとその同僚たち。そして、喜んでたくさんの手助けをしてくれたわたしの子どもたち、フェリシティー、キャサリン、サム。そして、いつもながら誰にも増して、わが愛する寛大な妻、シンシアに心からの感謝を捧げたい。

訳者あとがき

複雑で謎に満ちた人体——しかしその材料は、ひと盛りの土の中に見つかるものとなんら変わりはない。
「あなたをつくる元素たちの非凡なところは、ただ一点、あなたをつくっているというその事実にある。それこそが、生命の奇跡だ」

冒頭の章で、ビル・ブライソンは言う。実は、日本でもベストセラーとなった著者の代表作『人類が知っていることすべての短い歴史』の序章にも、ほぼ同じフレーズがある。宇宙の始まりから地球の誕生、人類の進化までを好奇心たっぷりに探索した先の作品で、やはりブライソンの心をいちばん強くとらえたのは生命の不思議だったのかもしれない。本書で選んだ題材は、ずばり「人体」だった。

とはいえブライソンが書くからには、人体のしくみを解説した単なる教科書にはなりようがない。皮膚や髪、脳や神経、心臓や肺、免疫系や腸内細菌が対象になっても、その手法はこれまでに自然や言語や宇宙を探ってきたときと基本的には同じだ。

まずは、素朴な疑問から始める。「人体を一からつくったら、いくらかかるのか?」、「ヒトはいつからほとんど無毛になったのか、そしてなぜ数カ所にだけ目立つ毛を維持したのか?」、「なぜ猛烈な消化液が、自分自身の消化管の内側を溶かしてしまわないのか?」など、読者が「今さらきけないけど、長年知りたいと思っていた」人体についての疑問を、ひとつずつ掘り下げていく。

わたしたちの体のごくごく小さな部分には、宇宙規模の膨大なものが隠れている。この大きさと小ささをどんなふうに読者に実感させるかが作家の腕の見せどころだが、ブライソンの一風変わったユーモアあふれる比喩や解説は、笑えるだけでなく妙にリアルに想像できて癖になる。「砂ひと粒くらいの大きさの大脳皮質一片に、本書が約○○冊保存できる」、「肺組織の入り組んだ収納術がなければ、わたしたちは体長数十メートルの○○のような姿をしていたかもしれない」、「世界じゅうの誰もがアメリカ人と同じ体重になったとしたら、増える重さは世界人口が○○人増えるのと同じくらい」。○○に入る文字や数字は、ぜひ本文で確認してほしい。

たくさんの文献を読み込んだうえで紹介されるエピソードの数々も、幅広い知識を得るのに最適でありながら、どこか偏りがあるのがブライソンらしい。ロベルト・コッホやアレクサンダー・フレミング、アロイス・アルツハイマーなど、誰もが知っている立派な科学者だけでなく、ネッティー・スティーヴンズやセンメルヴェイス・イグナーツ、ヘンリー・ヴァンダイク・カーター、アルバート・シャッツなど、現代では忘れられがちだったり不当な扱いを受けたりした科学者をそれ以上に熱心に紹介している。ほかにも、人々の喉に詰まった異物を摘出してコレクションしていた医者、地上五千メートルから落ちても死ななかった男、銃の暴発で穴があいた胃を長年研究された男など、(ときどき冷や汗をかきながらも)おもしろく読めるエピソードが満載だ。

そして今作でも、ブライソンは精力的な取材を行ない、人体に関わるさまざまな分野の病院や研究室を訪ねて、医者や科学者に話を聞いている。ノッティンガム大学医学部の解剖室、オランダのプリンセス・マキシマ小児がんセンター、セントルイス・ワシントン大学のマイケル・キンチに、感染症について取材している。第二十章では、本書のハードカバー版が出版されたのは二〇一九年十月で、取材が行なわれたのは新型コロナウイルスによるパンデミックが起こるほんの少し前のことだった（「短いあとがき」はペーパーバック版のために著者が追加で書いたもの）。「今いちばん危険な病気はなんだと思うか」という問いに対するキンチの答えは、予言と呼ぶにはあまりにも具体的だ。

パンデミック以前と以後では、本書から受ける印象もいろいろな面で違ってくるだろう。免疫系を扱った第十二章、呼吸と肺についての第十三章は、特に興味深く読めると思う。第二十二章に出てくる死因のリストや感染症の割合は、現在では少し変化しているかもしれない。各国の医療体制や国民の健康状態も、さまざまな示唆に富んでいる。

本書を読めばわかるように、人体にはまだまだ未知の領域がたくさんある。すべての謎が解明されるまでには長い時間がかかるだろう。永遠に解明されないこともあるかもしれない。わからないことがこんなにもたくさんあるから、人間は謙虚になれる。けれど、わかっていることがこんなにもたくさんあるから、人体のすばらしさが実感できる。

体は、わたしたちが何も考えていなくても、肺で酸素を取り込み、心臓のポンプで血液を送り出して全身に巡らせ、食物からさまざまな栄養素を取り込んでエネルギーに変え、わたしたちを生かし続ける。排泄物の色でさえ、赤血球が懸命に働いて死んでいった証なのだ。自分の体の精巧なつくりとけなげな働きぶりに、感謝と愛おしさを覚えずにはいられない。

ビル・ブライソンは、《タイムズ》紙や《インディペンデント》紙の編集者を経て、一九八九年に作家としてデビューし、未邦訳を含めこれまでに二十一作の著書を上梓した。現在六十九歳。

「ぼくは無知を原動力にしているんだ」。あるインタビューで、ブライソンは語った。「いつだって驚ける能力が、自分の大きな強みだから」

さて、次はどんな分野でその類まれな能力を発揮してくれるのだろうと期待していたが、二〇二〇年十月、気になるニュースが飛び込んできた。『タイムズ・ラジオ』のインタビューで、ブライソンが執筆業からの引退を宣言したというのだ。「自分に残された時間がどのくらいあるかはともかく、今は出かけて行って新たな分野を開拓するより、おおぜいの孫たち（十人いる）と過ごす時間を大切にしたい」とブライソンは語った。軽いフットワークで精力的に取材を進めるスタイルのブライソンにとって、コロナ禍の息苦しい世界では執筆への意欲が鈍るのも当然かもしれない。ファンとしては、この状況が収まったら、いつか考えを変えてくれることを祈るばかりだ。

本書を訳すにあたっては、たくさんのかたにお世話になった。信頼して翻訳を任せてくださった新潮社の菊池亮さんと、綿密な校正・校閲をしてくださった校閲担当者さんにお礼を申し上げる。校正が一段落した時点で、なんと校閲担当者さんが新型コロナにかかって入院されたと聞き、たいへん驚いた。その後無事に復帰されたとのことで、ほっとしている。後遺症なくご快癒されることをお祈りしたい。

そして、すてきな推薦文をお寄せくださった仲野徹先生と読書猿さんにも心からのお礼を。仲野先生には、何カ所か訳語についてのアドバイスまでいただいた。深く感謝申し上げる。

最後に、私事になるが、故東江《あがりえ》一紀先生に感謝を捧げたい。翻訳教室で学び始めて間もないころ、先生が楡井《にれい》浩一のペンネームで訳された『人類が知っていることすべての短い歴史』の翻訳をお手伝いしたのが、ビル・ブライソンとの出会いだった。以来ずっと、いつかブライソンの本を自分でも訳せるようになりたいと密かに願ってきたが、今回思いがけずそれが実現し、とてもうれしい。ほんの少しだけ、師匠への恩返しができただろうか。

ヒトの脳はわたしたちに、常に五分の一秒先の未来を見せているのだという。それは、この先起こりうることに備えるための体の機能だ。ヒトは常に少しだけ未来を見つめながら、これからも「不思議を思議する」営みを続けていくのだろう。

桐谷知未

二〇二一年八月

参考文献

Ackerman, Diane, *A Natural History of the Senses.* London: Chapmans, 1990.

Alcabes, Philip, *Dread: How Fear and Fantasy Have Fueled Epidemics from the Black Death to Avian Flu.* New York: Public Affairs, 2009.

Al-Khalili, Jim, and Johnjoe McFadden, *Life on the Edge: The Coming Age of Quantum Biology.* London: Bantam Press, 2014.

Allen, John S., *The Lives of the Brain: Human Evolution and the Organ of Mind.* Cambridge, Mass.: Belknap Press, 2009.

Amidon, Stephen, and Thomas Amidon, *The Sublime Engine: A Biography of the Human Heart.* New York: Rodale, 2011.

Andrews, Michael, *The Life That Lives on Man.* London: Faber and Faber, 1976.

Annas, George J., and Michael A. Grodin, *The Nazi Doctors and the Nuremberg Code: Human Rights in Human Experimentation.* Oxford: Oxford University Press, 1992.

Arikha, Noga, *Passions and Tempers: A History of the Humours.* London: Ecco, 2007.

Armstrong, Sue, *The Gene That Cracked the Cancer Code.* London: Bloomsbury Sigma, 2014.

Arney, Kat, *Herding Hemingway's Cats: Understanding How Our Genes Work.* London: Bloomsbury Sigma, 2016.

Ashcroft, Frances, *Life at the Extremes: The Science of Survival.* London: HarperColins, 2000.

—, *The Spark of Life: Electricity in the Human Body.* London: Allen Lane, 2012.

Ashwell, Ken, *The Brain Book: Development, Function, Disorder, Health.* Buffalo, NY: Firefly Books, 2012.

Bainbridge, David, *A Visitor Within: The Science of Pregnancy.* London: Weidenfeld & Nicolson, 2000.

—, *The X in Sex: How the X Chromosome Controls Our Lives.* Cambridge, Mass.: Harvard University Press, 2003.

—, *Beyond the Zonules of Zinn: A Fantastic Journey Through Your Brain.* Cambridge, Mass.: Harvard University Press, 2008.

—, *Teenagers: A Natural History.* London: Portobello Books, 2009.

—, *Middle Age: A Natural History.* London: Portobello Books, 2012.

Bakalar, Nicholas, *Where the Germs Are: A Scientific Safari.* New York: John Wiley & Sons, 2003.

Ball, Philip, Bright Earth: *The Invention of Colour.* London: Viking, 2001.

—, *Stories of the Invisible: A Guided Tour of Molecules.* Oxford: Oxford University Press, 2001.

—, *H2O: A Biography of Water.* London: Phoenix Books, 1999.

Barnett, Richard (edited by Mike Jay). *Medical London: City of Diseases, City of Cures.* London: Strange Attractor Press, 2008.

Bathurst, Bella, Sound: *Stories of Hearing Lost and Found.* London: Profile Books/Wellcome, 2017.

Beckhard, Arthur J., and William D. Crane, *Cancer, Cocaine and Courage: The Story of Dr William Halsted.* New York: Messner, 1960.

Ben-Barak, Idan, T*he Invisible Kingdom: From the Tips of Our Fingers to the Tops of Our Trash – Inside the Curious World of Microbes.* New York: Basic Books, 2009.

—, *Why Aren't We Dead Yet?: The Survivor's Guide to the Immune System.* Melbourne: Scribe, 2014.

Bentley, Peter J., *The Undercover Scientist: Investigating the Mishaps of Everyday Life.* London: Random House, 2008.

Berenbaum, May R., *Bugs in the System: Insects and Their Impact on Human Affairs.* Reading, Mass.: Helix Books, 1995.

Birkhead, Tim, T*he Most Perfect Thing: Inside (and Outside) a Bird's Egg.* London: Bloomsbury, 2016.

Black, Conrad, *Franklin Delano Roosevelt: Champion of Freedom.* London: Weidenfeld & Nicolson, 2003.

Blakelaw, Colin, and Sheila Jennett (eds), *The Oxford Companion to the Body.* Oxford: Oxford University Press, 2001.

Blaser, Martin, *Missing Microbes: How Killing Bacteria Creates Modern Plagues*. London: Oneworld, 2014.

Bliss, Michael, *The Discovery of Insulin*. Edinburgh: Paul Harris Publishing, 1983.

Blodgett, Bonnie, *Remembering Smell: A Memoir of Losing – and Discovering – the Primal Sense.* Boston: Houghton Mifflin Harcourt, 2010.

Blumberg, Mark S., *Body Heat: Temperature and Life on Earth.* Cambridge, Mass.: Harvard University Press, 2002.

Bondeson, Jan, *The Two-Headed Boy, and Other Medical Marvels*. Ithaca: Cornell University Press, 2000.

Bound Alberti, Fay, *Matters of the Heart: History, Medicine, and Emotion*. Oxford: Oxford University Press, 2010.

Bourke, Joanna, *Fear: A Cultural History.* London: Virago, 2005.

Breslaw, Elaine G., *Lotions, Potions, Pills, and Magic: Health Care in Early America.* New York: New York University Press, 2012.

Bribiescas, Richard G., Men: *Evolutionary and Life History.* Cambridge, Mass.: Harvard University Press, 2006.

Brooks, Michael, *At the Edge of Uncertainty: 11 Discoveries Taking Science by Surprise*. London: Profile Books, 2014.

Burnett, Dean, *The Idiot Brain: A Neuroscientist Explains What Your Head Is Really Up To.* London: Guardian Faber, 2016.

Campenbot, Robert B., *Animal Electricity: How We Learned That the Body and Brain Are Electric Machines.* Cambridge, Mass.: Harvard University Press, 2016.

Cappello, Mary, *Swallow: Foreign Bodies, Their Ingestion, Inspiration, and the Curious Doctor Who Extracted Them.* New York: New Press, 2011.

Carpenter, Kenneth J., T*he History of Scurvy and Vitamin C.* Cambridge: Cambridge University Press, 1986.

Carroll, Sean B., T*he Serengeti Rules: The Quest to Discover How Life Works and Why It Matters.* Princeton, NJ: Princeton University Press, 2016.

Carter, William C., *Marcel Proust: A Life.* New Haven: Yale University Press, 2000.

Cassidy, Tina, *Birth: A History.* London: Chatto & Windus, 2007.

Challoner, Jack, *The Cell: A Visual Tour of the Building Block of Life.* Lewes: Ivy Press, 2015.

Cobb, Matthew, *The Egg & Sperm Race: The Seventeenth-Century Scientists Who Unravelled the Secrets of Sex, Life and Growth.* London: Free Press, 2006.

Cole, Simon, *Suspect Identities: A History of Fingerprinting and Criminal Identification.* Cambridge, Mass.: Harvard University Press, 2001.

Collis, John Stewart, *Living with a Stranger: A Discourse on the Human Body*. London: Macdonald & Jane's, 1978.

Crawford, Dorothy H., *The Invisible Enemy: A Natural History of Viruses*. Oxford: Oxford University Press, 2000.

——, *Deadly Companions: How Microbes Shaped Our History*. Oxford: Oxford University Press, 2007.

Crawford, Dorothy H., Alan Rickinson and Ingólfur Johannessen, *Cancer Virus: The Story of Epstein-Barr Virus*. Oxford: Oxford University Press, 2014.

Crick, Francis, *What Mad Pursuit: A Personal View of Scientific Discovery.* London: Weidenfeld & Nicolson, 1989.

Cunningham, Andrew, *The Anatomist Anatomis'd: An Experimental Discipline in Enlightenment Europe.* London: Ashgate, 2010.

Darwin, Charles, *The Expression of the Emotions in Man and Animals*. London: John Murray, 1872.
Daudet, Alphonse, *In the Land of Pain*. London: Jonathan Cape, 2002.
Davies, Jamie A., *Life Unfolding: How the Human Body Creates Itself*. Oxford: Oxford University Press, 2014.
Davis, Daniel M., *The Compatibility Gene*. London: Allen Lane, 2013.
——, *The Beautiful Cure: Harnessing Your Body's Natural Defences*. London: Bodley Head, 2018.
Dehaene, Stanislas, *Consciousness and the Brain: Deciphering How the Brain Codes Our Thoughts*. London: Viking, 2014.
Dittrich, Luke, *Patient H.M.: A Story of Memory, Madness, and Family Secrets*. London: Chatto & Windus, 2016.
Dormandy, Thomas, *The Worst of Evils: The Fight Against Pain*. New Haven: Yale University Press, 2006.
Draaisma, Douwe, *Forgetting: Myths, Perils and Compensations*. New Haven: Yale University Press, 2015.
Dunn, Rob, *The Wild Life of Our Bodies: Predators, Parasites, and Partners That Shape Who We Are Today*. New York: HarperCollins, 2011.
Eagleman, David, *Incognito: The Secret Lives of the Brain*. New York: Pantheon Books, 2011.
——, *The Brain: The Story of You*. Edinburgh: Canongate, 2016.
El-Hai, Jack, *The Lobotomist: A Maverick Medical Genius and His Tragic Quest to Rid the World of Mental Illness*. New York: Wiley & Sons, 2005.
Emsley, John, *Nature's Building Blocks: An A–Z Guide to the Elements*. Oxford: Oxford University Press, 2001.
Enders, Giulia, *Gut: The Inside Story of Our Body's Most Under-Rated Organ*. London: Scribe, 2015.
Epstein, Randi Hutter, *Get Me Out: A History of Childbirth from the Garden of Eden to the Sperm Bank*. New York: W.W. Norton, 2010.
Fenn, Elizabeth A., *Pox Americana: The Great Smallpox Epidemic of 1775–82*. Stroud, Gloucestershire: Sutton Publishing, 2004.
Finger, Stanley, *Doctor Franklin's Medicine*. Philadelphia: University of Pennsylvania Press, 2006.
Foreman, Judy, *A Nation in Pain: Healing Our Biggest Health Problem*. New York: Oxford University Press, 2014.
Francis, Gavin, *Adventures in Human Being*. London: Profile Books/ Wellcome, 2015.
Froman, Robert, *The Many Human Senses*. London: G. Bell and Sons, 1969.
Garrett, Laurie, T*he Coming Plague: Newly Emerging Diseases in a World Out of Balance*. New York: Farrar, Straus and Giroux, 1994.
Gawande, Atul, Better: *A Surgeon's Notes on Performance*. London: Profile Books, 2007.
Gazzaniga, Michael S., Human: *The Science Behind What Makes Us Unique*. New York: Ecco, 2008.
Gigerenzer, Gerd, *Risk Savvy: How to Make Good Decisions*. London: Allen Lane, 2014.
Gilbert, Avery, *What the Nose Knows: The Science of Scent in Everyday Life*. New York: Crown Publishers, 2008.
Glynn, Ian and Jenifer, *The Life and Death of Smallpox*. London: Profile Books, 2004.
Goldsmith, Mike, *Discord: The History of Noise*. Oxford: Oxford University Press, 2012.
Goodman, Jordan, Anthony McElligott and Lara Marks (eds), *Useful Bodies: Humans in the Service of Medical Science in the Twentieth Century*. Baltimore: Johns Hopkins University Press, 2003.
Gould, Stephen Jay, *The Mismeasure of Man*. New York: W.W. Norton, 1981.
Grant, Colin, *A Smell of Burning: The Story of Epilepsy*. London: Jonathan Cape, 2016.
Gratzer, Walter, *Terrors of the Table: The Curious History of Nutrition*. Oxford: Oxford University Press, 2005.
Greenfield, Susan, T*he Human Brain: A Guided Tour*. London: Weidenfeld & Nicolson, 1997.

Grove, David I., *Tapeworms, Lice, and Prions: A Compendium of Unpleasant Infections.* Oxford: Oxford University Press, 2014.

Hafer, Abby, *The Not-So-Intelligent Designer: Why Evolution Explains the Human Body and Intelligent Design Does Not.* Eugene, Oregon: Cascade Books, 2015.

Hatch, Steven, *Snowball in a Blizzard: The Tricky Problem of Uncertainty in Medicine.* London: Atlantic Books, 2016.

Healy, David, *Pharmageddon.* Berkeley: University of California Press, 2012.

Heller, Joseph, and Speed Vogel, *No Laughing Matter.* London: Jonathan Cape, 1986.

Herbert, Joe, *Testosterone: Sex, Power, and the Will to Win.* Oxford: Oxford University Press, 2015.

Herold, Eve, *Stem Cell Wars: Inside Stories from the Frontlines.* London: Palgrave Macmillan, 2006.

Hill, Lawrence, *Blood: A Biography of the Stuff of Life.* London: Oneworld, 2013.

Hillman, David, and Ulrika Maude, *The Cambridge Companion to the Body in Literature.* Cambridge: Cambridge University Press, 2015.

Holmes, Bob, *Flavor: The Science of Our Most Neglected Sense.* New York: W.W. Norton, 2017.

Homei, Aya, and Michael Worboys, *Fungal Disease in Britain and the United States 1850–2000: Mycoses and Modernity.* Basingstoke: Palgrave Macmillan, 2013.

Ings, Simon, *The Eye: A Natural History.* London: Bloomsbury, 2007.

Jablonski, Nina, *Skin: A Natural History.* Berkeley: University of California Press, 2006.

—, *Living Color: The Biological and Social Meaning of Skin Color.* Berkeley: University of California Press, 2012.

Jackson, Mark, *Asthma: The Biography.* Oxford: Oxford University Press, 2009.

Jones, James H., *Bad Blood: The Tuskegee Syphilis Experiment.* London: Collier Macmillan, 1981.

Jones, Steve, *The Language of the Genes: Biology, History and the Evolutionary Future.* London: Flamingo, 1994.

—, *No Need for Geniuses: Revolutionary Science in the Age of the Guillotine.* London: Little, Brown, 2016.

Jorgensen, Timothy J., *Strange Glow: The Story of Radiation.* Princeton, NJ: Princeton University Press, 2016.

Kaplan, Eugene H., *What's Eating You?: People and Parasites.* Princeton, NJ: Princeton University Press, 2010.

Kinch, Michael, *A Prescription for Change: The Looming Crisis in Drug Development.* Chapel Hill: University of North Carolina Press, 2016.

—, *Between Hope and Fear: A History of Vaccines and Human Immunity.* New York: Pegasus Books, 2018.

—, T*he End of the Beginning: Cancer, Immunity, and the Future of a Cure.* New York: Pegasus, 2019.

Lane, Nick, *Power, Sex, Suicide: Mitochondria and the Meaning of Life.* Oxford: Oxford University Press, 2005.

—, *Life Ascending: The Ten Great Inventions of Evolution.* London: Profile Books, 2009.

—, *The Vital Question: Why Is Life the Way It Is?*, London: Profile Books, 2015.

Larson, Frances, *Severed: A History of Heads Lost and Heads Found.* London: Granta, 2014.

Lax, Alistair J., *Toxin: The Cunning of Bacterial Poisons.* Oxford: Oxford University Press, 2005.

Lax, Eric, *The Mould in Dr Florey's Coat: The Remarkable True Story of the Penicillin Miracle.* London: Little, Brown, 2004.

Leavitt, Judith Walzer, *Typhoid Mary: Captive to the Public's Health.* Boston: Beacon Press, 1995.

Le Fanu, James, *The Rise and Fall of Modern Medicine.* London: Abacus, 1999.

—, *Why Us?: How Science Rediscovered the Mystery of Ourselves.* London: Harper Press, 2009.

Lents, Nathan H., *Human Errors: A Panorama of Our Glitches from Pointless Bones to Broken Genes.* Boston: Houghton Mifflin Harcourt, 2018.

Lieberman, Daniel E., *The Evolution of the Human Head.* Cambridge, Mass.: Belknap Press, 2011.
——, *The Story of the Human Body: Evolution, Health, and Disease.* New York: Pantheon Books, 2013.
Linden, David J., *Touch: The Science of Hand, Heart, and Mind.* London: Viking, 2015.
Lutz, Tom, *Crying: The Natural and Cultural History of Tears.* New York: W.W. Norton, 1999.
MacDonald, Betty, *The Plague and I.* London: Hammond, Hammond & Co., 1948.
Macinnis, Peter, *The Killer Beans of Calabar and Other Stories.* Sydney: Allen & Unwin, 2004.
Macpherson, Gordon, *Black's Medical Dictionary* (39th edn). London: A.&C. Black, 1999.
Maddox, John, *What Remains to Be Discovered: Mapping the Secrets of the Universe, the Origins of Life, and the Future of the Human Race.* London: Macmillan, 1998.
Marchant, Jo, Cure: *A Journey into the Science of Mind Over Body.* Edinburgh: Canongate, 2016.
Martin, Paul, *The Sickening Mind: Brain, Behaviour, Immunity and Disease.* London: HarperCollins, 1997.
——, *Counting Sheep: The Science and Pleasures of Sleep and Dreams.* London: HarperCollins, 2002.
McGee, Harold, *On Food and Cooking: The Science and Lore of the Kitchen.* London: Unwin Hyman, 1986.
McNeill, Daniel, *The Face.* London: Hamish Hamilton, 1999.
Medawar, Jean, *A Very Decided Preference: Life with Peter Medawar.* Oxford: Oxford University Press, 1990.
Medawar, P. B., *The Uniqueness of the Individual.* New York: Dover Publications, 1981.
Miller, Jonathan, *The Body in Question.* London: Jonathan Cape, 1978.
Money, Nicholas P., *The Amoeba in the Room: Lives of the Microbes.* Oxford: Oxford University Press, 2014.
Montagu, Ashley, *The Elephant Man: A Study in Human Dignity.* London: Allison & Busby, 1972.
Morris, Desmond, *Bodywatching: A Field Guide to the Human Species.* London: Jonathan Cape, 1985.
Morris, Thomas, *The Matter of the Heart: A History of the Heart in Eleven Operations.* London: Bodley Head, 2017.
Mouritsen, Ole G., Klavs Styrbæk, et al., Umami: *Unlocking the Secrets of the Fifth Taste.* New York: Columbia University Press, 2014.
Mukherjee, Siddhartha, *The Emperor of All Maladies: A Biography of Cancer.* London: Fourth Estate, 2011.
——, *The Gene: An Intimate History.* London: Bodley Head, 2016.
Newman, Lucile F. (ed.), *Hunger in History: Food Shortage, Poverty and Deprivation.* Oxford: Basil Blackwell, 1999.
Nourse, Alan E., *The Body.* Amsterdam: Time-Life International, 1965.
Nuland, Sherwin B., *How We Die.* London: Chatto & Windus, 1994.
Oakley, Ann, *The Captured Womb: A History of the Medical Care of Pregnant Women.* Oxford: Blackwell, 1984.
O'Hare, Mick (ed.), *Does Anything Eat Wasps? And 101 Other Questions.* London: Profile Books, 2005.
O'Malley, Charles D., and J.B. de C.M. Saunders, *Leonardo da Vinci on the Human Body: The Anatomical, Physiological, and Embryological Drawings of Leonardo da Vinci.* New York: Henry Schuman, 1952.
O'Sullivan, Suzanne, *Brainstorm: Detective Stories from the World of Neurology.* London: Chatto & Windus, 2018.
Owen, Adrian, *Into the Grey Zone: A Neuroscientist Explores the Border Between Life and Death.* London: Guardian Faber, 2017.
Pasternak, Charles A., *The Molecules Within Us: Our Body in Health and Disease.* New York: Plenum, 2001.
Pearson, Helen, *The Life Project: The Extraordinary Story of Our Ordinary Lives.* London: Allen Lane, 2016.
Perrett, David, *In Your Face: The New Science of Human Attraction.* London: Palgrave Macmillan, 2010.
Perutz, Max, *I Wish I'd Made You Angry Earlier: Essays on Science, Scientists, and Humanity.* Cold Spring Harbor: Cold Spring Harbor Laboratory Press, 1998.
Peto, James (ed.), *The Heart.* New Haven: Yale University Press, 2007.
Platoni, Kara, *We Have the Technology: How Biohackers, Foodies, Physicians, and Scientists Are Transforming*

Human Perception One Sense at a Time. New York: Basic Books, 2015.
Pollack, Robert, *Signs of Life: The Language and Meanings of DNA.* London: Viking, 1994.
Postgate, John, *The Outer Reaches of Life.* Cambridge: Cambridge University Press, 1991.
Prescott, John, T*aste Matters: Why We Like the Foods We Do.* London: Reaktion Books, 2012.
Richardson, Sarah, *Sex Itself: The Search for Male and Female in the Human Genome.* Chicago: University of Chicago Press, 2013.
Ridley, Matt, *Genome: The Autobiography of a Species in 23 Chapters.* London: Fourth Estate, 1999.
Rinzler, Carol Ann, *Leonardo's Foot: How 10 Toes, 52 Bones, and 66 Muscles Shaped the Human World.* New York: Bellevue Literary Press, 2013.
Roach, Mary, *Bonk: The Curious Coupling of Sex and Violence.* New York: W.W. Norton, 2008.
——, *Gulp: Adventures on the Alimentary Canal.* New York: W.W. Norton, 2013.
——, *Grunt: The Curious Science of Humans at War.* New York: W.W. Norton, 2016.
Roberts, Alice, *The Incredible Unlikeliness of Being: Evolution and the Making of Us.* London: Heron Books, 2014.
Roberts, Callum, *The Ocean of Life.* London: Allen Lane, 2012.
Roberts, Charlotte, and Keith Manchester, *The Archaeology of Disease,* 3rd edn. Stroud, Gloucestershire: History Press, 2010.
Roossinck, Marilyn J., *Virus: An Illustrated Guide to 101 Incredible Microbes.* Brighton: Ivy Press, 2016.
Roueché, Berton (ed.), *Curiosities of Medicine: An Assembly of Medical Diversions 1552–1962.* London: Victor Gollancz, 1963.
Rutherford, Adam, *Creation: The Origin of Life.* London: Viking, 2013.
——, *A Brief History of Everyone Who Ever Lived: The Stories in Our Genes.* London: Weidenfeld & Nicolson, 2016.
Sanghavi, Darshak, *A Map of the Child: A Pediatrician's Tour of the Body.* New York: Henry Holt, 2003.
Scerri, Eric, *A Tale of Seven Elements.* Oxford: Oxford University Press, 2013.
Selinus, Olle, et al. (eds), *Essentials of Medical Geology: Impacts of the Natural Environment on Public Health.* Amsterdam: Elsevier, 2005.
Sengoopta, Chandak, *The Most Secret Quintessence of Life: Sex, Glands, and Hormones, 1850–1950.* Chicago: University of Chicago Press, 2006.
Shepherd, Gordon M., *Neurogastronomy: How the Brain Creates Flavor and Why It Matters.* New York: Columbia University Press, 2012.
Shorter, Edward, *Bedside Manners: The Troubled History of Doctors and Patients.* London: Viking, 1986.
Shubin, Neil, *Your Inner Fish: A Journey into the 3.5 Billion-Year History of the Human Body.* London: Allen Lane, 2008.
——, *The Universe Within: A Scientific Adventure.* London: Allen Lane, 2013.
Sinnatamby, Chummy S., *Last's Anatomy: Regional and Applied.* London: Elsevier, 2006.
Skloot, Rebecca, *The Immortal Life of Henrietta Lacks.* London: Macmillan, 2010.
Smith, Anthony, *The Body.* London: George Allen & Unwin, 1968.
Spence, Charles, *Gastrophysics: The New Science of Eating.* London: Viking, 2017.
Spiegelhalter, David, *Sex by Numbers: The Statistics of Sexual Behaviour.* London: Profile/Wellcome, 2015.
Stark, Peter, *Last Breath: Cautionary Tales from the Limits of Human Endurance.* New York: Ballantine Books, 2001.
Starr, Douglas, *Blood: An Epic History of Medicine and Commerce.* London: Little, Brown, 1999.
Sternberg, Eliezer J., *NeuroLogic: The Brain's Hidden Rationale Behind Our Irrational Behavior.* New York: Pantheon Books, 2015.
Stossel, Scott, *My Age of Anxiety: Fear, Hope, Dread and the Search for Peace of Mind.* London: William

Heinemann, 2014.
Tallis, Raymond, *The Kingdom of Infinite Space: A Fantastical Journey Around Your Head.* London: Atlantic Books, 2008.
Taylor, Jeremy, *Body by Darwin: How Evolution Shapes Our Health and Transforms Medicine.* Chicago: University of Chicago Press, 2015.
Thwaites, J.G., *Modern Medical Discoveries.* London: Routledge and Kegan Paul, 1958.
Timmermann, Carsten, *A History of Lung Cancer: The Recalcitrant Disease.* London: Palgrave/Macmillan, 2014.
Tomalin, Claire, *Samuel Pepys: The Unequalled Self.* London: Viking, 2002.
Trumble, Angus, *The Finger: A Handbook.* London: Yale University Press, 2010.
Tucker, Holly, *Blood Work: A Tale of Medicine and Murder in the Scientific Revolution.* New York: W.W. Norton, 2011.
Ungar, Peter S., *Evolution's Bite: A Story of Teeth, Diet, and Human Origins.* Princeton, NJ: Princeton University Press, 2017.
Vaughan, Adrian, *Isambard Kingdom Brunel: Engineering Knight-Errant.* London: John Murray, 1991.
Vogel, Steven, *Life's Devices: The Physical World of Animals and Plants.* Princeton, N.J.: Princeton University Press, 1988.
Wall, Patrick, Pain: *The Science of Suffering.* London: Weidenfeld & Nicolson, 1999.
Welch, Gilbert H., *Less Medicine, More Health: Seven Assumptions That Drive Too Much Medical Care.* Boston: Beacon Press, 2015.
West, Geoffrey, Scale: *The Universal Laws of Life and Death in Organisms, Cities and Companies.* London: Weidenfeld and Nicolson, 2017.
Wexler, Alice, *The Woman Who Walked into the Sea: Huntington's and the Making of a Genetic Disease.* New Haven: Yale University Press, 2008.
Williams, Peter, and David Wallace, *Unit 731: The Japanese Army's Secret of Secrets.* London: Hodder & Stoughton, 1989.
Winston, Robert, *The Human Mind: And How to Make the Most of It.* London: Bantam Press, 2003.
Wolf, Fred Alan, *The Body Quantum: The New Physics of Body, Mind, and Health.* New York: Macmillan, 1986.
Wolpert, Lewis, *You're Looking Very Well: The Surprising Nature of Getting Old.* London: Faber and Faber, 2011.
Wootton, David, *Bad Medicine: Doctors Doing Harm Since Hippocrates.* Oxford: Oxford University Press, 2006.
Wrangham, Richard, *Catching Fire: How Cooking Made Us Human.* London: Profile Books, 2009.
Yong, Ed, *I Contain Multitudes: The Microbes Within Us and a Grander View of Life.* London: Bodley Head, 2016.
Zeman, Adam, Consciousness: *A User's Guide.* New Haven: Yale University Press, 2002.
——, *A Portrait of the Brain.* New Haven: Yale University Press, 2008.
Zimmer, Carl, *A Planet of Viruses.* Chicago: University of Chicago Press, 2011.
——, *Microcosm: E. coli and the New Science of Life.* New York, Pantheon Books, 2008.
——, *Soul Made Flesh: The Discovery of the Brain – and How It Changed the World.* London: William Heinemann, 2004.
Zuk, Marlene, *Riddled with Life: Friendly Worms, Ladybug Sex, and the Parasites That Make Us Who We Are.* Orlando: Harvest/Harcourt, 2007.
——, *Paleofantasy: What Evolution Really Tells Us About Sex, Diet, and How We Live.* New York: W.W. Norton, 2013.

図版出典一覧

カバー	デルフトの医師ウィレム・ファン・デル・メール博士の解剖学講義の図、ミヒール・ファン・ミーレフェルト画、デン・ハーグ市美術館蔵　© Alamy / PPS通信社
表紙・本扉	1849年制作の版画、詳細不詳　© Alamy / PPS通信社
15ページ	© London Entertainment / Alamy Stock Photo
29ページ	The Elisha Whittlesey Collection, The Elisha Whittlesey Fund, 2018.
51ページ	Charles Atwood Kofoid, Olive Swezy, University of California Press, 1921.
77ページ	Achille-Louis Foville, Fortin, Masson et Compagines, Libraires-Éditeurs, 1844.
105ページ	George Viner Ellis, Walton, 1867.
129ページ	Jones Quain and W. J. Erasmus Wilson ed. Taylor and Walton, 1840.
153ページ	Edward Pearce Casey Fund, 2007.
183ページ	Public Domain by Berkshire Community College Bioscience Image Library.
207ページ	© Wessex Archaeology Ltd.
227ページ	Eadweard Muybridge, The Photo-Gravure Company, University of Pennsylvania, 1887.
241ページ	© Erik Törner
257ページ	Public Domain by National Institute of Allergy and Infectious Diseases.
273ページ	© Pictorial Press Ltd / Alamy Stock Photo
291ページ	Heinrich Aldegrever画　Gift of Harry G. Friedman, 1962.
319ページ	Public Domain. https://wellcomecollection.org/works/q8n9zd7j
333ページ	ヨハネス・フェルメール画　Bequest of Benjamin Altman, 1913.
351ページ	Public Domain by Science Museum Group Collection. Object Number: 2010-84.
369ページ	Nicolaas Hartsoeker, Chez Jean Anisson, 1694.
387ページ	バルタザール・ペルモーザー作　Rogers Fund and Harris Brisbane Dick Fund, 2002.
405ページ	Public Domain by National Institute of Allergy and Infections Diseases.
425ページ	Public Domain by National Cancer Institute, National Institutes of Health.
445ページ	Charles Nègre撮影　Gilman Collection, Purchase, The Horace W. Goldsmith Foundation Gift, through Joyce and Robert Menschel, 2005.
467ページ	The Elisha Whittlesey Collection, The Elisha Whittlesey Fund, 1951.

ビル・ブライソン　Bill Bryson

1951年、アイオワ州デモイン生れ。イギリス在住。幅広いテーマでベストセラーのあるノンフィクション・ライター。主な著書に『英語のすべて』、『アメリカ語ものがたり1・2』、『究極のアウトドア体験』、『ドーナッツをくれる郵便局と消えゆくダイナー』、『人類が知っていることすべての短い歴史』、『シェイクスピアについて僕らが知りえたすべてのこと』、『アメリカを変えた夏1927年』などがある。王立協会名誉会員。これまで大英帝国勲章、アヴェンティス賞（現・王立協会科学図書賞）、デカルト賞（欧州連合）、ジェイムズ・ジョイス賞（アイルランド国立大学ダブリン校）、ゴールデン・イーグル賞（アウトドア・ライターならびに写真家組合）などを授与されている。

訳者　桐谷知未　Tomomi Kiriya

翻訳家。東京都出身、南イリノイ大学ジャーナリズム学科卒業。近年の訳書にキャロリン・A・デイ『ヴィクトリア朝 病が変えた美と歴史』、フィリップ・ボール『人工培養された脳は「誰」なのか』、キャット・アーニー『ビジュアルで見る 遺伝子・DNAのすべて』（長谷川知子監訳）、イアン・ゴールディン＆クリス・クターナ『新たなルネサンス時代をどう生きるか』、ロジャー・クラーク『幽霊とは何か』、ジョセフ・E・スティグリッツ『これから始まる「新しい世界経済」の教科書』、ジェイ・イングラム『記憶が消えるとき』、サンドラ・ビーズリー『食物アレルギーと生きる詩人の物語』（中村哲也監修）などがある。

本書の感想を弊社ウェブサイトにお寄せ下さい。

人体大全《じんたいたいぜん》
なぜ生《う》まれ、死《し》ぬその日《ひ》まで無意識《むいしき》に動《うご》き続《つづ》けられるのか

発　行　2021年9月15日
6　刷　2023年8月30日

著　者　ビル・ブライソン
訳　者　桐谷知未《きりやともみ》

発行者　佐藤隆信
発行所　株式会社新潮社
〒162-8711　東京都新宿区矢来町71
電話　編集部　03-3266-5611
読者係　03-3266-5111
https://www.shinchosha.co.jp

装　幀　新潮社装幀室
組　版　新潮社デジタル編集支援室
印刷所　錦明印刷株式会社
製本所　大口製本印刷株式会社

ISBN 978-4-10-507231-5 C0098

☆新潮クレスト・ブックス☆

知の果てへの旅　マーカス・デュ・ソートイ　冨永星訳

宇宙に果てはあるのか。時間とは、意識とは何か。科学をもってしても知りえないことは存在するのだろうか。『素数の音楽』の著者による人間の知の限界への挑戦。

☆新潮クレスト・ブックス☆

レンブラントの身震い　マーカス・デュ・ソートイ　冨永星訳

絵画や音楽、小説、そして数学も？　新たな作品を生むAIが人間の芸術を凌ぐ日は来るのだろうか。AIの進化の最前線を追う数学者が、創造性の本質を解き明かす。

ベンチャーキャピタル全史　トム・ニコラス　鈴木立哉訳

19世紀の捕鯨船から連続起業家たるエジソン、ジョブズやベゾスまで、ビジネスの革新者とその守護神たちの歴史をひもとく。MBA最高峰の人気講義が待望の書籍化。

草原の国キルギスで勇者になった男　春間豪太郎

人生は、RPGだ。相棒は馬、羊、犬。己のスキルと最新ガジェットで広大な中央アジアを駆け巡る！　冒険と動物を愛する全ての者に捧ぐ、新感覚ノンフィクション！

動物と機械から離れて　AIが変える世界と人間の未来　菅付雅信

自動化が進む中で、これからの労働、自由意志、幸福はどうなる？　国内外のトップ研究者、起業家、思想家51人に訊いた、AI発展後の世界と〈わたし〉の行方。

仁義なき戦い　菅原文太伝　松田美智子

故郷に背を向け、盟友たちと別れ、約束された成功を拒んだ。「男が惚れる男」が求めたものとは。本人の肉声と貴重な証言を重ね合わせて描き出す比類なき評伝。